정신의학

STANDARD TEXTBOOK

PT OT

물리치료 · 작업치료

전문분야

정신의학

영 문 출 판 사

■ **감 수 : 류 정 환 M.D.** 마산 동서병원 진료과장

■ **옮긴이(가나다순)**

김 영 근 대구보건대학 작업치료과 교수
남 형 천 경북전문대학 물리치료과 교수
문 상 은 마산대학 물리치료과 교수
박 흥 기 김천대학 물리치료과 교수
안 창 식 서울보건대학 물리치료과 교수
정 민 예 연세대학교 보건과학대학 작업치료학과 교수
정 현 애 영남외국어대학 작업치료과 교수
정 형 국 안산1대학 물리치료과 교수
조 무 신 춘애대학 작업치료과 교수
주 민 안동과학대학 물리치료과 교수
채 수 경 제주한라대학 작업치료과 교수
최 은 희 대불대학교 작업치료학과 교수
황 기 철 영동대학교 작업치료학과 교수

精神医学 **監修: 奈良 勳 · 鎌倉矩子 編著者: 上野武治**

물리치료 · 작업치료 전문분야

정신의학

2006년 10월 21일 초판 인쇄
2006년 10월 28일 초판 발행

감 수: 奈良 勳 · 鎌倉矩子
편저자: 上野武治
감 수: 류 정 환 M.D.
발행인: 박 병 조
발행처: 도서출판 영문출판사
등 록: 1987년 12월 21일 제2-419호
주 소: 서울시 강남구 삼성동 69-1
전 화: (02)514-5590, 776-5590
팩 스: (02)756-8943
E-mail: yeongmunsa@empal.com
정 가: 30,000원
ISBN 89-7224-128-8 93510

역자서문

과학과 산업의 발전은 현대인들에게 삶의 여유와 생활환경의 개선을 가져다 주었다. 그러나, 이전 사회보다 다양한 환경변화 및 경쟁이 강요되는 사회의 영향 등에 의해서 개인의 심적인 면에 새로운 문제점들을 야기시키고 있다.

학생에게는 집단 괴롭힘 현상과 등교거부, 무기력증 등이 나타나고, 직장에서는 회사의 합리화, 구조조정 등, 고용제도의 변화 및 능력급, 연봉제의 확산으로 직장 부적응, 출근 거부, 과로사 및 과로자살등의 새로운 문제가 발생하고 있다.

또한 가정에서 조차도 핵가족화 및 여성 사회진출로 인해 이혼 및 자살, 청소년의 비행과 간병 부담 현상이 나타나고 있다.

이 책은 물리치료사나 작업치료사에게 정신의학을 공부하는 가장 적당한 책이라 볼 수 있다. 정신기능의 종류 및 그 장애의 출현시 정신증상에 대해 학습하고, 물리치료사 및 작업치료사와의 관계를 파악하는 구성으로 되어있어 정신의학에 대한 안내서로서 역활을 충분히 할 수 있다는 판단에 여러 교수님들과 공역하기로 하였습니다.

이 책은 일본서적을 번역하였기에 그 과정에서 미진한 부분이 있을거라 생각됩니다. 독자 여러분의 깊은 관심과 배려가 있기를 바라면서, 또한 충고하실 부분을 연락해주시길 바라면서, 공역에 수고해 주신 여러 교수님들과 편집에 참여해주신 분들과 물리치료와 작업치료 분야에 다양한 책을 출판 소개해 주시는 영문출판사 박병조 사장님께 감사드리며, 이 책이 여러 독자 분들께 좋은 동반자 역활을 하기 바랍니다.

2006년 10월

간행의 말

일본에 최초의 물리치료사 및 작업치료사 양성학교를 설립한지 벌써 30여년이 지났다. 현재 전국의 물리치료사 및 작업치료사 양성학교 수는 각각 100개를 넘었다. 처음에 파라메디칼(paramedical, 의학에 부속된 전문직)을 표방하던 2개의 직종은 어느새 코메디칼(comedical, 의학과 협업을 하는 전문직)을 자칭하게 되었으며, 전문학교에서만 이루어지던 양성교육은 단기대학, 대학에서도 이루어지게 되었다. 이제는 학생에게 가르치는 것은 물리치료, 작업치료가 아니라 물리치료학, 작업치료학이다. 교육 대강화의 물결은 이 세계에도 파급되었고, 교육의 세부적인 것을 법령에 의해서 규제하는 시대는 사라졌다.

그러나 이러한 변혁 속에서도 거의 바뀌지 않고 이어지는 것이 있다. 그것은 전문기초교육이라는 것이다. 「사람」「질환과 장애」「보건의료복지의 개념」에 대한 교육과목 군을 관계자들은 이렇게 부른다. 특히 앞의 두 가지는 이른바 기초의학계통 과목, 임상의학계통 과목과 겉보기가 같지만, 실제로는 물리치료학 · 작업치료학 교육에 걸맞은 것이 되도록, 역점을 바꿔서 가르쳐 온 것이다. 내용을 재편하는 방법은 개개의 교사에 맡겨져 있었다. 물리치료학생, 작업치료학생의 전용 교과서는 없었다.

그러나 현재 고유의 교과서를 만들어 내야 할 시기가 왔다. 일찍이 전국에 없었을 만큼 많은 물리치료학생, 작업치료학생, 그리고 신임 교사들이 탄생하고 있다. 노련한 교사들에게 교과서의 공개를 요청해야 할 때가 다가온 것이다.

이리하여 이 교과서 시리즈「표준 물리치료학 · 작업치료학 전문기초분야」는 기획되었다. 이 밖에 각각의 전문분야를 다루는 시리즈가 있어야 하지만 이것은 별도의 기획에 맡기게 되었다.

코메디칼을 자칭해온 사람들 중에 의학모델로부터의 이탈을 선언하는 사람들이 나타난 된지 오래되었다. 이 경향은 금후 가속화될 것이지만, 그러나 어떠한 시대가 오든, 물리치료학 · 작업치료학 교육 중에서 사람의 신체와 마음, 그 발달 그리고 질환과 장애의 특성을 학습하는 의미가 상실되는 일은 없을 것이다. 물리치료가 물리치료이고 작업치료가 작업치료이기 위해서 이들의 지식은 항상 필수적인 기반을 제공하여 왔기 때문이다.

1999년 12월

시리즈 감수자

서문

이 책은 PT · OT를 위하여 편집된 정신의학 교과서로서는 아마도 처음이라 할 수 있을 것이다. 이제까지 PT · OT 양성학교에서는 의과대학생용 교과서를 사용하였을 것이다. 의과대학생용 교과서는 쪽수도 많고 내용도 상세한 것이 많지만 이 책은 쪽수의 제약 때문에 내용도 간결하게 하지 않을 수 없었으며 이제까지 사용해온 의과대학생용 교과서에 비해서 무언지 미흡하다고 생각하는 분들도 많을 것이다.

재활 전문직인 PT · OT의 정신의학 교육에서는 의학생 교육과는 학습하는 요점도 당연히 달라도 괜찮겠지만, 적어도 임상 현장에서 필요한 정신증상이나 정신질환 등에 대한 이해에 대해서는 공통의 토대가 필요하다. 이 책은 이러한 사고방식에 기초하여 정신질환 또는 정신장애를 가진 환자를 이해하는 데에 필요한 극히 기본적인 사항에 대해서 해설하였다. 그리고, 정신의학의 수업을 담당하는 선생님께서도 근거에 입각한 학문적 입장이나 임상의 전문성도 각양각색이라고 생각되기 때문에 가급적 공정하고 정통적인 기재를 하도록 유념하였다.

정신 분열병이나 뇌 기질성 정신장애, 발달장애, 노년장애 등 신체장애 작업치료나 물리치료의 현장에서도 치료대상으로 할 가능성이 큰 영역은 최근의 성과도 포함하여 다소 상세하게 기술한 것으로 생각한다. 정신보건복지나 재활에 관해서는 법제도 · 시책을 포함하여 앞으로도 변화가 계속될 것이며 내용의 일부는 정신장애 작업치료의 교과서와도 중복되지만 기본적이고 동시에 중요한 사항이기 때문에 기재하였다.

다만, 기초적인 생물학적 영역으로부터 심리사회영역까지 폭넓고 심오하며 해마다 급속하게 진보하고 있는 정신의학의 전체상을 극히 제한된 인원수로 정확히 알기 쉽게 기술하는 것 자체가 큰 어려움을 수반하는 작업이다. 용어도 ICD-10의 것과 종전의 것이 섞여 있는 부분도 상당히 있지만, 이것도 현 상황을 반영하는 것이라 생각해주면 다행이다. 기술내용이 미흡하거나, 편향된 것이 있다면, 의견을 기탄없이 지적해주면 감사하게 생각합니다.

마지막으로, 귀중한 자료를 제공해주신 환자 여러분 및 여러 선생께 깊이 감사드린다. 특히 소아정신의학 관계에 대해서는 전 시립 삿뽀로 병원장이신 세쓰라쿠 선생님께, 그리고 간질에 대해서는 홋카이도대학 정신의학교실 조수인 나카무라 선생께 귀중한 조언을 받은 것에 대해서 다시 감사드린다.

2001년 2월
우에노 다케지

목차

제 21 장 사회 · 문화와 정신보건 393

서설

PT · OT와 정신의학과의 관계

정신의학의 수업에서는 작업치료학이나 물리치료학을 학습하기 위한 전문기초과목으로서 정신기능의 장애로서의 정신증상이나, 이것을 초래하는 정신질환의 성인이나 진단, 치료 등에 대해서 학습한다.

그런데, 이전에 의과대학생에 대한 정신의학교육이 정신장애인에 대한 이해를 심화시키기는 커녕 반대로 편견을 조장하는 것이 아닌가라는 지적이 있었다. 의학교육에서는 아무튼 정상으로부터의 일탈로서의 정신의 이상 또는 병적 심리의 해설에 중점을 두고 교육한 결과 이러한 증상을 가진 정신장애인은 도저히 이해할 수 없는 특수한 존재로서 강한 인상을 받게 하였기 때문이다.

원래, 정신의학을 학습하는 목적은 정신의 질병이 때와 상황에 따라서는 누구라도 발생할 수 있는 것이며 결코 특수한 것이 아닌 이러한 질병은 본인이나 가족에게 장기간에 걸친 말로 표현할 수 없는 고뇌를 가져온다는 것을 알고, 정신적이고 동시에 사회적 존재로서의 인간을 깊이 이해하는 데에 있다. 하물며 오늘날에는 어린이로부터 노인, 가정이나 학교로부터 직장에 이르기까지 마음의 건강을 유지하는 것은 매우 절실한 과제로 되어있으며 정신의학에 거는 기대는 해마다 커지고 있다. 정신의학 교육이 이러한 기대에 부응하지 못하는 일이 있다면, 가르치는 측으로서는 깊이 반성을 해야 한다.

한편, PT · OT의 교육체계에서는 이러한 질병에 과한 의학적 지식에 그치지 않고, 거듭 한 걸음 나아가서 환자와 장애인의 마음에 공감하고, 건강한 마음의 부분을 파악하는 능력을 양성하는 것과 건강한 부분에 작용하면서 질병과 장애를 가지면서 하는 생활을 지탱하는 기술을 학습하는 것에 중점을 두고 있다. 구체적으로는 임상심리학이나 재활개론 등에 더하여 작업치료학이나 물리치료학의 전문과목을 통해서 이들이 시행된다.

즉, 전문적 수업을 통해서 정신의학의 수업에서는 자칫 누락되기 쉬운 정신 장애인의 사회생활면에서의 원래의 참모습을 깊이 배우는데 이러한 수업의 진행방법은 의료인을 양성하는 교육으로서는 매우 훌륭한 것이다.

우리들에게 확고한 정신의학의 교육이 가능해져 있는 배경에는 PT나 OT의 선생님들에 의한 전문교육에 큰 기대와 신뢰를 보내고 있다는 것을 들 수 있다.

제1장

정신의학이란?

학습목표

- 정신의학의 특징을 다른 신체의학과 비교하여 학습하고, 동시에 공동영역과의 연계의 중요성에 대해서도 학습한다.
- 정신의학의 대상인 정신장애 및 정신장애인에 관한 개념에 대해서 학습한다.
- 여러 외국의 정신의학의 역사를 관련되는 여러 과학의 발전과 연관시켜 학습한다.

A. 정신의학이란?

1. 정의

정신의학은 정신기능 또는 정신활동의 장애(정신장애)에 대한 의학이며 정신장애의 진단과 치료, 재활, 예방에 관한 임상의학의 한 분야이다.

정신기능 또는 정신활동은 한편에서는 뇌의 고차기능, 다른 한편에서는 성격이나 상황 등과 관련되어 있다(그림 1). 뇌의 고차기능에는 사고, 기억, 판단, 감정, 의지, 의식 등이 있다. 지각

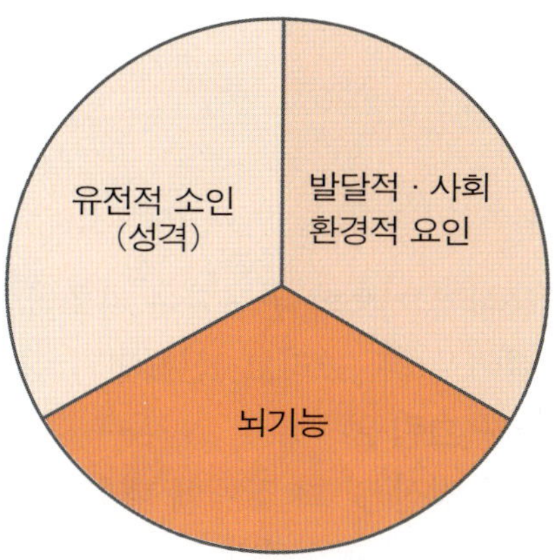

그림1 인간의 정신활동

이나 운동 등은 신경기능이라 부르고, 이 장애는 신경(내과)학이 대상으로 하고 있으며 뇌기능의 장애라는 점에서는 중복되는 부분이 많다. 이 때문에 정신의학은 신경(내과)학과는 가장 밀접한 관계에 있다.

그리고, 정신활동은 유전적인 소인(a basic cause)으로 성격을 기초로 하여 발달적 · 사회 환경적 요인도 추가되어 개인의 인격으로 표현되고, 그 자체가 독자적으로 전개를 한다. 이것은 일반적으로 "마음의 움직임"으로 이해된다.

2. 정신의학의 특징

(1) 진단에는 심리학적 방법이 사용된다.

진단에서는 정신증상을 심리학적 차원에서 추구하는 정신병리학의 방법을 사용하는데 이것이 신체의학과 가장 다른 점이다.

(2) 신체 면에서의 검토를 빠뜨릴 수 없다

정신현상의 이상은 신체 또는 뇌의 이상으로부터도 발생하기 때문에 신체 면에서의 검색 특히, 신경학적 검색도 아울러서 하여야 하며 정신면과 신체 면에 관계되는 이중의 추구가 필요하다.

(3) 대인관계를 포함하는 심리사회적 · 발달적 관점이 요구된다

사람은 발달 과정에서 가족이나 학교, 친구, 직장, 기타 여러 가지 사회적 영향을 받고, 각 연대에서의 정신심리 면에 반영하고 있다. 이 때문에 정신의학의 진단이나 치료, 재활의 온갖 면에서 이러한 심리사회학적 · 발달적 관점이 요구된다.

3. 정신의학의 기초 및 관련영역

a. 기초영역과 관련영역

우선, 정신현상 및 정신장애의 생물학적 기초와 관련되는 기초의학 영역에서 이 영역의 진보는 정신의학을 발전시키는 큰 원동력이 된다. 그리고, 신체면의 진단이나 치료에는 여러 가지 임상 각 과와의 연계 · 협력이 요구된다(그림 2).

한편, 사회적 · 문화적 존재인 인간의 정신 및 그 장애에 대한 이해에는 폭넓은 인문 · 사회과학 여러 영역의 성과를 흡수하는 것이 반드시 필요하다.

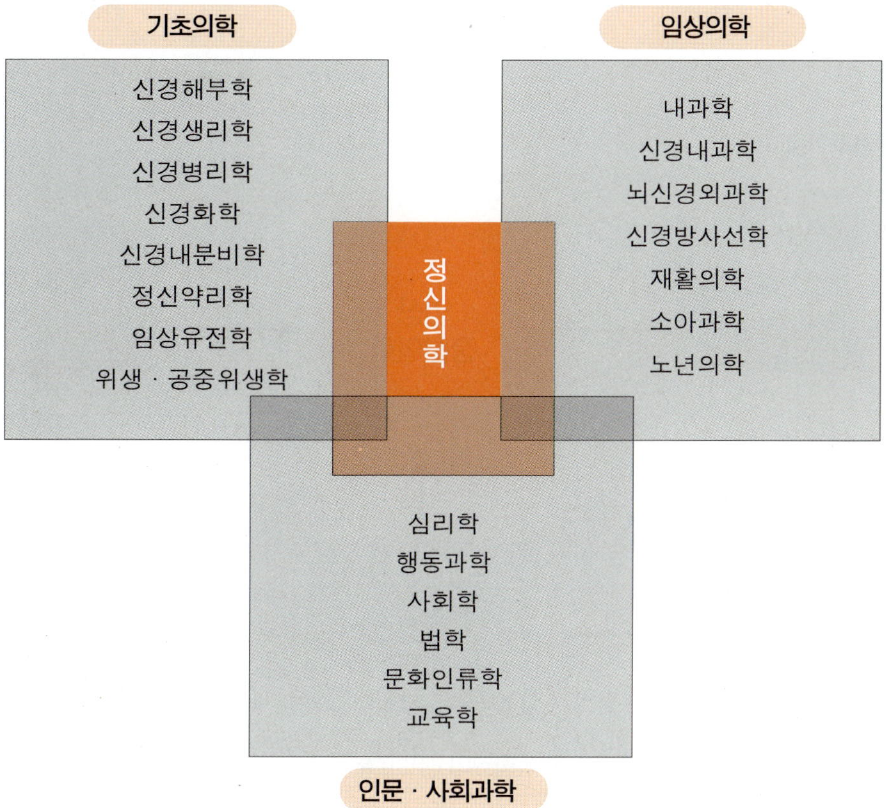

그림 2 **정신의학의 기초 및 관련영역**

b. 정신의학의 확산

정신의학은 진단과 치료, 재활을 주된 역할로 하는 임상정신의학을 기점으로 하여 여러가지의 전문영역으로 범위를 넓혀가고 있다(그림 3). 그 주된 것은

- 병태나 치료의 생물학적 측면을 연구하는 생물학적 정신의학
- 환자가 표현하는 이상심리를 연구하는 정신병리학
- 정신장애의 사회적 측면을 연구하는 사회정신의학
- 정신장애와 범죄 등을 연구하는 법정신의학
- 가정이나 학교, 직장, 지역에서의 국민 일반의 정신적 건강을 다루는 정신보건학 등이다.

이 밖에, 생명주기(life cycle)의 관점에서

- 소아(아동) 정신의학

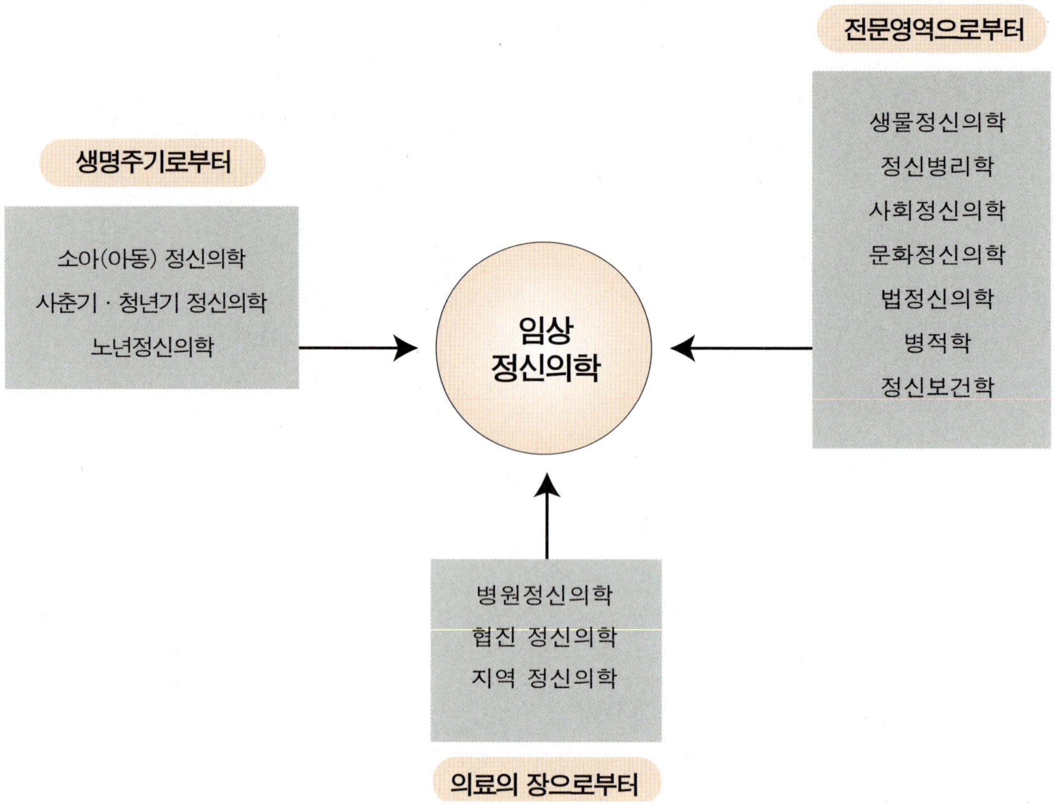

그림 3 정신의학의 확산

- 사춘기 · 청년기 정신의학
- 노년 정신의학

등이 있다.

의료의 장의 특성으로부터는

- 정신병원에서의 의료를 대상으로 하는 병원정신의학
- 종합병원 내에서의 신체적인 다른 과와의 연계에 주안점을 두는 협진 정신의학
- 지역에서의 보건의료를 대상으로 하는 지역(community) 정신의학 등도 있다.

4. 정신의학의 공동영역

정신장애인에 대한 치료나 관리, 재활에는 아래와 같은 영역과의 협동과 연계가 반드시 필요

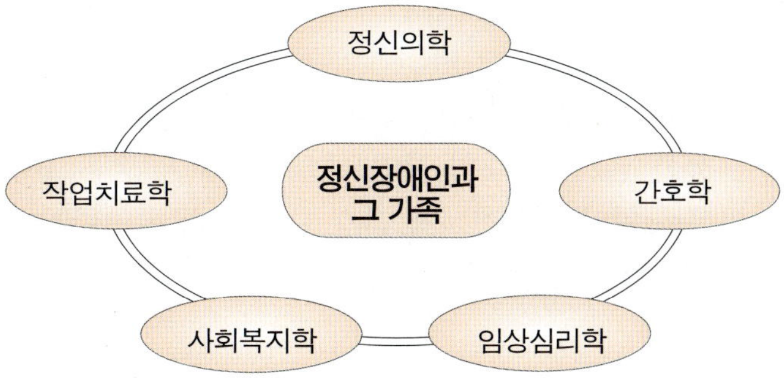

그림 4 **정신의학의 주된 공동영역**

하다(그림 4).

a. 간호학

정신장애에 의해서 일어나는 불안이나 흥분, 환각망상, 집에 틀어박힘 등의 증상, 식사나 목욕 등 신변의 처리 장애에는 무엇보다도 우선하여 질이 높은 간호가 요구된다. 정신의학의 발전이 간호학(nursing)에 큰 영향을 준 것처럼 간호학의 발전도 정신의학의 임상에 시사한 바가 많다.

b. 작업치료학

정신장애인에 대한 치료는 농사일이나 손작업을 하고, 음악이나 그림을 즐기는 것이 출발점이었다. 약물치료가 아무리 진보하였어도, 작업치료의 역할이 감소하는 일은 없다. 현재는 작업치료학(occupational therapy)은 보건의료에 그치지 않고, 복지에서 취업에 이르는 재활의 중요한 기초를 형성하고 있다.

c. 사회복지학

우리나라에서는 정신장애인을 법제도면에서 사회복지의 대상으로서 다루고 있으며 동시에 정신장애인 복지에 관여하는 전문직의 자격제도가 확립된 것은 극히 최근이다. 사회복지학(social welfare)이 정신장애인의 사회적 불이익의 극복이나 생활자립의 원조에 큰 역할을 수행하는 것은 명백하다.

d. 임상심리학

우리나라에서의 임상심리학(clinical psychology) 전문직 자격제도는 이미 확립되어 있다. 그러나 임상심리학에는 정신장애인에 대한 심리요법의 기법 개발에 그치지 않고, 신체장애인에 대한 심리적 원조, 거듭 국민일반의 정신적 건강 향상에 대한 역할이 더욱 더 기대된다.

B. 정신장애의 개념

정신의학의 대상인 정신장애와 정신의료의 대상인 정신장애인에 연관성이 있는 약간의 문제에 대해서 아래에 언급한다.

1. 정상과 비정상

의학에서 정상과 비정상은 예부터의 개념이다. 신체의학에서는 자각증상에 더해서, 검사결과가 평균범위로부터 벗어나는 경우를 "비정상(이상)"으로서 치료의 대상으로 한다.

정신의학에서도 신체적 기초를 가지는 정신장애의 경우는 기본적으로 마찬가지이다. 그러나, 신체적 기초를 갖지 않는, 또는 그것이 명백하지 않은 경우에는 국가정세나 시대, 문화나 종교 등에 의해서 정상인지 비정상인지의 판단이 다른 경우가 있어 결코 단순하지 않다.

예컨대, 전쟁이나 재해를 만나 사회생활에는 그다지 어려움이 없어도 본인이 강한 불안이나 고통을 느끼고 있을 때, 또는 성행동 등에서 사회적 규범으로부터 크게 벗어난 경우 등을 들 수 있다.

2. 질병과 질환

질병(illness)이란 건강에 대한 병적 상태를 의미하며, 정신적 질병(mental illness)은 정신적으로 병적 상태에 있는 것을 의미한다.

한편, 질환(disease)이란 일정한 원인과 증상, 경과, 예후, 치료방법 등을 갖춘 병적 상태를 말하며 다만, 정신질환(mental disease)이라고 하는 경우 신체적 기초가 불명확하고, 여러가지의 증상이나 행동의 문제를 나타내는 신경증이나 인격장애 등에서는 반드시 일치하는 개념이라고는 할 수 없다.

이와 같이, 정신의학의 대상에는 정상과 비정상은 물론, 질병과 질환의 구분도 명료하지 않은 상태가 많이 포함된다. 이 때문에 현재는 "정신장애"(mental disorders)로서 요약되어 있다.

또한, 정신병(psychosis)이란 일반적으로는 신체적 기초가 명확한 질환, 또는 그 추정되는 내인성 질환을 가리키지만, 심인성 장애에서도 환각망상이나 의식장애, 정신운동 흥분이 뚜렷한 상태를 포함하고 있다(예컨대, 심인성 정신병).

3. 재활에서의 장애와의 연관성

재활에서 장애는
① 생물학적 수준의 기능 · 형태장애(impairment)
② 개인의 생활수준에서의 능력장애 또는 능력저하(disability)
③ 사회문화적인 배경에 기초하는 사회적 불이익(handicap)
의 3개 수준으로 분류되어 있다〔WHO의 국제장애분류 ICIDH (➲ 심화학습 ①)〕.

한편, WHO(국제질병분류 ICD-10)에서 말하는 정신장애(mental disorders)에는 정신증상뿐만 아니라, 개인적인 고통이나 사회적 문화적 수준에서의 어려움 등도 고려되어 있으며 국제장애분류(ICIDH)의 장애개념도 포함되어 있는 것이 특징이다.

4. 정신장애인의 개념(표 1)

일본의 "정신보건 및 정신장애인 복지에 관한 법률"에서는 정신장애인을 "정신분열증, 정신작용물질에 의한 급성중독 또는 그 의존증, 지적 장애, 정신병질, 기타의 정신질환을 가진 자"라 정의하고 있으나, 이것은 정신장애를 가진 자(the mentally disordered)에 해당한다.

심화학습

❶ 국제장애분류(ICIDH)

WHO는 1980년에 국제장애분류 ICIDH를 발표하였으나, 그 후, 2000년을 목표로 하여 "건강상태에 과한 국제 분류"로서 개정작업을 진행시키고 있다(ICIDH-2). 이에 따르면 장애(impairment)는 바뀌지 않지만, 능력저하(disability)는 활동(activity), 불이익(handicap)은 참여(participation)로 변경하고, 이들 3차원이 개별적으로 평행하여 있는 분류가 고려되고 있다.
〔나카무라 다카가즈(편) : 입문 재활개론, 3판, 醫齒藥출판, 1999에서〕

표 1 정신장애인의 의미
(장애자복지법, 장애인 기본법에 의함)

보건 · 의료	정신장애(mental disorders)를 가진 사람
복지	정신장애에 의한 능력장애(mental disability)를 가진 사람

한편, 이 법률에서는 정신장애인을 생활에 지원을 필요로 하는 복지의 대상으로 보고 있으나, 이 경우에는 정신장애에 의해서 "장기간에 걸쳐 일상생활 또는 사회생활에 상당한 제한을 받고 있는 자(the mentally disabled)"를 의미한다.

이와 같이, 정신장애인이라는 경우 "보건의료의 대상으로서의 병자"와 "생활지원을 필요로 하는 장애인"이라는 2개의 의미가 포함되어 있다.

C. 정신의학의 역사

정신장애를 의료의 대상으로서 다루게 된 것은 신체질환에 비하여 상당히 늦고, 의학의 한 분과로서 인정을 받게 된 것은 19세기 이후의 일이다.

1. 근대 이전의 역사

a. 유럽의 경우

고대 그리스시대에는 히포크라테스가 정신병의 증상을 객관적으로 기재하여 정신작용의 주된 자리는 뇌이며 간질발작은 일종의 뇌병이라고 주장하는 등, 상당히 합리적인 사고방법도 이루어지고 있었다.

그 후, 기독교의 지배가 강화됨에 따라 정신장애는 악마, 악령 등이 인간에게 옮겨 탄 것이라든가, 신으로부터 받은 재앙에 의한 것이라는 사고방식이 지배적으로 되었다. 그 결과, 정신장애인이 종교재판에 회부되어 처형되거나, 감금되는 등의 조직적인 박해가 이루어졌다(그림 5).

한편, 중세말엽으로부터 정신병원의 원형이라 해야 할 수용시설(asylum)이 만들어지게 되었다. 또한, 벨기에의 게르를 비롯하여 각지에 정신장애인이 일반가정에 분숙하여 요양하는 콜로니가 만들어지게 되었다.

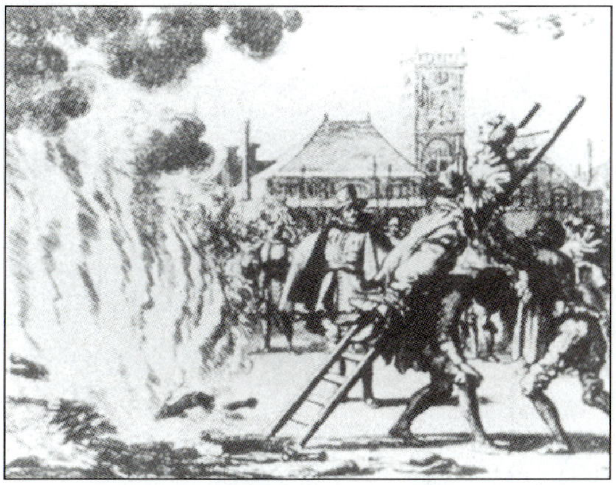

그림 5 마녀로 간주되어 화형으로 처형되는 여성(암스테르담, 1571)

정신장애인도 다수 포함되어 있다고 생각된다. 〔Hyden, M.R, : Huntington's Chorea. p.18, Springer-Verlag, 1981에서 전재〕

2. 정신의학의 탄생

18세기 후반, 정신장애인을 보다 인도적으로 처우하려는 움직임이 각지에서 일어남과 동시에 정신장애에 대해서 본격적인 분류나 원인규명도 이루어지게 되었다. 프랑스혁명이 한창 진행 중이었던 1793년부터, 파리 · 비세토르병원 및 사르페트리르변원에 근무하고, 환자를 사슬에 의한 구속으로부터 해방시킨 P. Pinel(피넬 ; 1745-1826)은 의학자로 환자의 정신증상을 상세히 기술하고, 정신증상의 분류를 시도하였다(그림 6). 이와 같이, 정신의학은 병원근무 의사에 의한 정신질환의 관찰을 출발점으로 하여 탄생하였다.

19세기부터 20세기 초엽에 걸쳐, 의학의 한 분과로서의 정신의학의 기초가 형성되고, 조발성 치매(dementia praecox)의 개념도 제창되었다. 19세기 후반에는 독일의 정신의학이 주류를 이루게 되었다. 이 시기의 대표적인 정신과 의사는 W. Griesinger(그리징거)이고, 그는 "정신질환은 뇌의 질환이다"라고 주장하여 대학에 정신의학 강좌를 개설하였다. 이것은 정신의학의 교육이나 연구가 대학으로 옮겨간 것을 의미한다.

그 후, 이제까지의 임상경험과 학문성과를 통합하여 체계화한 것이 E. Kraepelin(크레펠린)(그림 7)이다, 그는 정신질환에서도, 일정한 원인, 증상, 병이 진행된 결과, 병리해부학 소견도 갖는 질환 단위가 존재한다고 가정하여, 정신증상을 상세하게 기술하고, 증상과 경과의 특징으로부터 체계적 분류를 하였다. 그리고, 심인도 신체인도 불명이고, 유전적 소인이 관여한다고 상정되는 이른바 내인성 정신병을 조발성 치매와 조울병으로 대별하였고, 동시에 조발성 치매를 젊은 나이에 발병하고 예후가 나쁜 정신병으로 규정하였다.

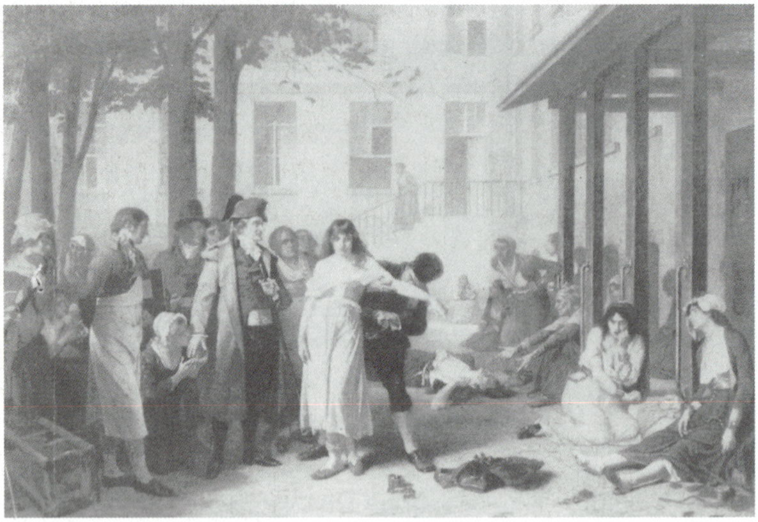

그림 6 피넬이 정신병자를 사슬로부터 해방시키는 그림

여성을 수용하는 사르페트리에르병원에서 구속으로부터 석방되는 젊은 환자(중앙)와 피넬(그 좌측 옆). 화면 우측에는 구속 중인 환자가 누워있고, 좌측에 해방된 환자가 그려져 있다. 작가는 로벨 · 프률(1837-1911) 〔고 諏訪望 홋카이도대학 명예교수 소장〕

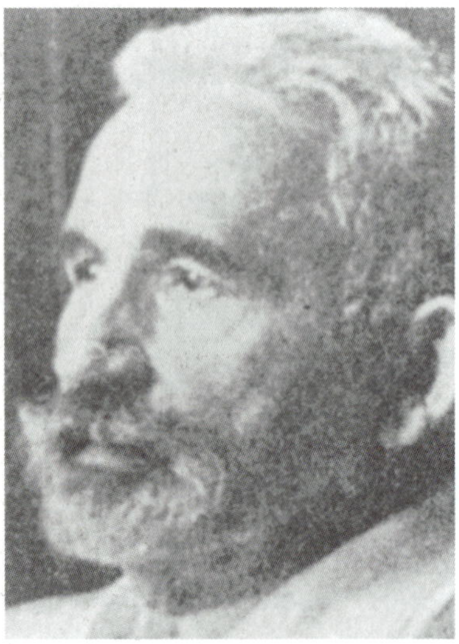

그림 7 Emil Kraepelin(1856-1926)

〔西丸四方 : 알기 쉬운 정신의학. 4판, p.26, 南山堂, 1997에서 전재〕

그 무렵, 영국의 J.H. Jackson은 중추신경기능의 진화론적 층구조설을 제창하여 정신장애는 상층기능이 탈락하고 대신에 보다 하층의 기능이 나타난다고 생각하였는데, 이 사고는 그 후 정신의학이나 신경학에 큰 영향을 주었다. 프랑스에서는, J.M. Chalcot(샬코)나 P. Janet(자넷) 등이 최면술이나 암시에 대한 임상적 연구를 하고 있었다. S. Freud(프로이드)는 이것을 기초로 하여 정신분석학을 창시하고, 자유연상법에 의한 치료법이나 심층심리학의 이론을 제창하였다. 그러나 이 이론은 유럽에서는 받아들여지지 않고, 오히려 미국에서 발전하여 정신의학뿐만 아니라 인문 · 사회과학의 분야에 많은 영향을 주었다.

3. 현대 정신의학으로

20세기에 들어온 후부터의 정신의학에서 중요한 것으로 다음의 것을 들 수 있다. 첫째, E. Bleuler(블로이러)가 조발성 치매에서의 사고나 감정, 체험의 이상 등 기본증상의 특이성에 주목하여 인격의 통일성을 상실하는 것이 가장 중요한 특징이라 하여 정신분열증의 병명을 제창한 일이다. 이것에 의해서 정신분열증의 정신병리학적 연구는 크게 발전하였다.

둘째, 관련되는 여러 과학의 진보가 정신의학에 큰 영향을 준 일이다. 예컨대,

- A. Binet(비넷) 등의 심리검사법
- I.P. Pavlov(파블로프)의 조건반사학설
- H. Berger(베르거)로 시작되는 뇌파의 발견과 그 후의 신경생리학의 발전
- J. Delay(들레이)와 J. Deniker(덴케르)로 시작되는 클로르프로마진(chlorpromazine)의 정신분열증 치료에 대한 응용과 그 후의 정신약리학의 발달
- 정신요법이나 사회정신의학

등은 정신장애의 원인규명, 진단과 치료, 환자 처우에 큰 진보를 가져왔다.

D. 정신의학을 학습하는 의미

근대 작업치료는 18세기말의 쇠사슬로부터 정신장애인의 해방과 함께 출발하여, 그 후도 정신장애인의 치료나 재활에 큰 역할을 수행하여 왔다. 이와 같이, 정신의학의 발전에는 작업치료가 커다란 영향을 주는 한편, 작업치료와 그 학문인 작업치료학에 있어 정신의학은 중요한 기초를 형성한다.

그리고 사회구조나 질병구조의 변화에 따라 노년기 질환, 뇌손상이나 발달장애를 비롯하여 정신심리장애와 신체장애를 아울러 갖는 사람이 급증하고 있으며, 작업치료나 물리치료, 나아가서는 장애수용에 이르는 심리적 지원도 재활 전문가에게 기대를 걸고 있다.

따라서, 정신의학을 통해서 환자나 장애인의 정신심리면의 장애나 그 치료의 참모습과 방법을 학습하는 것은 매우 중요한 일이다.

■ 복습의 요점

1. 정신의학은 정신기능의 장애를 대상으로 하고, 진단에는 심리학적 방법을 사용하는 것이 신체의학과의 가장 큰 차이점이다.
2. 정신장애의 치료나 관리, 재활에는 간호학이나 작업치료학, 사회복지학, 임상심리학 등 공동영역과의 연계가 반드시 필요하다.
3. 정신의학은 원인이나 병태가 명료하지 않은 많은 정신의 이상을 대상으로 하고 있으나, 이들은 정신장애(mental disorders)라 불린다.
4. 정신의학을 의학의 한 분야로 간주하게 된 것은 비교적 새로운 개념이며 오늘날에 이르는 발전의 기초에는 기초의학이나 임상의학은 물론, 사회과학영역의 진보가 있었다.

제2장

정신장애의 생성원인과 분류

학습목표

- 정신장애의 세 가지 생성원인과 그 개념에 대해서 학습한다.
- 이들 생성원인의 상호관계를 "취약성-스트레스 · 모델"에 기초하여 이해한다.
- 정신장애의 분류에 대해서, 일본에서 종전에 사용하던 분류 이외에, 최근의 국제질병분류(ICD-10), 미국 정신의학회의 분류(DSM-IV)의 특징에 대해서 학습한다.

A. 정신장애의 생성원인

1. 세 가지 생성원인에 대해서

정신장애의 생성원인은 신체적 원인과 정신적 원인으로 크게 나뉜다(그림 1).

신체적 원인에는 이미 그 원인이나 병태가 뇌의 기능적 · 기질적 장애에 의한다고 밝혀져 있는 "외인성(exogenous)"과, 아직 원인이 밝혀져 있지는 않지만, 유전적 소인(a basic cause)이 관

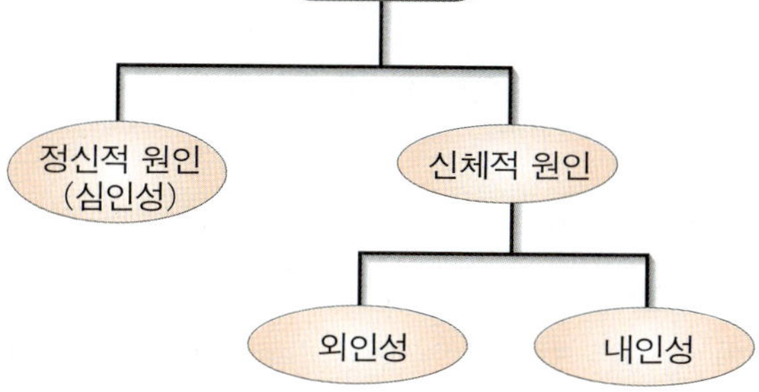

그림 1 정신장애의 생성원인

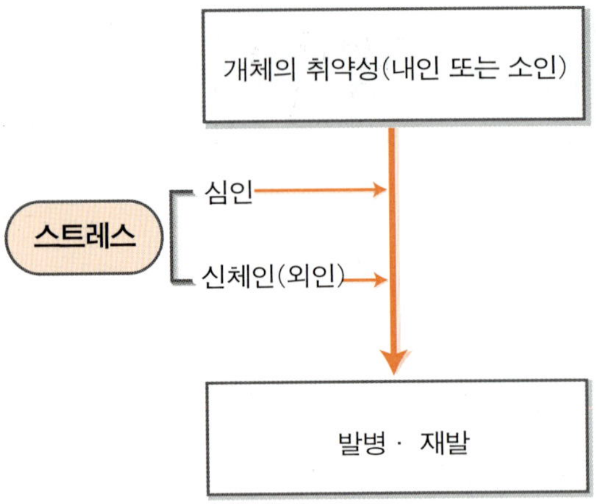

그림 2 세 가지 생성원인의 상호관계
(취약성-스트레스 · 모델)

여하여 무언가의 신체적 기초라 생각되는 "내인성(endogenous)"이 있다. "외인성"의 정신장애에는 뇌 그 자체의 장애에 의한 것(뇌 기질성 정신장애), 뇌 이외의 신체질환에 기초하는 것(증후성 정신장애), 알코올 등 신체외부로부터의 물질의 작용에 의한 것 등이 포함되어 있다. 한편, "내인성"의 정신장애란 정신분열증이나 조울병(기분장애) 등이다. 이들의 정신장애에서 뇌 기능의 이상이 지적되어 있으며 원인은 어떠하든 신체적인 기초를 가지는 질환이라는 것이 차츰 밝혀지고 있다.

한편, 정신적 요인은 "심인성(psychogenic)"이라 하며 신경증 등 심리적 · 환경적 요인에 의해서 발병하는 것이다.

이러한 정신장애의 생성원인별 분류는 질병개념상으로도 임상적으로도 이해하기 쉽고 오랫동안 우리나라에서 사용되어 온 것이다. 다만, 정신장애의 발현에는, 이들의 생성원인이 복잡하게 얽혀있어, 결코 명료하게 구분할 수 있는 것은 아니다.

예컨대, 정신분열증의 발병이나 재발에는 심리적 요인이 알쯔하이머(Alzheimer)병의 발병에도 소인(a basic cause)이 관여하고 있는 등 때문이다.

2. 세 가지 생성원인의 상호관계 - "취약성-스트레스 모델"

최근의 여러 과학의 발전에 의해서 이들 세 가지 생성원인의 상호관계는 "취약성-스트레스 모델"로서, 다음과 같이 정리되어 있다(그림 2).

① 정신장애는 그 종류에 따라 정도의 차이는 있지만, 소인(a basic cause)(내인)과 스트레스(심인, 신체인 등)가 관여하고, 동일한 정신장애라도 두 요인이 관여하는 정도는 개인에

표 1 종전의 일본의 분류

1. 외인성 정신장애 a. 뇌 기질성 정신장애 b. 증후성 정신장애 c. 약물의존에 기초하는 정신장애 d. 간질 2. 내인성 정신장애 a. 정신분열증 b. 조울증 c. 비정형 정신병	3. 심인성 정신장애 a. 신경증 b. 심인반응 c. 심인성 정신병 4. 이상성격(인격장애) 5. 정신지체 6. 아동 · 청년기의 정신장애 7. 노년기의 정신장애

따라 다르다.

② 소인(a basic cause)은 개체의 취약성(vulnerability)이나 반응성 등 유전적 소인(a basic cause)을 포함하는 생물학적 개념이며, 스트레스(stress)는 외적 요인이다. 스트레스가 매우 강하면, 개체측의 취약성이 작아도, 반대로 취약성이 크면, 스트레스가 작아도 정신장애가 일어난다.

③ 스트레스인 신체인과 심인의 상호관계에서도 정신장애에 의해서 개인에 따라서 그 정도는 다르다(예컨대, 치매성 노인의 정신증상이 가정의 상황이나 간병에 의해서 큰 영향을 받는 등).

상기의 모델은 정신장애의 발병에 관한 다차원적인 "생물–심리–사회적"(bio–psycho–social) 관점에서 정리하는 것도 가능하다. 그리고 관점을 바꾸면, 신체질환도 이와 같은 "취약성–스트레스"에 기초하여 발병하고 있다는 것이 명백하며 이러한 점에서는 정신장애나 신체질환에 공통되는 발병 모델로 간주할 수 있다.

B. 정신장애의 분류

1. 종전의 일본의 분류

종전에 일본의 임상에서 사용된 분류는 앞에서 언급한 세 가지 생성원인별 분류에 더하여 증상이나 경과, 정신역동, 라이프사이클에서의 발병시기 등에 의한 분류도 추가되어 있는 것이 많다. 표 1에 그 한 예를 나타냈다.

2. 국제분류

세계보건기구(WHO)에서는 각국의 위생통계의 비교나 위생행정을 위하여 1977년부터 모든 질환의 진단분류를 공통적인 것으로 통일할 것을 추진하고 있다〔국제질병분류(Interna-tional Classification of Diseases; ICD)〕. 이제까지 개정을 거듭하여 현재는 제10판(ICD-10)이지만, 그 제Ⅴ장에는 정신장애(mental disorders)를 나타내는 "정신 및 행동의 장애(Mental and Behavioral Disorders)"가 있고, 이 진단을 위한 가이드라인도 출판되어 국제적으로 사용되고 널리 있다.

제9판(ICD-9)에서는 정신장애를 ① 정신병, ② 비정신병성 정신장애(신경증, 성격장애 등), ③ 정신지체의 세 그룹으로 하고 있었으나, 제10판에서는 이들을 더욱 상세하게 10개의 대 항목으로 분류하고 있다(표 2). 그러나 이것도 실제로는 앞의 항에서 언급한, 종전에 일본에서 사용하던 분류(표 1)에 가까운 것이다. 이 상세한 항목은 권말에서 보여준다〔자료 1(☞403쪽) 참조〕.

3. 미국 정신의학회의 분류

1980년에 미국 정신의학회에서는 "정신질환의 분류와 진단의 안내서(Diagnostic and Statistical Manual of Mental Disorders; DSM)"의 제3판(DSM-Ⅲ)을 정리하였다. 이것은 종전의 진단분류와는 다르고, 명확한 조작적 진단기준을 나타내고 있다는 것, 그리고 다축 진

표 2 ICD-10의 대 항목

F00–F09	증상성을 포함하는 기질성 정신장애
F10–F19	정신작용물질 사용에 의한 정신 및 행동의 장애
F20–F29	정신분열증, 분열병형 장애 및 망상성 장애
F30–F39	기분(감정) 장애
F40–F49	신경증성 장애, 스트레스 관련 장애 및 신체 표현성 장애
F50–F59	생리적 장애 및 신체적 요인에 관련된 행동증후군
F60–F69	생성원인의 인격 및 행동의 장애
F70–F79	정신지체
F80–F89	심리적 발달의 장애
F90–F98	소아기 및 청년기에 보통 발병하는 행동 및 정서의 장애
F99	특정불능의 정신장애

표 3 DSM-Ⅳ의 대항목

1. 보통, 유년기, 소아기 또는 청년기에 처음으로 진단되는 장애
2. 섬망, 치매, 건망 및 기타의 인지 장애
3. 일반 신체질환에 의한 정신질환
4. 물질관련 장애
5. 정신분열증 및 기타의 정신병성 장애
6. 기분 장애
7. 불안 장애
8. 신체 표현성 장애
9. 허위성 장애
10. 해리성 장애
11. 성 장애 및 성 동일성 장애
12. 섭식 장애
13. 수면 장애
14. 다른 어디에도 분류되지 않는 충동제어의 장애
15. 적응 장애
16. 인격 장애
17. 임상적 관여의 대상이 되는 일이 있는 기타의 장애

단방식을 채용하고 있다는 것이 큰 특징이었다.

이 다축 진단방식이란, 진단에는 임상질환(제1축), 인격장애와 정신지체(제2축), 일반적 신체질환(제3축), 심리사회적 및 환경적 문제(제4축), 기능평가(제5축) 등 다섯 가지 측면에서 검토하는 것이다.

그 후, 1994년에는 시간경과도 기준에 추가한 제4판(DSM-Ⅳ)을 작성하고 있다. 이 대항목은 표 3과 같으며 세부항목은 권말에 나타냈다[자료 2(☞407쪽) 참조].

C. 이 책에서의 분류와 기재

일본의 정신의학 교과서에서는 종전의 전통적 분류를 기초로 ICD나 DSM을 추가하여 분류하고 있는 것이 많다. 한편, 학술논문에서는 작성된 목적에 따라서 ICD 또는 DSM에 의한 분류를 채용하고 있다.

이 책에서는 최근의 국제적인 동향을 중시하고, ICD-10에 기초하여 분류 및 해설하면서 경우에 따라서는 일본의 전통적인 분류나 용어도 사용하여 임상에 근거해서 이해하기 쉽도록 하는 것을 가장 중요시하였다.

예컨대, 기질성 정신장애를 뇌 기질성 정신장애〔제5장 (☞101쪽)〕와 증후성 정신장애〔제6장(☞143쪽)〕로 나눠서 해설하고, 간질〔제8장(☞173쪽)〕을 추가하였다. 또한, 소아기 및 청년기의 행동 · 정서장애, 노년기의 감정 장애나 신경증은 "생명주기에서의 정신의학"〔제18장(☞329쪽)〕에 포함시켜 기재하였다. 이 밖에, 실제적인 입장에서 심신의학〔제17장(☞323쪽)〕, 협진 정신의학〔제16장(☞315쪽)〕, 사회 · 문화와 정신건강〔제21장(☞393쪽)〕도 추가하여 해설하였다.

D. 물리 · 작업치료와의 관련사항

정신장애에는 여러 가지의 것이 있으나, 신체질환과 마찬가지로 개체에 존재하는 취약성과, 그 개체에 가해지는 스트레스의 상호관계로 발병하여 악화한다. 이러한 것은 개체의 취약성이나 스트레스를 경감하는 방향이 치료나 재활, 예방에 연결된다는 것을 의미하고 있다.

물리 · 작업치료에는 이러한 점에서의 역할을 담당하는 것이 기대된다.

■ 복습의 요점

1. 정신장애는 그 생성원인으로부터 외인, 내인, 심인으로 대별되지만, 그 상호관계는 "취약성-스트레스 모델"로 정리된다.
2. 정신장애의 분류는 종전에 상기의 생성원인별로 분류되는 경향이 있었다.
3. 세계보건기구(WHO)에서는 진단분류를 공통된 것으로 통일하기 위해서 국제질병분류를 시도하고 있으며 현재는 제10판(ICD-10)이 공표되어 널리 사용되고 있다.
4. 미국 정신의학회에서도 정신질환의 분류와 진단의 안내서(DSM-Ⅳ)가 공표되어 있다.

제 3 장

정신기능의 장애와 정신증상

학습목표

- 정신기능의 종류, 및 그 장애가 있을 때에 출현하는 정신증상에 대해서 학습한다.
- 주된 정신상태상에 대해서도 그 특징에 대해서 학습한다.
- 뇌의 국소적 장애로 출현하는 신경심리학적 증상에 대해서 학습한다.

A. 정신증상의 파악

면담에 의해서 환자의 정신적 내면을 살피고, 어떠한 정신상태에 있는지를 진단 · 평가하는데 그 경우에 우선 주의할 것은 의식상태가 청명한지, 지능에 큰 장애가 없는지, 그리고, 원래의 성격경향에 뚜렷한 특징이 있는지 등 전반적인 상태의 파악이 필요하다. 이어서, 사고나 감정, 행위 등에 대해서 상세하게 분석한다. 또한, 뇌의 국소적 장애가 의심되는 경우에는, 이와 관련되는 신경심리학적 증상을 검토하는 것이 필요하다.

아래에 주된 정신기능과 그 장애에 의한 정신증상에 대해서 언급한다.

B. 의식과 그 장애

의식(consciousness)이라는 말에는 생리학적 · 객관적으로 파악할 수 있는 경우와 심리학적 · 주관적인 체험으로서 파악할 수 있는 경우가 있으나, 후자는 자아의식의 항(☞39쪽)에서 언급하기로 하고 여기서는 전자에 대해서 언급한다.

1. 정상적인 의식상태

임상적으로 의식이 정상 또는 청명하다는 것은 구체적으로는 아래의 여러 조건이 충족되어 있는 경우이다.

① 외부로부터의 자극에 대한 적절하고 동시에 신속한 반응(reaction)
② 외계의 사건이나 대상에 대한 충분한 주의(attention)
③ 자기의 현재 상황의 올바른 인식〔지남력(orientation)〕
④ 새로운 사건이나 체험의 오류 없는 인상부여〔등록(impression)〕
⑤ 주위의 사건이나 질문의 의미에 대한 올바른 이해〔이해(comprehension)〕
⑥ 전체로서의 사고(thinking)의 통합

2. 의식의 장애

상기와 같이 정신활동이 저하 또는 소실되어 있는 경우에는, 우선 의식장애를 염두에 두는 것이 중요하다.

의식장애는 임상적으로는 단순한 의식장애와 복잡한 의식장애로 대별된다. 단순한 의식장애를 의식 혼탁이라 하고, 복잡한 의식장애에는 의식 협착과 의식 변용이 있다(그림 1).

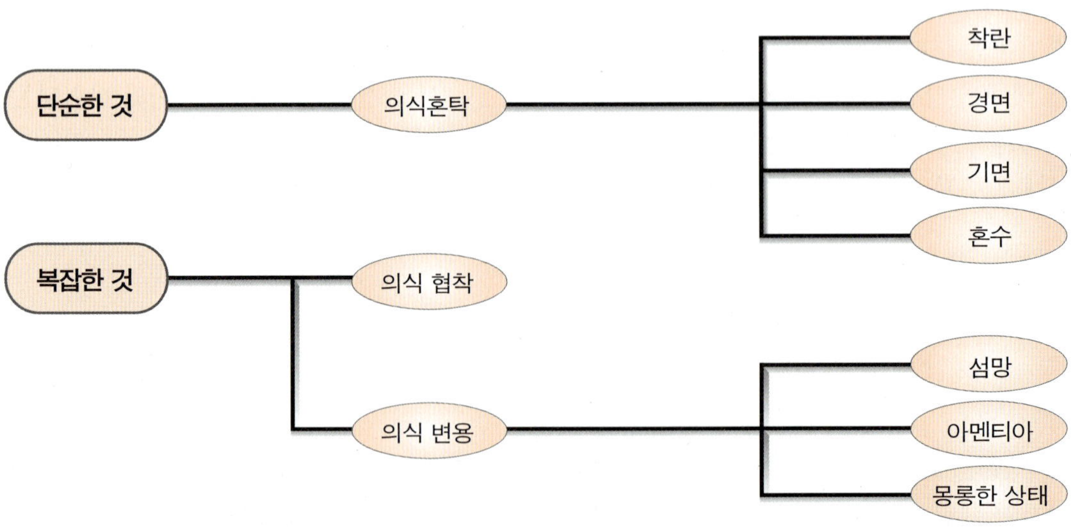

그림1 의식의 장애

a. 의식 혼탁

의식 혼탁(clouding of consciousness)은 의식의 청명도의 양적인 장애이며, 그 정도에는 극히 경증으로부터 가장 고도(high degree)의 것에 이르기까지 연속적인 이행(transition)이 있다. 그 정도에 따라 3~5단계로 나뉘어 있으나, 분류법과 용어는 반드시 통일되어 있는 것은 아니다. 여기서는 정신의학 영역에서 비교적 많이 사용되는 4단계의 분류를 보여준다.

(1) 착란(confusion)

가장 경증의 의식혼탁이다. 멍청한 표정이고, 주의의 집중이나 지속이 곤란함, 사고의 정리가 불충분함, 자발성이 감퇴가 인지되지만, 지남력은 침해되지 않았다.

(2) 졸리움(somnolence)

경증의 의식혼탁이다. 꾸벅꾸벅 졸기 쉽지만 반복자극을 가하거나 소리쳐 부르면 일시적으로 약간 각성하여, 단순한 내용의 질문에 그런대로 응할 수 있다. 그러나 방치하면 곧 꾸벅꾸벅 한다. 반응도 느리고 지남력도 장애를 받는다.

(3) 기면(lethargy)

중등도부터 상당히 고도(high degree)의 의식혼탁이다. 강한 통증자극이나 큰소리로 이름을 부름으로써 다소의 각성반응이 인지되지만, 완전한 각성에는 이르지 않는다.

(4) 혼수(coma)

가장 고도(high degree)의 의식혼탁이며 완전한 의식소실의 상태이다. 외부로부터의 자극에 대한 모든 반응이 상실되고, 자발운동은 소실되며 근 긴장의 저하 또는 소실, 대소변 실금, 빛반응의 소실, 근육 신전반사의 감약 내지는 소실 등이 인지된다.

또한, 뇌신경외과영역에서는 Japan Coma Scale(JCS)로서, 통각자극에 대한 반응의 정도를 3단계로 나누고, 거듭 각각 3단계로 나누는 9단계 분류(3-3-9도 방식)가 사용된다(표 1).

b. 의식 협착

의식 협착(narrowing of consciousness)은 의식영역 확산의 장애이며 의식혼탁을 수반하는 일도 수반하지 않는 일도 있다. 어떤 일에 집중하고 있을 때는 그 대상에만 의식(주의)이 집중하여 있고, 다른 것은 의식에 떠오르지 않는데 이와 비슷한 상태이다. 심인성에는 해리성 장애(히스테리 상태)나 최면에서 인지되고, 신체적 원인에 의한 몽롱한 상태일 때도 뚜렷한 의식 협착이 나타난다.

표 1 Japan Coma Scale (JCS)에 의한 의식장애의 분류

Ⅰ. 자극하지 않아도 각성하고 있는 상태(한 자릿수로 표현)
(delirium, confusion, senselessness)
1. 대체로 의식이 청명하지만, 어딘지 조금 더 분명하지 않다.
2. 지남력 장애가 있다.
3. 자기 이름, 생년월일을 말할 수 없다.

Ⅱ. 자극하면 각성하는 상태 — 자극을 중지하면 잠들어버린다(두 자릿수로 표현)
(stupor, lethargy, hypersomnia, somnolence, drowsiness)
10. 보통으로 소리쳐 불러서 용이하게 눈을 뜬다.
목적에 맞는 운동(예컨대, 오른손을 쥐어라, 떼어라)을 하고, 말도 나오지만 틀리는 것이 많다.
20. 큰 소리 또는 몸을 흔들어서 눈을 뜬다.
간단한 명령에 따른다.
30. 통증 자극을 가하면서 소리쳐 부르기를 반복하면 간신히 눈을 뜬다.

Ⅲ. 자극을 주어도 각성하지 않는 상태(세 자릿수로 표현)
(deep coma, coma, semicoma)
100. 통증자극에 대해서, 뿌리치는 동작을 한다.
200. 통증자극으로 조금 손을 움직이거나, 얼굴을 찌푸린다.
300. 통증자극에 반응하지 않는다.

주) R : restlessness, I : incontinence, A : akinetic mutism, apallic state
기술 예 200-I ; 30-RI 1-R

c. 의식 변용

의식 변용(alteration of consciousness)은 경증 또는 중등도의 의식혼탁에, 불안, 불온, 정신운동 흥분, 착각, 환각, 망상 등이 추가되어 복잡한 상태상을 나타내는 의식장애이며 때로는 의식협착이 뚜렷한 일도 있다.

(1) 섬망(delirium)

의식혼탁은 경증 내지는 중등도이며 게다가 그 정도가 단시간 내에 변동하기 쉽고, 착각(착시가 많다), 환각(환시), 강한 불안, 불온, 정신운동 흥분, 배회를 나타내고, 상황의 오인도 발생한다. 이 때문에 겉보기에는 "잠이 덜 깨어 멍청한" 또는 "몹시 두려워하는" 것처럼 보이는 일도 많다. 대부분은 1~2주 이내에 소실되고, 보다 시간이 짧은 일도 많다. 이 동안의 기억은 전혀 없는 일도 부분적으로 상기할 수 있는 경우도 있다.

섬망은 가끔 야간에 나타나기 때문에 야간 섬망이라고 부르며 노년기에 많은 증상이다. 그리고, 이 때 직업적 또는 일상적으로 익숙해져 있는 동작을 시행하는 것을 작업섬망이라 한다.

뇌혈관성 치매, 알쯔하이머(Alzheimer)병, 만성 알코올중독, 두부외상, 증후성 정신장애 등 이외에 노인이 발열할 때나 수술 후, 입원 · 입소 직후 등 신체적 환경변화로 발생하기 쉽다.

(2) 아멘티아(Amentia〈독일어〉)

섬망이 경증인 것이며 강한 사고장애와 곤혹을 나타내는 것이 특징이다. 환자는 주위의 상황을 인식하여 외계와 접촉하려고 노력하지만, 사고의 산란 때문에 주의집중이 곤란하고, 곤혹스러운 상태를 나타낸다. 환각이나 망상을 나타내는 일은 적다. 섬망으로 이행하는 일도 있다. 가끔 산욕정신병에서 관찰되지만 중독성 내지는 내분비성 정신장애에서도 관찰된다.

(3) 몽롱한 상태(twilight state)

의식혼탁은 경증~중등도이지만 의식 협착이 현저한 상태이다. 보통은 갑자기 시작하여 회복도 빠르고 실내를 의미 없이 걸어서 돌아다니거나 정신운동 흥분이나 충동행위 등을 나타낸다. 때로는 착각, 환각, 망상 등을 수반하고, 공격적인 폭력행위에 이르는 일이 있으며, 후에는 그 동안의 건망(기억상실)을 남긴다.

의식혼탁이 매우 경미한 경우에는 겉보기에 이상행동이 눈에 띄지 않고, 한정된 범위 내에서 자기가 놓인 상황에 맞은 질서를 나타내는 행동을 취한다. 이러한 상태가 수일 이상 지속하고, 이 동안의 일을 후에 상기할 수 없는 분별이 몽롱한 상태도 드물지만 관찰된다.

급성 알코올중독, 간질증후성 정신장애, 해리성 장애 등에서 관찰된다.

3. 특수한 의식장애

a. 대뇌겉질상실증후군

대뇌겉질상실증후군(apallic syndrome)에서는 대뇌피질과 그 심부 백질 등 대뇌반구의 광범위한 손상에 의해서 대뇌피질과 기저핵 사이의 기능차단이 일어나 특유의 의식장애가 일어난다. 환자는 눈을 뜬 상태에서 옆으로 누운 채이며 시선은 고정되어 있거나 주시점이 안정되지 않는다. 대화나 수의운동은 불가능하지만, 연하(swallowing)는 가능하고 수면각성의 리듬도 유지되어 있다. 가끔 제피질(피질제거) 강직자세를 나타내고, 흡인반사 등의 원시반사도 인지된다. 빛반사(light reflex)는 유지되어 있다. 외상, 염증, 종양, 혈관장애, 일산화탄소중독 등으로 대뇌가 광범위하게 장애를 받은 경우에 출현한다. 혼수상태로부터의 회복과정이나 의식혼탁의 느린 악화 중에 관찰되는 일도 있다.

b. 무언무동증

무언무동증(akinetic mutism)은 간뇌 · 뇌간부의 장애에 의한 특수한 병태이며, 안구운동이 인지되는 이외에는 무언 무동상태이고, 임상적으로는 대뇌겉질상실증후군과의 구별이 곤란하다. 뇌간부의 출혈이나 경색, 기타의 뇌 기질성 질환으로 발생한다(심화학습 ①).

c. 고정증후군

고정증후군(locked-in syndrome)은 겉보기에는 무언 · 무동이며, 안구를 움직이는 것뿐이기 때문에 상기와 같은 의식장애를 나타내는 것처럼 보이지만, 기본적으로 다른 상태이다. 뇌저동맥계의 폐색 등에 의해서 뇌교 저부의 피질척수로나 피질교 · 연수로 등이 광범위하게 장애를 받기 때문에, 사지나 구음근 등의 수의운동이 장애를 받는다. 그러나 의식은 청명하고, 주위의 상황도 잘 인식할 수 있다. 또한, 안구운동은 가능하기 때문에 자기의 의지를 안구운동에 의해서 표시하는 특이한 상태이다.

C. 지능과 그 장애

1. 지능의 개념

지능(intelligence)의 정의 또는 개념은 반드시 일정한 것은 아니다. 의식의 경우와 마찬가지로, 학습능력, 추상적 사고능력, 다양한 과제에 대한 적절한 처리능력 등 많은 정신기능이 통합된 것이다. 임상의 실제적 장면에서는 기억력, 계산력, 판단력, 사고력, 지남력 등의 상태를 보는 것이 보통이다.

심화학습

① 식물인간상태(vegetative state)

두부외상 등의 중증 뇌손상의 진행이 정지하고, 혼수상태로부터 거의 회복하기는 하였지만, 후유증으로서 주위와의 의사소통이 거의 상실되어 있지만, 생명유지에 최저한도로 필요한 자율신경기능(식물기능)만이 남아있는 상태라는 의미에서 사회적 행정적으로 사용되고 있다. 병변의 부위로부터는 대뇌겉질상실증후군이나 무언무동증을 포함하고 있다고 생각해야 한다.

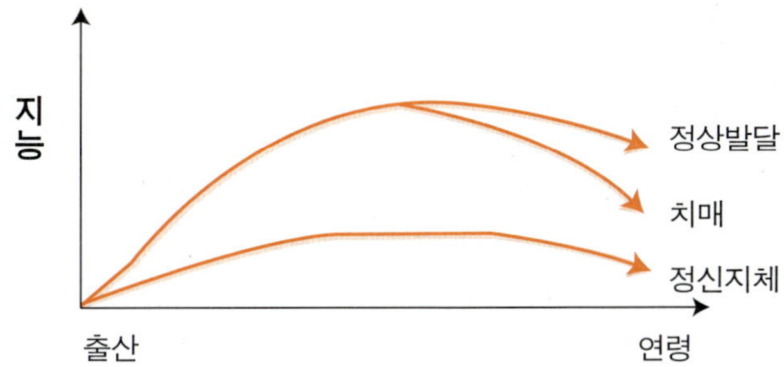

그림 2 지능의 발달과 장애

2. 지능의 장애

지능의 장애는 그 발현양식으로부터 정신지체와 치매로 대별된다(그림 2).

a. 정신지체

정신지체(mental retardation)는 선천성 또는 출생 시 또는 생후 얼마 되지 않아 뇌의 손상에 의해서 지능이 정상범위까지 발달할 수 없는 것이며, 정도에 따라 경증부터 최중증까지의 4단계로 나누는 것이 일반적이다〔제14장(☞287쪽) 참조〕. 이전에는 정신박약(mental deficiency)이라 하였다.

b. 치매

치매(dementia)는 정상적으로 발달한 지능이 후천적인 뇌손상에 의해서 영속적, 비가역적으로 저하한 상태이다. 외상이나 염증, 변성, 혈관장애, 종양 등에 의한 광범위한 뇌손상이 원인이 된다. 따라서, 지적 능력의 저하에 더하여, 감정이나 의욕 등을 포함하여, 인격 전체가 변화하는 일이 많다.

치매에는 열공치매와 전반성치매가 있다.

(1) 열공 치매(lacunar dementia)

뇌혈관성 치매의 초기에 관찰되는 것이며 기명력의 저하가 현저하기는 하지만 판단력이나 일상적인 대인 접촉은 양호하고, 감정의 소통성도 충분한 등 인격은 대체로 잘 유지되어 있다. 그리고 "잊어버리기를 잘 하게 되었다"라는 자각증상도 있고, 지적 기능의 저하가 부분적인 상태이다. 그러나 이것도 병세의 진행과 더불어 전반성 치매로 이행한다.

(2) 전반성 치매(global dementia)

대부분의 치매가 전반성이며, 기억력, 계산력, 판단력 등이 모두 저하되고, 인격 변화도 추가되어 병식(insight)도 상실되는 상태이다. 배회나 사회적 일탈행동을 나타내는 일도 적지 않지만, 치매의 진행과 더불어 언어도 상실되고, 식사나 용변도 자력으로는 할 수 없으며 누워있는 상태에 빠져, 일상생활에도 보조를 필요로 하게 된다. 알쯔하이머(Alzheimer)병이 대표적인 질환이다.

c. 치매와 유사한 상태

치매는 아니지만, 이와 유사한 상태도 있다.

(1) 가성치매〔거짓치매(pseudodementia)〕

① 심인성 가성치매 : 해리성 장애로 발현하고, 간저(Ganser)증후군이라고도 부른다. 누구라도 알고 있는 것 같은 일용품(시계, 안경 등)을 보여줘도 '모른다' 라고 대답하거나, "2+3"을 7이라고 대답하는 등, 어린애 같고 부자연스런 "빗나간 응답"도 관찰되는 퇴행된 상태이다.

② 우울증성 가성치매 : 고령자의 우울상태에서, 사고나 행동의 제지가 뚜렷해지는 경우에 보이는 치매모양 상태를 말한다. 항우울약제에 의해서 개선이 가능하다.

(2) 폐용성 치매

고령자가 신체질환 등으로 침상생활을 하게 되고, 자극이 적은 환경에 장기간 놓였을 때에 발생하는 치매모양 상태이며, 폐용증후군의 일부이다. 대부분은 환경조건의 개선에 의해서 회복되지만, 그 자체가 치매의 악화인자로도 된다.

D. 성격과 그 장애

성격(character)은 인격 안의 감정과 의욕 측면에서 개인의 특성을 의미하고 있다. 인격(personality)은 감정이나 의욕에 더해서, 지적 측면이나 어떤 경우에는 윤리·도덕감도 더한 개인의 특징(개성)을 가리키는 것이 보통이지만, 최근에는 인격과 성격은 거의 동의어적으로 사용되는 경향에 있다.

성격은 개인에 따라서 차이가 있으며, 그 형성에는 타고난 요인(소인(a basic cause))과 후천적인 요인이 복잡하게 관여하고 있다.

1. 성격의 분류

잘 알려져 있는 것은 융(C. G. Jung)과 크레치머(E. Kretschmer)의 유형이다.

a. 융(Jung)의 유형

정신분석학의 입장에서 내향형과 외향형의 두 가지로 나누는 것이며 일반적으로 널리 사용된다.

(1) 내향형

리비도(libido) 즉, 정신적 에너지가 자기의 내면을 향하고, 관심이나 흥미가 자기에게 향해진다. 따라서, 소극적 · 비사교적이고 고독을 좋아하며, 사려가 깊고 내성적 · 이상주의적이다.

(2) 외향형

정신적 에너지가 외부를 향하고, 관심이 자기 이외의 대상으로 향한다. 따라서 적극적 · 사교적이고 교제가 넓으며, 세상사에 연연하지 않고, 행동적 · 현실주의적이다.

b. 크레치머(Kretschmer)의 유형

크레치머는 임상적 경험을 통해서, 정신분열증과 조울병 등에는 각각에 대응하는 특정 체형이 있고, 동시에 그 체형과 연관되는 성격 유형이 있다 하여 간질도 포함하여 아래와 같이 정리하고 있다.

(1) 조울병

비만형 체격에 대응하고, 순환병질(cycloid)이 인지되며 정상적 성격으로서의 순환기질(cyclothymia)에 이르는 연속성을 갖는다. 순환병질은 표 2의 3징후를 나타내지만, 1은 기본적인 특징이고, 2와 3은 상쾌함과 우울의 양극단을 나타낸다.

(2) 정신분열증

마른 체형이나 투사형, 일정한 형질이상형에 대응하고, 분열증질(schizoid)이 인지되며 정상 성격으로서의 분열기질(schizothyma)에 이르는 연속성을 갖는다. 분열증질은 표 2의 3징후를 나타내지만, 1은 기본적인 특징이고, 2와 3은 과민성과 둔감의 양극단을 나타낸다.

(3) 간질

투사형 체격에 대응하고, 점착기질과 연관성을 갖는다. 점착기질이란 조용한 강인성(내구성)

표 2 순환병질 및 분열증질의 특징 (Kretschmer의 유형에 따른다)

순환병질	1. 사교적이다, 선량하다, 친밀감이 있다, 인정미가 있다 2. 쾌활하다, 유머가 있다, 활발하다, 격하기 쉽다 3. 조용하다, 평정, 유화
분열증질	1. 비사교적이다, 조용하다, 소극적이다, 고지식하다(유머가 없다) 2. 적극성이 없다, 수줍다, 민감하다, 섬세하다, 신경질적이다 3, 온순하다, 선량하다, 예의바르다, 무관심하다, 무신경하다

과 폭발성의 양극으로 구성된다. 꼼꼼하고 융통성이 부족하며 정직 성실하고, 둔하고 끈기 있고, 정신적인 유동성이 부족하며 반면에, 폭발적으로 격노하는 경향이 있다. 그 빈도나 정도는 환경이나 체험한 자극 등의 차이에 따라 한결같지 않다.

2. 성격의 장애

성격의 장애가 문제로 되는 것은 인격장애 또는 이상인격(정신병질), 정신분열증이나 기질성 정신장애 등에 의한 성격(인격) 변화가 있는 경우이다. 그리고, 신경증 등의 심인성 정신장애, 약물의존, 범죄 등에서의 성격과의 관계도 임상적으로는 중요하지만, 상세한 것은 각각의 단원에서 언급한다.

E. 기억과 그 장애

1. 기억의 개념

기억(memory)이란 과거에 인상을 받은 정보, 지각, 기타의 경험을 필요에 따라서 후에 재생(상기)하는 정신기능이며 아래의 4개 기능이 서로 연관성이 있다.

① 등록(impression 또는 registration) : 새로운 사안을 인상짓는 기능
② 저장(retention) : 등록된 것을 유지하는 기능
③ 회상(recall) : 저장된 것을 다시 의식에 떠오르게 하는 기능
④ 재인(recognition) : 재생된 것이 과거에 기명된 내용과 동일한 것을 확인하는 기능

표 3 기억의 분류

내용	진술(선언적) 기억, 절차기억
지속시간	단기기억, 장기기억 즉시기억, 근시기억, 원격기억

기억력은 개인에 따라서 상당히 차이가 있으며 기억장애의 유무를 파악하기 위해서는 추상의 상태를 검사해야 한다.

2. 기억의 분류

최근에, 기억의 여러 가지 분류가 시도되고 있다(표 3). 예컨대, 이미지 또는 언어 등으로 의식에 떠오르고, 어떤 형태로 표현할 수 있는 진술기억 또는 선언적 기억(declarative memory)과, 연습에 의해서 몸에 익히는 기능처럼 의식에는 떠오르지 않는 절차기억(procedural memory)의 분류도 있으며, 이 경우에는 연관성이 있는 뇌 부위의 차이가 시사된다.

그리고 기억의 지속시간에 의해서 단기기억(short term memory)과 장기기억(long term memory), 또는 즉시기억(immediate memory; 수초에서 1분), 근시기억(recent memory; 수분에서 수일), 원격기억(remote memory; 수 주일, 수 개월, 수십 년) 등으로도 분류된다.

3. 기억장애의 종류

기억장애는 기질성 정신장애나 정신적 원인에 의해서 발생한다. 노년기 치매 등에서는 일반적으로 원격기억보다 근시기억이, 그리고 원격기억에서는 새로운 기억일수록 침해되기 쉬운 것이 보통이다. 기억장애는 등록장애와 회상장애로 대별된다.

a. 등록장애

등록장애(disturbance of registration)는 등록감퇴라고도 하며 여러 가지 정도의 지능장애나 의식장애가 있을 때에 나타나는 증상이지만, 정상인에서도 멍청하게 있어 주의나 집중이 불충분하거나, 관심이나 흥미를 가질 수 없는 사건에 대한 등록은 불확실하다.

검사에는 신문이나 TV 등에서 보도된 최근의 사건, 그날의 아침식사 내용에 대해서 질문하거나, 3~6줄 정도의 숫자의 순창이나 역창, 일상생활용품을 5개 배열하여 보여준 후, 물품이름을 대답하게 하는 물품 테스트 등이 있다.

고도(high degree)의 등록장애는 만성 알코올중독에 의한 베르니케(Wernicke)뇌증이나 헤르페스뇌염〔제5장의 그림 9(☞120쪽) 참조〕 등에서 출현하는 건망증후군일 때에 인지된다.

b. 회상장애

임상적으로 중요한 회상장애는 지능장애, 의식장애, 심인성장애 등일 때에 관찰된다. 물론, 앞에서 언급한 것처럼 정상적 상태에서도 주의가 불충분할 때는, 등록이 불완전하기 때문에, 회상이 불확실해진다.

(1) 건망(amnesia)

과거 어느 일정기간의 체험에 관한 회상장애를 말한다. 회상의 결손이 완전인지 불완전인지에 따라서, 완전건망, 부분건망으로 대별되고, 부분건망에서는 회상 가능한 부분(기억의 섬)이 몇 개 남겨진다.

일반적으로, 의식장애의 후에는, 그 동안의 체험에 대한 건망이 인지된다. 그러나, 경우에 따라서는 의식장애 이전의 일정기간에까지 소급해서 건망을 남기는 일이 있는데, 이것을 역향(성) 건망(retrograde amnesia)이라 한다. 또한, 의식장애 회복 이후의 한정된 기간에 대한 건망을 전향(성) 건망(anterograde amnesia)이라 한다(그림 3).

(2) 일과성 완전건망(transient global amnesia)

중년 이후에 관찰되는 일이 많으며 갑자기 발병하고 수 시간에서 수 일간 후에 회복되는 건망이다. 가벼운 뇌진탕 후에 발병하는 경우도 있다. 건망의 기간에는 현저한 등록장애와 완전한 역향 건망을 나타내고, 불안이나 곤혹상태를 나타내지만, 개개의 상황 판단력은 유지되며 일상적 행동도 어느 정도 완성되어 있고, 명확한 의식장애는 파악할 수 없는 것이 보통이다. 뇌파에서도 특별히 이상소견은 관찰되지 않는다. 회복 후에는 이 기간에 대해서는 영속적인 완전건망을 남긴다.

원인으로는 양측 측두엽 해마에서의 일과성 순환장애가 상정되어 있다.

(3) 심인성 건망(psychogenic amnesia)

정신적 원인에 의해서 발생하는 건망이며 불쾌한, 또는 생각해 내기 싫은 체험을 회상할 수 없는 상태이고, 해리성 장애일 때에 관찰되므로 해리성(히스테리성) 건망이라고도 부른다. 심리기전으로서는, 불쾌한 정동체험에 대한 의식적 또는 무의식적인 억압이 상정되어 있다.

(4) 건망증후군(amnestic syndrome)

등록 감퇴, 지남력상실, 작화, 건망을 주된 증상으로 하고, 코르사코프(Korsakoff)증후군이라

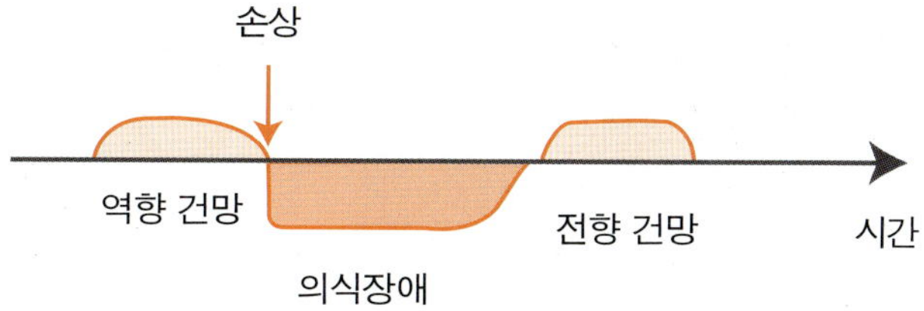

그림 3 역향 건망과 전향 건망

고도 한다. 명백한 의식장애나 치매는 인지되지 않으며 인격도 상당히 유지되어 있으나, 등록력의 저하가 뚜렷하고, 고도(high degree)의 경우에는 몇 초 또는 몇 분전의 경험조차 회상할 수 없는 상태가 된다(즉시기억 또는 근시기억의 장애). 그리고 작화는 지남력상실이나 기억장애와 연관하여 사건을 상기함에 있어서의 시간적 질서의 혼란에 의한 것이라고도 한다.

만성 알코올중독, 헤르페스뇌염, 일산화탄소중독, 두부외상 후유증, 알쯔하이머병 등의 뇌 기질성 질환에서 관찰된다.

F. 감정과 그 장애

1. 감정의 장애

감정은 인간의 정신상태를 구성하는 기본적인 요소의 하나이다. 유사한 정신기능을 나타내는 용어에는 기분, 정동, 정조 등이 있으나, 각각의 개념에는 미묘한 차이가 있다.

(1) 감정(feeling)

막연한 개념이며 엄밀한 규정은 어렵지만, 기본적으로 쾌, 불쾌라는 주관적 체험이고, 여러 가지 정도와 범위를 갖는다.

(2) 정동(emotion)

일시적인 격한 감정의 움직임이며 환희나 비탄, 불안, 고민, 격노, 경악 등을 가리킨다. 정동은 표정, 말투, 거동 등을 통해서 표현되지만, 자율신경계나 내분비계 등의 생리학적인 변화도 항상 수반한다.

(3) 기분(mood)

지속적이고 움직임이 적은 온화한 감정상태이다. 기쁨, 유쾌함, 행복감과 같은 쾌적한 상태와, 우울, 비애, 불안과 같은 불쾌한 상태로 나뉜다.

(4) 정조(sentiment)

인간이 가져야 할 고등감정이라 하고, 동정, 애정, 수치심, 윤리관과 같은 사회생활에서의 가치관과 밀접하게 관련되는 것이 널리 포함되어 있다.

2. 감정의 장애의 종류

감정의 장애에는 아래의 것이 있다.

a. 불안

불안(anxiety)은 특정 대상을 갖지 않는 막연한 두려움의 감정이며 매우 빈도가 높게 관찰되는 감정의 장애이다. 참을 수 없는 괴로운 느낌, 자기로서는 어찌 할 수도 없는 감정이며, 자율신경계의 증상(동계, 빈맥, 혈압상승, 호흡촉박, 가슴 속 고민, 입이 마름, 식은땀, 빈뇨 등) 이외에, 손가락의 진전(tremor), 전신의 떨림 등을 수반하고, 고민감정으로서 나타나는 일이 많다. 불안은 신경증의 기본 증상의 하나이지만, 우울병에서도 출현하는 중요한 증상이고, 정신분열증의 초기나 알코올중독에 의한 진전, 섬망일 때도 관찰된다.

신경증의 불안상태(공황장애)에서는 발작성으로 자율신경계 증상이 나타나고, 죽음의 공포를 수반하는 일도 있어 이것을 공황(패닉)발작이라 부른다. 불안발작이 진정된 후에도, 다시 마찬가지 발작이 일어나는 것은 아닌가라는 예기불안을 갖는 일이 많다.

한편, 공포는 특정 대상에 대해서 갖는 불안이지만, 별로 위험하지도 두려움의 대상도 아닌 일이나 상황에 대해서 심한 공포를 가지며 동시에, 그 불합리성을 인식하지 않으면서도 공포심에 사로잡히는 경우를 공포증(phobia)이라 부른다. 이에는 고소공포, 불결공포, 광장공포 등이 있다.

b. 우울(억울)

우울한 기분(depressed mood)은 우울, 비애, 비관적인 기분이며 불안을 수반하는 것이 보통이다. 의욕의 저하, 사고 저하도 동시에 인지되며 가끔 자살할 생각도 갖는다. 장래에 대한 절망감, 자책감, 죄악(죄가 되는 행위)감, 열등감, 자신감 상실 등이 나타난다. 전형적인 상태는 이른바 내인성 울병에서 관찰되지만, 이 밖에도 신경증성 울병을 비롯하여, 여러 가지 우울 상태에서 나타난다.

c. 상쾌

상쾌(cheerful elation)는 우울과 대조적인 감정이며 비정상적으로 기분 좋고 고양된 기분이고, 자기능력이나 건강에 대해서 자신감에 가득 찬 상태를 보인다. 억제가 제거되어, 다변, 다동이 되고, 대화의 내용은 낙천적이고, 과대(誇大)적이며, 관념분일(flight of idea)이 인지된다. 자극성이나 정신운동 흥분도 관찰되고, 전형적으로는 조병(mania, 조울병의 한 상태)의 경우에 나타난다.

d. 다행감

다행감(euphoria)은 자기가 놓인 상황이나 자기의 질환에 무관심하고, 내용이 없이 공허하게 기분 좋아하는 것으로 상쾌와는 달리, 자신만만한 의욕적인 활동성은 인지되지 않는다. 기질성 정신장애나 만성 알코올중독 등에서 관찰된다.

e. 황홀

황홀(ecstacy)이란 신이나 부처와의 교류, 우주로부터의 목소리나 음악을 듣는 등, 초자연적, 종교적인 성질을 갖고, 말로 표현하기 어려운 신체적 쾌감, 행복감이다. 정상인의 종교적 체험 때 이외에 정신분열증이나 해리성 장애, 마약이나 신나(thinner)중독 등에서 관찰된다.

f. 자극성

자극성(irritability)은 사소한 동기로 안절부절 못함, 기분이 나쁨, 때로는 흥분을 나타내기 쉬운 감정상태이다. 과도한 피로나 신경쇠약 상태일 때에 관찰되는 이외에 조증(mania)이나 간질, 이상인격(폭발자) 등도 인지된다.

g. 정동실금

정동실금(emotional incontinence)은 정동의 조정이 잘 되지 않기 때문에 사소한 계기로 울거나 웃거나 하는 상태이다. 예컨대, 사별한 배우자나 자식들에 대한 것에 화제가 이르면 즉각 눈물을 흘리거나 한다. 뇌혈관성 치매에서 가끔 관찰되지만, 과도한 정신적 피로에 의해서도 나타난다.

h. 감정둔마 또는 감정의 평판화

감정의 움직임이 무디어지고, 또는 감정의 표출이 상실되는 상태를 감정둔마(blunted affect), 또는 감정의 평판화(flattening of affect)라 한다. 주위의 사건에도 무관심해지고, 부모의 갑작스런 죽음을 알려주어도 슬픔을 나타내지 않는 등의 상태이다. 이 상태는 정신분열증이 만성화됨에 따라 현저해지지만, 뚜렷한 잔유형 분열증에서는 완전히 수동적인 생활태도로 시종하게 되는 등 의지의 발동도 장애를 받는 것이 보통이다.

i. 양가성

양가성(ambivalence)은 사람이나 세상사 등 동일한 대상에 대해서 쾌와 불쾌, 애정과 증오와 같은 정반대의 감정을 동시에 품는 상태이며 정신분열증의 기본증상의 하나가 된다. 양가성이 의지, 행동의 면에 나타나는 것을 양가 경향이라 부르고, 학교에 가기 싫다고 생각하면서도 동시에 가고 싶다고 생각하는 등이다.

j. 소외감

소외감(alienation)은 사람과 떨어진 체험에 속하는 것으로 아름다운 풍경을 보아도 아름답다고 느끼지 않는다, 친한 사람과 만나도 친하다는 것이 단박에 오지 않는 등과 같이 자기감정이 상실되었다고 느끼는 등 외계의 사상에 대해서 생생한 감정을 잃어버린 상태이다.

신경증이나 우울병, 정신분열증 등에 나타나지만, 과도하게 피로할 때도 체험하는 일이 있다. 환자는 자기의 이러한 상태를 인식하고 있으며 감정둔마와는 다른 것이다.

G. 욕동 및 의지와 그 장애

1. 욕동과 의지의 개념

욕동(drive)은 신체적 욕동(식욕, 성욕 등)과 정신적 욕동(지위, 명예, 부귀, 아름다움 등)에 기초하여 발생하는 심적 에너지이지만, 이들은 감정의 상태에 따라서 다양한 영향을 받는다. 한편, 의지(will)는 욕동을 의식적으로 통제하고, 선택하는 작용을 하고 있다. 따라서, 행동(behavior)이란 욕동이 의지에 의해서 통제되어 나타나는 결과이며 정신운동성이란 정신적 활동의 결과로서 나타나는 행동 또는 신체운동을 의미한다.

정신장애에서의 행위의 이상은, 의지 발동이 비정상인 경우에 관찰되며 정신운동 흥분 · 제지, 혼미, 두절과 같은 상태가 있다. 한편 욕동이 의지의 제어를 받지 않은 채로 행동에 옮겨지는 것을 충동행위(impulsive act)이라 부른다.

2. 정신운동 흥분

정신운동 흥분(psychomotor excitement)이란 의지의 발동이 현저하게 항진하여 행동과다를 나타내는 상태이다. 즉, 다동, 다변이 되고, 안정하지 못하며, 때로는 폭력적으로 되는 상태이고, 아래의 병태가 있다.

a. 조증 흥분

조증 흥분(manic excitement)은 고양된 기분에 기초하는 다동, 다변의 상태이며, 현저하게 활동적이고, 조금도 가만히 있지 않고, 많은 사람에게 편지를 쓰거나, 밤낮 가리지 않고 빈번하게 외출한다. 대인접촉도 적극적이고 간섭적으로 된다. 행위의 목적이 단시간 안에 다양하게 바뀌고, 무엇이든 하지 않으면 견디지 못하지만, 마무리가 되는 하나의 일을 완성할 수 없다[의욕과잉(hyperbulia)]. 그러나 다음의 긴장병성 흥분과는 달리 주위와의 접촉성은 유지되어 있다.

b. 긴장병성 흥분

긴장병성 흥분(catatonic excitement)은 긴장형의 정신분열증에서, 정신 내계에서의 불안 · 긴박감이 나타난 것으로, 특유의 이상체험(환각, 망상 등)을 배경으로 하고 있는 일이 많다. 다변, 다동이기는 하지만, 주위와의 접촉성은 장애를 받고 있다. 목적을 이해하기 어려우며 마무리가 없는 행동[행동충동(motor impulse)]도 관찰되고, 사고도 감소하고 분열된다. 때로는 무의미한 폭력행위나 정동행위를 보인다. 이 밖에 갑자기 큰소리를 지르거나, 노래하거나, 혼잣말이나 거부증 등을 보이는 일이 많다.

c. 기타

정신지체, 간질, 알코올중독의 진전섬망, 기질성정신장애, 심인성정신장애 등에서도 정신운동 흥분이 인지된다.

또한 안절부절하지 못함(restlessness)은 안정감이 없고, 가만히 있지를 못하는 상태이고, 정신운동 흥분이 경증인 것이다. 정신지체나 다동성 장애 이외에, 항정신병약제의 부작용인 정좌불능〔아카티시아(akathisia)〕 때에도 인지된다.

3. 정신운동 제지(억제)

정신운동 제지(억제) (psychomotor retardation)에서는 의지의 발동이 비정상적으로 제지되어, 행동은 현저하게 완만해지고, 감소한다. 목소리가 낮고 말수도 적어지는데 전형적인 것은 우울병에서 관찰된다.

4. 혼미

혼미(stupor)는 의지의 발동이 고도(high degree)로 장애를 받기 때문에 의식은 청명하고 외계는 인지되어 있는데도 정신적 · 신체적으로 반응할 수 없는 상태이다. 옆으로 누운 채이고, 식사도 할 수 없으며, 언어표현(verbal)도 없는 상태이다. 아래와 같은 병태가 있다.

a. 우울병성 혼미

우울병성 혼미(depressive stupor)는 우울병일 때에 정신운동 억제가 고도(high degree)이기 때문에 운동불능증 상태가 된 것이다. 그러나, 표정에는 우울 비애감의 표출이 관찰되며 주위로부터의 작용에 반응하려고 하는 모양이 인지되는 경우가 많다.

b. 긴장병성 혼미

긴장병성 혼미(catatonic stupor)는 정신분열증에서 관찰되고, 차갑고 딱딱한 표정으로 무언무동의 상태이며 병실의 한 구석에 하루 종일 서있거나, 부자연스런 자세를 언제까지라도 계속하거나(상동자태), 옆으로 누어있어도 상하지가 놓여있는 위치가 기묘한 상태이다. 이 때문에 우울병성 혼미와는 다른 인상을 받는다.

이 밖에도, 수동적으로 상지를 올리는 등 일정한 자세를 취하게 하면, 언제까지라도 그러한 상태로 있는 강직증(catalepsy), 아무것도 받아들이지 않고 거부적인 태도를 취하는 거부증(negativism), 상대방의 동작이나 표정, 말을 그대로 반복하는 반향증(echo symptom) 등을 수반하는 일이 많다.

c. 해리성 혼미

해리성 혼미(dissociative stupor)는 구금반응, 기타의 심인성 정신장애로 나타난다. 연기적 경향을 나타내는 경우도 있으나, 상태증상만으로는 긴장병성 혼미와의 구별이 어려운 일이 많다.

5. 두절

두절(blocking)은 서로 상반되는 욕동이 갑자기 대립함으로써 언동이 갑자기 중단 또는 정지하는 상태이며 정신분열증에 특유하다. 대화 중에도 갑자기 중단되고, 곧 다시 재개되는 상태가 된다. 환청이나 작위체험(시켜서 하는 체험)에 지배되어 두절이 발생하는 경우도 있다.

H. 자아의식과 그 장애

1. 자아의식의 개념

자아의식(self-consciousness)이란 자기 자신에게 향해진 의식체험이며, 청년기에 들어서서 처음으로 명확한 자아의식을 갖게 된다. 자아의식에는 다음 4개의 형식적 표식이 있다〔야스퍼스(K. Jaspers)에 의함)〕.

① 자기가 느끼고, 생각하고, 행동하고 있다는 활동감이나 능동성의 의식
② 어떤 순간에 자기는 혼자라는 단일성의 의식
③ 이전부터 자기는 동일인이라는 동일성의 의식
④ 자기는 외계나 타인으로부터 구별되어 있다는 의식

2. 자아의식의 장애

자아의식의 장애는 상기 4개의 의식 중에서 어느 것이 가장 장애를 받는가에 따라서 병상이 다르지만, 임상적으로 중요시되는 것은 활동감이나 능동성 의식의 장애이다.

a. 이인증

이인증(depersonalization)이란, 능동성 의식이 감퇴 또는 상실되었다고 느끼는 상태이다. 즉, 자기의 감정이 상실되었다(감정상실), 자기가 존재한다고 느끼지 못한다, 자기가 행동하고 있다는 실감이 나지 않는다(행동감 상실) 등을 호소한다.

자기 몸에 대한 느낌의 변화에서는 "목부터 위가 자기의 것 같은 느낌이 없다", "자기 몸이 없어져버린 것처럼 느끼다" 등으로 표현된다.

외계의 대상에 대해서도 예쁜 꽃을 보아도 그것이 예쁘다는 실감이 솟아오르지 않는다, 무엇을 보아도 들어도 금방 느껴지지 않는다(지각의 소격체험), 물체는 보이지만 그곳에 확실히 있다는 실감이 나지 않다 등처럼, 외계에 실재하는 것에 대한 소외감이 인지된다〔현실감 상실(derealization)〕. 자기가 별개의 인간이 되어버린 느낌이 생기는 일도 있다(동일성 의식의 장애).

이인증은 신경증, 우울병, 정신분열증의 초기 등 이외에 지속적인 뚜렷한 피로상태일 때에도 출현한다.

b. 시킴을 당하는 체험

시킴을 당하는 체험〔작위체험(experience of control)〕이란 자기의 사고, 감정의 움직임, 행동 등이 "타인으로부터 … 시킴을 당하고 있다"라고 느끼는 병적 체험이며, "자기가 …하고 있다"라는 능동성 의식의 장애이다. 이 경우, 자기의 의지에 반해서 행동을 하게 된다, 웃게 된다, 전파나 눈에 보이지 않는 무언가에 의해서 조정을 당하다 등으로 표현되고, 자기의 행동이 타인으로부터의 영향에 의한 것이라고 의미가 부여된다.

사고의 측면에서 작위체험을 작위사고(influenced thought)라 하고, 정신분열증의 기본증상의 하나이다. 작위사고에는

- 사고 후퇴(thought withdrawal) : 자기의 생각이 누군가에게 빼앗기다
- 사고의 삽입(insertion of thought) : 타인의 사고가 자기마음에 삽입되다
- 사고 간섭(influence of thought) : 자기의 생각이 타인으로부터 간섭을 받다

등이 포함된다. 이 밖에,

- 사고 전파(broadening of thought) : 자기의 사고가 타인에게 전파되다
- 사고 찰지(mind reading) : 자기생각이 타인에게 간파되다

등도 있으나, 이것은 자타 구별의 장애라 할 수 있다.

c. 이중인격 또는 교대의식

이중인격(double personality) 또는 교대의식은 동일성 의식의 장애이며 하나의 인격이 어떤 한정된 기간 중, 별개의 인격으로 바뀐 것처럼 보이는 상태이다. 2개의 인격이 시간적 경과 속에서 번갈아 나타나고, 한쪽의 인격을 나타낸 기간 중의 언동에 대해서는 회상할 수 없는 것이 보통이다. 삼중인격 또는 다중인격(multiple personality)인 경우도 있으며 해리성 장애에서 관찰된다. DSV-Ⅳ에서는 이들을 요약하여 해리성 인격장애라 하고 있다.

Ⅰ. 지각과 그 장애

이 경우의 지각(perception)이란 생체의 감각기관에 의해서 받아들여진 감각에 기억이나 판단, 감정 등이 가미되어 어떠한 의미부여가 이루어져 인지되는 정신기능을 말한다.

정신과의 임상에서 문제가 되는 지각의 장애는 다음에 언급하는 세 가지이다.

1. 착각

착각(illusion)이란 외계에 실재하는 지각대상을 잘못 지각하는 것을 말하며 감각의 종류에 따라서, 착시, 착청과 같이 부른다. 정상인도 대상에 대한 주의집중이 불충분한 경우(부주의착각)나 불안이나 공포, 기대감 등이 강할 때(정동착각) 발생한다. 또한 하늘의 구름이나 벽의 얼룩을 가만히 바라보고 있으면, 괴상한 인물의 얼굴, 벌레나 작은 동물의 모습 등으로 보이는 일도 있다〔변상증(pareidolia)〕.

착각의 진단적 의미는 부족하지만, 변상증은 만성 알코올중독에 의한 진전섬망 때에 나타나기 쉽고, 환각과 구별하기 어려운 경우가 있으므로 주의해야 한다.

2. 기시감 및 미시감

이제까지 전혀 경험하지 않은 정경이나 장면을 보고, 이미 같은 것을 본 일이 있다는 체험을 갖는 것이 기시감(deja vu)이다. 반대로, 이미 아는 외계의 모든 것이 자기에게 처음으로 보는 것으로서 소원하고 불가해하게 느껴지는 상태를 미시감(jamais vu)이라 한다. 양자 모두 정상인(특히 어린이)에서도 인지되는 이외에 정신분열증, 신경증, 간질의 정신발작 등에서 출현하지만, 미시감보다 기시감이 빈도가 높다.

3. 환각

지각대상이 존재하지 않는데도 그것이 존재하는 것처럼 지각하는 것을 환각(hallucination)이라 한다. 착각과 환각을 합쳐서 망각이라 한다.

환각은 체험하는 감각기관의 종류에 따라서 환각, 환청, 환미, 환후, 체감환각 등으로 구별되는데 이들은 병적인 정신상태를 기반으로 한 정신 내계에서의 이상체험의 하나이다. 따라서, 환각은 가끔 망상을 수반하고, 환각망상상태라는 증상을 나타낸다.

임상에서는 환각이 의식청명인 상태에서 출현하고 있는지 의식장애를 수반하고 있는지를 구별하는 것이 중요하다. 전자에서는 환청, 후자에서는 환시가 주된 것이지만, 특히 전자의 경우는 진단적 가치가 크다.

환각은 환자가 외계에서의 구체적이고 동시에 감각적인 실체로서 체험을 하게 된다. 그러나 때로는 환자 자신의 지각과는 별개의 것 같이 나타나는 경우가 있다. 예컨대, "머리 속에 풍경이 보이다", "가슴 속에 소리가 울려오다"라는 것 같은 체험이다〔거짓환각(pseudohallucination)〕.

환각의 내용이 단순히 "소리가 들려오다", "빛이 보이다" 등처럼 감각요소뿐이고, 의미 있는 음성이나 모습이 아닌 것을 요소환각(functional hallucination)이라 한다. 환미나 환청은 가끔 요소환각에 가까운 방식으로 나타난다.

a. 환청

환청(auditory-hallucination)은 임상적으로도 가장 자주 만나는 것으로 의식청명인 경우에도 출현하는 대표적인 환각이다. "무언가 소리가 들린다"라는 요소환청도 있으나, 진단 상으로는 말로서 들려오는 것이 중요하다. 그 내용은 자기에 대한 험담, 비난, 비판, 명령 등 피해적이고 불쾌한 것이 많으며 때로는 들려온 명령대로 행동하는 일도 있다.

목소리의 주인공은 남자이거나 여자이거나 이미 알고 있는 상대, 또는 알지 못하는 상대이거나, 한사람의 목소리이거나, 여러 사람의 목소리인 경우도 있다. 그리고 들려오는 장소는 옆방, 아래층, 천정, 옥외, 머리나 뱃속, 때로는 전파를 통해서 멀리 떨어진 곳으로부터 들려오는 등 여러가지이다.

환청과의 대화가 이루어지면, 객관적으로는 혼잣말로 인지된다. 그리고 자기의 생각이라는 것은 알고 있으나, 그것이 감각성을 띠고 밖으로부터의 목소리처럼 체험을 하게 되는 것을 사고화성(thought echoing)이라 한다. 시계의 소리나 사람의 발소리, 수돗물이 나오는 소리 등과 함께 사람의 목소리가 들리는 기능 환각도 있다.

실제가 이러한 상태인데 어떻게 설명하면 좋겠습니까?
말로 표현할 수 없기 때문에 그림으로 그렸습니다.
매일 이렇습니다.

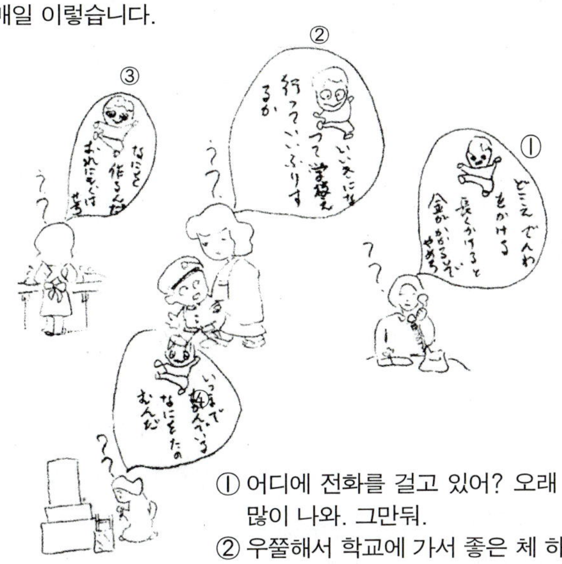

① 어디에 전화를 걸고 있어? 오래 걸면 요금이 많이 나와. 그만둬.
② 우쭐해서 학교에 가서 좋은 체 하는 거야.
③ 무엇을 만들고 있어. 나도 좀 먹게 해줘.
④ 언제까지 기도 드릴거야? 무엇을 빌고 있어?

그림 4 환청을 그림으로 나타낸 환자의 호소

정신분열증의 환청은 사고화성이나 대화형식, 환자의 행동에 말참견하는 환청이 특유하다(그림 4). 이 밖에, 알코올 환각증, 만성 각성제중독, 기질성 정신장애나 의식장애에서도 나타난다.

b. 환시

환시(visual hallucination)는 환청과 마찬가지로, 요소적인 경우도, 동물이나 사람의 모습, 풍경 등이 구체적으로 보이는 경우도 있다. 의식장애가 있을 때에 나타나는 대표적인 환각이며, 특히 섬망 때에 나타나기 쉽지만, 정신분열증에서도 관찰되는 일이 있다.

만성 알코올중독일 때의 진전섬망에서는, 쥐와 같은 작은 동물이나 벌레 등이 다수 움직여 돌아다니는 환시(동물시)가 특징적이며 강한 불안, 불온, 정신운동 흥분을 수반한다. 생각하고 있는 내용이 눈앞에 적혀서 보이다(사고 가시). 보통의 감각가능영역을 넘어서 자기의 배후나 벽의 반대편 측에 사람의 모습이 보이다(범위 밖 환시) 등의 환각도 있다.

진전섬망 등 의식장애 이외에 각성제나 LSD 등의 정신작용물질, L-도파의 복약으로도 나타난다.

c. 환미 및 환후

환미(hallucination of taste) 및 환후(olfactory hallucination)에서는 피해망상을 수반하는 일이 많으며, 독성물질과 같은 불쾌한 맛이나 냄새(예컨대, "실내에 독가스 냄새가 난다", "음식에서 묘한 맛이나 냄새가 나서 독이 들어가 있다")를 느낀다. 이 때문에 식사를 거부하거나 음식의 일부를 남기거나 하는 일이 있다.

측두엽(temporal lobe)에 관계되는 종양이나 간질에서도 발생한다고 알려져 있고, 이 경우는 피해망상을 수반하지 않는다.

d. 환촉 및 체감환각

환촉 및 체감환각(somatic hallucination)은 "몸에 접촉된다", "피부 위를 벌레가 기어 다닌다"는 등 촉각영역의 환각이다. 이 밖에도, 여러 기관감각에도 환각이 나타나며 이들을 총칭해서 체감환각이라 부른다. "뼈 속이 깎여 재깍재깍 느껴지다", "머리 속이 질퍽질퍽 녹다" 등 다양하고 동시에 있을 수 없는 것 같은 감각체험이고, 게다가 구체적인 호소도 있다. 체감증(cenestopathy)이라고도 한다.

피부가 근실근실하거나, 벌레가 기어 다니는 것 같은 감각을 피부의 기생충에 의한 것이라고 확신하는 경우를 피부기생충망상이라 한다.

정신분열증에서 관찰되는 일이 많으며 동시에 피해망상을 가지는 것이 보통이다. 노년기의 치매환자에게 관찰되는 일도 있다.

J. 사고와 그 장애

사고(thinking)란 당면한 과제에 적합한 몇 가지의 관념을 마음속에 떠올려 정리 · 통합하고, 이것을 분석 · 해결하는 정신활동이다. 따라서, 사고에는 판단, 추리 등의 조작이 밀접하게 관여하고, 하나의 흐름(계열)을 갖는다.

사고장애(disturbance of thinking)는 일반적으로, 사고 진행(사로), 사고체험양식, 사고 내용의 각 장애로 나뉘지만, 임상적으로는 이 세 가지가 서로 관계를 가지면서 출현하므로 반드시 명확하게 구별할 수 있는 것은 아니다.

1. 사고 진행의 장애

사고의 진행방법을 말하며 사고는 하나의 관념으로부터 다음의 관념으로 연속적으로 통일성 있는 흐름을 형성하면서, 사고의 목표에 도달한다. 이 경우, 속도도 임상적으로 중요하다.

a. 사고 지체

사고 지체(retardation of thought)에서는 사고의 진행이 늦어져 떠오르는 관념도 부족해지며 환자도 이것을 자각한다. "생각하려고 해도 생각이 앞으로 나아가지 않다", "머리가 비어있는 것 같다", "생각이 떠오르지 않다"라는 상태이고, 우울병이나 기타의 우울상태에서 관찰된다.

b. 사고의 비약

사고의 비약(flight of idea)에서는 사고 진행이 비정상적으로 빠르며 잇달아서 풍부한 관념이 떠오른다. 그러나 사고의 목표(방향성)가 바뀌기 쉽고, 선택이 없는 관념의 표면적인 결부가 두드러지며 전체로서는 통일성이 결여된 사고가 되기 쉽다. 고도(high degree)의 경우는 말 이어가기와 같은 관념의 결부가 인지되고(음의 연합), 단어를 단순히 배열하기만 하는 것 같은 담화내용이나 문장표현이 된다. 조증상태(manic state)에 특유하다.

c. 사고두절

사고두절(thought blocking)이란, 사고의 진행이 갑자기 중단되어 이야기하다가 갑자기 멈춰 버리는 상태이다. 환자는 "생각이 갑자기 끊겼다", "생각이 갑자기 없어졌다", "생각이 갑자기 빠져나갔다" 등이라 호소한다. 수도꼭지에서 물이 갑자기 멈춘 상태와 유사하며 정신분열증에 특유하다.

d. 사고 멸렬

사고 멸렬(incoherence of thought)이란 사고의 흐름에 전후의 연관성과 통일성이 결여되어 사고목표도 정해지지 않고, 관계없는 주제가 들어가거나, 도중이 생략되거나 하여 두서가 없어지고 주위 사람에게는 의미를 이해할 수 없는 상태이다. 경증인 경우에는 담화내용에 두서가 없어진다〔연상의 이완(loosening of association)〕. 중증인 경우에는 서로 관계가 없는 단어를 단순히 배열하기 때문에 의미를 전혀 이해할 수 없는 상태가 된다〔말의 샐러드(word salad)〕〔그림 5〕. 이것도 정신분열증에 특유하다.

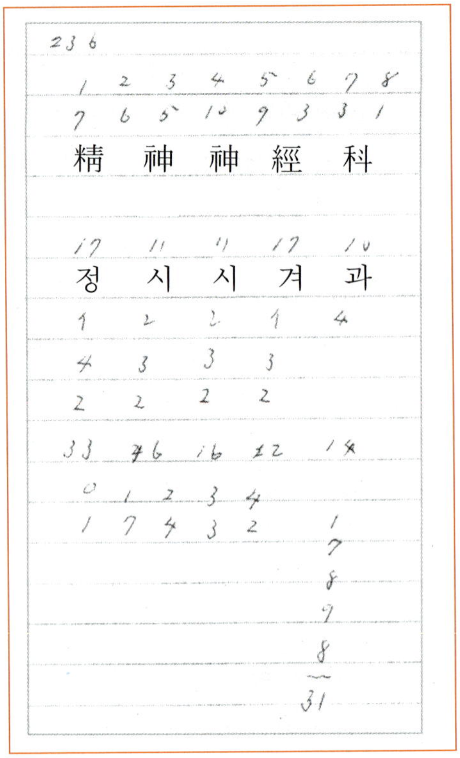

그림 5 "말의 샐러드"의 예

또한 사고의 비약인 경우에는 부분적으로 이야기의 내용에 두서가 있어 사고멸렬과 같이 조리가 서지 않아 이해불능이 되는 것과는 다르다.

e. 사고 산란

가벼운 의식혼탁이 있을 때에 사고가 정리되지 않는 상태를 사고 산란(Inkoharenz〈독일어〉)이라 하고, 아멘티아를 특징짓는 증상이다.

f. 우원증

우원증(circumstantiality)이란 사고의 목표는 상실되어 있지 않지만, 목표와는 별로 관계가 없는 지엽적 관념에 사로잡혀 요점이 불명확해지고, 목표에 도달할 때까지의 우회로가 뚜렷한 "직접적이 아니고 이리저리 둘러 말하는" 상태이다. 지능장애나 간질성 인격변화에서 가끔 관찰된다.

g. 용장

떠오르는 관념은 풍부하지만, 사고의 언어적 표출의 선택이 적절하지 않기 때문에 요령이 없어 이해하기 어렵게 되는 상태를 용장(군말, redundance)이라 한다. 용장은 경증의 사고의 비약이라는 사고방법도, 우원증과 동의어라는 사고방법도 있다.

h. 보속증

보속증(perseveration)은 한정된 하나의 관념만이 반복해서 나타나고, 사고가 앞으로 진행되지 않는 상태이다. 예컨대, 최초의 질문에 "연필"이라고 대답하지만, 다음의 별개의 질문에도 "연필"이라고 같은 대답을 반복한다. 실어증일 때에 관찰되지만, 전두엽에 광범위한 장애가 있을 때에도 인지된다.

i. 점착

점착(viscosity)은 하나의 사고과제에 현저하게 연연하기 때문에 사고가 진행되지 않고, 같은 사고내용이 반복되는 상태이며 간질에서 관찰되지만, 정신지체에서도 적지 않다.

2. 사고체험양식의 장애

임상적으로 중요한 것은 작위사고와 강박관념의 두 가지인데 작위사고에 대해서는 자아의식 장애의 항(☞39쪽)에서 이미 언급하였다. 그리고, 강박관념에 관해서는 제11장 C항 "강박을 중심으로 하는 신경증성 장애"(☞259쪽)에서 상세히 언급한다.

3. 사고내용의 장애 — 망상

a. 망상의 정의

망상(delusion)은 사고내용의 이상을 대표하는 증상이며 환각과 마찬가지로, 정신 내계의 이상체험의 하나이다. 단순한 오해, 미신, 특수한 사상 등과는 본질적으로 다르며 환자는 가끔 망상내용에 지배되는 이상한 행동을 나타낸다.

망상의 진단에는 다음의 점이 중요하다.

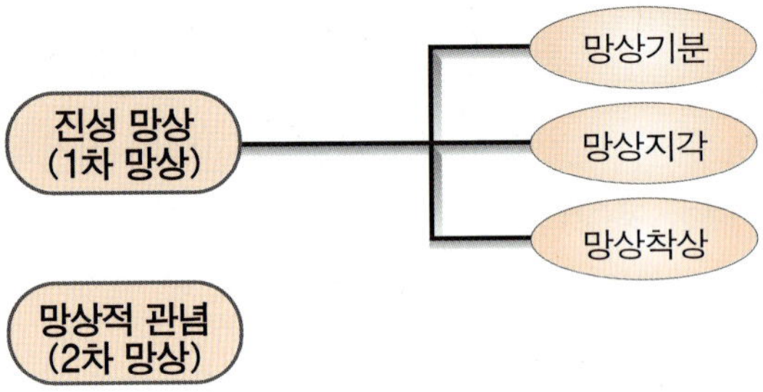

그림 6 망상의 구조로부터 본 분류〔Jaspers에 따른다〕

① 일반적으로, 무언가의 병적인 정신상태를 기반으로 하고 있을 것
② 확신의 내용이 현실에는 있을 수 없고, 불합리할 것
③ 이 이상한 확신을 정정시키는 것은 불가능할 것

b. 망상의 종류

망상은 그 구조로부터 진성 망상과 망상적 관념으로 크게 둘로 대별된다〔K. Jaspers(야스퍼스)에 따름〕(그림 6).

(1) 진성 망상〔1차 망상(primary delusion)〕

직관적으로 불합리한 확신을 품는 것으로 이에 이르는 동기가 객관적으로는 완전히 이해할 수 없다(심리학적으로 양해불가능). 1차 망상이라고도 부르며 망상기분, 망상지각, 망상착상 등이 있다. 주로 정신분열증에서 관찰된다.

(2) 망상적 개념(delusional idea) 또는 2차 망상(secondary delusion)

환자의 정신적 상태나 특정 성격에 기초한 환경에 대한 반응으로서 양해가능하고, 2차 망상이라고도 부른다. 생성원인으로부터는 조울병과 같은 감정상태의 변화에 기초하는 것, 기질성 정신장애에 기초하는 것, 작위체험이나 환각에 대한 의미부여로서 출현하는 것, 특정 성격을 가진 사람의 환경에 대한 반응에 기초하는 것 등으로 분류할 수 있다. 그러나, 이들을 진성 망상과 구별하는 것이 곤란한 일도 많다.

c. 이중인격 또는 교대의식

1차 망상은 다음과 같은 이상체험을 기초로 형성된다(그림 6).

(1) 망상기분(delusional mood)

"무엇인가"가 일어나 있다, 또는 일어날 것 같다고 확신하지만, 그 내용은 명확하게는 알 수 없다, 동기가 없이 발생하는 어쩐지 무서운 공포감, 불안감이다. "세계가 멸망하다", "지구가 파멸하다"라는 것 같은 세계 몰락체험을 느끼는 일도 있다. 정신분열증의 초기에 특유한 것으로 진단에서 매우 중요한 증상이다. 그리고, 망상기분으로부터 속발적으로 특정 내용을 가지는 망상(피해망상, 관계망상 등)으로 발전하는 일이 많다.

(2) 망상지각(delusional perception)

정상적으로 지각된 내용에 대해서 이유 없는 불합리한 확신을 갖는 일이다. 예컨대, 지나가는 남성을 보고 자기 애인이라고 굳게 믿다, 자동차가 정지하는 소리를 듣고 자기는 살해된다고 확신하다 등이다. 지각의 대상(미지의 남성, 자동차가 정지하는 소리)은 애인이라는 것이나 살해된다는 것은 객관적으로 전혀 관계가 없지만, 주관적으로는 자기에게 연관시켜서 확고한 의미부여가 이루어지는 일이 많다. 따라서, 대상을 지각하는 것, 지각한 내용과는 관계없는 확신을 갖는 것의 2분절을 나타낸다. 정신분열증의 진단에 매우 중요한 증상이다.

(3) 망상착상(delusional sudden idea)

"자기는 신이다", "세계를 통치할 사명을 부여받았다" 등, 갑자기 나타나는 불합리한 확신이다. 망상지각과는 달리, 외계의 지각 대상에 의미부여한 것은 아니다. 따라서, 망상착상은 갑자기 생기는 1분절성의 확신이다. 정신분열증 이외에도 일어나기 때문에 진단적 의미는 부족하다고 한다.

d. 내용에 의한 분류

망상은 그 내용에 따라서 아래와 같이 분류된다(표 4).

표 4 망상의 내용에 의한 분류

피해내용	관계망상, 주찰망상, 추적망상, 피독망상, 물리적 피해망상, 피해망상
자기의 과소평가 **자기의 과대평가**	빈곤망상, 죄악망상, 심기망상, 미소망상, 과대망상, 발명망상 혈통망상, 연애망상, 종교망상
기타	질투망상, 마귀망상, 사면망상, 호소망상, 허무망상

(1) 피해적 내용의 망상

① 관계망상(delusion of reference) : 주위 사람들의 태도, 표정, 말소리나 주위의 여러가지의 사건 등을 자기와 연관시켜서 "자기를 빗대어 나무라는 듯한 태도를 보이다" "자기의 소문이나 험담을 말하고 있다", "TV에서 넌지시 자기 일을 보도하고 있다" 등이라 확신한다. 피해적인 의미부여를 하는 일이 많다.

② 관찰망상(delusion of observation) : 거리를 걸어도, 탈것 안에서도 "다른 사람으로부터 주목을 받고 관찰되고 있다"라는 망상이며 관계망상과 질적으로 같다.

③ 추적망상(delusion of persecution) : "누군가에게 미행을 당하고 있다" "자기 모양이 탐지되고 있다" 등이라는 망상이며 주위사람이나 특정 단체 · 조직 등으로부터 박해를 받는다고 확신하는 박해망상과 같은 의미이다.

④ 피독망상(delusion of poisoning) : "음식물이나 음료 안에 독극물을 넣어 살해된다"는 망상이며 대부분은 환미나 환후를 수반한다. 묘한 맛이나 냄새가 나는 것은 독극물 탓이라고 의미를 부여한다.

⑤ 물리적 피해망상 : 전파, 텔레파시, 기타의 물리적 수단에 의해서 "생각이 흐트러지다", "몸이 마비되다" 등이라는 망상이며 가끔 체감환각, 작위체험, 환청 등을 수반한다(그림 7).

⑥ 피해망상(delusion of injury) : 특정 개인이나 조직 등으로부터의 피해를 받고 있다는 망상이며 위에서 기술한 망상을 총칭한 것이다. 망상내용의 중심으로 되어있는 것은 다른 사람 또는 무언가의 수단에 의해서 "자기가 가해를 받고 있다"는 확신이다.

이상과 같은 피해적 내용의 망상은 정신분열증에 특유하다.

(2) 자기의 과소평가가 내용인 망상

주로 우울기분으로부터 발전한 것으로 우울병이나 기타의 우울상태에서 가끔 관찰되지만, 정신분열증이나 기질성 정신장애에서도 출현하는 일이 있다.

① 빈곤망상(delusion of poverty) : 경제적으로 안정되어 있음에도 불구하고, "내일 쌀을 살 돈도 없다", "처자식이 길거리에서 헤매고 있다", "치료비를 지불할 수 없다" 등 빈곤하다는 확신이 강하고, 가끔 심각한 절망감이나 불안초조감을 수반한다.

② 죄악망상(delusion of guilt) : 과거의 자기의 사소한 행위에 대해서, 죄 많은 짓을 하였다고 확신하여 강한 자책감을 갖는 망상이다. "돌이킬 수 없는 일을 해버려 가족에게 얼굴을 들 수 없다", "큰 죄를 저서 살아있기 미안하다" 등을 호소한다.

③ 신체망상(hypochondriacal delusion) : 신체적으로 건강함에도 불구하고, "자기는 중증의 병이 있다", "암이나 에이즈 등에 걸려있기 때문에 치료해도 낫지 않는다" 고 확신한다. "뇌가 절반 없어졌다", "장이 썩어있다"라는 것 같은 기묘한 호소는 체감증(cenestopathy)으로 간주된다.

④ 미소망상(delusion of belittlement) : 자기를 과소평가하여 건강, 능력, 재력, 사회적 지위 등이 모두 다른 사람보다 뒤떨어져 있고, 무가치한 인간이라고 확신한다. 따라서, ①-③에

저는, ○○도의 중소기업에 근무하는 샐러리맨입니다. 사실은, 전파를 사용한 연구의 생체실험재료가 되어 일상생활을 아주 저해를 받고 있습니다.

몇 번이나 경찰서에 통보를 했습니다만, 실험내용이 너무나도 대규모이고 동시에 고도(high degree)이기 때문에(우리들 일반인에게는), 신용을 해주지 않고, 반대로 정신병환자 취급을 받습니다.

경찰에 대한 수사의뢰에서 쟁점이 되는 것은 현재의 의학이나 과학의 힘으로 실현가능한지 아닌지 입니다.

나에게는 현실의 일이고, 어떻게 해서든지 이 실험을 중지시키고 싶습니다만, 경찰에 대해서 명확한 증거를 제시할 수 없어 고심하고 있습니다.

그림 7 물리적 피해망상에 관한 환자의 호소

언급한 빈곤망상, 죄악망상, 심기망상도 이에 포함된다.

(3) 자기의 과대평가가 내용인 망상

주로, 조적 기분(manic mood)으로부터 발전한 것이며 조병(mania)에서 가끔 관찰되지만, 정신분열증이나 기질성 정신장애에서도 나타난다.

① 과대망상(delusion of grandeur) : 미소망상과는 반대로 자기를 과대평가하여 건강, 능력, 재력 등이 다른 사람보다 우월하다고 확신한다. "자기는 전지전능이다", "큰 부자가 되었다" 등이라 확신하고, 큰 사업을 계획한다. 따라서, 다음에 언급하는 발명망상, 혈통망상, 연애망상, 종교망상 등도 과대망상 안에 포함된다.

② 발명망상(delusion of invention) : 현실적으로는 생각할 수 없는 것 같은 큰 발견이나 위대한 발명을 하였다고 확신하여 발명한 장치 등의 설계도를 제시한다(그림 8).

③ 혈통망상(descent delusion) : "자기는 왕의 자식이다" 등 혈통을 과대적으로 생각하는 망상이지만, 현대에서는 적다.

④ 연애망상(delusional loving) : 특정 또는 몇 사람의 이성으로부터 사랑을 받고 있다고 일방적으로 믿어버리는 망상이며 그 상대방에게 구혼을 하거나, 집요하게 쫓아다닌다.

우주여행에 관한 하나의 방법

$E = \frac{m}{2}v^2$ … ① $E = mc^2$ … ②

(1) ①의 식으로부터 물체의 에너지는 그 물체가 움직이는 속도에 비례한다. 즉 속도가 크면 클수록 에너지는 증가한다. 또 한편 ②의 식으로부터 에너지는 질량에 비례한다. 즉 에너지가 크면 클수록 질량은 증가한다. 그리고 중력파는 이중별로부터 발사되고 있다는 것으로부터, 큰 질량을 고속도로 움직이면, 중력파를 발사할 수 있다고 생각할 수 있다. 이상의 고찰로부터, Fig. 1과 같은 이중별과 형태가 비슷한 것 같은 물체를 고속으로 회전시키면, 이 물체의 질량이 증가하여, 중력파를 발사할 수 있다고 생각한다.

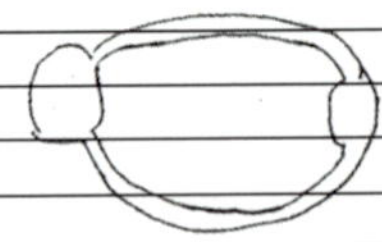

Fig. 1

(2) 질량이 증가하면 인력이 강하게 된다. 로터(rotor)를 회전시켜 로터의 회전속도가 빛의 속도(초속 30만 ㎞)를 초과하면 로터는 마이너스의 에너지 상태로 떨어져, 지구의 반발 때문에 나른다고 생각된다.

마이너스의 물질과 같은 의미

그림 8 **발명망상의 예**

⑤ 종교망상(religious delusion) : "자기는 종교상의 사명을 갖고 있다" "오도하였다(깨달음을 얻었다)", "신이다" 등이라 말하는 망상이고, 이 확신에 기초하여 종교 활동을 하거나 한다.

(4) 기타의 망상

① 질투망상(delusion of jealousy) : 배우자가 바람을 피우고 있다고 확신을 하는 것으로 정신분열증이나 노년기의 정신장애에 비교적 많이 인지되는 이외에, 만성 알코올중독에서도 관찰된다. 또한, 질투망상적인 호소의 경우, 망상인지 어떤지는 신중하게 판단해야 한다.

② 마귀망상(delusion of possetion) : 여우나 개, 신불, 신령 등이 자기에게 붙었다고 확신하고, 이들에 언동이 지배를 받는 망상이다. 정신분열증이나 심인성 정신장애로 출현하지만, 이 망상도 최근에는 감소하고 있다.

③ 사면망상(delusion of amnesty) : 석방망상이라고도 부르며, 구금된 수형자에게 관찰되고, 특사나 가석방에 의해서 머지않아 석방된다고 확신하는 망상이다. 중형의 수감자에게 많다.

④ 호소망상(querulous delusion) : 자기의 법적 권리나 금전적 이익이 부당하게 침해되었다고 확신하여 반복해서 소송을 제기하고 불이익을 회복하려고 하는 망상이다. 이 경우도 객

관적인 상황의 검토와 신중한 판단이 필요하다.

⑤ 허무망상(nihilistic delusion) : 자기 자신이나 외계에 있는 모든 존재를 부정하는 망상이며 "자기에게는 위(stomach)나 장(intestine)이 없다", "자기는 존재하지 않다", "지구도 존재하지 않다" 등의 확신을 갖는다. 우울병일 때에도 관찰되지만, 때로는 정신분열증이나 기질성 정신장애에서도 출현한다.

e. 망상의 경과

망상이 치료에 의해서 소실되지 않고, 경과와 더불어 개개의 망상체험이 서로 연관되어 계통화되고(망상가공), 일상생활이 이에 지배되는 일이 있어 환자의 언동은 모두 망상에 기초하는 것이 된다. 이것을 망상체계(delusional system) 또는 마상건축이라 하고, 만성기의 정신분열증에서 인격의 황폐가 별로 뚜렷하지 않는 경우에 관찰되는 일이 있다.

섬망(delirium)일 때에 환각이나 망상이 출현하고, 회복이 되어도 얼마동안 당시의 체험에 지배되어 병식(insight to disease)이 결여된 상태를 잔유망상이라 한다.

f. 진단상의 주의

망상이 존재하는 경우, 진단상 주의해야 할 것은 의식장애 및 치매의 유무이다. 의식장애가 존재하는 경우는 증후성 정신장애, 중독성 정신장애 등을 염두에 두고, 의식장애의 치료에 주력한다. 치매가 인지되는 경우는 원인질환의 검색과 치료를 진행시킨다.

의식장애도 치매도 존재하지 않는 경우에는 정신분열증이나 조울병, 비정형 정신병, 심인성 정신장애, 나아가서는 각성제의 중독 등을 신중하게 감별하여 치료하는 것이 필요하다.

K. 병식과 그 장애

1. 병식과 병감

어떤 질환에 걸린 경우 자기가 병이라고 자각하거나, 인식하거나 하는 것을 병식(insight to disease)이라 한다. 환자가 현재의 상태를 질병 탓이고, 동시에 질병의 종류나 성질, 그 정도에 대해서 바르게 인식하고 있는 경우를 "병식이 있다"라 한다. 그러나 이러한 인식은 의사로부터 질병이나 치료법, 요양태도 등에 관해서 알기 쉽게 설명을 받고, 동시에 환자가 자신의 병상을 자각증상과 대조하여 생기는 것으로 그 과정도 결코 한결같지 않다.

한편, 병감이란 자기의 상태가 건강하지 않고 질병 같다, 또는 상태가 좋지 않다는 막연한 불안감이며 질병의식이라고도 한다.

2. 정신분열증에서의 병식

정신분열증에서는 병세가 활발한 시기에는 자기의 환청이나 망상 등 이상체험의 비현실성이나 불합리성을 인식할 수 없고, 병식이 결여되어 있는 경우가 많다. 그러나 치료에 의해서 이러한 증상이 경감 · 소실하면, 이것이 이상 또는 병적인 것이었다고 인식하는 것이 가능하며 병식이 나타났다고 할 수 있다. 증상이 완전히 소실되고, 확실한 병식이 출현한 경우는 완전 관해(정신분열증의 증상이 나아짐)의 상태, 병식이 아직도 불완전 또는 결여되어 있는 경우는 불완전 관해의 상태인 경우가 많다〔제19장 "정신장애의 치료" (☞349쪽) 참조〕.

이와 같이 정신분열증에서는 전체 경과를 통하여 병식의 유무를 신중히 파악하는 것이 중요하며 이것이 본 질환의 중증도 또는 회복과정의 지표의 하나가 되는 일이 많다. 그러나, 장기간에 걸친 치료에는 환자 자신의 병식에 기초하는 주체적인 치료에 대한 참여가 반드시 필요하며 이를 위해서도 의료인 측으로부터의 설명을 포함하는 정신요법적인 작용이 중요하다. 한편, 환자를 정신에 장애가 있는 사람으로서 본 경우에는 "장애수용"이라 간주할 수 있을 것이다.

조울병이나 중독성 또는 기질성 정신장애 등으로 이상체험이 발생하는 경우도 본질적으로는 마찬가지이다.

3. 신경증에서의 통찰

신경증의 경우에는 환자 스스로가 고통의 경감을 추구하여 진찰을 받는 등, 병감이 강한 것이 진단상의 참고가 된다. 그러나, 이러한 경우에도성격이나 환경적 요인 등, 증상 출현의 배경에 관한 인식이 결여되어 있는 일이 많기 때문에 이러한 의미에서는 확실한 병식을 갖고 있다고는 말하기 어렵다. 신경증의 치료는 이러한 인식을 심화시키는 과정이기도 하지만, 이 경우를 보통은 통찰이라 하고, 앞에서 기술한 병식과는 구별하고 있다.

4. 정신장애와 병감

정신분열증이나 조울병에서는 스스로 진찰을 받는지 아닌지는 별도로 초기에는 자기 정신상태의 변조를 알아차리는 일이 많으며, 이러한 의미에서는 병감을 갖고 있다고 할 수 있다.

한편, 치매성 질환에서도 초기에 "건망증이 심하다" "생각이 정리되지 않는다" 등을 호소하는 일이 있으며 병감 또는 병식을 갖고 있으나, 병세의 진행과 더불어 상실되는 일이 많다.

L. 주된 정신상태상

정신장애에서는 개개의 정신증상이 여러 가지로 조합되어 특유의 병상을 형성하는데 이것을 정신상태(state), 상태상 등이라 부른다. 실제의 진료에서는 환자의 병상을 우선 파악한 다음, 개개의 증상을 추구하여 아울러서 배경에 있는 질환을 살피는 것이 보통이다.

여기서는 기본적인 정신상태(상)의 몇 가지에 대해서 해설한다.

1. 신경쇠약 상태

신경쇠약상태(neurasthenic state)란 피로하기 쉽고, 집중해서 생각할 수 없다, 생각이 정리되지 않다, 안절부절 못하다 등의 정신증상에 더하여 두통, 현기증, 동계(가슴이 두근거림)가 있으며 식은땀을 흘리는 등의 신체증상도 수반하는 것 같은 상태이다.

신경쇠약상태는 신경증의 아형으로서 (ICD-10에서는 "기타의 신경증성 장애"에 들어가 있다) 이외에, 불안신경증이나 우울병, 기질성 정신장애, 중독성 정신장애 등에서 관찰되는 일이 있다. 또한, 정신적인 긴장이 지속되거나, 신체적인 피로가 축적된 경우에도 발생한다.

2. 우울 상태

우울 상태(depressive state)에서는 기분도 침체하여 우울해지고, 무엇을 보아도 즐겁지 않으며, 의욕도 저하하여 있는 상태가 된다. 과거의 일을 이것저것 후회하거나, 장래에 관해서 지레 걱정을 하여 염려하거나, 비관적이 된다. 집중력이나 판단력, 기억력도 저하하게 된다. 수면장애나 식욕의 저하, 두통이나 두중감(머리가 무거운 느낌), 변비 등의 신체증상도 출현한다.

이러한 상태는 기분장애의 우울상태, 신경증, 정신분열증의 우울상태, 신체질환이나 중독성 정신장애, 기질성 정신장애 등 여러 원인에 의해서 나타난다.

3. 조증상태

조증상태(manic state)는 우울상태와는 정반대이며 기분은 밝고, 상쾌하며, 무엇에 대해서도 흥미가 있고, 무엇이든지 탐을 낸다. 이 때문에 평소에는 억제하던 것을 주저 없이 실시할 수 있게 된다. 태도도 거만해지고, 자신감이 넘치며, 목소리도 커진다. 다른 사람의 결점이 눈에 띄어 간섭을 하게 되거나, 자기의 의사에 반하는 것에 대해서 화를 잘 내게 된다. 수면시간이 적어도 끄떡없지만, 차츰 불면증이 되기 쉽다. 식욕은 증가하고, 성욕도 항진한다.

이러한 상태는 조울병의 조증상태 이외에, 기질성 정신장애, 중독성 정신장애에서도 관찰된다.

4. 환각망상 상태

환각망상 상태(hallucinatory-paranoid state)는 환각과 망상을 나타내는 정신상태이다. 정신분열증에서 가장 자주 관찰되지만, 이 밖에도 기질성 정신장애, 알코올이나 각성제 등의 중독성 정신장애, 섬망 등의 의식장애 등에서 출현한다.

5. 망상상태

망상상태(delusional state 또는 paranoid state)란 망상을 주된 증상으로 하는 상태이다. 피해적 내용이 많지만, 과대적 내용의 경우도 있다. 망상체계가 구축되어 있는 만성기나 망상형의 정신분열증 이외에 심인성으로 나타나는 일도 있다(망상 반응 등). 노년기도 망상상태를 나타내기 쉬운 시기이다. 질투망상이나 연애망상 등, 일상적으로 접하는 일이 많은 특정 개인을 대상으로 한 경우는 트러블(trouble)의 원인이 된다.

6. 긴장병상태(긴장병증후군)

긴장병상태(catatonic state) 또는 긴장병증후군(catatonic syndrome)은 정신분열증의 긴장형에서 관찰되며 긴장병성 흥분이나 긴장병성 혼미가 중심증상을 이루는 상태이다. 이 밖에도 강직증(catalepsy)나, 반향증, 거부증 이외에, 복도를 규칙적으로 왕복하는 상동증(stereotypy), 밖으로부터의 명령대로 움직이는 명령 자동증(command automatism), 부자연스런 기괴한 현기증상(mannerism) 등도 관찰된다. 이들의 증상은 부자연스럽고, 기묘하며, 동시에 이해가 곤란한 인상을 주는 것이 특징이다.

7. 착란상태

착란상태(confusional state)란 섬망이나 아멘티아, 몽롱한 상태 등 다소나마 의식혼탁을 수반하면서 정신운동 흥분을 나타내는 경우를 말한다. 주의는 고정되지 않고, 이야기나 행동도 정리가 되지 않은 상태이다.

기질성 정신장애, 간질 이외에, 심인성장애나 조증 등에서도 관찰된다.

M. 신경심리학적 증상

대뇌의 특정영역에 국한된 병변이 발생하면, 그 영역의 기능장애에 대응하는 신경학적 증후나 정시증상이 나타난다. 실어나 행위상실증, 인식불능증은 대표적인 증상이지만, 이 밖에도 전두엽이나 측두엽 등 비교적 넓은 범위의 병변에 의해서 발생하는 성격변화나 정신증상군 등도 있으며, 이들을 포함해서 신경심리학적 증상(neuropsychological symtom), 또는 고차뇌기능장애(higher brain dysfunction)라 한다.

1. 실어

실어(aphasia)란 대뇌의 언어영역의 병변에 의한 구두(oral) 언어와 서자(writing) 언어의 표출 및 이해의 장애이다. 말초성 감각수용기나 표출기관(청각, 발성, 구음 등)의 장애, 정신장애에 기초하는 것은 제외한다.

a. 언어기능과 언어중추

언어활동은 "듣다" "말하다" "읽다" "쓰다"의 네 요소로 구성되어 있으나, 각각이 완전히 독립된 것이 아니라, 청각, 시각, 언어표현(verbal)기관의 신경지배 이외에 기억, 사고, 정동 등의 대뇌기능이나 정신기능과도 밀접하고 동시에 유기적으로 결부되어 있다.

언어에 관한 중요한 대뇌의 영역은 우위반구의 외측구(lateral sulcus)를 사이에 둔 전후의 대뇌피질에 있으나, 우선 브로카(P. Broca)가 전두엽에 존재하는 운동성 언어중추를(1861년), 이어서 베르니케(C. Wernicke)가 측두엽에 존재하는 감각성 언어중추를 밝혔다(1874년). 그 후, 20세기의 초엽에는 데제린(J. J. Dejerine)이 두정엽 각회(angular gyrus)에 읽기, 쓰기에 관한 시각성 언어중추의 존재를 밝혀 실어 연구의 기초를 형성하였다(그림 9).

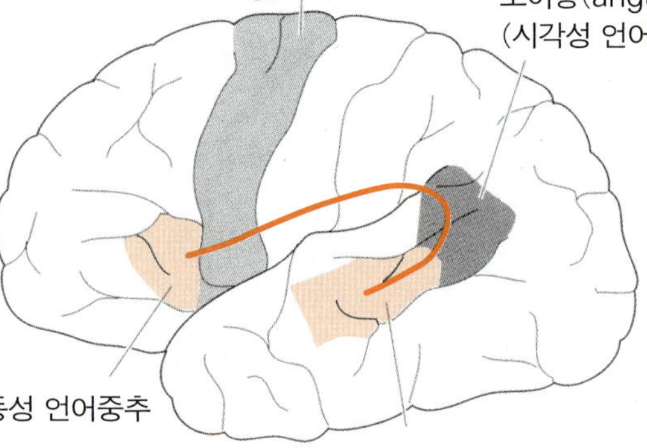

그림 9 우위반구(좌반구)의 각 언어중추와 그 연락

b. 실어의 분류 임상증상

실어의 이론이나 분류, 임상증상의 분류는 다양하며 오늘날에도 충분히 해명되어 있다고는 할 수 없다. 실어의 임상증상의 분류로서 잘 알려진 것은 베르니케-리히트하임(Wernicke-Lichtheim)의 실어도식이며 이것에 의해서 일단 이론적으로 정리할 수 있다. 그 후도 많은 분류를 시도하였으나, 입장에 따라 사고방법에 미묘한 차이가 있고, 용어도 여러가지이다. 예컨대, 자발언어의 유창함(fluency)으로부터 분류하는 것도 있다. 그러나 기본적인 유형을 대별하면, 언어표현(verbal)의 장애를 주로 하는 운동실어, 언어이해의 장애를 주로 하는 감각실어, 환어의 장애를 주로 하는 건망실어로 나눌 수 있다. 여기서는 Wernicke-Lichtheim의 분류에 기초하여 임상증상에 대해서 해설한다. 아래의 문장 중에 기재된 알파벳은 그림 10에 표시한 기호를 나타낸다.

(1) 운동성실어(motor aphasia : Broca실어)

운동성 언어중추(M)의 손상에 의한 것이며〔제 4장 그림 1(☞77쪽) 참조〕, 실어에서 가장 많은 형태이다. 언어이해는 유지되어 있으나, 자발언어가 장애를 받아 말하려고 해도 말이 나오지 않는 상태가 된다. 즉, 내용언어의 장애이다.

중증의 경우에는 거의 언어표현(verbal)이 인지되지 않고(언어아, word dumbness), 소수의 말을 무의식적으로 발성하는 정도가 된다. 말을 틀리게 말하는 것(착어)도 많고, 회복기에는 문장의 접속사, 조사, 조동사, 형용사, 동사의 활용형 등이 생략되거나, 오용되어, 전보문체처럼 말한다(실문법). 예컨대, "어제, 일, 많다, 나, 지쳤다" 등이다. 모방언어도 자발언어와 마찬가지로 장애를 받는다.

소리 내어 읽기, 문자 이해, 자발적으로 글씨쓰기, 받아쓰기 등 문자언어의 장애(읽기쓰기의 장애)도 인지되지만, 어느 것도 한자보다는 한글 쪽이 곤란한 것이 특징이다. 행위상실증이나 계산장애를 수반하는 일도 드물지 않으며 자주 우측편마비를 합병한다.

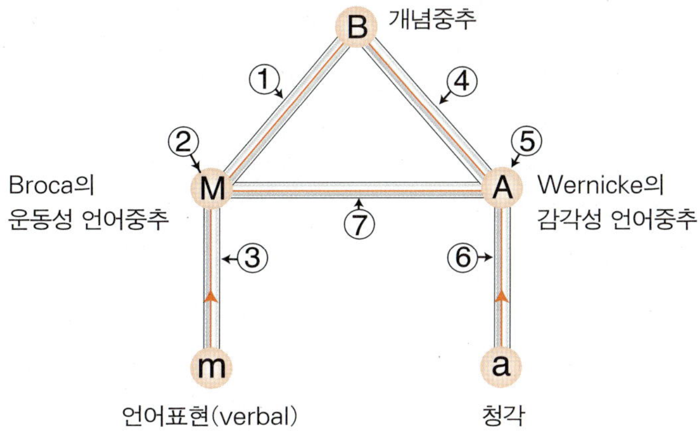

그림10 Wernicke-Lichtheim의 실어 도식과 실어 유형

장애부위별(각 숫자에 대응)로 본 실어유형 : ① 초피질성 운동성 실어, ② 피질성 운동성 실어(Broca 실어), ③ 피질하성 운동성 실어, ④ 초피질성 감각성 실어, ⑤ 피질성 감각성 실어(Wernicke 실어), ⑥ 피질하성 감각성 실어, ⑦ 전도성 실어

(2) 감각성 실어(sensory aphasia : Wernicke 실어)

감각성 언어중추(A)의 손상에 의한 것으로 언어 이해의 장애가 중심이 된다. 중증의 경우는 소리로서 감수할 수 있으나, 의미를 가진 말로서 받아들일 수 없다(언어농, word deafness). 따라서, 극히 간단한 구두지시("혀를 내매시오" 등)에도 응할 수 없다. 또한, 어음의 조정을 할 수 없으므로 자발언어도 장애를 받지만, 다변(말이 많음)이 되기 쉽고, 착어와 착문법이 많으며 현저한 경우에는 전혀 의미를 이해할 수 없다〔자곤실어(jargon aphasia)〕. 모방언어도 현저하게 장애를 받는다. 문자 언어에서는 받아쓰기의 장애가 중증이고, 자발 글씨쓰기에도 착서가 관찰된다. 소리 내어 읽기나 문자 이해에도 오류가 많다.

행위상실증이나 인식불능증, 계산장애를 수반하는 일이 드물지 않으며 자주 반맹을 합병한다.

(3) 전(체)실어(total aphasia)

운동성 실어와 감각성 실어가 합병된 것으로 자발언어도 언어 이해도 동시에 장애를 받는다. 대뇌의 언어영역이 광범위하게 손상된 경우에 발생한다.

(4) 건망실어(amnestic aphasia)

환어(word finding)의 장애〔또는 어성건망(word amnesia)〕가 주된 증상이며 단어명의 상기나 물품명의 호칭이 곤란해진다. 예컨대, 연필을 보여주어도 바로 "연필"이라는 단어를 상기할 수 없고, "쓰는 물건"이라는 것처럼 설명적으로 대답하거나, 몸짓에 의해서 용도를 설명하려고 한다. 그러나 "연필입니까"라고 물으면, "네, 연필입니다"라고 대답할 수 있다. 즉, 말의 재인지

표 5 주된 행위상실증 · 인식불능증과 대뇌반구 병소

		우위반구 손상으로 출현	열위반구 손상으로 출현	어느 반구손상으로도 출현
행위상실증		• 관념운동행위상실증 • 관념행위상실증	• 착의행위상실증	• (지절)운동행위상실증 • 구성행위상실증
인식불능증	신체인지	• 신체부위 인식불능증 (수지인식불능증, 좌우장애) • Gerstmann증후군	• 반측신체인식불능증 • 병태인식불능증	
	시공간인지		• 반측공간인식불능증 • 지리적 장애 (공간지각장애)	

가 유지되어 있다.

자발언어는 일단 유지되어 있으나, 단어의 상기가 빈곤하기 때문에 말이 중도에서 끊어지기 쉬우며 막힘이 없이 이야기하는 것이 곤란하다. 언어 이해나 모방언어는 장애를 받지 않는다.

문자언어에서는 실독이나 실서를 수반하는 일이 있으며 또한 행위상실증이나 게르스트만(Gerstmann)증후군을 합병하는 일도 있다.

두정엽이나 측두엽의 손상이 중요시되고 있지만, 병변부위는 명확하지 않다. 운동성 실어나 감각성 실어의 회복기에 인지되는 일이 많다.

(5) 전도성 실어(conduction aphasia)

중추성 실어라고도 부른다. 실어 도식에서의 감각성 언어중추(A)와 운동성 언어중추(M)의 전도가 차단됨으로써 발생한다고 하며 중심이 되는 것은 모방언어의 장애와 자발 글씨쓰기 때의 착어이다. 문자언어의 장애로서는 착독과 착서가 인지된다.

감각성 실어의 회복기에 관찰되는 일이 많으며 순수한 것은 드물다.

(6) 초피질 실어(transcortical aphasia)

실어 도식에서는 초피질 운동성 실어와 초피질 감각성 실어로 나뉜다. 전자는 운동성 언어중추(M)와 개념중추(B)의 연락경로의 차단이며 후자는 감각성 언어중추(A)와 개념중추(B) 사이의 차단이다. 그러나, 뇌 병변의 부위와 이 형태의 실어와의 연관성은 명확하지 않다.

- 초피질 운동성 실어 : 자발언어가 장애를 받지만, 모방언어는 유지되어 있다.
- 초피질 감각성 실어 : 언어이해, 특히 어의의 이해가 현저하게 침해되지만, 모방언어는 장애

를 받지 않는다. 행위상실증, 인식불능증, 계산장애 등도 인지된다. 이 형태의 실어는 감각성 실어의 회복기에 관찰되는 경우가 있다.

2. 행위상실증

행위상실증(apraxia)이란 운동마비, 운동실조, 불수의운동 등의 운동장애가 없고, 또한 지능장애나 의식장애 등 정신기능에 장애가 없는데도 불구하고, 어떤 행위를 수행할 수 없는 상태를 말한다.

행위상실증이 발현하는 기전은 어떤 중추의 탈락증상이라는 사고방법과, 연합영역 끼리를 연락하는 섬유의 절단에 의한다는 사고방법이 있으나, 실제로는 행위상실증의 형태에 따라 이 양자가 관여하는 것이라 생각한다.

행위상실증은 아래와 같이 분류한다.

a. 운동행위상실증 또는 지절운동행위상실증

운동행위상실증(motor apraxia) 또는 지절운동행위상실증(limb-kinetic apraxia)은 행위상실증 중에서 가장 마비에 가깝고, 행위상실증과 마비의 중간에 위치하는 등의 사고방법 이외에 존재를 인정하지 않는 사고방법도 있다.

(1) 수지행위상실증(finger of apraxia)

손가락 끝에 의한 정교한 운동 예컨대 단추를 채운다, 글씨를 쓰는 등이 졸렬해진다. 반대측 반구 전운동영역(수지영역)의 장애로 발생한다.

(2) 보행행위상실증(apraxia of gait)

발이 지면에 달라붙은 것처럼 되어 들어올리기가 곤란해지는 특수한 보행장애이며 전두엽 내측면의 장애로 발생한다.

b. 관념운동행위상실증

관념운동행위상실증(ideomotor apraxia)이란 명령을 받은 동작의 내용을 이해하고 있기는 하지만, 수행은 할 수 없는 상태이다. 그러나 같은 동작이 자동적 반사적으로는 가능하다는 특징이 있다. 예컨대, 눈을 감는 지시는 수행할 수 없지만, 벌레가 눈 가까이 날라 오면, 자동적으로 눈을 감을 수가 있다. 그리고, 동작의 모방도 장애를 받는다. 부분형에는 안면행위상실증, 안구운동행위상실증 등이 있다.

관념운동행위상실증은 양측성으로 상지에 나타나기 쉽다. 병소로서는 우위반구 두정엽 모서리위 이랑(supramarginal gyrus) 등이 중요시된다.

검사에서는 일상생활에서의 관습적 동작 ("어린이 등을 부르는 손짓" 등)을 관찰한다.

c. 관념행위상실증

관념행위상실증(ideational apraxia)은 일련의 복합적인 동작(목적동작)의 장애이다. 부분적 동작은 할 수 있어도 이들을 조합한 하나의 합목적적 행위를 틀리지 않고 바르게 시행할 수 없다. 예컨대, 담배를 피울 때에 먼저 성냥을 물어버리는 것 같은 순서의 잘못이나, 성냥개비의 반대측으로 불을 켜보거나 한다.

우위반구 두정엽의 광범위한 손상이 중요시된다. 검사에서는 1~2개 이상의 물품을 사용하는 동작을 관찰한다.

d. 구성행위상실증

구성행위상실증(constructional apraxia)에서는 삼각형 등 기하학적 모양을 그리거나, 집짓기놀이 장난감을 조립하는 등, 3차원의 도형의 구성이 장애를 받아, 모사나 모조도 할 수 없다(그림 11). 경증의 경우에도 인물, 집이나 상자 등의 입체구조의 그림 묘사가 곤란해진다. 병소는 우위 또는 열위반구의 두정엽이다.

e. 착의행위상실증

착의행위상실증(dressing apraxia)은, 착의라는 행위에 한해서 곤란해지는 행위상실증이다. 의복의 안팎이나 좌우를 틀리거나, 셔츠의 소매에 다리를 넣거나 한다. 장애부위는 열위반구 두정엽 후부가 중요시되고, 이 경우에는 반측신체인식불능증이나 반측공간인식불능증 등을 수반

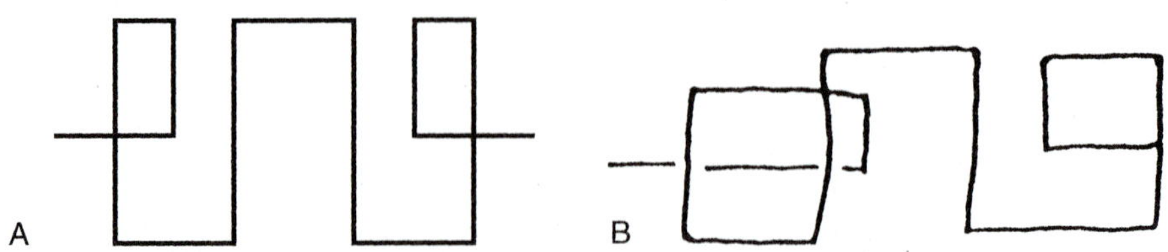

그림 11 묘사(모방)과제(A)와 구성행위상실증(B)의 예

(일본실어증학회(편) : 표준 고차 동작성 검사 1985에서)

하는 일이 많다.

3. 인식불능증

인식불능증(agnosia)이란 말초 감각수용기의 장애, 치매, 의식장애 등 정신기능의 장애가 없음에도 불구하고, 대상의 인지가 장애를 받는 상태이다. 보통, 아래와 같이 분류되지만, 임상적으로 중요한 것은 시공간인지나 신체인지의 장애이다(표 5).

a. 시각인식불능증

시각인식불능증(visual agnosia)은 눈에 비치는 것에 대한 인지장애이며 다음의 종류가 있다.

(1) 물체인식불능증(object agnosia)

물체를 보는 것만으로는 그것이 무엇인지 인지할 수 없고, 손으로 만지거나, 소리를 듣고 비로소 그것이 무엇인지를 판단할 수 있는 상태이다. 병소(the seat of disease)로는 양측 후두엽 저부가 중요시된다.

(2) 상모인식불능증(prosopagnosia)

얼굴을 보아도 그 인물을 인식할 수 없으나, 목소리나 복장, 안경 등으로 식별할 수 있는 상태이다. 열위반구 후두엽의 장애이다.

(3) 색채인식불능증(color agnosia)

색깔의 차이는 판별할 수 있어도 색깔이름의 호칭이나 색깔의 지시장애를 나타내는 상태이다. 우위반구의 후두엽 저부의 장애가 중요시된다.

(4) 화상인식불능증(picture agnosia)

그림이나 상황도를 보아도 무엇을 나타내고 있는지의 인식이 곤란해지는 것이다. 그 한 형태로 그림의 세부적인 것은 알 수 있지만, 전체로서 무엇을 나타내고 있는지의 인식이 곤란해지는 동시인식불능증도 있다. 우위반구 후두엽의 장애이다.

(5) 시공간인식불능증(visuospatial agnosia : 시공간 인지장애)

아래의 종류가 있다.

① 지형적 장애(disturbance of topography) : 공간지각장애라고도 하며 양측성으로 출현하는

공간에서의 물체의 위치관계의 인식에 대한 장애이고, 방향이나 거리의 판단도 장애를 받는다. 이 때문에, 길가는 순서가 틀리거나, 집이나 시설 안에서도 화장실이나 자기 방을 몰라 되돌아가지 못한다(지형적 방향성 상실). 그리고, 지도상에의 도시 위치를 표시할 수 없거나, 자기 방의 배치를 그릴 수 없다(지형적 기억장애)(그림 12). 양측 또는 열위반구 후두엽의 병변이 생각되고 있다.

② 반측공간인식불능증(unilateral spatial agnosia; 반측공간무시) : 시공간의 반측에 있는 시각대상이 인지되지 않는 상태이며 도형을 모사시켜도 반측 밖에 그릴 수 없다(그림 13). 병소로는 열위반구 두정 · 후두엽이 중요시되고, 좌반측에 출현하는 일이 많다.

③ 발린트(Balint)증후군 : 매우 드믄 현상이며 시각고정의 정신마비(안근마비는 아니지만, 시선을 필요한 방향으로 돌릴 수 없다), 시각실조(시각의 조정에 의한 목적운동을 수행할 수 없다, 즉, 짐작의 어긋남이 뚜렷하다), 시각성 주의장애(시선을 돌린 하나의 대상 이외에는 전혀 주의를 기울일 수 없다)의 세 증상으로 구성된다. 환자의 동작이 마치 가늘고 긴 관을 통해서 물체를 보면서 동작을 하고 있는 것 같은 인상을 받는 것이 특징이다(그림 14). 양측성 두정 · 후두엽 영역 병소가 원인이다.

b. 청각인식불능증

청각인식불능증(auditory agnosia)에서는 음악이나 음성은 들리지만, 그것이 무슨 음인지 모르는 상태이며 심리적 난청(psychic deafness)이라고도 부른다. 특히 음악의 멜로디나 템포 등을 식별할 수 없는 것을 실음악(sensory amusia)이라 한다. 양측성 측두엽 병소가 원인이다.

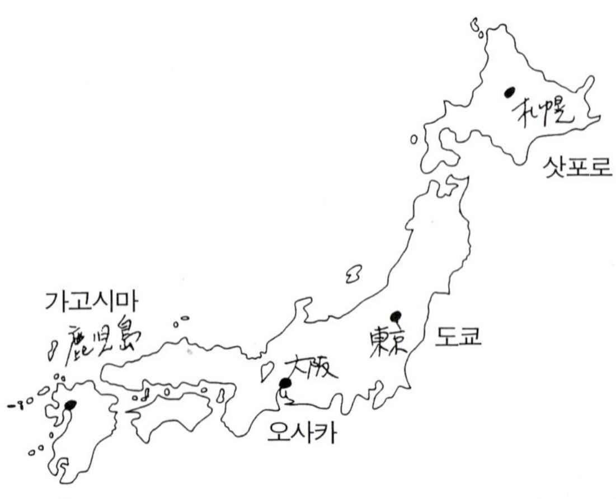

그림12 지형적 기억장애의 예

지도상의 주요 도시의 위치를 나타낼 수 없다.

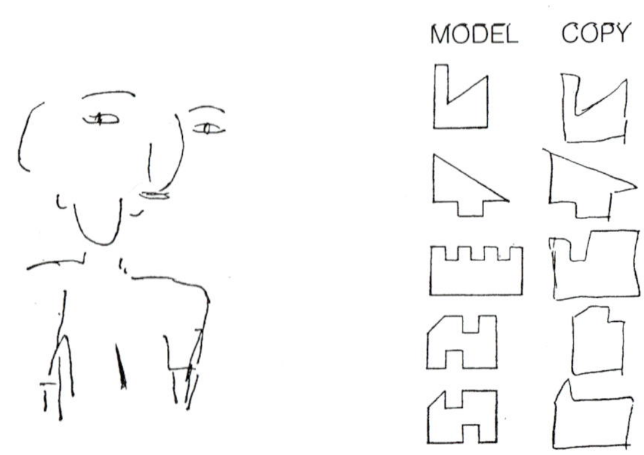

그림13 일산화탄소중독에 의한 드문 우반측공간인식불능증

우측 절반의 생략. 조잡하게 된 것이 관찰된다.
〔大橋博司 : 임상 뇌 병리학. p.308, 醫學書院, 1969에서 전재〕

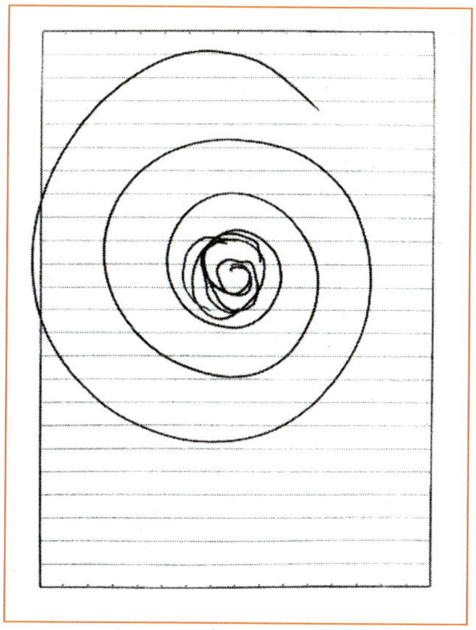

그림14 발린트증후군의 예

시선이 중심점으로 향하고, 주어진 나선형을 따라서 원을 그릴 수 없다.

c. 촉각인식불능증

촉각인식불능증(tactile agnosia)이란 1차성 촉각장애가 없음에도 불구하고, 손에 접촉한 물체의 인지가 장애를 받는 상태를 말한다. 그러나, 눈으로 보거나 듣거나 하여 그것이 무엇인지를 인식할 수 있다. 일측성 두정엽 병소가 원인이며 증상은 반대측에 관찰되지만, 반구우위성은 명확하지 않다.

d. 신체인식불능증

자기의 신체 각 부위의 위치관계, 크기 등의 인지〔신체도식(body schema)〕장애이다. 원칙적으로 우위(좌측) 반구 병소인 경우는 양측성 신체인식불능증, 열위(우측) 반구 병소인 경우에는 반대측(좌측)에 반측성 신체인식불능증을 나타낸다.

(1) 신체부위 인식불능증(autotopagnosia)

자기 신체의 각 부위를 인지할 수 없는 것으로 양측으로 출현한다. 이것은 "좌측 인지(index finger)를 내밀다" 등의 지지를 구두지시로 하게 한다. 검사자의 무지를 보여주고, "어느 손가락인가"라고 묻는다. "오른손의 중지로 왼쪽 귀를 만지다" 등을 시켜본다.

수지인식불능증(finger agnosia)은 손가락만의 호칭이 불가능해지고, 좌우인식불능증(장애)은 좌와 우의 구별을 할 수 없게 되는 것으로 이 부분형이다. 병소는 우위반구 두정 · 후두엽 부근에 있다.

(2) Gerstmann증후군

수지인식불능증(finger agnosia), 좌우인식불능증(left-right disorientation; 좌우장애) 이외에, 실서(agraphia; 서자장애), 실산(acalculia; 계산장애)의 네 증상을 특징으로 한다. 우위반구 두정엽의 각회(angular gyrus)부근 병소가 원인이다.

(3) 반측신체인식불능증(hemiasomatognosia)

신체의 반측(대부분은 좌측)을 완전히 무시하고 마치 그 절반이 존재하지 않는 것처럼 행동하는 인식불능증이다. 예컨대, 수염을 절반만 깎고 나머지는 깎지 않는 등이다. 장애부위는 열위반구 두정엽이고 좌반신에 나타난다.

(4) 병태인식불능증(anosognosia)

자기 병태에 대해서 인지하지 못하며 보통은 편마비(대부분은 좌측)의 부인이다〔바빈스키(Babinski)형 병태인식불능증〕. 편마비가 있음에도 불구하고, 마비를 부정하고, 마비의 존재를 고통으로 느끼지 않는다. 열위반구 두정엽의 장애에서 관찰된다.

넓은 의미로 안톤(Anton)증상〔피질맹(cortical blindness) 또는 피질농(cortical deafness)일 때에 자기의 맹(blindness) 또는 농(deafness)상태를 부인한다〕도 포함한다.

4. 전두엽증후군

종양이나 외상, 혈관장애, 피크(Pick)병 등, 전두엽에 광범위한 손상이 있는 경우에 의욕, 감정, 지능의 장애 등, 다채로운 정신증상을 나타내기 쉽고, 이들을 종합하여 전두엽증후군(frontal lobe syndrome)이라 부른다.

의욕의 면에서는 자발성이 현저하게 저하하고(발동성의 저하), 주위에도 무관심하며 하루 종일 멍청한 상태가 된다. 그리고, 억제의 저하가 있고 도덕적 감정이 저하하여 거짓말이나 성적 일탈행위 등의 반사회적 행위를 나타내는 일도 적지 않다. 감정은 천박한 신명남을 나타내고 깊이가 없는 농담을 내뱉는(해학증, 모리아) 상태가 되지만, 감정둔마를 나타내는 일도 있다. 이러한 인격변화와 더불어, 등록력, 주의력이나 이해력도 저하하는 등, 지능의 장애도 나타난다.

신경학적으로는 파악반사(grasp reflex)나 흡인반사(sucking reflex) 등의 원시반사, 보속증(perseveration), 저항증(Gegenhalten〈독일어〉 또는 paratonic rigidity) 등의 전두엽 징후(frontal signs)가 인지된다.

5. 측두엽증후군

측두엽증후군(temporal lobe syndrome)은 종양과 이 때문에 절제, 외상, 혈관장애, 피크병, 헤르페스뇌염 등에 의한 측두엽의 광범위한 손상이 있는 경우에 다채로운 정신증상을 나타낸다. 일반적으로 양측성 장애의 경우에 뚜렷하다.

인격 변화에서는 고도(high degree)의 무관심, 발동성의 저하, 또는 억제의 결여, 해학(익살)이나 피상적인 신명남, 말이나 행동의 반복경향(보속증과 동질의 현상) 등이 알려져 있다. 특히 양측성으로 장애를 받으면, 고도(high degree)의 기억장애나 역향건망이 발생하고, 건망증후군이 관찰된다. 그리고 측두엽 간질에서는 여러가지의 환각도 발생한다.

또한, 실험적으로 양측 측두엽을 절제한 원숭이에 출현한 증후군을 클뤼버-부시(Kluver-Bucy)증후군이라 부른다.

N. 물리 · 작업치료와의 관련사항

정신증상이란 정신장애에 의해서 발생하는 여러가지의 기능장애를 의미한다. 물리 · 작업치료에서는 이들의 기능장애가 나타내는 여러 특징을 이해하는 데에 그치지 않고, 이러한 장애가 개인의 생활이나 활동, 사회참여에 어떠한 영향을 미치는지도 아울러 생각하는 것이 요구된다.

■ 복습의 요점

1. 정신증상의 파악에는 우선 의식이나 지능, 성격 등을 검토하고, 이어서 기억, 감정, 의지 · 욕동 등을 검토하는 것이 중요하다.
2. 이 밖에, 자아의식, 지각, 사고 등의 장애도 정신장애의 진단에 중요하다.
3. 정신장애에서는 정신증상의 몇 가지가 조합하여 특유의 상태증상을 형성한다.
4. 뇌의 국소적 장애가 시사되는 경우에는 실어나 행위상실증, 인식불능증을 비롯한 신경심리학적 증상의 검토가 필요하다.

제4장 정신장애의 진단과 평가

학습목표

- 정신장애의 진단이나 평가의 기본이 되는 정신의학적 진찰방법에 대해서 학습한다.
- 뇌 CT나 MRI, 뇌파 등의 신체적 검색방법, 심리검사법 등의 개요에 대해서 학습한다.
- 정신증상이나 사회생활능력의 평가방법의 개략에 대해서도 학습한다.

A. 진단 · 평가의 방법

정신장애의 진단이나 평가를 함에 있어서는 환자의 정신상태를 파악하는 것이 중심이 되지만, 이것은 "정신의학적 진찰법"이라 불린다. 동시에, 환자에 관한 최저한의 정보를 수집하는 것이 필요하다(병력 청취). 그리고 필요에 따라 신경학적 진찰도 포함한 여러 가지의 신체적 검색이나 심리테스트 등에 의한 보조진단을 병행해서 시행한다. 이러한 진단 · 평가의 순서는 신체질환의 경우와 기본적으로 같지만, 다른 것은 정신의학적 진찰법이 심리적 기법을 상용하여 시행된다는 것이다.

B. 정신의학적 진찰법

면접에서의 문진을 통해서 시행되는 환자의 주관적 심리적인 증상의 파악과, 이 때의 행동을 관찰하는 등의 객관적인 증상의 파악으로 구성된다.

1. 면접의 방법

면접은 진단 · 평가를 함과 동시에 치료도 병행해서 시행하는 가장 중요한 장면이며, 다음을 참고해서 여러 점에 주의해서 시행한다.

① 조용한 장소에서 시행하고, 동반자가 있는 경우에는 가급적 함께 면담하는 것이 바람직하다.
② 처음의 시기는 환자는 불안과 긴장의 상태에 있기 때문에 환자가 자유로이 이야기할 수 있는 분위기를 만들어 양호한 의사소통이 성립되도록 유념한다.
③ 본인의 호소나 고민을 이해하고, 공감하는 태도를 보여주면서 시간을 들여 잘 듣는다.
④ 질문은 따져서 묻는 식이 되지 않도록 하고, 또한 이상체험이나 문제행동에 대해서 갑자기 언급하는 것은 피하며, 어느 정도 접촉을 한 후에 듣는 것도 중요하다.
⑤ 면접 중에는 환자의 표정이나 태도, 이야기하는 방법, 동작 등에도 주의를 기울인다.
⑥ 면접시간은 30분에서 1시간 정도가 적당하다. 환자의 정신상태에 따라서 보다 짧은 시간이 바람직한 경우도 있다.

2. 관찰해야 할 점

표정(얼굴모양, 눈초리도 포함), 태도, 옷차림이나 두발 등의 몸가짐, 자세, 동작, 이야기하는 방법 등은 정신상태를 외부로 표출하는 것이기 때문에 그 특징을 파악하는 것은 진단 · 평가에서 중요하다. 아래에 그 요점을 열거한다.

a. 표정

표정은 정신상태를 매우 잘 나타낸다. 예컨대, 우울상태에서는 기운이 없이 가라앉아 있거나, 또는 슬퍼하는 것 같고, 조증상태(manic state)에서는 상쾌하고 자신감에 가득 찬 표정을 나타낸다. 정신분열증에서는, 초기 또는 악화할 때에는 굳게 긴장하고 있고, 불안해하는 모양이 관찰되는 경우가 많다. 정신지체나 치매 등 지능의 장애가 있는 경우에는, 어딘지 모르게 이완되어, 표면적으로 웃는 얼굴을 보이는 일이 많다. 신경증 환자에서는 보기에도 걱정거리를 갖고 괴로움으로부터 도망치고 싶어 하는 모양을 보인다.

b. 태도, 동작, 자세, 몸가짐

태도에 대해서는 진찰에 협력적인가, 거부적인가, 긴장하고 있는가, 안정을 하지 못하는가,

별남을 자랑하는가, 공격적인가 등을 관찰한다. 동작에 대해서는 척척 원활하게 하는가, 느릿느릿한가, 어색한가, 가벼운 마비나 불수의운동 등을 수반하고 있지 않은가 등을 관찰한다.

자세도 자연스럽게 거동하고 있는가, 고개를 숙이고 있는가, 몸가짐에서는 복장이나 두발이 가지런한가, 단정하지 못한가, 청결한지 불결한지 등을 관찰한다.

c. 이야기하는 방법

말수가 많은가 적은가, 목소리가 큰지, 작은지, 말이 빠르고 그칠 줄 모르고 이야기 하는지, 느리고 두런두런한 느낌인지를 관찰한다. 우울상태에서는 말수가 적고, 목소리도 작으며, 대화가 계속되지 않는 모양이 관찰되고, 조증상태에서는 말이 빠르고, 목소리도 크며, 이야기하는 내용이 차츰 바뀌어가는 모양이 관찰된다. 정신분열증에서는 갑자기 침묵을 지키거나, 당돌하거나, 이야기하는 방법도 두서가 없는 상태가 관찰된다. 간질이나 경증의 지능장애가 있는 경우는 이야기가 길어지고 번거롭게 이리저리 둘러 말한다.

3. 문진

이것은 환자가 이야기하는 내용을 들으면서 발병 원인이나 다음에 기술하는 정신기능의 각 요소를 검토하는 일이며 정신의학적 진찰법의 핵심을 이루는 것이다.

(1) 이해력(comprehension)

질문의 의미나 내용을 이해하는 힘이 있는지 어떤지에 따라 의식이나 지능의 장애 유무를 확인한다.

(2) 지남력(orientation)

현재의 장소나 날짜를 묻고, 장소적 지남력, 시간적 지남력을 확인하고, 의식이나 지능의 장애 유무를 검토한다.

(3) 감정(affect) · 기분(mood)

기쁨, 슬픔, 노여움이나 불안, 우울, 초조감 등의 감정의 움직임에 대해서 일시적인지 지속적인지 등을 확인한다.

(4) 의욕(volition)

직장에서의 근무, 통학 · 통근 등의 상황, 일상생활에서의 가사나 여가활동 등이 의욕적으로 시행되고 있는지에 대해서 묻는다. 이 때, 식욕은 물론, 성욕 등의 본능적 욕동에 대해서도 묻는 경우가 있다.

(5) 이상체험(abnormal experience)

환각이나 망상 등의 이상체험이 있을 때는 표정이나 동작 등의 외관부터 살필 수 있는 경우도 있으나, 역시 질문을 해서 들을 필요가 있다. 대부분의 경우, 환자는 괴로워하고 있기는 하지만, 어떻게 표현해야 좋을지 모르는 상태에 있기 때문에 구체적으로 질문하는 것이 중요하다. 또한, 이상체험이 있어도 부정하는 경우도 있는데 이러한 때에는 본인의 모양으로부터 그 존재가 의심되는 일이 적지 않다.

(6) 지능(intelligence), 기명력(registration), 기억력(memory), 계산력(calculation)

생년월일, 주소, 전화번호, 오늘 아침의 식사내용, 최근에 일어난 일 등을 물음으로써, 대체로 그 기명력이나 기억력의 상태를 파악할 수 있다. 그리고 숫자의 복창(순창, 역창), 5개의 물품을 보여주고, 부르게 하고 감추고, 그 물품명을 상기시키는 방법도 흔히 이용된다. 그리고 두 자릿수 정도 숫자의 덧셈, 뺄셈, 100 - 7의 연속 감산(뺄셈) 등의 암산도 계산력의 파악을 위해서 시행한다.

C. 병력의 청취

진단 · 평가에는 본인이나 가족, 친구, 직장의 관계자 등으로부터 여러 정보를 얻는 것이 중요하며 이 병력 청취만으로 대략의 진단 · 평가나 치료의 방향이 명백해지는 경우도 많다. 병력은 본인력, 가족력, 현 병력으로 나뉜다.

1. 본인력

생육력(growth history)이나 학력, 직업력, 생활력, 기왕증(medical history) 등으로 구성되며, 발병에 과한 생육상의 요인이나 환경요인 등을 밝히는 역할을 갖는다.

(1) 태생기

모친의 출산연령과 임신기간중 심신의 건강상황, 약물이나 알코올 등의 섭취, 풍진이나 톡소플라스마증 등에 걸린 일이 있는지의 여부를 묻는다(정신지체의 원인이 되는 일이 있다).

(2) 출산기(주산기)

조산의 유무, 분만 시의 체위, 이상분만의 유무(겸자분만, 가사상태 등), 신생아 황달의 경중, 태어날 때의 체중 등을 묻는다(간질이나 뇌성마비의 원인과 관련된다).

(3) 영유아기

보육의 상황, 목가누기, 기어가기, 언어표현(verbal), 보행시작 등을 묻는다. 누가 육아를 하였는가, 조부모와의 동거, 형제자매의 유무, 부모의 양육태도, 보육원에의 위탁 등도 중요하다. 기왕증으로는 두부외상이나 여러 가지 감염증, 각종 백신접종 후의 발열 등에 대해서 묻는다. 그리고, 손가락 빨기나 야뇨증, 틱 장애 등의 신경증적 증상의 유무에 대해서 묻는데, 이것은 모자관계를 중심으로 한 환경적 요인에 기초하는 일이 많이 있으며, 그 후의 성격형성에 중요하다.

(4) 취학아동기

어버이와의 관계, 형제자매와의 관계, 교사나 학교에서의 친구관계, 학습태도와 학업성적, 놀이, 야뇨나 유뇨, 틱 장애 등의 정서적 문제에 대해서 묻는다.

(5) 사춘기 · 청년기

학교의 성적, 교우나 교사와의 관계, 환경, 등교상황, 휴학이나 퇴학의 유무 등을 묻고, 여성에서는 초경연령과 그 후의 월경의 순 · 불순, 수반증상의 유무가 있으면, 그 정도를 묻고 임신이나 분만, 유산(인공, 자연) 등도 묻는다.

이 밖에 기호품(술, 담배 등), 신나 등 약물이나 각성제 사용의 유무, 취직하고 있는 경우는 근무상황과 상사 · 동료와의 인간관계의 좋고 나쁨, 기타 종교나 취미, 이상체질이나 이전의 신체 · 정신질환의 유무 등을 묻는다.

(6) 장년기

직종, 직장에서의 지위, 근무상황이나 대인관계, 노동환경, 가정상황(양친이나 아이들), 결혼생활, 별거나 이혼의 유무 · 이유, 음주상황, 상용하는 약물의 유무, 이전질환이나 현재 치료중인 질환의 유무 등 이 시기에는, 직장이나 가정 등에서의 갈등으로부터 신체질환은 물론, 정신질환, 생활습관병이나 정신보건상의 문제가 형성되기 쉽다.

(7) 노년기

취업의 유무, 경제상황, 배우자의 유무, 없는 경우는 이별(사별, 생이별)인지 어떤지, 동거자의 유무, 경제상황, 치료 중인 질환 등에 대해서 묻는다. 이 시기에는 가정적으로나 경제적으로, 또 정신 신체적으로도 곤란한 문제가 발생하기 쉽다.

2. 가족력

가족을 포함하는 혈연관계자에게 정신질환이나 정신지체, 인격장애자, 자살자, 간질환자의 유무 등을 묻는다. 존재하는 경우는 성별이나 발병연령, 병명, 증상이나 경과 등을 알고, 환자의 질병과의 연관성을 검토할 필요가 있다. 특히, 정신분열증이나 조울병, 간질, 정신지체 등은 가족적 소인이 중요시된다. 이 밖에도 헌팅턴(Huntington)병 등 정신증상을 나타내는 신경질환의 유무도 중요하다.

가족 내 갈등의 유무도 정신적 여러 문제의 이해와 치료에서 중요하기 때문에 전항의 본인력과 연관시켜 정보를 얻을 필요가 있다. 구체적으로는 환자와 자식들, 배우자, 부모, 형제자매, 조부모 등과의 관계, 가정 내의 인간관계 등이다.

3. 현 병력

질병의 경과에 대한 것이지만, 본인이 진료에 협력적이지 않은 경우나 발병 시에 대한 자각이 없는 경우 등은 청취가 곤란하며 가족 등 제3자로부터의 진술을 참고로 한다. 아래에 그 요점을 나타냈다.

(1) 주된 호소

내원한 목적, 또는 가장 괴로운 증상, 가장 치료받고 싶은 증상 등

(2) 발병의 시기

주된 호소 또는 현재의 증상이 시작된 시기 등

(3) 경과

발병이 급격한가, 완만한가, 발작성인가, 경과는 진행성인가, 지속성인가, 관해(remission)와 재연(flare)이 있는지 등

(4) 일상생활이나 사회생활의 변화

기거나 취침, 식사, 몸차림 등의 변화, 교우관계의 변화, 학교나 직장에서의 모양의 변화 등

(5) 발병의 유발요인이나 계기

가족과의 이별, 사별, 시험이나 취직, 일이나 사업상의 실패, 실연, 인관관계의 어려움 등 가정·사회생활상에서, 발병과 무언가의 연관성이 상정되는 사건의 유무

(6) 초발시의 모양

증상출현의 특징, 망상기분이나 환청 등의 이상체험의 유무

(7) 약물의존

각성제나 마약 등 위법성이 명확한 것에서는, 그 사용을 감추거나, 신나나 알코올도 그 사용량을 약간 적게 진술하는 경우가 많으므로 주의가 필요하다.

D. 신체적 검색

일반 신체적 검색과 신경학적 검색으로 나뉜다. 그리고 기기를 사용한 임상검사도 있다. 이것은 호소의 기초에 신경계를 포함하는 신체의 질환이나 이상이 없는지 또는 정신장애에 의해서 유발된 신체적 이상이 없는지를 체크하는 최저한의 검사이다. 상세한 것은 전문서적을 참고하기 바란다.

1. 일반 신체적 검색

맥박, 호흡, 혈압, 체온 등의 측정이나, 호흡음이나 심음, 전신의 영양상태, 피부나 점막(구강, 안구결막)을 검색함으로써 탈수상태나 황달 등의 대사성 장애, 고혈압증이나 부정맥, 심장 · 호흡계의 장애, 교원병 등의 유무를 알 수 있다.

2. 일반 임상검사

말초혈액이나 소변, 혈액생화학, 심전도나 흉부X선 등의 검사는 극히 일반적인 것이다. 필요에 따라 갑상선 등 내분비기능검사나 면역학적 검사, 간염이나 에이즈 등의 바이러스학적 검사를 한다.

E. 신경학적 검색

1. 신경학적 진찰

신경학적 진찰(neurological examination)은 신경학적 이상소견의 유무를 확인하는 검사이다. 이상소견에 의해서 장애부위를 추정하는 것이 가능하다.

(1) 뇌신경계

후각, 시각, 미각, 청각, 평형각 등의 특수감각이나 안면 · 구강 내 지각의 장애, 안구나 표정근, 연하 · 구음근 등의 운동장애의 유무

(2) 운동계

상하지, 체간에 대해서 근 긴장의 이상, 근 위축과 탈력, 운동마비, 운동실조, 불수의운동, 보행장애 등의 유무

(3) 지각계

상하지 · 체간의 표재지각, 심부지각 이외에, 피질성 감각의 장애, 중추성 통증이나 신경통 등의 이상지각의 유무

(4) 반사계

심부건반사나 피부반사의 이상, 원시반사 등의 유무

(5) 고차뇌기능

실어, 행위상실증, 인식불능증 등의 유무

2. 신경학적 보조검사법

두부 X선검사, 뇌 영상검사, 뇌파검사, 척수액검사 등이 있다. 영상검사나 뇌파검사는, 다소나마 뇌에 장애가 상정되는 경우에는 필수적인 검사이다. 각각의 검사에 의해서 밝힐 대상이 다르기 때문에 호소나 증상의 특징에 따라서 사용을 생각하게 된다.

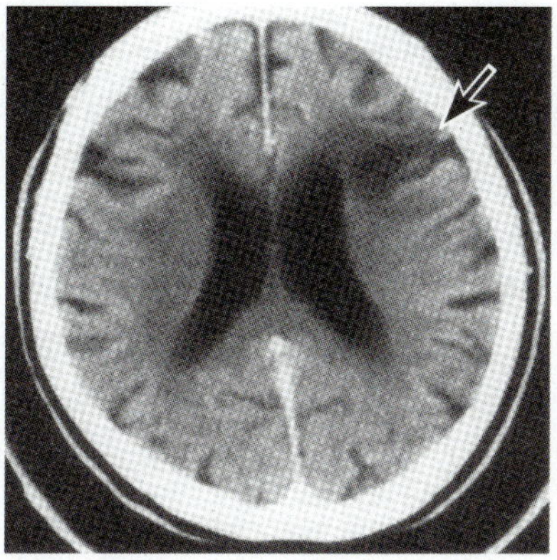

그림 1 뇌경색의 CT영상(수평단면)

운동실조 사례. 좌전두엽에 저흡수영역이 인지된다.

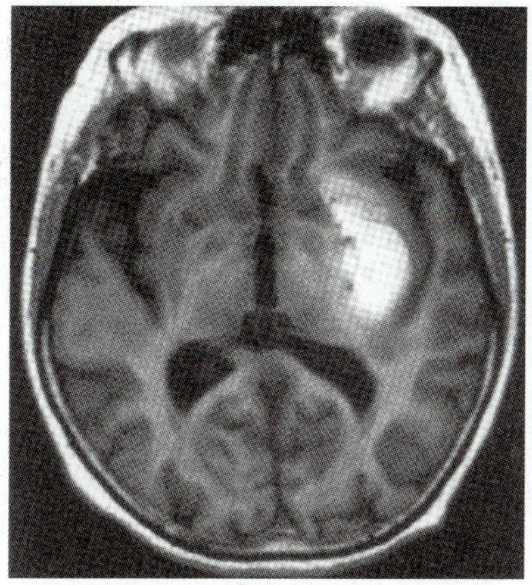

그림 2 뇌출혈의 MRI영상

T_1강조 화상. 좌피각(left putamen)에 고신호로 묘출된다.

a. 두부 X선검사

두부 X선검사(craniogram)는 두개골의 변화를 보는 데에 유용하며, 정면영상 · 측면영상 등이 필요하다. 두개골의 골절, 골 파괴상, 탈회소견 등이 중요하다.

b. 두부 CT

두부 CT(computed tomography; 컴퓨터 단층촬영)의 원리는 두부를 몇 개의 방향으로부터 X선으로 주사하여 X선 사진에 의해서 각 X선 빔의 X선량을 측정하고, 이것을 컴퓨터로 처리하여 뇌의 수평단면의 영상을 구축하는 것이다. 촬영방법에는 처치하지 않은 채로 촬영하는 방법과 조영제를 점적정맥주사를 하여 혈관분포 영역과 그 이외의 부분의 콘트라스트를 강화하는 촬영방법이 있다.

뇌의 형태학적 이상을 찾아내는 것이 가능하기 때문에 뇌혈관장애, 뇌종양, 두부외상, 선천기형, 수두증, 간질 등에서의 투박하고 큰 뇌실질의 변화, 변성질환에서의 뇌 위축의 진단에 중요하다(그림1).

c. 두부 MRI

두부 MRI(magnetic resonance imaging; 자기공명 영상법)의 원리는 큰 통 안에 강한 자장을 만들고, 그 자장 안에 검사하는 생체를 놓고, 체내의 수소원자핵〔양자(proton)〕이 특정 주파

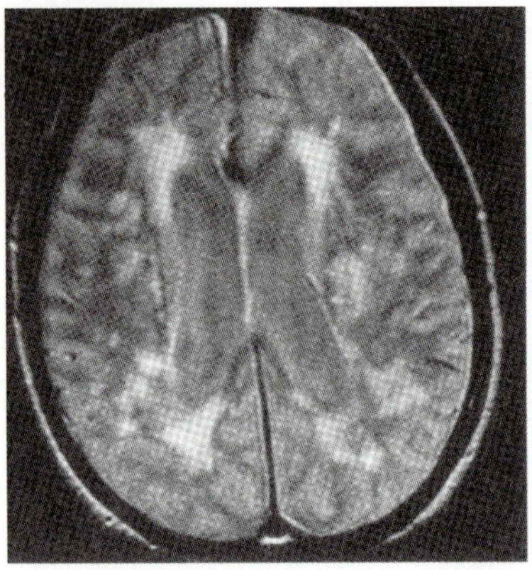

그림 3 다발성 뇌경색의 MRI영상

뇌혈관성 치매사례. 프로톤 밀도 강조영상이고 측뇌실 주위 및 대뇌백질에 고신호영역이 산재하여 있다.

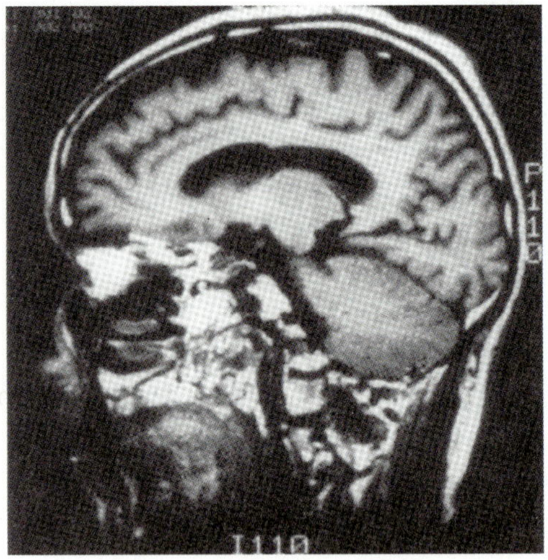

그림 4 알쯔하이머병의 MRI영상

시상 단면. 고도(high degree)의 뇌 위축이 관찰된다.

수의 전자파에 강하게 공명하는 현상을 이용하여 생체 특정부위의 수소원자 밀도(양자 밀도)와, 수소원자 자기(magnetism) 두 종류의 움직임의 용이성(종 완화시간 T_1, 횡 완화신간 T_2)을 측정하여, 이들 수치의 분포를 단층영상으로서 표시하는 것이다.

MRI는 뇌나 척수의 전두단면이나 시상단면 등도 묘사할 수 있으며 영상도 CT보다 선명하고, 실질내의 세부에 걸친 검색이 가능하다. 특히, 소경색소의 묘출에는 위력을 발휘하고 있다. 대부분의 경우 MRI를 촬영할 수 있으면, CT는 필요가 없다(그림 2~4).

d. SPECT

SPECT(single photon emission computed tomography)란, ^{123}I표식물질(INP)을 정맥주사를 하고, 그 뇌 집적을 회전형 감마카메라로 검출하여 영상화 하고, 뇌의 국소 혈류량을 측정하는 방법이다. 뇌 혈류량이 저하하여 있는 부위는 활성이 저하하여 있는 등 뇌기능의 상태를 추측할 수 있다. 특히, 알쯔하이머(Alzheimer)병에서는 두정엽의 혈류저하는 진단에 중요하다(그림 5).

e. 뇌파검사

뇌파는 대뇌(특히 피질)의 신경원(neuron)의 전기적 변동을 파형으로서 묘출한 기록이지만, 임상에서는 두피상에 전극을 장착하여 얻어지는 기록이 사용된다. 뇌파검사(electroencephalo-

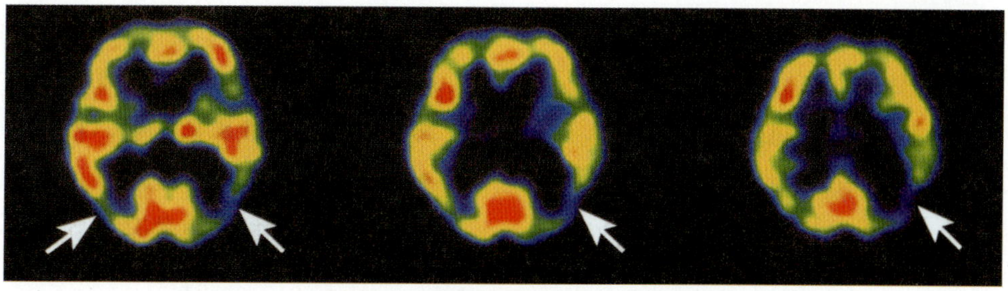

그림 5 알쯔하이머병의 SPECT 소견

두정엽으로부터 후두엽에 걸쳐 경증의 혈류저하를 보인다(화살표)

gram; EEG)는 환자에게 거의 고통을 주지 않는 가장 안전한 검사법의 하나이며 간질은 물론, 의식장애, 뇌종양, 두부외상 등 기질성 정신장애의 진단 및 예후의 판정에 반드시 필요한 검사이다.

(1) 뇌파의 판독

주파수(Hz), 진폭(μV), 파형, 출현양식 등이 고려된다.

주파수(1초 동안에 일어나는 파형의 횟수)에 의해서, δ파(4Hz 미만), θ파(4~8Hz 미만), α파(8~13Hz), β파(14Hz 이상)라 부른다. 또한 α파보다 느린 파형은 서파(slow wave), 빠른 파형은 속파(fast wave)라고도 한다(그림 6, 표 1).

진폭(파형의 높이)에서는, 높은 파형〔고진폭(high voltage)〕과 낮은 파형〔저진폭(low voltage)〕이 주목된다.

돌발파는 배경활동으로부터 명백하게 구별되는 갑자기 나타나는 파형이고, 파형에 따라 극파(spike wave), 예파(sharp wave), 서파군발(slow wave burst), 극 · 서파결합(spike and wave complex), 예 · 서파결합(sharp and wave complex) 등이 있다(그림 6).

(2) 정상뇌파

뇌파는 연령에 따라 개인차가 크며 특히 유소아기에는 그 경향이 뚜렷하다. 신생아에서는 뇌가 미숙하기 때문에 율동성이 부족한 불규칙적인 뇌파이지만, 성장에 따라서 우선 서파가 나타나고, 진폭이 커지며 율동성이 더해져간다. 율동적인 α파는 4세 무렵에 출현하여 14세에서는 대체로 성인과 유사한 것이 된다. 일반적으로 14세 이상의 뇌파가 성인의 뇌파로 간주된다.

성인에서는 안정하여 눈을 감을 때의 뇌파는 기초율동이 α파(10Hz 내외)이고, 이것에 β파가 섞여 있다. α파의 출현과 진폭은 후두엽 우위로, 좌우 대칭적으로 출현하지만, 지각자극(눈을 뜸, 섬광자극 등), 정신작업(암산 등), 수면 등으로 감소한다(그림 7).

수면할 때는 그 심도에 따른 수면뇌파를 나타낸다. 우선 α파가 소실하고, 수면이 깊어짐에 따라 서파가 많아지며, 그 주파수도 느리고 커진다.

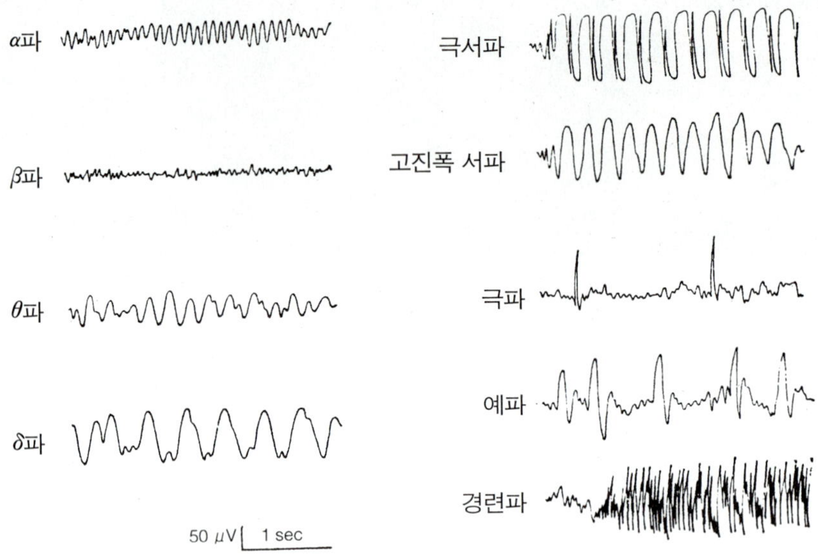

그림 6 정상뇌파 및 이상뇌파의 형태

〔諏訪 望 : 최신 정신의학, p 31, 南江堂, 1984에서 전재〕

(3) 이상뇌파

출현하는 방법으로부터 배경활동의 이상과 돌발성 이상으로 나뉜다.

① 배경활동의 이상

뇌파의 거의 전반에 걸친 연속된 활동의 이상이며 비돌발성 이상이라고도 일컫는다.

- 서파 : 서파에는 δ파와 θ파가 있고, 배경활동 중에서 가장 중요하다. 성인에서 안정 시에 δ파가 나타나면, 분명히 이상이 있다.
- α파의 서파화 : α파의 범위 내에서도 느린 8~9Hz를 나타내는 경우이며 전반성의 뇌기능 저하상태를 나타내는 일이 많다.
- 이상속파 : 고진폭의 속파는 항불안약제, 항간질약제, 수면제 등의 복용에 의해서 출현하는 일이 많다.
- 진폭의 이상 : 전반적으로, 자발적인 활동전위가 전혀 인지되지 않는 것을 평탄뇌파라 하고, 고도(high degree)의 뇌기능장애나 죽음의 직전 등에서 관찰된다. 국한성의 낮은 전위나 평탄화가 관찰되며 거듭 서파화를 수반하는 경우는, 그 부위의 병변을 생각해야 한다.

② 돌발성 이상

극파군과 고진폭 서파군으로 대별된다.

- 극파군 : 극파나 예파가 단독으로 출현하는 경우와 서파와 복합된 경우가 있다. 극파의 단독출현은 피질 기원에 의한 것이라 생각되고 있으며 어느 것도 간질과 밀접한 관계가 있다.

표 1 뇌파의 명칭과 주파수

서파	δ 파	~3Hz
	θ 파	4~7Hz
α 파		8~13Hz
속파	β 파	14Hz~

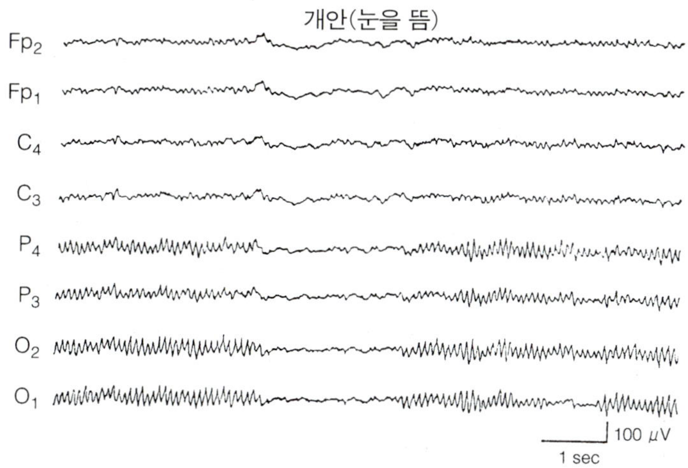

그림 7 정상뇌파(안정 개폐안 시)

28세, 남성. 11c/sec, 후두부, 두정부 우위의 α파가, 거의 전체영역에 출현하고, 개안(opening eyes)에 의해서 α파는 감쇠한다.
〔大熊輝雄 : 임상뇌파학, 3판, p82, 醫學書院, 1983에서 전재〕.

- 고진폭 서파군발 : 여러 가지 병적 상태에서, 완전유도 또는 부분적으로 출현하고, 발작성의 경향이 강하지만, 대뇌반구의 심부에 종양이나 순환장애 등이 있는 경우에도 출현한다.

f. 척수액검사

뇌척수액(cerebrospinal fluid)은 측뇌실 내의 맥락총에서 생산되어, 뇌나 척수의 주위(지주막하강)를 흐르고, 뇌나 척수를 보호하고 있으며 대뇌의 지주막에 있는 지주막 과립에서 흡수된다.

이 척수액의 검사는 요추천자에 의해서 액압을 측정한 후, 액을 채취하여, 세포수와 그 종류, 단백이나 당의 양, 세균이나 바이러스 등의 병원체를 검색한다. 뇌 · 척수나 수막의 염증, 외상, 혈관장애, 종양 등의 존재와 성상을 추측하는데 특히, 염증성 질환의 진단에 반드시 필요하다.

F. 심리검사

지능검사, 인격검사, 기타의 검사(정신작업 능력검사, 발달검사 등)로 나뉜다. 이들의 검사에 의해서, 심리 면을 수량으로 객관적으로 평가하거나, 언어적으로는 표출되지 않는 심층 심리적 측면을 알 수 있으며 감별진단이나 치료의 선택에 중요한 보조적 역할을 한다.

1. 지능검사

지능의 정도는 다음의 공식에 의해서 산출되는 지능지수(intelligence quotient; IQ)로서 나타낸다.

$$IQ = \frac{\text{정신연령}}{\text{생활연령}} \times 100$$

IQ란 실제의 생활연령(chronological age)에 대해서 정신연령(mental age)이 높은가, 낮은가, 보통인가를 나타내는 지수이다. 생활연령과 정신연령이 같으면 IQ는 100이 되고, 표준의 지능을 의미한다. 지능지수만으로 지능을 판단할 수는 없으나, 임상상 지능장애의 유무나 정도는 지능지수의 기준에 따르고 있다.

지능지수는 발달기의 어린이에게는 적합하지만, 성인에는 지능편차치(intelligence deviation) 쪽이 적합하고, 다음의 식에 의해서 산출된다.

$$\text{지능편차치} = \frac{(\text{개인의 득점}) - (\text{그 연령집단의 평균득점})}{(\text{그 연령집단의 득점의 표준편차})} \times 10 + 50$$

편차치는 50이 평균치이며 IQ의 100에 상당한다. 즉, 50보다 상하로 치우치는 정도에 의해서 지능을 평가하게 되며 이것에 의해서 일정 연령집단 내에서의 개인의 상대적 위치, 평균으로부터의 벗어남을 알 수 있다.

주된 검사법에는 아래의 것이 있다.

a. Binet식 지능검사

비네-시몬(Binet-Simon)법을 일본인용으로 만든 것에 스즈키-비네(Binet)식과 다나카-비네식 지능검사가 있으며, 주로 아동용이다. 임상적으로는 정신지체의 판별 · 진단에 사용된다.

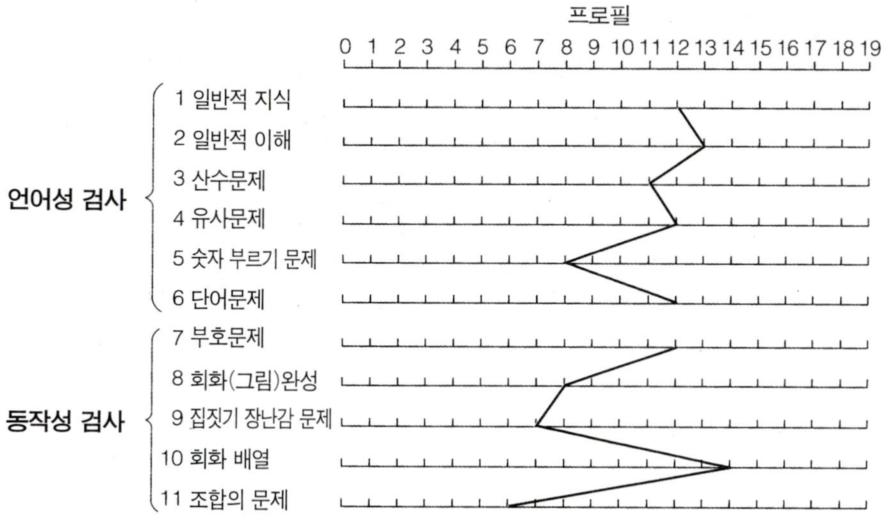

그림 8 WAIS와 프로필

표 2 지능지수에 의한 지능의 분류(Wechsler에 의함)

IQ	분류	그 분류에 속하는 %
130 이상	최우수(very superior)	2.2
120～129	우수(superior)	6.7
110～119	보통의 상(bright normal)	16.1
90～109	보통(average)	50.1
80～89	보통의 하(dull normal)	16.1
70～79	경계선(borderline)	6.7
69 이하	지능장애(mental defective)	2.2

집단검사용으로 다나카 A식 지능검사, 다타카 B식 지능검사가 있다.

b. WAIS

WAIS(Wechsler adult intelligence scale)는 웨히슬러(D. Wechsler)에 의해서 고안된 검사법이며 16세 이상의 성인에 적응되는 검사법이고, 일본어 개정판(WAIS-R)이 널리 이용된다.

언어성 검사(verbal test)와 동작성 검사(performance test)로 구성되며 각각 언어성 IQ와 동작성 IQ가 산출되고, 이를 합쳐서 전체 IQ가 산출된다.

언어검사는 일반적 지식, 일반적 이해, 산수, 숫자의 순창 · 역창, 공통점의 발견, 언어의 이해로 구성되며 동작성 검사는 부호문제, 회화(그림) 완성, 집짓기 장난감 문제, 회화배열, 조합문제로 구성된다. IQ와 더불어 각 서브테스트(sub-test)의 그래프(포로필)가 임상진단의 보조가 된다(그림 8).

또한, Wechsler에 의한 지능의 분류를 표 2에 나타냈다.

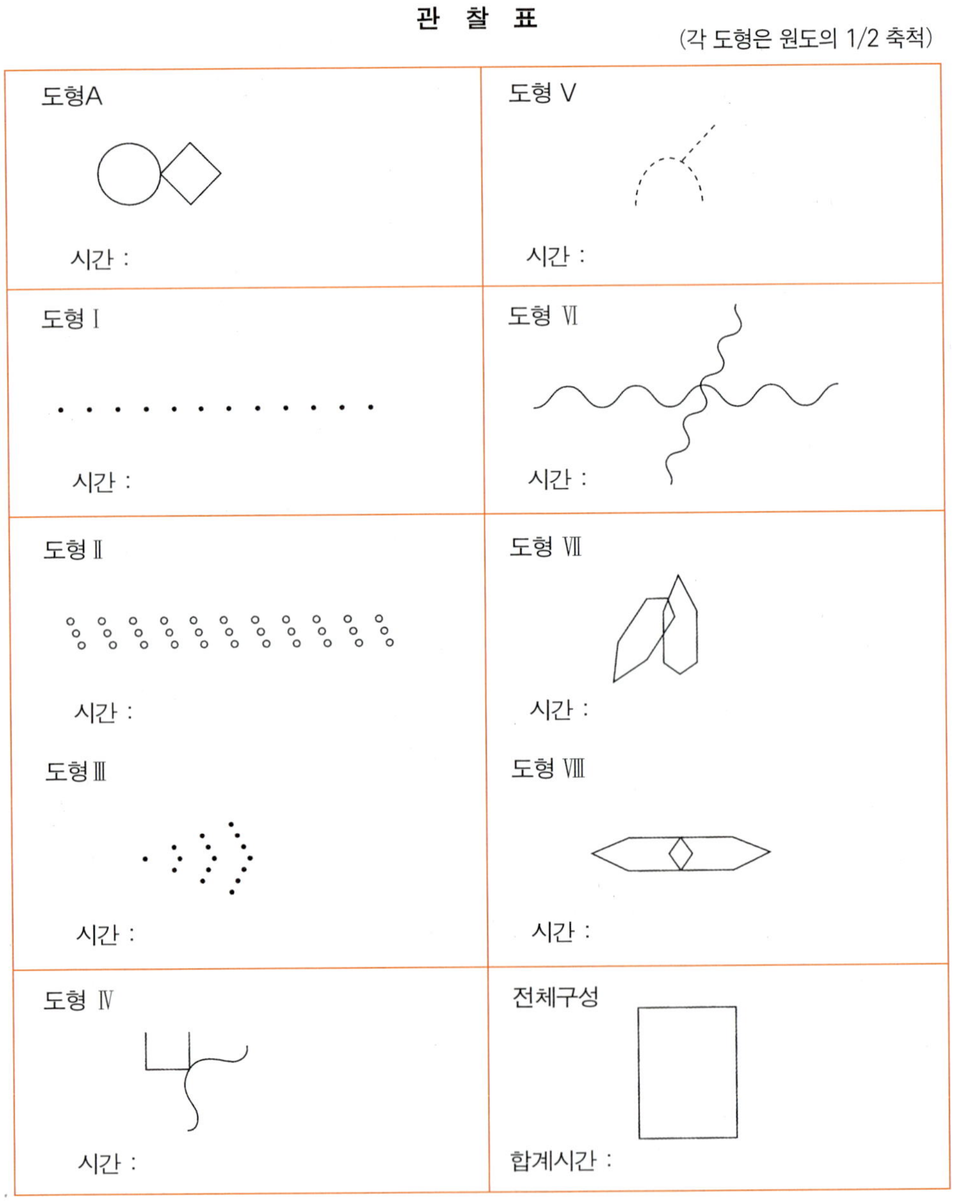

그림 9 BGT(성인용 Bender gestalt test) 〔三京房 승인필〕

c. WISC

WISC(Wechsler intelligence scale for children)는 WAIS의 소아판이며 현재는 WISC-Ⅲ이 사용된다.

d. 벤더 게슈탈트 검사(BGT)

벤더 게슈탈트 검사(Bender gestalt test; BGT)에서는 9종류의 도형을 각각 인쇄한 그림판을 준비하고, 이것을 규정된 1매의 백지에, 자, 컴퍼스 등의 보조용구를 사용하지 않고, 가급적 정확하게 모사시킨다. 결과는 각 도형마다 정해진 검토항목과 규정된 용지에 그려진 도형 전체의 배치에 대해서, 일정한 평각방법에 기초하여 수량적으로 평가하여, 실점이 많을수록 평점이 높고, 비정상도가 높다고 한다. 이 검사의 평가는, 기질성 정신장애의 감별진단, 정신지체, 대뇌피질기능의 발달장애, 정신분열증의 인격통합의 해체상태 등의 진단에 사용한다(그림 9).

e. 기명력검사

지적 능력 중의 기명력을 숫자 · 문자나 말 · 도형 등을 사용하여 조사한다. 미야케식 대어 기명력검사(관계가 있는 대어와 관계가 없는 대어의 기명), 벤턴(Benton) 시각기명검사(선도형의 기명) 등이 있다.

f. Kohs 입방체 테스트

코스(Kohs) 입방체 테스트는 비언어식 동작테스트이다. 언어를 필요로 하지 않기 때문에 만 6세 이상부터의 난청, 귀머거리, 언어장애를 가진 사람에게 시행한다. 16개의 블록(입방체)과 No.1~17까지의 모양그림을 사용한다. 오오와키식 테스트는 적용연령을 넓혀 정신지체에 대해서도 측정가능하다.

g. 개정 하세가와식 간이 지능평가 스케일(HDS-R)

개정 하세가와식 간이 지능평가 스케일(revised version of Hasegawa's Dementia Scale; HDS-R)은 1974년에 하세가와 가즈오 등에 의해서 고안된 치매의 정도를 간편하게 평가하는 테스트이며 1991년에 개정되었다(그림 10).

지남력, 기명력, 계산, 숫자의 순창 · 역창, 지식을 계통적으로 검사할 수 있고, 30점 만점이며 20점 이하에서는 치매가 의심된다.

그림 10 HDS-R(개정 하세가와식 간이 지능평가 스케일)

	질문내용		배점
1	몇살입니까? (2년까지의 오차는 정답)		0 1
2	오늘은 몇 년 몇월 몇일입니까? (년, 월, 일, 요일이 정확하면 각각 1점씩)	년 월 일 요일	0 1 0 1 0 1 0 1
3	우리가 지금 있는 곳은 어디입니까? (자발적으로 대답하면 2점, 5초후 「집입니까?」「병원입니까?」「시설입니까?」 중에서 정답을 말하면 1점)		0 1 2
4	지금부터 말하는 3개의 단어를 말해보세요. 나중에 다시 질문할테니까 잘 기억해 두세요. (이하의 계열중 하나를 선택, 채용한 계열에 ○표를 해둔다) 1 : a) 벚꽃, b) 고양이, c) 전철 2 : a) 매화, b) 개, c) 자동차		0 1 0 1 0 1
5	100에서 7을 차례로 빼 보세요. (「100-7은?」「거기서 또 7을 빼면?」이라고 질문한다. 처음 대답이 틀렸을 경우 중지한다)	(93) (86)	0 1 0 1
6	내가 지금부터 말하는 숫자를 거꾸로 말해 보세요. (6-8-2, 3-5-2-9를 거꾸로 말하게 한다. 3행역창에 실패하면 중지한다)	2-8-6 9-2-5-3	0 1 0 1
7	좀전에 외운 단어를 다시 한번 말해 보세요. (자발적으로 대답하면 각2점, 대답이 없을 경우는 다음의 힌트를 준다. 정답이면 1점) a) 식물, b) 동물, c) 탈것		a: 0 1 2 b: 0 1 2 c: 0 1 2
8	지금부터 5개의 물건을 보여드리겠습니다. 그것을 감추면 무엇이 있었는지 말해 보세요. (시계, 열쇠, 담배, 펜, 동전 등 반드시 상호관련 없는 것)		0 1 2 3 4 5
9	알고 있는 야채를 가능한 한 많이 말해 보세요. (대답한 야채를 오른쪽에 기입한다. 도중에 즉, 약10초 정도 기다려도 대답이 없을 경우는 거기서 중지한다) 0~5=0점, 6=1점, 7=2점, 8=3점, 9=4점, 10=5점	....	0 1 2 3 4 5
		합계 득점	

만점 : 30, 20이하 : 치매, 21이상 : 치매가 아님.

h. 간이정신상태 검사(MMSE)

간이정신상태 검사(mini-mental state examination; MMSE)는, 치매의 선별검사에 국제적으로 널리 사용되는 것으로 지남력, 기명력, 계산, 역창 등에 더해서, 동작의 지시, 읽고 쓰기, 도형모사 등 동작성, 시각성의 요소도 추가되어 있다. 30점 만점이며, 23점 이하에서는 치매가 의심된다(그림 11).

i. 발달검사

소아의 정신발달을 보기 위한 검사이며 토오지로테라식 영유아 분석적 발달검사, 일본판 덴버식 발달 선별검사, 영유아 정신발달 진단법(쓰모리식) 등이 다수 고안되어 상용되고 있다.

2. 인성(personality)검사

주로 감정과 의지면의 특성을 파악하는 것으로 질문법과 투영법이 있다. 전자는 의식적인 표면적인 인격특성을, 후자는 무의식적인 심층의 인격을 끌어내는 것이다.

a. 질문지법

인격의 특성이나 경향, 정신장애의 경향이 나타나도록 설정한 질문항목에, 피검사자 자신이 스스로를 살펴서 자기를 평가하여, "예", "아니요", "어느 것도 아니요"의 대답을 선택시킨다. 그 결과의 타당성(어떤 성격경향을 나타내는 거시 적합한지의 여부)과 신뢰성(같은 사람에게 2회 이상 반복해도 인격의 변화가 없는 한 재현성이 있는지 어떤지)에 대해서 통계적으로 처리된다.

(1) 미네소타 다면 인성 검사(Minnesota multiphasic personality inventory; MMPI)

미국 미네소타대학에서 작성된 테스트이며, 인격의 여러 특성을 다면적으로 파악하려는 것이다. 질문항목은 550이고, 4개의 타당성 척도와 10개의 임상 척도로 구성된다. 타당성 척도로부터 허위나 애매한 대답을 하는 경향을 검토하고, 임상 척도의 프로필로부터 인격의 특징을 판정한다.

(2) 야다베-길포드(Guilford) 성격검사(Y-G검사)

인자분석법에 의해서 다차원적 성격을 측정하려는 테스트이며 성격특성으로 12개의 척도로 구성되고, 각 척도에 대해서 10개 문항, 합계 120 문항의 질문항목으로 구성된다. 13개의 인자별로 득점화되고, 5개 프로필의 인격특성으로 유형화하여 평가한다.

(3) CMI 건강조사표 (Cornell medical index)

환자의 심신 양면에 걸친 자각증상을 단시간에 조사할 목적으로 하는 검사법이며 질문항목은 신체면(A~L 구분)과 정신면(M~R 구분)의 합계 195항목으로 구성된다. 정상인 그룹과 신경증 환자그룹 사이에 의미 있는 차이가 관찰된 항목으로 구성되는 측정표에 의해서 정상영역, 준정상영역, 준신경증영역, 신경증영역의 4단계를 판정한다.

(4) 현재성 불안척도(manifest anxiety scale; MAS), 테일러(Taylor) 테스트

MMPI의 550항목으로부터 불안에 관한 50항목을 선정하여 만든 것이다.

(5) 기타

이 밖에, 모즐리(Maudsley) 성격검사(Maudsley personality inventory; MPI)도 있다.

b. 투사법

목적이 분명하지 않은 자극, 예컨대, 막연한 모양, 그림, 문장 등을 자극재료로서 피검자에게 제시하고, 이에 대한 반응을 자유로이 이야기시키든지 기술을 시켜 인격(personality)의 심층에 있는 특성을 파악한다. 피검자 자신이 스스로 살펴서 하는 판단은 필요 없고, 자기방어적인 태도도 그다지 문제가 되지 않는다. 질문지법에 비해서 수량화한 판정결과를 낼 수 없고, 해석에 주관이 들어간다는 것과 숙련을 필요로 한다는 문제점도 있다.

(1) 로르샤하(Rorschach) 검사

H. Rorschach에 의해서 고안되었다. 현재 가장 널리 시행되는 투사법 인격검사이다. 검사는 종이 위에 떨어뜨린 잉크의 얼룩(흑 · 적)을 자극도형으로 한 10매의 그림판(카드)을 순차적으로 피검자에게 보여서, 그것이 무엇으로 보이는지를 진술시킨다. 이 반응을 분석하여 피검자의 무의식 층의 인격구조를 추측함으로써, 인격 특성을 역동적으로 파악하고, 정신상태나 진단에 대해서 검토하는 방법이다.

(2) P-F study〔회화(그림) · 욕구불만 테스트〕

일상적으로 흔히 부딪히는 욕구불만 장면의 그림을 보여주고, 피검자의 공격방향이나 형태를 9분류하여 그 개인의 성격특징을 추측한다(그림 12). 집단적으로도 시행할 수 있다.

그림 11 MMSE(MMSE(mini-mental state examination)

검사일 : 년 월 일 요일

검사자 :

성명 　　　　남 · 녀 생년월일 : 년 월 일생 세

	질 문 내 용	대 답	득점
1	올해는 몇 년입니까?	년	
	지금은 무슨 계절입니까?		
	오늘은 무슨 요일입니까?	요일	
	오늘은 몇월 몇일입니까	월	
	(5점)	일	
2	여기는 무슨 현입니까?	현	
	여기는 무슨 시입니까?	시	
	여기는 무슨 병원입니까?		
	여기는 몇 층입니까?	층	
	여기는 무슨 지방입니까? (예: 영동지방) (2점)		
3	상품명 3개 (상호 관련없는 것) 검사자는 상품명을 1초에 하나씩 말한다. 그 후 피검사자에게 반복시킨다. 정답 1개당 1점을 준다. 3개모두 말할 때까지 반복한다. (6회까지) 몇회를 반복했는지 기록한다. 회 (3점)		
4	100에서 차례로 7을 뺀다 (5회까지). 또는 「후지노야먀」를 역창시킨다. (5점)		
5	3에서 제시한 상품명을 다시 복창시킨다. (3점)		
6	(시계를 보이면서) 이것은 무엇입니까? (연필을 보이면서) 이것은 무엇입니까? (2점)		
7	다음의 문장을 반복시킨다. 「모두 힘을 합쳐 그물을 당깁니다」 (1점)		
8	(3단계의 명령) 「오른손으로 이 종이를 들어보세요」 「그것을 반으로 접어보세요」 「책상위에 올려놓으세요」 (3점)		
9	(다음의 문장을 읽고, 그지시에 따라주세요) 「눈을 감으세요」 (1점)		
10	(어떤 문장을 써주세요) (뒷면) (1점)		
11	(다음의 도형을 그려주세요) (뒷면) (1점)		
			합계

(다음 계속)

뒷면

10. 어떤 문장을 써주세요.

____

11. 다음의 도형을 그려주세요.

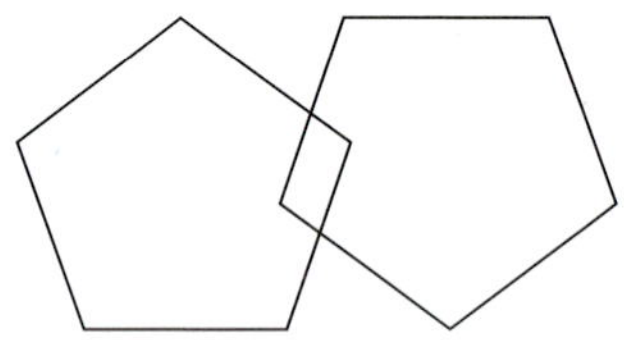

(3) 문장완성 검사(sentence completion test; SCT)

문장의 첫머리만이 기재되어 있고, 나머지 문장을 완성하도록 시키는 테스트이다. 예컨대, "외국…", "책을 읽으면…" 등으로 구성되기 때문에, 피검자의 이제까지의 생각이나 희망, 부모에 대한 생각 등이 기입된다(그림 13). 이것에 의해서, 피검자가 갖고 있는 문제점이나 구체적인 경향을 알 수 있다.

(4) 기타

이 밖에 흔히 사용되는 것에, 회화통각 테스트(thematic apperception test; TAT), 바움 테스트(Baum test) (하나의 나무를 그리게 하는 테스트), HTP 테스트(house tree person test) 등이 있다.

3. 정신작업능력검사

어떤 일정한 작업을 부과하여 그것을 수행하는 행동과 경과를 관찰하고, 결과의 양과 질에 대해서 분석 · 해석하여 작업능력과 더불어 인격특성을 진단하려고 하는 것이다.

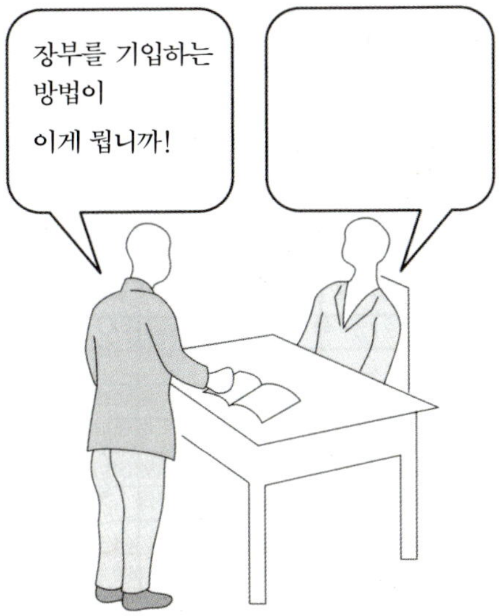

이제부터 하는 방법을 설명합니다.

좌측 그림을 보세요. " **장부를 기입하는 방법이 이게 뭡니까!**"라고 말하여, 우측 남자가 비난을 받고 있는 장면입니다.

자, 이 우측의 남자가 이에 대해서 도대체 무어라고 답변할까요? 이 사람이 대답할 것 이라고 생각되는 말을 비어있는 칸 안에 적어 넣으시오. 가장 처음에 생각이 떠오른 말을 적어 넣는 것입니다.

페이지를 넘기면, 이러한 그림이 1에서 24까지 있으므로 이와 같이, 비어있는 칸 안에 차례차례 순번대로 될 수 있는 대로 빨리 적어가시오.

그림 12 **P-F study(성인용)의 예**(三京房 승인필)

(1) 우치다-크레펠린(Kraepelin) 연속 가산법

E. Kraepelin에 의해서 시작된 작업 테스트를 우치다 유사부로(內田勇三郎)가 발전시킨 것이다. 배열된 숫자를 연속 가산하여, 1분마다 작업량을 측정한다. 15분 작업, 5분 휴식, 10분 작업을 시행한다(이 변법도 있다). 이 작업률, 오답률, 첫머리 노력, 휴식효과, 작업곡선의 형태 등으로부터 작업능력을 중심으로 한 성격을 측정한다.

(2) 부르돈(Bourdon) 말소시험

도형을 말소하는 작업시간을 측정하여 주의력과 지속성, 의지 등의 능력을 검사한다.

기입방법

이 표지를 넘기면, 여러 가지 쓰기 시작한 문장이 배열되어 있습니다. 이것을 보고, 당신의 머리에 떠오른 것을 그것에 이어서 적고, 그 문장을 완성시키시오.

〔예〕

외국 에 가서 여러 가지 색다른 풍경을 보고 싶다. 쇼핑도 즐기고 싶다.

책을 읽으면 인생에 대해서 생각하게 하는 일이 많습니다. 평생 얼마만큼 읽을 수 있을까?

그림 13 **SCT의 예**

4. 신경심리학적 검사법

실어검사에는 표준 실어증검사(Standard Language Test of Aphasia: 일본 실어증학회 편), WAB(western aphasia battery) 실어증검사 등이 사용되고, 행위상실증검사에는 개정 표준 고차 동작성 검사(일본 실어증학회), WAB실어증 검사의 행위의 하위검사 등이 사용되며, 인식불능증검사에는 표준 고차 시지각검사(Visual Perception Test for Aphasia: 일본실어증학회 편) 등이 사용된다. 이 밖에도 전두엽기능검사 등도 있으나, 이들의 상세한 것에 대해서는 검사의 지침서나 전문서적을 참고하기 바란다.

G. 정신증상의 평가

정신증상에 관한 평가척도는 임상진단을 내리거나, 증상을 빠짐없이 한차례 체크하거나, 중증도나 약물치료에 의한 치료효과의 판정 등을 위해서 개발되었다. 크게 나눠서 환자가 설문서 형식으로 자기가 체크하는 자기기록식과, 의료인이 객관적으로 판정하는 방식의 것이 있다. 전항의 질문지법도 자기기록식에 해당한다. 의료인측이 체크하는 형식의 것은 신뢰성과 안전성을 높이기 위해서 어떤 결정된 계통적인 면접(구조화된 면접)을 사용하는 경우도 있다.

1. 자기기록식 평가척도

베크(A. T. Beck)의 우울병 자기평가 W.W.W. Zung의 자기평가 우울병 스케일(self-rating depression scale; SDS) (그림 14)을 흔히 사용한다.

2. 면접과 관찰에 의한 평가척도

a. 간이 정신의학적 평가척도(BPRS)

간이 정신의학적 평가척도(brief pscychiatric rating scale; BPRS)는 J. E. Overall 등에 의해서 작성되고, 정신분열증이나 기분장애가 대상이 되는 평가척도이며 불안, 심기적 호소 등 18항목에 대해서 7단계로 평점을 한다(그림 15).

다음의 질문을 읽고, 현재 당신의 상태에 가장 잘 적합하다고 생각되는 난에 ○표를 하시오. 모든 질문에 답하시오.

	없거나 간혹	때때로	상당한 동안	거의 언제나	
1. 기분이 가라앉고 우울하다.	○	○	○	○	
2. 아침에 가장 기분이 좋다.	○	○	○	○	
3. 울거나, 울고 싶어진다.	○	○	○	○	
4. 밤에 잠을 잘 수 없다.	○	○	○	○	
5. 식욕은 보통이다.	○	○	○	○	
6. 아직 성욕이 있다(독신자의 경우) 이성에 대한 관심이 있다.	○	○	○	○	
7. 야윈 것을 알아차린다.	○	○	○	○	이 난은 기입하지 않는다
8. 변비가 있다.	○	○	○	○	
9. 평소보다 두근거린다〔심계항진(palpitation)〕.	○	○	○	○	
10. 어딘지 모르게 피로하다.	○	○	○	○	
11. 기분은 언제나 개운하다.	○	○	○	○	
12. 언제나 변함없이 일을 할 수 있다.	○	○	○	○	
13. 마음이 안정되지 않아 가만히 있을 수 없다.	○	○	○	○	
14. 장래에 희망이 있다.	○	○	○	○	
15. 여느 때보다 안절부절 못한다.	○	○	○	○	
16. 쉽사리 결단을 내릴 수 있다.	○	○	○	○	
17. 도움이 되는, 일할 수 있는 인간이라 생각한다.	○	○	○	○	
18. 생활은 상당히 충실하다.	○	○	○	○	
19. 자기가 죽는 편이 다른 사람이 편안하게 살 수 있다고 생각한다.	○	○	○	○	
20. 평소에 하고 있는 것에 만족한다.	○	○	○	○	

그림 14 **SDS(자기평가 우울병 스케일** (三京房 승인필)

b. Hamilton 우울병 평가척도

해밀턴(Hamilton) 우울병 평가척도는 M. Hamilton에 의해서 작성되고, 우울병의 증상인 우울한 기분, 죄악감, 자살, 입면장애, 숙면장애, 하루 동안의 변화 등 21항목에 대해서, 5단계 또는 3단계로 평점을 한다(그림16). 〔판정의 상세한 것에 대해서는, 제10장 B. 사항 "우울병의 평가척도" (☞237쪽) 참조〕.

c. Hamilton 불안증상 평가척도

상기 b항과 같은 Hamilton에 의한 불안증상을 위한 평가척도이다. 13항목의 불안에 관한 증상을 5단계로 평가하는 것이다.

〔성명〕	〔평가일〕 년 월 일	〔득점〕 점						
중증도를 나타내는 숫자 안에 환자의 현재 상황을 가장 잘 나타내는 번호에 ○표를 하시오.		없음	극히 경증	경증	중등도	약간 중증	중증	가장 중증
1. 심기증	현재의 신체 건강상태에 대한 관심의 정도. 환자가 자기의 건강에 대해서 어느 정도 문제로 받아들이고 있는지의 정도를 환자의 호소에 상당하는 소견의 유무에 관계없이 평가하라.	1	2	3	4	5	6	7
2. 불안	현재 또는 미래에 대한 걱정. 두려움 또는 과도하게 구애받는 마음. 환자 자신의 주관적 체험에 대한 언어적 호소에만 기초하여 평가하라. 신체 징후나 신경증적 방어기전으로부터 불안을 추측해서는 않된다.	1	2	3	4	5	6	7
3. 정동적 틀어박힘	면접자나 면접상황에 대한 교류의 감소. 면접상황에서 환자가 다른 사람과의 감정적 접촉에 장애가 있다는 인상을 주는 정도만을 평가하라.	1	2	3	4	5	6	7
4. 개념의 통합장애	사고과정의 혼란. 이완 또는 해체의 정도. 환자의 언어표출의 통합정도에 기초하여 평가하라. 사고기능수준에 대한 환자의 자각적 인상에 기초하여 평가해서는 않된다.	1	2	3	4	5	6	7
5. 죄악감	과거의 언동에 대해서 과도하게 구애받는 마음 또는 자책감. 상응하는 감정을 수반해서 이야기할 수 있는 환자의 주관적 체험에 기초하여 평가하라. 억울, 불안 또는 신경증적 방위기전으로부터 죄책감을 추측해서는 않된다.	1	2	3	4	5	6	7
6. 긴장	긴장, 신경관민 또는 활동수준의 고조에 의한 신체와 운동기능에서의 징후. 신체징후나 행동, 태도에만 기초하여 평가해야 하며, 환자가 호소하는 긴장에 대한 주관적 체험에 기초하여 평가해서는 않된다.	1	2	3	4	5	6	7
7. 현기증과 부자연스런 자세	기묘하고 부자연스런 행동과 태도. 건강한 사람 중에서는 눈에 띄는 것 같은 어떤 당사자의 정신병자의 행동과 태도의 유형. 동작의 이상만을 평가하라. 단순한 운동성 항진은 이 항목에서는 평가하지 않는다.	1	2	3	4	5	6	7
8. 과대성	과대한 자기평가와 보통을 넘어선 재능이나 힘을 갖고 있다는 확신. 자기 자신에 대한, 또는 다른 사람과의 관계에서의 자기 입장에 대한 환자의 진술에만 기초하여 평가하라. 면접상황에서의 환자의 태도에 기초하여 평가해서는 않된다.	1	2	3	4	5	6	7
9. 어울기분 의기소침과 비애	낙담의 정도만을 평가하라. 이른바 제지나 신체적 수소(애처로운 호소)에 기초하여 억울상태의 존재를 추측하여 평가해서는 않된다.	1	2	3	4	5	6	7

그림 15 BPRS(간이 정신의학적 평가척도) (케이오 의숙대학판)

(다음 계속)

(계속)

[성명]	[평가일] 년 월 일	[득점] 점
10.적대감	면접상황이 아닌 곳에서의, 다른 사람에 대한 증오, 모욕경멸, 호전성 또는 거만함. 다른 사람에 대한 환자의 감정이나 행동의 언어적 호소에만 기초하여 평가하라. 신경증적 방위기전, 불안 또는 신체적 애처로운 호소로부터 적대감을 추측해서는 않된다(면접자에 대한 태도는 "비협조성"의 항목에서 평가하라).	1 2 3 4 5 6 7
11.시기심	현재 또는 이전에 환자에 대해서 다른 사람으로부터의 악의나 차별이 있었다는(망상적 또는 비망상적인) 확신. 언어적 호소에 기초하여, 그것이 존재한 시기에 관계없이, 현재 인지되는 시기심만을 평가하라.	1 2 3 4 5 6 7
12.환각에 의한 행동	보통의 외계의 자극에 대응이 없는 지각. 과거 1주일 이내에 일어났다고 환자가 호소하는 체험만을 평가하라. 이들의 체험은 건강한 사람의 사고나 표상과정과 명백히 구별할 수 있는 것이다.	1 2 3 4 5 6 7
13. 운동감퇴	느린 움직임에 의해서 보여주는 에너지수준의 저하. 환자의 행동관찰에만 기초하여 평가하라. 자기의 에너지수준에 대한 환자 자신의 자각적 인상에 대해서 평가해서는 않된다.	1 2 3 4 5 6 7
14. 비협조성	면접자에 대한 저항, 비우호성, 쉽게 노여워함의 징후 또는 협조적 태도의 결여. 면접자와 면접상황에 대한 환자의 태도와 반응에만 기초하여 평가하라. 면접상황이 아닌 곳에서의 쉽게 노여워하거나 비협조적인 정보에 기초하여 평가해서는 않된다.	1 2 3 4 5 6 7
15. 부자연스런 사고내용	보통이 아니고, 색다른, 이상하고 기괴한 사고내용. 여기서는 부자연스러움의 정도를 평가하고, 사고과정의 해체의 정도를 평가해서는 않된다.	1 2 3 4 5 6 7
16. 정동의 평판화	감정적 긴장도의 저하. 정상적 감수성이나 흥미 · 관심의 명백한 결여.	1 2 3 4 5 6 7
17. 흥분	감정적 긴장도의 고양. 초조감 또는 반응성 항진	1 2 3 4 5 6 7
18. 지남력 장애	사람, 장소 또는 때에 대한 적절한 연관성의 혼란 또는 결여.	1 2 3 4 5 6 7

그림 15 BPRS(간이 정신의학적 평가척도) (케이오 의숙대학판)

d. 정신분열증의 증상 평가척도

다수의 평가척도가 개발되어 있으나, 비교적 잘 사용되는 것으로 음성 증상 평가척도(scale for the assessment of negative symptoms; SANS), 양성 증상 평가척도(scale for the assessment of positive symptoms; SAPS), 양성 · 음성 증후군 평가척도(positive and negative syndrome scale; PANSS) 등이 있다.

〔성명〕 ______________ 〔연령〕______세 〔외래 차트번호〕 ______________
〔진단〕 〔평가일〕 년 월 일 〔득점〕 점

1) 우울기분 0. 없음 1. 질문하여 비로소 진술한다. 2. 자발적으로 진술한다.
3. 비언어적으로 명백하다 4. 질문에 응할 수 없을 정도로 극심하다.
2) 죄악감 0. 없음 1. 자책감 2. 죄악을 염려 3. 죄악망상 4. 죄악환각
3) 자살 0. 없음 1. 살 가치가 없다 2. 죽는 편이 낫다
3. 자살 염려 4. 자살 기도
4) 입면장애 0. 없음 1. 때때로 30분 이상 2. 매일 밤
5) 숙면장애 0. 없음 1. 때때로 수면이 두절된다. 2. 자주 잠자리에서 나온다.
6) 조조수면장애 0. 없음 1. 잠이 깨고 또 잠들 수 있다. 2. 깬 후 전혀 잠들 수 없다.
7) 일과 흥미 0. 없음 1. 무기력감 2. 흥미감퇴 3. 능률저하 4. 직장 포기
8) 정신운동 억제 0. 없음 1. 약간 2. 명백하다 3. 면접 곤란 4. 혼미상태
9) 감정이 격하고 거셈 0. 없음 1. 약간 2. 명백하다.
10) 정신적 불안 0. 없음 1. 주관적인 긴장 · 초조 2. 사소한 일에 대한 걱정
3. 객관적으로 볼 수 있는 걱정 4. 언뜻 보아 알 수 있는 공포
11) 신체에 대한 불안 0. 없음 1. 약간 2. 명백하다.
12) 소화기계 신체증상(식욕감퇴 등) 0. 없음 1. 약간 2. 명백하다.

13) 일반적 신체증상(머리가 무거움, 쉽게 피로한 느낌 등) 0. 없음 1. 약간 2. 명백하다.
14) 성욕감퇴 0. 없음 1. 약간 2. 명백하다.
15) 심기증 0. 없음 1. 몸에 대한 것만 생각한다. 2. 건강에 정신을 뺏기다.
3. 구구하게 말하는 태도 4. 심기망상
16) 체중감소 0. 없음 1. 1㎏미만/주 2. 1㎏이상/주
17) 병식 0. 있음 1. 질병을 인정하지만 다른 사람 탓으로 돌린다. 2. 결여
18) 1일내 변동 0. 없음 1. 약간 2. 명백하다 (아침 · 저녁)에 악화
19) 이인증 0. 없음 1. 약간, 비현실감 2. 중등도 3. 고도
4. 전혀 어쩔 도리가 없다
20) 망상증상 0. 없음 1. 의혹적 2. 관계 염려 3. 관계 · 피해망상 4. 피해적 환각
21) 강박증상 0. 없음 1. 경증 2. 명백하다

그림 16 Hamilton 우울병 평가척도

(1) SANS

음성증상의 평가를 위해, 안드리아센(N. C. Andreasen) 등에 의해서 작성되었다. 정동의 평판화 · 정동둔마, 사고의 빈곤, 의욕 · 발동성의 결여, 쾌감소실 · 비사교성, 주의 장애의 5개 대항목으로 구성되며, 이들은 각각 4~9개의 소항목으로 구성되고, 합계 30개의 소항목으로 구성된다. 이것을 6단계로 평가하는 것이다.

(2) SAPS

양성 증상 평가를 위해서 Andreasen 등에 의해서 작성되고, SANS와 합쳐서 사용하는 것이 상정되어 있다. 환각, 망상, 기이한 행동, 양성의 사고형식 장애 등의 항목을 채택하고, 각 항목은 다시 전체 34 · 35의 소항목으로 구성되어, 각각 6단계로 평가하는 것으로 되어있다.

(3) PANSS

양성증상, 음성증상, 기타의 일반적 정신증상을 평가하기 위해, 1987년, 케이(S.R.K. Kay) 등에 의해서 발표되었다. 양성증상 척도, 음성증상 척도, 일반적 정신병리 척도에 대해서, 각각 7, 7, 16의 합계 30개 항목이 7단계로 평가되어 있다. 이 평가척도는 신뢰성 · 타당성도 높다 하여, 여러 치료효과의 판정에 사용된다.

H. 사회생활능력의 평가

재활의 여러 활동에서는 사회생활능력에 관한 평가척도가 사용되는 일이 많다. 이것은 정신장애자가 안고 있는 사회생활상의 과제를 발견하여 달성 가능한 단기 및 장기의 목표를 정하거나, 목표달성에 이르는 계획이나 기간 등을 결정하기 위해서도 일정기간 후에 재평가하여 목표나 계획을 수정하기 위해서 필요하기 때문이다. 구미 여러 나라에서는 이제까지 다수의 평가척도가 개발되어 있으나, 여기서는 일본에서 비교적 잘 사용되는 것을 보여준다.

a. 정신장애자 사회생활 평가척도(LASMI)

정신장애인 사회생활 평가척도(life assessment scale for the mentally ill; LASIMI)는 1995년, 일본의 장애인 노동의료연구회 정신장애부회(이와자키 등)에 의해서 개발되었다. 사회생활에 관한 "일상생활", "대인관계", "노동 또는 과제의 수행" 등 객관적인 행동관찰의 3개의 척도, "지속성 · 안정성"에 관한 경시적 척도, "자기인식"에 관한 심리적 척도의 합계 5척도 35항목을 가지며 주위의 보호적 환경의 정도가 가미된 5단계로 나눠서 평가한다(그림 17). 간

LASMI · 득점 기입표

대상자 성명		평가실시일	년 월 일

〔서브스케일(subscale)마다의 평균점수의 산출〕

D/일상생활

득점의 합계점수 [ ] ÷ (12 - 불명의 항목수 [ ]) = 평균점수 [ ] (소수점 두 자리 이하 사사오입)

I/대인관계

득점의 합계점수 [ ] ÷ (13 - 불명의 항목수 [ ]) = 평균점수 [ ] (소수점 두 자리 이하 사사오입)

W/노동 또는 과제의 수행

득점의 합계점수 [ ] ÷ (10 - 불명의 항목수 [ ]) = 평균점수 [ ] (소수점 두 자리 이하 사사오입)

E/지속성 · 안정성

득점의 합계점수 [ ] ÷ (2 - 불명의 항목수 [ ]) = 평균점수 [ ] (소수점 두 자리 이하 사사오입)

R/자기인식

득점의 합계점수 [ ] ÷ (3 - 불명의 항목수 [ ]) = 평균점수 [ ] (소수점 두 자리 이하 사사오입)

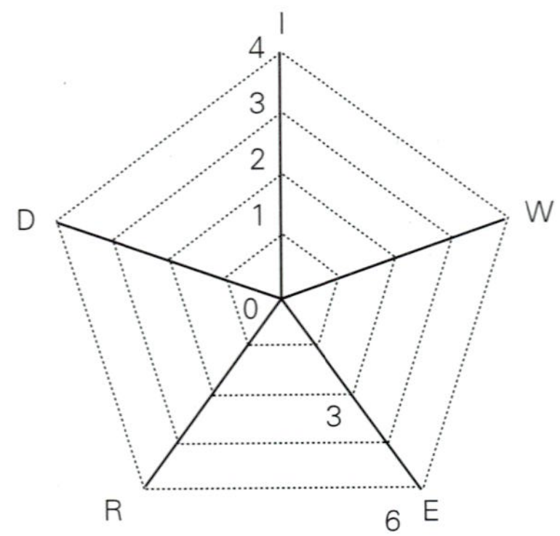

1. D(Daily living)/일상생활 — Good(0) (1) (2) (3) (4) Poor

D-1 생활리듬의 확립 1
D-2 몸차림에 대한 배려-몸 단정히 하기 2
D-3 몸차림에 대한 배려-복장 3
D-4 거실의 청소나 정리 4
D-5 균형 있는 식생활 5
D-6 교통기관 6
D-7 금융기관 7
D-8 쇼핑 8
D-9 중요한 물건의 관리 9
D-10 금전관리 10
D-11 복장관리 11
D-12 자유시간을 보내는 방법 12

2. I(Interpersonal relation)/대인관계 — Good(0) (1) (2) (3) (4) Poor

I-1 언어표현(verbal)의 명료성 1
I-2 자발성 2
I-3 상황판단 3
I-4 이해력 4
I-5 주장 5
I-6 거절하다 6
I-7 응답 7
I-8 협조성 8
I-9 매너 9
I-10 자주적인 교제 10
I-11 원조자와의 교제 11
I-12 친구와의 교제 12
I-13 이성과의 교제 13

3. W(work)/노동 또는 과제의 수행 — Good(0) (1) (2) (3) (4) Poor

W-1 역할의 자각 1
W-2 과제에 대한 도전 2
W-3 과제달성의 전망 3
W-4 순서의 이해 4
W-5 순서의 변경 5
W-6 과제수행의 자주성 6
W-7 지속성 · 안정성 7
W-8 페이스(pace)의 변경 8
W-9 애매한 것에 대한 대처 9
W-10 스트레스 내성 10

4. E(Endurance&Stability)/지속성 · 안정성 — Good … Poor

E-1 현재의 사회적응도 1 0—1—2—3—4—5
E-2 지속성 · 안정성의 경향 2 0—1—2—3—4—5—6

5. R(self-Recognition)/자기인식 — Good(0) (1) (2) (3) (4) Poor

R-1 장애의 이해 1
R-2 과대한 (과소한) 자기인식 2
R-3 현실이탈 3

그림 17 LASMI(정신장애인 사회생활 평가척도)의 득점 기입표

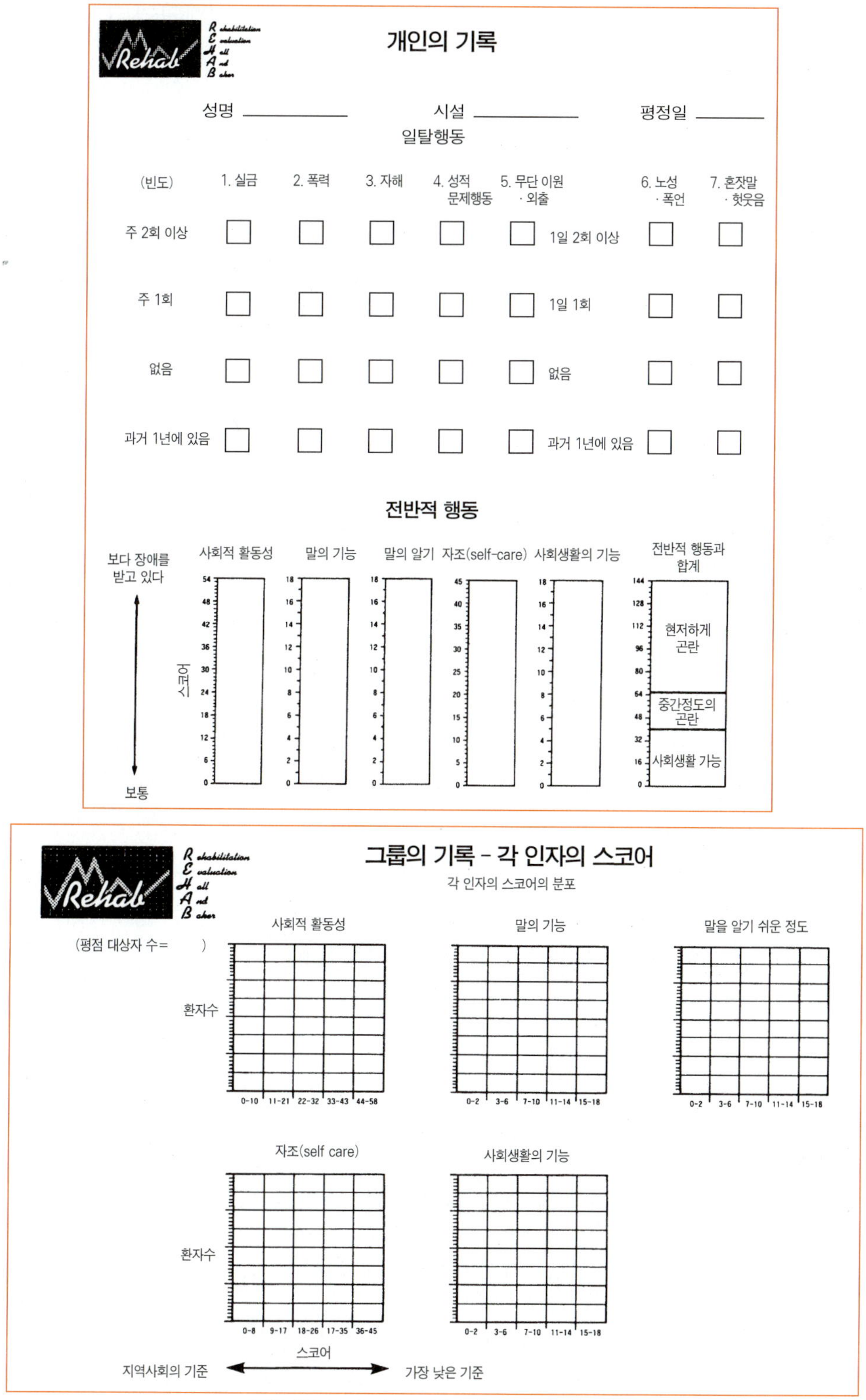

그림 18 REHAB의 평가용지의 일부

〔田原明夫, 藤 信子, 山下俊幸 : Rehab—정신과 재활행동 평가척도. 三輪書店, 1984에서〕

편하고 정신증상과의 연관성도 명백하기 때문에 병동으로부터의 일상관리(day care), 사회복귀시설에 이르는 장면에서도 이용할 수 있는 것이다.

b. REHAB

REHAB(Rehabilitation Evaluation Hall and Baker: 정신과 재활행동 평가척도)는, 다목적으로 사용되기 때문에 R. Baker와 J.N. Hall에 의해서 1983년에 개발된 정신장애인의 행동 평가 척도이며 "일탈행동" 7항목, "전반적 행동" 16항목의 합계 23항목으로 구성된다. "일탈행동"은 빈도에 따라 3단계, "전반적 행동"은 보통의 사람을 표준으로 하여 장애의 정도를 직선상에 세로의 선을 그어서 평정한다.

이 "전반적 행동"을 스코어 스케일(score scale)로 스코어 0(보통)에서 스코어 9(가장 장애가 중증이다)까지의 10단계로 점수화한 후, "사회적 활동성", "말의 기능", "말의 알기 쉬운 정도", "자조(self care)", "사회생활의 기능"의 다섯 인자로 정리하여 평가되는 것이다(그림 18).

병동이나 일상관리(day care), 사회복귀시설 등, 1주일 이상에 걸쳐 이용자를 관찰할 있는 곳에서 이용한다.

I. 물리 · 작업치료와의 관련사항

이 단원에서는 정신의학에서의 진단이나 평가의 프로세스를 해설하였다. 물리 · 작업치료에서는 이러한 프로세스와 결과를 재활의 입장에서 고쳐 파악하는 것이 필요하며, 거듭 시야를 넓혀 개인의 사회생활면에 관한 평가를 하는 것이 요구된다.

■ 복습의 요점

1. 정신장애의 진단 · 평가에는 면접과 문진에 의한 정신의학적 진찰이 가장 중요시되지만, 다른 신체 진료과와 큰 차이가 있다.
2. 뇌를 포함하는 신체상태의 검색에는 각각의 목적에 따라서 뇌파검사, 두부CT · MRI 등의 뇌 영상검사, 척수액검사 등을 실시한다.
3. 지능검사나 성격검사 등도 빼놓을 수 없는 중요한 보조검사법이다.
4. 최근에는 진단 · 평가나 약물치료의 효과판정, 또는 재활의 계획을 위해서 정신증상이나 사회생활능력에 관한 평가척도를 사용하는 일이 많다.

제5장 뇌 기질성 정신장애

학습목표

- 뇌 기질성 정신장애의 경과에 의한 증상의 특징을 학습한다.
- 뇌 기질성 정신장애의 원인이 되는 주된 질환에 대해서 학습한다.
- 주된 노년기의 치매성 질환의 특징이나 재활에 대해서 학습한다.

A. 뇌 기질성 정신장애란

1. 개념

기질성 정신장애(organic mental disorders)란 ICD-10에서 명백한 뇌의 장애에 기초하는 정신장애를 총칭한 것을 말한다. 따라서, 뇌의 1차적인 장애에 기초하는 정신장애나 신체질환에 기초하는 2차적인 뇌 장애에 의한 증후성(증상성) 정신장애 이외에 넓은 의미로는 알코올 등의 정신작용물질에 의한 정신장애나 간질 등도 포함된다.

이 단원에서는 이해하기 쉽도록 뇌의 1차적인 장애에 기초하는 정신장애를 우선 "뇌 기질성 정신장애"로서 다룬다. 그 원인이 되는 질환은 여러 갈래에 걸쳐 있지만, 여기서는 그 주된 것에 대해서 해설한다. 그 밖의 질환 등의 상세한 것에 대해서는 신경과학이나 뇌 신경외과학 등의 전문서적을 참고하기 바란다.

2. 증상의 특징

뇌 기질성 정신장애의 증상은 급성증상과 만성증상으로 크게 나눌 수 있다.

급성증상은 섬망을 비롯하여 여러가지의 의식장애를 주된 징후로 하고, 일과성, 가역성이다. 한편, 만성증상은 지능의 저하(치매)나 기억장애, 인격장애의 변화 등을 주된 징후로 하고, 대부분은 진행성, 비가역성이다. 이러한 급성 · 만성의 증상에, 여러가지의 신경증모양 상태, 우울상태나 조증상태, 환각이나 망상 등 감정이나 사고, 지각 등의 변화가 추가된다.

ICD-10에서는, 기질성 정신장애를 이러한 여러 증상에 기초하여 분류하고 있는 것이 특징이다(표 1). 또한 그 일부는 증후성 정신장애에도 해당한다.

3. 치료 및 관리, 재활

치료는, 기초가 되는 질병에 대한 치료를 기본으로 한다. 그러나 병세의 진행에 수반하는, 또는 후유증으로서의 기능장애나 생활면의 장애에 대해서는 의료나 보건, 복지, 나아가서는 노동 분야에 걸친 관리나 재활이 필요하다. 정신증상이 현저한 경우에는 향정신약제도 투여한다.

B. 치매와 그 특징

1. 정의와 분류

ICD-10에서는 치매를 "뇌질환에 의한 증후군이며 보통은 만성 또는 진행성이고, 기억, 사고, 지남력, 이해, 계산, 학습능력, 언어, 판단을 포함하는 다수의 고차 피질기능장애를 나타낸다. 의식의 혼탁은 없다" 라 정의하고, "이 증후군은 알쯔하이머병, 뇌혈관질환, 1차성 또는 2차성으로 뇌에 장애를 주는 다른 병태에서 출현한다"라 하고 있다.

a. 병인에 의한 분류

치매를 나타내는 질환에는 여러가지가 있다(표 2).

치매는 병인으로부터는 실제의 모습이나 병인이 아직 밝혀지지 않은 1차성 치매와, 원인질환이나 병태가 밝혀진 2차성 치매로 나눌 수 있다. 1차성 치매의 대부분은 변성질환이고, 현재로서는 효과적인 치료법은 없다. 2차성 치매에서는 원인치료에 의해서 증상의 경감이 가능한 것도 적지 않게 있는데 이러한 경우를 치료 가능한 치매(treatable dementia)라고도 한다.

표 1 ICD-10에서의 "F0증상성을 포함하는 기질성 정신장애"의 주된 항목의 개요

코드	항목
F00	알쯔하이머병의 치매
	F00.0 조발성 알쯔하이머병의 치매
	F00.1 지발성 알쯔하이머병의 치매
	F00.2 알쯔하이머병의 치매, 비정형 또는 혼합형
F01	혈관성 치매
	F01.0 급성 발병의 혈관성 치매
	F01.1 다발경색성 치매
	F01.2 피질하혈관성 치매
	F01.3 피질 및 피질하 혼합성 혈관성 치매
F02	기타 질환의 치매
	F02.0 피크병의 치매
	F02.1 크로이츠펠트 · 야콥병의 치매
	F02.2 헌팅턴병의 치매
	F02.3 파킨슨병의 치매
	F02.4 인간면역부전바이러스(HIV)질환의 치매
F04	기질성 건망증후군 (알코올 등 정신작용물질에 의하지 않은 것)
F05	섬망 (알코올 등 정신작용물질에 의하지 않은 것)
F06	뇌손상, 뇌기능부전, 신체질환에 의한 다른 정신장애
	F06.0 기질성 환각증
	F06.1 기질성 긴장성 장애
	F06.2 기질성 망상성(분열증모양) 장애
	F06.3 기질성 기분(감정) 장애
	F06.4 기질성 불안장애
	F06.5 기질성 해리성 장애
	F06.6 기질성 정서불안정성 장애
	F06.7 경증 인지장애
F07	뇌질환, 뇌손상, 뇌기능부전에 의한 인격이나 행동의 장애
	F07.0 기질성 인격장애
	F07.1 뇌염후증후군
	F07.2 뇌진탕후증후군

b. 발병연령에 따른 분류

발병의 시기에 관해서는 각각의 질환에 호발의 시기가 있다. 예컨대, 아급성 경화성 전뇌 뇌염이나 간 렌즈핵 변성증, 백질이영양증 등은 소아기에 발병한다. 피크(Pick)병이나 헌팅턴(Huntington)병, 파킨슨(Parkinson)병, 크로이츠펠트-야콥(Creutzfeldt-Jakob)병, 정상압수두

표 2 치매를 나타내는 주된 질환

분류	질환명
변성	
대뇌피질	알쯔하이머병, Pick병, Lewy소체형 치매, 피질기저핵 변성증, 기타의 치매
추체외로계	파킨슨병, 진행성핵상마비, Huntington병 등
기타	척수소뇌변성증 등
혈관성	다발경색성 치매, Binswanger형 치매, 뇌경색이나 뇌출혈 등
감염성	진행마비, 일본뇌염, 헤르페스뇌염, HIV뇌증, 아급성 경화성 전뇌 뇌염, Creutzfeldt-Jakob병 등
외상성	두부외상 후유증, 만성 경막하혈종
중독성	일산화탄소중독, 수은중독, 알코올중독 등
종양성	여러가지의 원발성 뇌종양, 전이성 뇌종양 등
탈수성	다발성 경화증 등
대사성	비타민 B군의 결핍상태(Wernicke뇌증, 페라글라 등), 요독증, 저혈당 등, 간 렌즈핵 변성증(Wilson병), 이염성 백질 이영양증, Krabbe병, 부신백질이영양증 등
내분비성	갑상선기능저하증, Addison병 등
기타	정상압수두증 등

증 등은 중년 또는 노년 초기에 발병한다. 한편, 알쯔하이머(Alzheimer)병이나 뇌혈관성 치매는 노년 초기부터 발병하고, 고령이 됨에 따라 많아진다. 40~65세까지에 발병하는 것을 노년 초기 치매(presenile dementia), 65세 이상에 발병하는 것을 노년기 치매(senile dementia)라 부른다.

c. 노년초기 · 노년기 치매의 출현빈도

후생성의 통계에서는, 노년 초기 치매의 환자 수는 5만~10만명 정도라 추정하고 있다. 한편, 65세 이상 인구에서의 치매의 출현률은 6.3%이지만, 연령이 높아짐에 따라 대폭 상승한다. 85세 이상에서는 27.3%, 즉, 4명에 1명 이상에 이르며 높은 연령이 될 수록 남성보다 여성의 출현률이 높다는 것이 지적되어 있다(1985년 추계). 고령화가 한층 진전되고 있는 오늘날에는, 65세 이상 인구에서의 치매성 노인 출현률은 지속적으로 상승하여, 7%를 초과하고 있는 것으로 추정된다(표 3). 이 때문에, 보건 · 의료 · 복지 영역에서 치매성 노인에 대한 대책은 시급하고 동시에 중요한 과제로 되어있다.

표 3 65세 이상의 치매성 노인 수의 장래 통계

1985년의 치매 출현율과 1992년 9월의 후생성 인구문제연구소의
인구 장래 추계에 기초한 추계

연도	1990	1995	2000	2005	2010	2015	2020
추계 수(만명)	101.0	125.9	155.8	188.8	225.6	262.2	291.6
65세이상 인구비(%)	6.76	6.91	7.18	7.63	8.13	8.35	8.91

〔후생성: 일본의 정신보건복지. 정신보건복지 핸드북, 1998년판, p113에서〕

표 4 치매의 기본 증상과 수반 증상

기본증상	기명 · 기억장애, 지남력장애, 계산장애, 이해력 · 판단력의 장애 등의 지적 기능의 장애, 고차 뇌기능장애
수반증상	
정신증상	자발성 저하, 불면 · 불온, 야간 섬망, 기분이 좋지 않음 · 쉽사리 자극을 받음, 흥분, 환각, 망상, 우울, 무위, 작화, 인물 오인, 다변, 다동 등
이상행동	배회, 혼잣말, 소리침, 공격 · 폭력, 옷을 찢음, 불결(대변을 주무름), 아무것이나 주어먹음, 불장난, 수집벽, 도벽, 음란행위, 거식증, 자해, 자살기도 등

노년초기 · 노년기의 대표적인 치매성 질환은 알쯔하이머병과 뇌혈관성 치매이다. 양자의 비율은 일본에서는 종전에 뇌혈관성 치매가 다수를 차지하고 있기는 하였지만, 최근에는 알쯔하이머병이 차츰 증가하고 있다. 그 배경에는 뇌혈관장애의 예방과 치료가 진전되었기 때문이라 생각한다. 또한, 구미 여러 나라에서는 알쯔하이머병의 비율이 훨씬 높다.

2. 기본증상과 수반증상

치매에서는 일반적으로 기명 · 기억장애나 계산장애, 지남력장애 등이 서서히 진행되고, 실어나 행위상실증, 언어기능의 상실 등을 거쳐, 고도(high degree)의 치매에 도달하여, 침상생활의 경과를 취한다. 이러한 지적 기능의 저하를 중심으로 하는 증상을 기본증상 또는 핵심증상이라 한다. 동시에, 이러한 핵심증상에 더해서, 앞에서 언급한 것처럼 여러 정신증상이나 인격장애를 수반하는데, 이러한 수반증상을 주변증상 또는 변연증상이라 부른다(표 4).

표 5 치매로 오인하기 쉬운 상태와 그 특징

• 우울병	비애 · 우울 기분의 1일 내 변동, 항우울약제에 의한 개선
• 폐용성 치매	자극이 부족한 상태 하에서 장기간 병상에 누워있음
• 섬망	변동하는 경증 의식장애의 존재
• 통과증후군	의식장애로부터의 회복과정에서의 일과성 출현
• 건망증후군	이해력 · 판단력은 대체로 유지
• 약물성 장애	향정신약제, 항파킨슨약제 등, 약물의 투여

일반적으로 노년기의 치매에서는, 주위의 대응 여하에 따라서는 불면, 불온 · 흥분, 섬망, 환각 · 망상, 배회 등 생활에 큰 어려움이 되는 정신증상이나 문제행동을 나타내는 일이 있기 때문에, 관리나 재활에서의 연구나 배려가 필요하다.

3. 치매로 오인하기 쉬운 상태

고령자에서는 아래와 같은 경우에 치매로 오인하기 쉽기 때문에 경과관찰을 포함하여 신중한 대응이 요구된다(표 5).

(1) 우울가성 치매

제3장 C.2.c항 "치매와 유사한 상태"(☞28쪽) 참조.

(2) 섬망

낮 동안에도 극히 경증의 의식장애가 출몰하기 때문에 등록 · 기억, 지남력, 계산 등이 장애를 받거나, 두서없는 언동이나 이상행동이 관찰된다(☞24쪽).

(3) 통과 증후군

비크(H.H. Wieck)가 제창한 개념이고, 의식장애의 회복과정에 발생하는 상태를 말한다. 기명 · 기억, 사고, 정동, 자발성의 장애 등 정신기능의 저하가 일과성으로 출현한다.

(4) 건망 증후군

기명력이나 지남력이 현저하게 저하한 상태이며 만성 · 지속성인 경우도, 통과 증후군으로 출현하는 경우도 있다. 의식장애나 치매는 없기 때문에, 이해력 · 판단력은 유지된다(☞33쪽).

(5) 약물성의 치매모양 상태

고령자에서는 항정신병약제, 항울약제, 항불안약제, 수면제, 항파킨슨약제, 항당뇨병약제, 스테로이드제제 등의 복용 중에, 정신활동이 활발하지 못함, 졸림(somnolence) 경향, 섬망, 착란 등을 나타내는 경우가 있다.

4. 치매의 평가

치매의 평가에는 지적 기능면과 일상생활면으로부터의 쌍방의 평가가 필요하다. 이를 위해서 여러 가지 평가법이 개발되어 있다.

a. 지적 기능면의 평가법

지적 기능의 선별검사로서는 주로 개정 하세가와식 간이 지능평가 스케일(HDS-R)과 MMSE (mini-mental state examination)가 널리 사용된다. 상세한 것에 대해서는 제4장의 지능검사의 항(☞82쪽) 참조.

b. 일상생활면의 평가법

일상생활기능의 평가법으로서는 "노인 지능의 임상 판정기준"〔柄澤, 1981〕이나 "치매성 노인의 일상생활 자립도 판정기준"〔후생성, 1993〕 등이 사용된다.

(1) 노인성 지능의 임상 판정기준

"일상생활능력", "일상회화 · 의사소통", "구체적 예시"의 3항목에 대해서 "정상" "비정상 쇠퇴"로 크게 분류하고, 각각을 2단계, 4단계로 나눠서 평가하는 것이다(표 6).

(2) 치매성 노인의 일상생활 자립도 파정기준

"의사소통", "증상 · 행동"에 착안하여 일상생활 자립도의 정도를 5단계로 평가하여 일상생활 자립도를 판정하는 것이다. 치매성 노인에 대한 실제적인 대응을 지도하는 데에 도움이 된다(표 7).

5. 관리 및 재활

여기서는 노년기의 치매증 환자, 이른바 치매성 노인에 대해서 언급한다.

표 6 노인 지능의 임상적 판정기준(柄澤에 의함)

판정		일상생활능력	일상회화 · 의사소통	구체적 예시
정상	(-)	사회적, 가정적으로 자립	보통	활발한 지적활동 지속(우수노인)
	(±)	위와 같음	위와 같음	보통의 사회활동과 가정 내 활동 가능
이상경직	경도 (+1)	● 보통의 가정 내에서의 행동은 자립 ● 일상생활상, 조언이나 보조는 필요 없거나 있어도 경도	● 거의 보통	● 사회적인 사건에 대한 흥미나 관심이 부족하다. ● 화제가 부족하고, 한정되어 있다. ● 같은 것을 반복해서 이야기한다. 질문한다. ● 이제까지 한 작업(사무, 가사, 쇼핑 등)의 오류 또는 능력저하가 뚜렷하다.
	중등도 (+2)	● 지능저하 때문에, 일상생활이 혼자서 약간 불안하다. ● 조언이나 보조가 필요하다.	● 간단한 일상회화는 그럭저럭 가능 ● 의사소통은 가능하지만 불충분. 시간이 걸린다.	● 익숙하지 않은 상황에서 장소를 착각하여 길에서 헤맨다. ● 같은 물건을 몇 번이나 사들인다. ● 금전관리나 적정한 복약에 다른 사람의 원조가 필요하다.
	고도 (+3)	● 일상생활이 혼자서는 도저히 무리이다. ● 일상생활의 대부분에 조언이나 보조가 필요 또는 실패행위가 많아 눈을 뗄 수 없다.	● 간단한 일상대화조차 자신이 없다. ● 의사소통이 부족하여 곤란하다.	● 익숙한 상황에서도 장소를 착각하여 길에서 헤맨다. ● 조금 전에 식사를 한 것, 조금 전에 말한 것조차 잊는다.
	최고도 (+4)	위와 같음	위와 같음	● 자기이름이나 출생지조차 잊어버린다. ● 가까운 가족과 다른 사람의 구별도 하지 못한다.

〔柄澤昭秀: 행동평가에 의한 노인지능의 임상적 판정기준. 노년기 치매, 3:81-85, 1989에서〕

a. 기본적인 사고방법

치매성 노인은 만성 진행성 질환의 환자이며 동시에 치매를 주체로 하는 정신장애와 각종 신체장애를 합병하는 중증 중복장애인으로 간주할 수 있다. 그리고 사소한 심리사회적 · 신체적 변화로 여러 증상은 쉽게 악화되고, 동시에 자기 신체의 안전이나 존엄성, 권리를 지킬 수 없는 고령자이다.

따라서, 관련 법제도에 의한 보장 하에서, 치매성 노인의 특성을 충분히 배려한 보건 · 의료 · 복지의 종합적인 서비스가 필요하다. 구체적으로는 입원 · 입소 등의 시설 서비스와 통원 · 통소, 방문 등의 재가 서비스로 나뉜다.

표 7 치매성 노인의 일상생활 자립도 판정기준(후생성, 1993)

등급	판 정 기 준	관찰되는 증상 · 행동의 예	판정에 있어서의 유의사항 및 제공되는 서비스의 예
Ⅰ	얼마간의 치매를 가지나, 일상생활은 가정 내 및 사회적으로 거의 자립하고 있다.		재가생활이 기본이며 혼자서 생활하는 것도 가능하다. 상담, 지도 등을 실시함으로써 증상의 개선이나 진행의 저지를 도모한다. 구체적인 서비스의 예로는 가족 등에 대한 지도를 포함하는 방문지도나 건강상담이 있다. 그리고, 본인의 친구 만들기, 삶의 보람 만들기 등 심신 활동의 기회 만들기에도 유의한다.
Ⅱ	일상생활에 지장을 초래하는 것 같은 증상 · 행동이나 의사소통의 곤란성이 다소 관찰되어도, 누군가가 주의하고 있으면 자립할 수 있다.		재가생활이 기본이지만, 혼자서 생활하는 것은 곤란한 경우도 있으므로 방문 지도를 실시하거나, 낮 동안의 재가 서비스를 이용함으로써 재가생활의 지원과 증상의 개선 및 진행의 저지를 도모한다. 구체적인 서비스의 예로는 방문지도에 의한 요양방법 등의 지도, 방문 재활치료, 일상관리(day care) 등을 이용한 재활치료, 매일 시설에 다니는 형태를 비롯한 일상 서비스(day service)나 일상생활 지원을 위한 홈 헬프 서비스(home help service) 등이 있다.
Ⅱa	가정 밖에서 상기 Ⅱ의 상태가 관찰된다.	가끔 길을 잃는다든가, 쇼핑이나 사무, 금전관리 등 이제까지 할 수 있었던 것에 잘못이 눈에 띄는 등	
Ⅱb	가정 내에서도 상기 Ⅱ의 상태가 관찰된다.	복약관리를 할 수 없다, 전화의 응대나 방문자와의 응대 등 혼자서 빈집을 지킬 수 없는 등	
Ⅲ	일상생활에 지장을 초래하는 것 같은 증상 · 행동이나 의사소통의 곤란성이 때때로 관찰되고, 간병을 필요로 한다.		일상생활에 지장을 초래하는 것 같은 행동이나 의사소통의 곤란함이 등급Ⅱ보다 중증이 되고, 간병이 필요해지는 상태이다. "가끔"이란 어느 정도의 빈도를 가르키는가에 대해서는 증상 · 행동의 종류 등에 따라서 다르므로 일괄적으로 결정할 수 없지만, 잠시도 눈을 뗄 수 없는 상태는 아니다. 재가생활이 기본이지만, 혼자 생활하는 것은 곤란하므로 방문지도나 야간의 이용도 포함한 재가 서비스를 이용하고, 이들의 서비스를 조합시키는 재가에서의 대응을 도모한다. 구체적인 서비스의 예로는 방문지도, 방문재활치료, home help service, 일상관리(day care), 일상 서비스(day service), 증상 · 행동이 출현하는 시간대를 고려한 night care 등을 포함한 단기체류(short stay) 등의 재가 서비스가 있으며 이들의 서비스를 조합하여 이용한다.
Ⅲa	낮 동안을 중심으로 하여 상기 Ⅲ의 상태가 관찰된다.	착탈의, 식사, 배변, 배뇨를 능숙하게 할 수 없다 · 시간이 걸린다, 마구 물건을 입에 넣는다, 물건을 주서 모으다, 배회, 실금, 큰소리, 기성을 지른다, 불의 뒤처리가 허술하다, 불결행위, 성적 이상행위 등	
Ⅲb	야간을 중심으로 하여 상기 Ⅲ의 상태가 관찰된다.	Ⅲa와 같다.	

(다음 계속)

표 7 치매성 노인의 일상생활 자립도 판정기준(후생성, 1993)

등급	판 정 기 준	관찰되는 증상 · 행동의 예	판정에 있어서의 유의사항 및 제공되는 서비스의 예
Ⅳ	일상생활에 지장을 초래하는 것 같은 증상 · 행동이나 의사소통의 곤란성이 빈번히 관찰되어, 항상 간병이 필요하다	등급 Ⅲ과 같다	항상 눈을 뗄 수 없는 상태이다. 증상 · 행동은 등급 Ⅲ과 같지만, 빈도의 차이에 따라 구분된다. 가족의 간병력 등의 재가 기반의 강약에 따라 재가 서비스를 이용하면서 재가생활을 계속하든지, 또는 특별양호 노인 홈 · 노인 보호시설 등의 시설 서비스를 선택하는 경우에는 시설의 특징을 고려하여 선택한다.
M	현저한 정신증상이나 문제행동 또는 중증의 신체질환이 관찰되고, 전문 의료가 필요하다.	섬망, 망상, 흥분, 자해 · 가해 등의 정신증상이나 정신증상에 기인하는 문제행동이 계속되는 상태 등	등급 Ⅰ~Ⅳ라고 판정되었던 고령자가 정신병원이나 치매전문 병동을 가진 노인 보건시설 등에서의 치료가 필요하거나, 중증 신체질환이 관찰되어 노인병원 등에서의 치료가 필요해진 상태이다. 전문 의료기관에 수진할 필요가 있다.

b. 주된 접근의 특징

관리나 재활에서는 장애 특성이나 생활사, 생활상황이나 취미 · 관심 등에 배려하면서 대략 아래와 같은 접근이 이루어진다.

① 일시, 장소, 주위에 대한 관심을 환기시키는 현실 지남력훈련(reality orientation), 과거의 기억회복이나 다른 사람과의 의사소통의 촉진을 도모하는 기억상기훈련, 주의력이나 각종 인지기능의 회복을 도모하는 훈련 등의 심리학적 접근

② 집단장면을 이용한 레크리에이션요법, 음악요법, 작업요법, 가벼운 스포츠 등에 의한 감정이나 의욕의 개선, 대인교류 촉진 등의 접근(그림 1 참조)

③ 식사나 세수, 착의, 배설 등, 신변처리 능력의 유지를 위한 훈련

④ 폐용증후군이나 합병증 예방도 포함하여 보행이나 근력강화 등의 투박하고 큰 운동기능이나 관절가동범위, 정교한 동작 등의 훈련, 각종 감각자극 등의 신체적 접근

C. 대뇌피질의 퇴행성질환

퇴행성질환(degenerative disease)이란 원인이 아직 불명이고, 특정 부위의 신경세포에 변성과 탈락을 초래하여 만성 또는 아급성의 경과를 거치는 일군의 질환이다. 대부분은 가족성, 유전

A

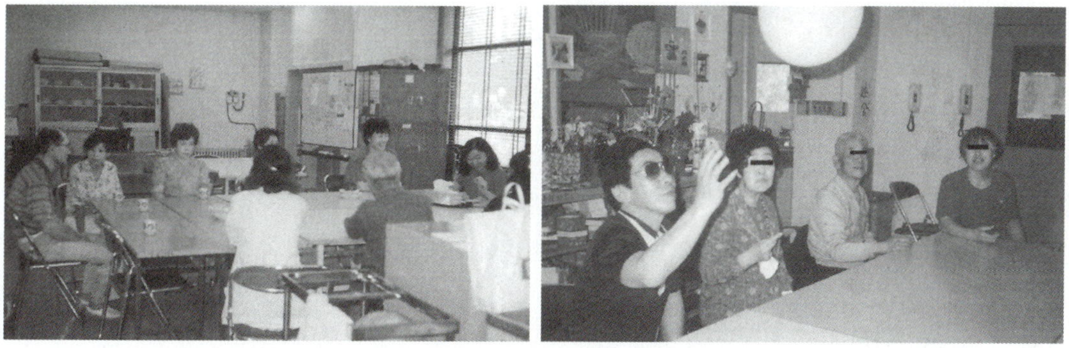

B

그림1 노인 일상관리(day care)의 한 장면(홋카이도대학 의학부 부속병원에서)
A : 차 마시는 시간(tea time), B : 풍선 배구시합

성이며 유전자 이상이 밝혀진 것도 있다. 장애를 받는 부위는 대뇌로부터 대뇌기저핵, 소뇌, 척수, 말초신경계에 이르지만, 여기서는 치매를 주된 증상으로 하는 대뇌피질의 퇴행성질환을 해설한다.

1. 알쯔하이머병

알쯔하이머(Alzheimer)병은 대뇌피질의 신경세포가 이상노화에 의해서 광범위하게 변성 · 탈락하는 질환이다. 1906년, 독일의 A. Alzheimer가 처음으로 이에 속하는 증상사례를 기재하고, 1911년에 크레펠린(Kraepelin)이 알쯔하이머병이라 명명한 것으로 알쯔하이머형 치매(dementia of Alzheimer type)라고도 한다.

a. 발병연령과 빈도, 병형 등

발병연령은 40대부터 관찰되지만, 고령이 됨에 따라 발병률이 높아진다. 대부분은 고발성(occurring singly)이지만, 가족성의 발현도 관찰되며 남성보다 여성의 발병률이 높다.

병형으로서, 40~65세의 중년기 · 노년초기에 발병하는 것을 조기발병형(early onset), 65세 이후에 발병하는 것을 후기발병형(late onset)이라 한다. 이전에는 전자를 알쯔하이머병, 후자를 노년치매(senile dementia)라 하였다. 현재는 양자는 동일한 질환이라 간주되고 있으나, 후자를 알쯔하이머형 노년치매(senile dementia of Alzheimer type; SDAT)라 부르는 경우도 있다.

b. 증상과 경과

경과는 대략 3기로 나뉜다.

(1) 제Ⅰ기 (초기)

서서히 진행하는 건망증(기억장애), 시간이나 장소에 과한 지남력상실, 이해나 판단, 사고력 등의 지적 기능이 전반적으로 저하되는 이외에 의욕의 감퇴 등에 더해서 여러 가지 정도의 행위상실증 · 인식불능증이 관찰된다.

가장 많은 것은 시공간인지의 장애이며 여느 때처럼 외출을 해도, 목적지를 모르게 되거나, 집으로 돌아갈 수 없게 된다. 기억도 희미해지기 때문에 집안에 둔 물건의 장소를 모르게 되어 "밖에서 누군가가 집에 침입하여 훔쳐갔다" 라든가, "며느리가 훔쳤다" 라고 하는 "도둑맞는 망상"이 형성되는 경우도 있다.

이 시기는 표면적이기는 하지만, 아직 소통성은 잘 유지되어, 대화도 가능하다. 그리고 자기 능력의 저하를 자각하여 혼란스러워 하거나, 우울상태가 되거나, 이것저것 변명하는 것도 가능하다. 태도나 행위도 정리되어 있고, 전체로서 인격은 유지되어 있다.

(2) 제Ⅱ기 (중기)

치매의 진행에 따라 이해력(comprehension)은 나빠지고, 자기의사를 표현할 수 없게 된다. 언어적으로도 언어간대(logoclonia)나 반향언어증(echolalia), 보속증(perseveration) 등(➲ 심화학습 ①) 여러 가지 이상이 나타난다. 행위상실증 · 인식불능증 등의 두정엽 · 후두엽 증상도 두드러지게 되고, 의복의 착탈이 불가능해지거나(착의행위상실증), 식사나 세수, 화기의 뒤처리 등 일상동작이 불가능해져(관념행위상실증 등), 일상생활에서도 간병이 필요하다.

또한, 특히 시각계의 인지장애가 뚜렷해지는 것도 특징이고, 형제나 자식, 지인의 얼굴을 보아도 누구인지 모르고(인물오인), 외출하면 귀가를 할 수 없게 되거나, 자택이나 병원, 시설에서도 자기 방이나 화장실의 위치를 모르게 되는 일도 빈번하게 관찰된다.

(3) 제Ⅲ기 (말기)

정신기능이 고도(high degree)로 황폐한 상태이며 회화는 거의 소실되고, 소통성도 상실되어, 자동적인 언어간대, 보속증 등만으로 된다. 근육 경직(rigidity)이나 동작 완만 등의 파킨슨증후군이나 종종걸음, 경련발작, 전두엽 징후인 흡인반사(suction reflex)나 파악반사(grasp reflex)도 출현하여 마침내는 무언무동증(akinetic mutism)을 나타내게 된다.

경과상, 초기에는 증상에 동요가 관찰되며 때로는 기억이나 판단이 회복되는 것처럼 보이는 일이 있어도 치매는 서서히 진행된다. 진행에는 개인차가 있으며 동시에 그 동안의 관리의 질에도 의하지만, 전체 경과는 수년에서 10년 정도이다.

조기발병형 알쯔하이머병은, 후기발병형 알쯔하이머병에 비해서 두정엽 · 측두엽 증상이 심하고, 진행도 빠른 것이 특징이다.

심화학습

❶ 뇌 기질성 정신장애에서 관찰되는 언어의 이상

- 언어간대(logoclonia)
  "서울역, 역, 역"과 같이, 어미나 중간의 음절을 간대성 경련모양으로 몇 번이나 반복하는 상태이고, 알쯔하이머병에 특유하다.
- 반향언어(echolalia)
  앵무새처럼 상대방이 말한 것을 되뇌는 상태이며, Pick병이나 알쯔하이머(Alzheimer)병 이외에 소아자폐증이나 정신지체 등에서도 관찰된다.
- 보속증(perseveration)
  처음에 "시계"라고 발음하면, 다음에 무엇을 보여주어도 "시계"라는 말을 반복하는 것처럼, 한 번 말을 발음하면, 그 후도 항상 같은 말을 지속하는 상태이다. 글씨 쓰기나 동작에서도 관찰되며, 중증의 뇌손상에서 나타나기 쉽다.
- 체속언어(stehend Redenart〈독일어〉)
  말을 걸면, 언제나 같은 내용의 말을 자발적으로, 또는 질문내용과는 관계없이 반복하는 상태이며, Pick병에 특유하다.
- 두 음절을 연달아 하나로 발음하는 언어(slurring speech)
  구순음이나 설음이 많이 포함되어 있는 일련의 음, 예컨대 "파퍄퍼펴포라랴러려로"를 반복시키면, "파퍄퍼퍼펴펴…라랴러러려려…" 등으로, 어떤 음을 연달아 발언하는 상태이다. 진행성 마비에 특유하다.
- 동어반복(paplilalia)
  "선생님, 안녕하세요, 안녕하세요, 안녕하세요,…" 등이라 동일 문구를 반복하고, 반복하는 사이에 차츰 빨라지는 상태. 파킨슨(Parkinson)병이나 가성 구마비 등에서 인지된다.

c. 병리와 병태

뇌고랑(cerebral sulcus)이나 뇌실은 확대되는 등 대뇌는 고도(high degree)로 위축되고, 뇌중량은 현저한 감소를 보인다.

조직학적으로는 피질의 신경세포는 고도(high degree)로 탈락하여 있고, 동시에 잔존하는 신경세포 내에 철사모양의 이상구조물인 신경원섬유 변화(neurofibrillary tangle)가 관찰된다(그림 2A). 그리고, 피질에는 변성된 신경종말에 의해서 형성되는 노인반(senile plaques)이 얼룩처럼 여기저기 나타나 있다(그림 2B). 이들의 변화는 측두엽으로부터 두정엽 피질에 걸쳐서 가장 다량으로 나타난다.

또한, 노인반의 중심부에 있는 아밀로이드에는 보통의 생체에는 존재하지 않는 β/A4단백(➲ 참고 1)이 축적되어 있고, 어떤 의미에서 알쯔하이머(Alzheimer)병은 이상아밀로이드단백

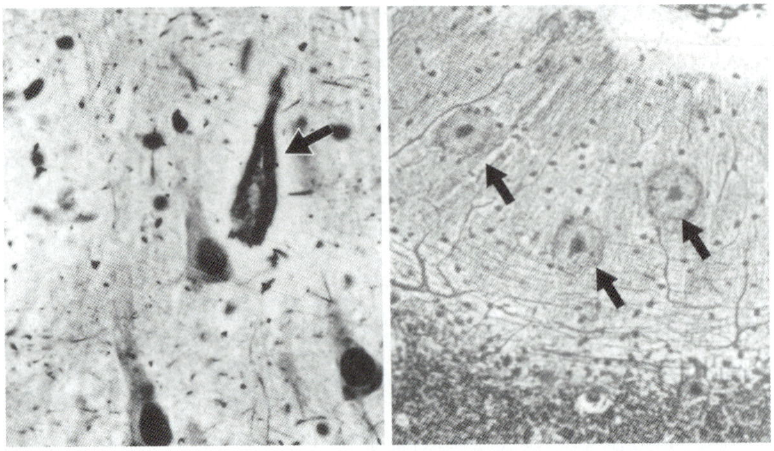

그림 2 알쯔하이머(Alzheimer)병에 특징적인 병리소견(은 염색)

A: 대뇌피질 신경세포내의 신경원섬유 변화(화살표) B: 소뇌피질에 나타난 노인반(화살표)

의 뇌 침착증이라고도 생각할 수 있다. 이 이상단백의 생성기전을 둘러싸고 현재 연구가 진행 중이지만, 특히 가족성의 알쯔하이머(Alzheimer)병에서는 유전자수준의 이상이 지적되어 있다.

신경화학적으로는 기억 · 학습기능과는 밀접한 관계가 있는 대뇌피질이나 해마 등에서의 아세틸콜린계통 기능의 저하가 지적되어 있다.

d. 진단

진단에는 정신기능의 저하가 관찰되고, 게다가 전반성의 치매를 나타내고 있다는 것(표 9 참조), 뇌CT나 MRI에 의해서 뇌의 위축과정이 관찰되며 동시에 혈관장애나 기타의 기질성 질환을 제외시킬 수 있을 것이 필요하다〔그림 3; 제4장의 그림 4(☞78쪽)도 참조〕. SPECT에 의해서 두정엽 영역의 혈류저하가 관찰되면 진단은 거의 확정된다〔제4장의 그림 5(☞79쪽) 참조〕. 최종적으로는 병리학적 검색에 의한다.

참 고

1 β/A4단백

뇌 아밀로이드의 연구에서는, 우선 알쯔하이머(Alzheimer)병의 뇌혈관 아밀로이드가 β단백이라 명명되고, 이어서 노인반 아밀로이드의 단백이 A4단백이라 명명되었다. 어느 것도 약 40개의 아미노산으로 구성되며, 거의 공통의 배열을 나타내기 때문에, 통합하여 β/A4단백이라 부른다.

그 후, 이 전구체의 단백(βAPP)이 밝혀졌기 때문에 이 βAPP로부터 어떻게 하여 β/A4단백이 생성되는지를 둘러싸고 연구가 추진되고 있다.

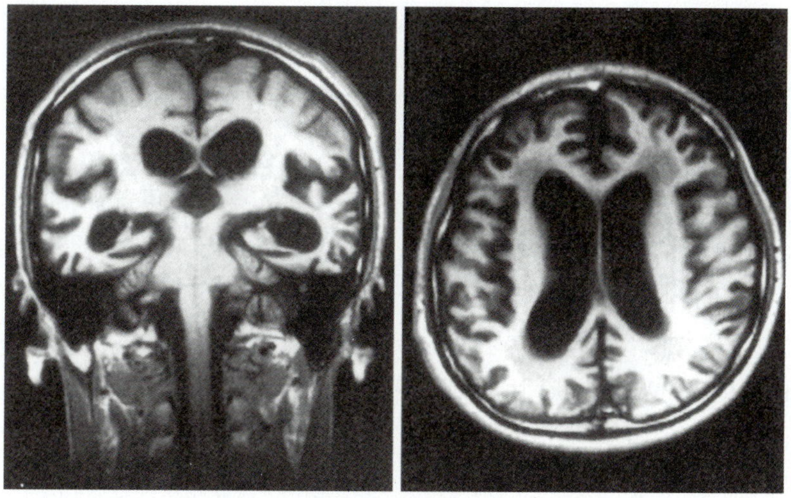

그림 3 진행된 알쯔하이머(Alzheimer)병의 뇌 MRI

A: 전두단면, B: 수평단면. 해마도 포함하여, 측두엽(A), 두정엽(B)에 위축이 뚜렷하다.
〔홋카이도대학 의학부 정신과 小林淳子 의사선생의 자료제공〕

e. 예방과 치료

현재로서는 효과적인 예방조치는 없다. 가족 내에 알쯔하이머(Alzheimer)병 환자가 있는 경우, 발병의 위험인자라 생각되고 있다. 최근에 사용되는 항치매약제(염산 도네페딜)는, 저하하여 있는 뇌내 아세틸콜린을 보충하거나, 그 분해를 억제하는 약물이고, 경~중등도의 알쯔하이머(Alzheimer)병에서의 인지기능의 개선 및 진행의 억제가 기대되고 있다.

이 질환에서의 관리나 재활에 대해서는 앞에서 언급하였다(☞107쪽).

2. Pick병

Pick병은 알쯔하이머(Alzheimer)병과 더불어 노년초기 치매의 대표적인 질환으로 간주되고 있으나, 빈도는 훨씬 적어 알쯔하이머(Alzheimer)병의 1/10~1/15이다. 고발성(occurring singly)의 발병이며 원인은 아직 불명이다.

a. 증상과 경과

증상의 특징은 특유의 인격변화나 문제행동 · 태도, 체속언어(➊ 심화학습 ①(☞113쪽)참조〕

심화학습

❷ 루이(Lewy)소체

파킨슨병이나 Lewy소체형 치매 등에서, 중뇌나 뇌교 등 뇌간의 신경세포 내에 출현하는 Lewy소체는, 동심원모양의 구조를 나타낸다(뇌간형). 한편, Lewy소체형 치매에서 대뇌피질의 신경세포 내에 출현하는 이 소체는, 미만성의 원형구조를 나타낸다(피질형). 그림 4를 참조할 것.

이며, 치매는 어느 정도 진행된 후에 나타난다. 증상의 경과는 대략 3기로 나뉜다.

(1) 제 I 기 (초기)

우선, 인격의 변화, 행동상의 문제가 두드러지는 것이 특징이다. 판단력이나 도덕적 감정이 저하되고 아울러서 억제력도 저하되기 때문에 원래의 인격으로부터는 추정하기 어려운 반사회적 행동을 나타내게 된다. 그리고, 직장에서도 일의 능률이 저하되고, 외출이나 배회 등이 관찰되거나, 무기력한 무관심을 나타내는 경우도 있으나, 본인에게는 전혀 병식이 없다. 또한, 알쯔하이머(Alzheimer)병과 같이 기억이나 시공간인지에 장애가 관찰되지 않는 것도 특징이다.

(2) 제 II 기 (중기)

차츰 의욕은 저하되고, 무욕상태, 타인에 대한 무관심이 눈에 띄게 되며 또한, 그 사람의 사회적 입장에 걸맞지 않는 행동, 예컨대 상대방을 무시하거나, 얕보거나, 진찰 중에 불성실한 인상을 주는 등, 특유의 대인관계가 관찰된다. 불안정한 배회나 다동, 보속증, 상동적 행동도 자주 눈에 띈다. 말수는 차츰 감소하고, 여러가지의 언어증상이 눈에 띄며 마침내 제 III 기로 이행한다.

(3) 제 III 기 (말기)

정신기능의 황폐가 진행되어 무언 · 무동상태가 되며 파킨슨(Parkinson)증후군이나 심부반사의 항진 등이 관찰된다. 이러한 상태에서 알쯔하이머(Alzheimer)병과의 감별은 이미 불가능하다.

b. 병형과 병리

대뇌반구의 국한성 위축이 특징이며 전두엽에 현저한 전두엽형과 측두엽에 현저한 측두엽형이 있다. 병변부위에서는 신경세포는 고도(high degree)로 탈락하여 잔존하는 신경세포 내에는 Pick소체라 불리는 은 염색으로 염색되는 봉입체가 출현한다. 대뇌백질에는 글리아섬유가 증식하여 있다(➔ 심화학습 ④) (☞132쪽) 참조].

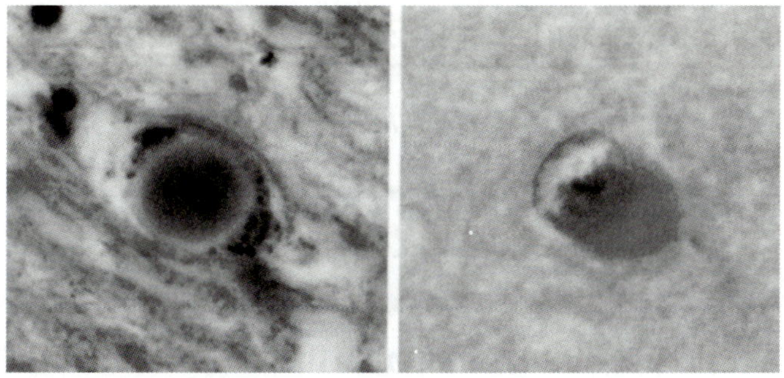

그림 4 Lewy 소체(HE염색) A: 뇌간형, B: 피질형

c. 진단

임상증상의 특징에 더해서 뇌CT나 MRI 등에 의해서 전두엽이나 측두엽의 현저한 위축을 확인하는 것이 진단으로 연결된다. 행위상실증 · 인식불능증 등은 알쯔하이머병에 비해서 적다.

d. 예방과 치료

예방이나 치료법은 없다. 문제가 되는 정신증상이나 행동이 관찰되면 향정신약을 투여하지만, 어디까지나 대증적인 것이다. 관리나 재활도 알쯔하이머(Alzheimer)병에 준한다.

3. 루이(Lewy)소체형 치매

본증(dementia with Lewy bodies)은 미만성 Lewy소체병(diffuse Lewy body disease)이라고도 하며 진행성 치매, 환각이나 의식상태의 변동에 더하여 경과 중에 보행장애나 근 경직(rigidity) 등의 파킨슨(Parkinson) 증상을 나타내고, 대뇌피질로부터 뇌간에 걸친 신경세포 내에 Lewy소체(➲ 심화학습 ②)라 불리는 원형의 이상구조물이 광범위하게 출현하여 있는 것을 특징으로 한다(그림 4). 최근에, 치매성 노인의 10~20% 이상이 본증이며 알쯔하이머(Alzheimer)병에 이어서 많은 변성 치매질환이라고 지적되어 있다.

따라서, 상기 증상을 나타내는 경우, 본증을 고려해도 되겠지만, 확정 진단은 병리학적 검색에 의한다. 원인불명이며, 현재로서는 예방법이나 치료법은 없다. 관리나 재활 등은 알쯔하이머(Alzheimer)병에 준한다.

D. 뇌혈관성 치매

1. 개요

뇌혈관장애는 뇌졸중(apoplexy)과 거의 같은 의미이며 뇌경색, 두개골내 출혈, 일과성 뇌허혈(transient cerebral ischemic attack; TIA), 고혈압성 뇌증 등으로 분류된다(표 8). 이러한 뇌혈관장애에 의해서 뇌 조직이 손상되어 치매가 출현하는 경우를 뇌혈관성 치매(cerebro-vascular dementia), 또는 혈관성 치매(vascular dementia)라 부른다.

일본에서는 뇌혈관장애에 의한 사망률은 악성 신생물질이나 심장질환에 이어서 제3위로 저하되기는 하였으나, 유병률은 변화가 없고, 또한 매우 중요한 질환이다. 그 중에서도 뇌경색은 고령이 됨에 따라 발병이 많아지기 때문에 뇌혈관성 치매도 고령자에 많고, 임상적으로도 사회적으로도 큰 위치를 차지하고 있다.

뇌혈관성 치매는 알쯔하이머(Alzheimer)병과 더불어 일본에서 대표적인 노년기의 치매성 질환이지만, 발병은 알쯔하이머(Alzheimer)병과는 달리 여성보다 남성에 많은 경향이 있다.

2. 증상과 경과

일과성 허혈발작, 또는 가벼운 뇌경색의 발작에 잇달아서, 서서히 증상이 출현하는 일이 많다. 이 밖에도, 두통이나 두중감(머리가 무거운 느낌), 머리가 산뜻하지 않은 느낌, 현기증, 이명(귀울음), 불면, 의욕이나 흥미의 감퇴, 초조감, 비틀거림 등 여러 가지의 정신적 신체적 호소로 나타나거나, 신경쇠약상태를 나타내는 경우도 적지 않다.

그 후, 차츰 건망증을 자각하게 되며 또한, 주의집중의 곤란, 자발성이나 의욕의 저하, 세상사에 대한 관심의 저하, 초조감이나 우울 등 감정면의 동요, 계산이나 정신활동의 감퇴 등이 관찰되

표 8 뇌혈관장애의 분류

1. 뇌경색	B. 지주막하출혈
A. 뇌혈전증	C. 기타의 두개골내 출혈
B. 뇌색전증	3. 일과성 뇌허혈 (TIA)
C. 기타의 뇌경색	4. 고혈압성 뇌증
2. 두개골내 출혈	5. 원인불명의 발작
A. 뇌출혈	6. 기타

(후생성 순환기병 연구위탁비에 의한 "뇌졸중의 진단기준에 관한 연구반"에 의함)

며, 감정실금도 나타내게 된다. 이들의 증상은 졸중발작을 반복할 때마다 계단모양으로 악화되거나, 경과 중에 경쾌해지는 등 동요를 나타내는 것이 특징적이지만, 뚜렷한 졸중발작을 나타내는 일이 없이 느리게 진행되는 사례도 적지 않다.

진행과 더불어, 자극을 쉽게 받는 등 감정의 불안정화, 환각이나 망상, 섬망, 억제 결여 등 여러 가지의 정신증상이나 인격변화가 현저하게 되는 경우도 있다.

한편, 기억장애의 정도가 높아져도, 판단력이나 이해력은 비교적 유지되어 있어, 소통성이나 감정적 반응도 좋으며 일상에서도 대인관계는 원활한 경우가 적지 않다. 그리고 젊었을 때부터의 기능이나 취미 등도 잘 유지되어 있어 고도(high degree)의 기억장애와는 균형이 맞지 않는 느낌이 있는데 이러한 상태를 반점치매(lacunar dementia)라 하고, 알쯔하이머(Alzheimer)병의 전반성 치매(global dementia)와 구별할 수 있다.

신경학적으로도 졸중발작을 반복할 때마다 부전마비나 보행장애, 가성 구마비, 그리고 근 긴장 항진 등의 파킨슨(Parkinson)병이 정도가 심해지고, 차츰 침상생활을 하게 된다. 이러한 상태에서도 감정 면에서의 소통성은 유지되어 있는 경우가 많다.

3. 병태와 병형

뇌혈관성 치매는 혈관병변의 성격(출혈, 경색)이나 크고 작음, 출현부위 등에 의해서 여러 가지 형태로 출현하지만, 치매를 나타내는 것은 아래의 경우이다.

a. 뇌경색이나 뇌출혈 후에 나타나는 치매

일반적으로는 졸중발작의 반복에 의해서 치매가 급속하게 진행되는 일이 많다. 그러나 전두엽 백질이나 해마, 시상(thalamus), 대뇌변연계 등 지능이나 기억 등 정신기능에 중요한 부위에서는 경색의 수가 적어도 또는 1회의 졸중발작으로도 치매가 나타난다.

b. 다발 경색성 치매

다발 경색성 치매(multi-infarct dementia; MID)는 대뇌의 심부백질이나 기저핵, 시상 등에 작은 경색(라쿠나)이 다발하는 것으로 일본에서는 가장 많은 형태이다[제4장의 그림 3(☞78쪽) 참조]. 신경학적으로 가성구마비나 파킨슨증후군 등을 나타낸다.

c. Binswanger 치매

빈스완거(Binswanger) 치매란 대뇌백질에 광범위하고 동시에 미만성의 손상이 발생한 결과,

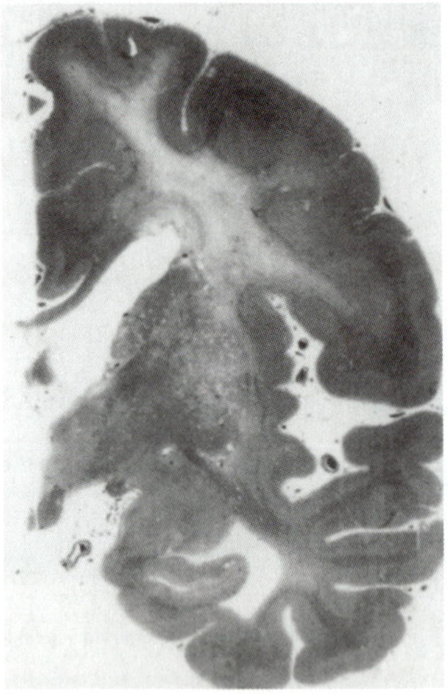

그림 5 **Binswanger형 치매**

대뇌의 심부백질에 미만성의 손상이 인지된다(은 염색).

치매를 비롯하여 비교적 중증의 정신신경증상을 나타내는 것이다(그림 5). 동맥경화, 심장질환이나 혈압의 저하 등에 의한 만성 순환장애가 원인이라 생각된다. 진행성 피질하백질뇌증, 피질하성치매(ICD-10) 등이라고도 불리지만, 다발성 경색을 합병하는 일도 적지 않다.

다발 경색성 치매나 Binswanger 치매는 알쯔하이머(Alzheimer)병의 피질 병변에 의한 치매(피질성치매)와는 달리, 백질 병변에 기초한 치매(백질치매)라 생각된다.

4. 진단

반점치매나 감정실금 등의 정신증상의 특징, 고혈압이나 뇌졸중 발작의 기왕증, 신경증상의 유무, 계단모양으로 악화되는 경과 등에 의해서 대략 그 진단이 가능하다(표 9). 뇌의 CT나 MRI 등에 의해서 혈관 병변을 확인함으로써 진단은 확정된다. 그러나 고령이 됨에 따라 알쯔하이머병과의 합병(혼합형치매)도 고려해야 한다.

5. 예방과 치료

a. 예방

치매의 출현은 혈압의 변동과 연관성이 있다는 것이 밝혀져 있기 때문에 무엇보다도 고혈압의

표 9 알쯔하이머병과 뇌혈관성치매의 감별

항목	알쯔하이머병	뇌혈관성치매
발병 연령	70세 이상에 호발	50세대부터 서서히 증가
성별	여성에 많다	남성에 많다
발병	느리다	느리다. 또는 뇌졸중 발작 후
경과	만성, 진행성	만성, 느리거나 또는 계단모양 악화
	증상은 고정성	증상은 고정성
병식(insight)	조기부터 상실된다	말초까지 유지된다
치매증상	전반성 치매	반점치매
인격	조기부터 무너진다	비교적 유지된다
감정	평판화, 다행	감정실금, 쉽게 바뀐다
신체적 호소	적다	초기에 있고, 머리가 무거우며, 두통, 형기증 등
신경증상	적다	있다 (가성구마비, 보행장애, 편마비, 국소신경징후 등)
책임병소	대뇌피질	대뇌백질

치료와 혈압의 안정화가 중요하다. 그리고 고혈압이나 고지혈증, 동맥경화 등 뇌혈관장애 전반의 예방을 위해 염분이나 동물성 지방의 섭취 제한도 빼놓을 수 없다. 당뇨병도 뇌혈관장애의 위험 인자이며 그 치료가 필요하다. 이 밖에, 생활습관병의 예방에 준한다.

b. 치료

뇌 대사 · 뇌 순환개선제, 항혈소판 약제 등에 의해서 뇌 순환을 촉진시킴으로 치매를 개선시키거나, 발병이나 진행을 지연시키는 것이 어느 정도 가능하다. 망상이나 환각, 우울증상이나 초조감, 이자극성(excitability) 등이 문제가 되는 경우에는 향정신약제의 투여도 필요하다.

c. 의료(care) 및 재활

신체기능의 장애가 있는 경우에는 물리치료나 작업치료 등에 의한 신체적 접근이 반드시 필요하다. 치매 등 정신증상에 대해서는 앞에서 언급한 대로이다(☞107쪽).

E. 대뇌기저핵의 퇴행성질환

여기서는 정신장애를 나타내는 대뇌기저핵의 퇴행성질환에 대해서 언급한다.

1. 파킨슨병 및 그 관련질환

a. 파킨슨(Parkinson)병

노년 초기 이후에 발병하는 질환이고, 보통 유전성은 없다. 구미에서는 발병률이 높으나(10만 대 120 정도), 일본에서는 그 절반 정도이다. 그러나 인구의 고령화와 더불어 차츰 증가하고 있으며, 신경난치병 중에서 환자 수가 가장 많은 것이다.

임상적으로는 정지시 진전(tremor at rest), 경직(rigidity), 운동불능증을 3대 징후로 하고, 이것에 자세반사의 장애가 추가되어, 10~15년의 경과로 자리보전하게 된다. 진행됨에 따라, 우울이나 자발성의 저하, 사고과정의 완만화, 정신 완만 또는 정신적 운동불능증 등의 정신증상이 출현하지만, 치매의 특징은 반드시 명백한 것은 아니다.

병리학적으로는 중뇌 흑질의 멜라닌 함유 신경세포의 변성 · 탈락(그림 6), 잔존하는 신경세포 내의 Lewy소체를 특징으로 한다〔(심화학습 ②)☞116쪽) 및 그림 4 참조〕.

신경학적으로는 흑질 선조체로의 장애에 의한 도파민의 감소가 관찰되기 때문에 L-도파 등 도파민의 보충을 중심으로 하는 약물치료를 시행한다.

b. 파킨슨(Parkinson)증후군

Parkinsonism이라고도 하며 진전, 경직(rigidity), 운동불능증 등 파킨슨병과 유사한 증상을 나타내는 것에 대한 총칭이다. 연관성이 있는 퇴행성질환과 원인이 명료한 것으로 대별된다.

(1) 연관성이 있는 퇴행성질환

진행성핵상마비(progressive supranuclear palsy), 선조체흑질변성증(nigrostriatal degeneration) 등이고, 장애부위도 파킨슨병보다도 광범위하기 때문에, 증상도 보다 다채롭고, 동시에 L-도파는 효과가 없다. 진행성핵상마비에서는 사고과정의 완만이나 자발성의 저하 등, 피질하성치매(subcortical dementia)라 일컬어지는 정신증상 이외에 경부의 이긴장증(dystonia)이나 수직성 안구운동의 장애가 특유하다.

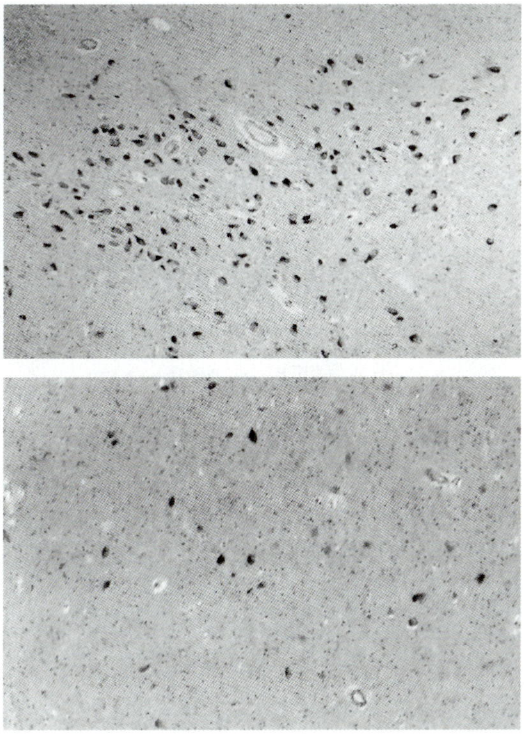

A

B

그림 6 중뇌 흑질의 멜라닌 함유 신경세포

정상적인 사람(A)에 비하여, 파킨슨(Parkinson) 병 환자(B)에서는, 신경세포는 뚜렷하게 감소하여 있다. (HE염색)

(2) 원인이 명료한 것

뇌혈관장애, 일산화탄소중독, 일본뇌염 등 많은 질환에서 파킨슨병과 유사한 증상이 발생하고, 동시에 정신증상을 나타내는데 이들에 대해서는 다른 항에서 해설한다[뇌혈관성치매의 증상(☞118쪽), 일산화탄소중독(☞136쪽), 일본뇌염(☞126쪽), 간렌즈핵변성증(☞139쪽) 참조].

2. 헌팅턴(Huntington)병

헌팅턴무도병이라고도 하며 중년기 이후 발병하는 상염색체성 우성 유전성의 질환이고, 병적 유전자가 제4상염색체에 그 자리를 갖는다는 것이 밝혀져 있다. 구미에서는 발병률이 높지만,(10만 대 4~7), 일본에서는 그 1/10이하이다.

a. 증상과 경과

임상적으로는 불수의운동(무도병)과 정신증상을 특징으로 한다. 무도병은 우선 얼굴이나 혀, 손가락이나 손 등에 출현하고, 서서히 하지나 체간 등 전신에 미치며, 보행이 곤란해지고, 마침내는

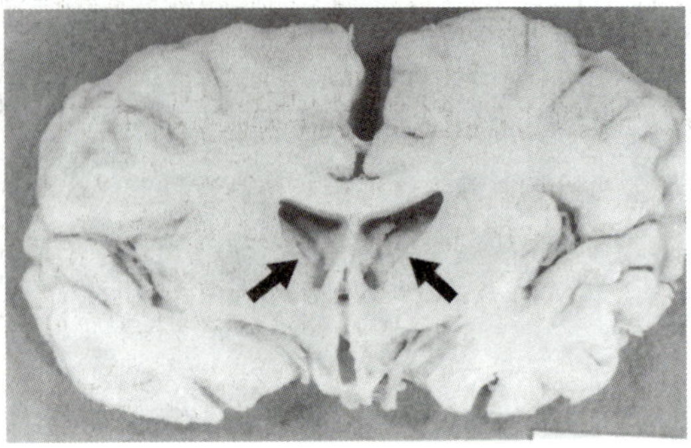

그림 7 Huntington병의 대뇌
선조체, 특히 미상핵의 위축이 뚜렷하고, 측뇌실이 확대되어 있다(화살표)있다. (HE염색)

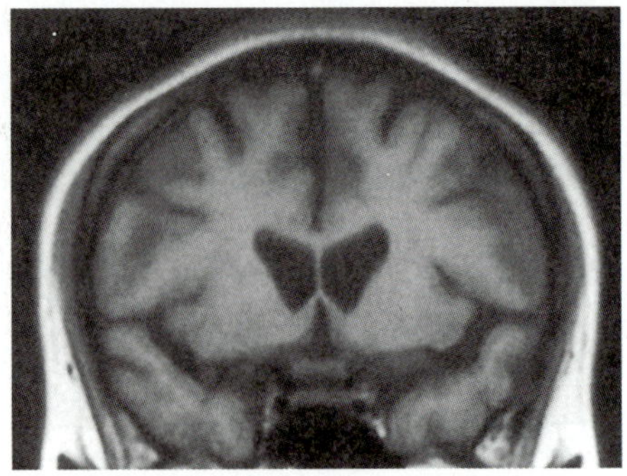

그림 8 Huntington병의 뇌 MRI
미상핵의 위축이 인지된다.

자리보전하게 된다. 근 긴장은 저하하여 있다. 정신증상은 초기에는 이자극성(excitability), 불온, 우울, 억제의 저하 등 기분의 변화가 관찰되는데 불수의운동에 앞서 출현하고, 비행이나 범죄 등 반사회적 행동으로 나타나는 경우도 있다. 그리고, 피해망상이나 과대망상, 환청 등이 출현하고, 정신분열모양의 증상을 나타내는 일도 있다. 그 후 자발성의 저하, 감정의 둔마(무디어짐), 지능의 저하가 서서히 진행하여, 마침내는 중증의 황폐상태에 빠진다. 경과는 10~20년이다.

20세 이전에 발병하는 경우를 소년성 헌팅턴무도병이라 한다. 유소년시기부터 정신적, 신체적 발달이 늦어지고 서서히 불수의운동이 출현한다. 근긴장은 항진하고, 경직(rigidity)을 나타낸다. 감정이 쉽게 변하거나 의욕이 저하하고, 지능의 저하도 나타난다. 진행은 성인사례보다도 빠르다.

b. 병리

병리학적으로는 대뇌피질이나 선조체(striatum)에 위축이 관찰되는데 특히, 미상핵에서 현저하다(그림 7, 8). 선조체의 중형 · 소형 신경세포가 변성 · 탈락한다. 이에 수반해서, 신경화학적으로는 아세틸콜린계나 γ-아미노부티르산(GMBA)계의 기능이 장애를 받아 도파민계가 우위가 된다.

c. 진단

불수의운동이나 정신증상 이외에 가족력의 확인, 뇌의 CT나 MRI에 의한 미상핵(caudate nucleus)의 위축 확인이 진단에 중요하다. 현재로서는 발병하지 않은 사람을 포함하여 유전자 진단이 가능하지만, 치료법이 없는 이 질환에서는 윤리상의 문제가 있다.

d. 치료

할로페리돌(haloperidol) 등의 항도파민 작용이 있는 항정신병 약제가 대증요법으로서 어느 정도 효과적이다. GABA의 보충요법은 성공하지 못하고 있다.

F. 뇌의 감염증

이전에 정신장애의 대표적인 위치를 차지하였던 진행마비는 제2차 세계대전 후는 항생물질의 개발에 의해서 일본에서는 거의 볼 수 없게 되었다. 대신에 바이러스에 의한 뇌염이 큰 위치를 차지하게 되고, 세계적으로 HIV에 의한 뇌장애가 주목을 받고 있다. 또한, 영국이나 일본에서는 프리온(prion) 단백에 의한 감염증인 Creutzfeld-Jakob병의 인위적인 발병이 큰 사회적이고, 동시에 국제적 문제가 되고 있다. 이와 같이, 뇌의 감염증(inflammatory disease)에는 시대적 변화가 반영되어 있는 것이 특징이다.

1. 진행마비

진행마비(progressive paralysis 또는 general paresis)는 성 교섭에 의해서 매독에 감염된 후, 십 수년 후에 발병하는 만성뇌염을 말하며 매독의 경과로부터는 만기 매독에 상당한다. 병원체인 매독 트레포네마(Treponema pallidum)는 1913년 일본의 노구치 히데오(Hideo Noguchi)에 의해서 환자의 뇌에서 발견되어 비로소 병인의 해명과 치료법의 개발이 이루어진 정신장애이다.

매독환자에서의 이 병의 발병률은 4~6%이고, 40대의 남성에 많으며, 여성의 2배이다.

a. 증상과 경과

주된 정신증상은 만성 진행성의 치매 및 인격변화이고, 이것에 의욕의 감퇴를 비롯하여 우울상태(depressive state)나 조상태(manic state), 또는 환각망상상태 등이 추가된다.

경과에 따라, 차츰 건망증이 심해지고, 지남력(orientation)의 장애가 출현하며 감정도 다행적으로 되고, 인격의 변화가 진행된다. 인격의 변화에서 특징적인 것은 도덕의식이나 유리의식 등의 고등 감정이 무디어지고, 욕동에 대한 억제가 저하하기 때문에 난매(마구잡이로 사들임), 배회, 거짓말, 충동행위 등의 문제행동이 출현하는 것이다. 의욕이나 자발성도 서서히 저하하고, 하루 종일 망연하여 아무것도 하지 않는 상태에 빠지며 마침내는 침상생활 상태가 되어 사망한다.

신경증상으로서는 빛반사(light reflex)의 소실, 슬반사(knee reflex)의 소실, 두 음절을 연달아 하나로 발음하는 언어(slurry speech) 〔 심화학습 ① (☞114쪽) 참조〕 등이 특징이다.

태반을 통해서 태생기에 감염되고, 사춘기 무렵에 치매가 출현하는 경우를 소년성 진행마비(juvenile paresis)라 한다.

b. 진단

혈액이나 척수액의 매독검사에서의 양성 소견, 척수액의 단백이나 세포의 증가 등 염증소견으로 확정할 수 있다.

c. 치료

항생물질인 페니실린의 반복투여로 척수액의 매독반응 〔왓세르만(Wassermann) 반응〕을 계시적으로 검사하여 음성이 되면 치유된 것으로 간주한다. 치매는 초기나 경증인 경우는 치료에 의해서 개선되지만, 진행된 경우에는 정도의 차이는 있으나 잔존한다.

2. 일본뇌염

일본뇌염(Japanese-B encephalitis)은 작은 붉은 집모기가 일본뇌염을 전파함으로써 발생하며 이 모기가 발생하는 여름부터 가을에 걸쳐 유행한다(유행성 뇌염). 일본의 혼슈 이남, 동아시아나 동남아시아에서 발병하고, 일본에서는 성인이나 고령자에 많다.

a. 증상과 경과

발병은 급성이며 발열, 권태감, 두통에 이어서 경련, 의식장애가 출현한다. 정신운동 흥분 등을 나타내는 일도 있다. 신경증상도 수막자극증상, 각종의 추체로증상, 추체외로증상 등을 나타낸다. 사망률은 매우 높으며(30%), 치유한 경우에도 대뇌피질이나 시상(thalamus), 흑질(substantia nigra) 등이 침범되기 때문에 감정면의 장애, 인격변화, 파킨슨증후군 등 정신신경계에 중증의 후유증상을 남긴다.

b. 진단

일본뇌염 바이러스에 대한 혈청 항체가의 상승으로 확정할 수 있다.

c. 치료와 예방

치료로는 전신상태의 관리, 항바이러스 약제의 투여를 한다. 예방에는 백신이 유용하다.

3. 단순 헤르페스뇌염(HSE)

단순 헤르페스 뇌염(herpes simplex encephalitis; HSE)은 삼차신경에 상재하기 쉬운 단순 헤르페스 바이러스 I 형(구부 헤르페스)에 의한 산발성 뇌염이고, 측두엽이나 대뇌변연계가 침범되며 출혈괴사 등 중증의 병변을 나타낸다(그림 9).

a. 증상

발열이나 경련, 섬망을 포함하는 의식혼탁, 정신운동 흥분, 수막자극증상 등 급성뇌염에 공통되는 증상으로 발병하고, 이에 더해서 이상행동, 후각이상, 환시, 기억장애 등의 측두엽이나 대뇌 변연계의 증상이 출현한다.

b. 치료와 예후

최근에 병 초기의 혈청 바이러스 항체가의 측정, 뇌 CT나 MRI에 의한 측두엽 병변의 확인에

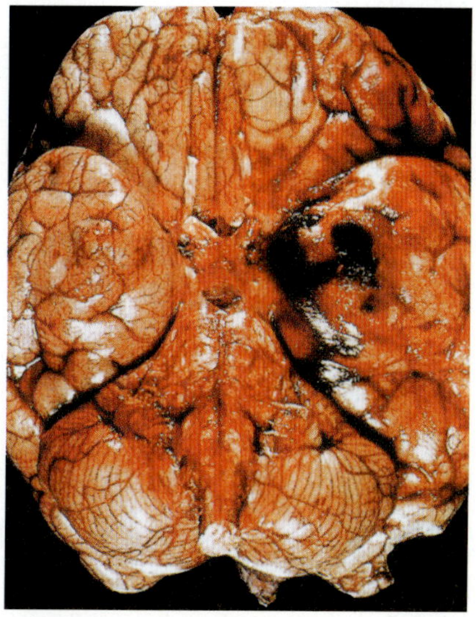

그림 9 단순 헤르페스 뇌염
좌측두엽 내측 면에 출혈성 병변이 인지된다〔平野朝雄 외 : 칼라 아틀라스 신경병리. p.21, 醫學書院, 1980에서〕

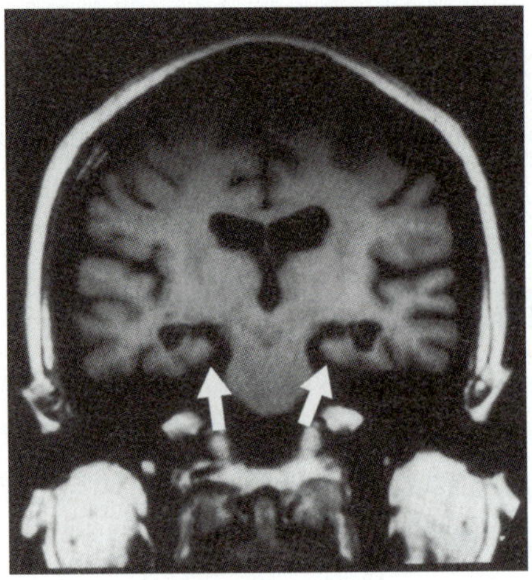

그림 10 뇌염 후의 측두엽 (건망증후군의 예)
특히 해마의 위축(화살표)이 현저하다.

의한 조기진단과 항바이러스 약제 투여에 의해서 사망률은 감소하고 있다. 그러나 치사율은 30% 전후로 아직 높으며, 치유된 경우에도 건망증후군, 감정이나 인격의 변화 등 중증의 후유증상을 남긴다(그림 10).

4. 인간 면역부전 바이러스(HIV) 뇌증

인간 면역부전 바이러스(human immunodeficiency virus; HIV)에 이환되어 약 10년간의 잠복기간 후에 에이즈〔후천성명역부전증후군(acquired immunodeficiency syndrome; AIDS)〕이 발병한다. 이 에이즈 환자에서 관찰되는 여러 가지 대뇌증상을 에이즈뇌증(AIDS encephalopathy)이라 부르는데, HIV에 의한 뇌나 척수 등 신경계에의 침입은 증상이 없는 시기부터 이미 시작되어 있고, 이러한 의미에서는 HIV뇌증(HIV encephalopathy) 쪽이 적절하다.

a. 증상과 경과

전형적으로는 잊기 쉬움(건망), 완만함, 집중력의 저하, 과제해결이나 독서의 곤란함 등의 호소가 있다. 그리고, 사회적 틀어박힘, 자발성 저하, 무감정도 관찰되며, 때로는 조증(mania), 환각이나 망상, 흥분상태 등 정신병적으로 되는 경우도 있다. 또한 경련 이외에, 진전(tremor)이나 평형장애, 실조(ataxia), 건반사(tendon reflex)의 항진, 추체외로증상 등도 관찰된다.

이러한 증상은 급속하게 진행하고, 중증인 전반적 치매로부터 무언무동증(akinetic mutism)을 거쳐 나아가서는 사망하게 된다. 보통은 에이즈의 말기에 발병하지만, 에이즈에 선행해서 출현하는 일도 있다. 또한, 모체를 경유해서 태아에게 감염되어, 소아에서는 정신적인 발달장애를 일으킨다.

b. 병형

병형으로서는 에이즈의 진행기부터 말기의 면역력 저하에 수반해서 나타나는 진균이나 톡소플라스마원충, 헤르페스 바이러스, 결핵균 등에 의한 기회감염에 의한 경우와, HIV 바이러스에 의한 신경조직에 대한 직접적 침습에 의한 경우가 있다. 후자의 경우에는 주로 백질(white mater)이 침해되는 것이 특징이다.

c. 치료

치료법으로서 현재는 역전사효소 저해약제나 프로테아제 저해약제가 진행을 억제하는 데에 어느 정도의 효과가 있다.

5. 지발성 바이러스 감염증

지발성 바이러스 감염증(slow virus infection)이란 바이러스 감염 후부터 장기간의 잠복기를 거쳐 발병하며(지속성 감염), 진행성이고 예후가 나쁜 뇌염을 가리키지만, 본증으로서 중요한 것은 아래에 언급하는 두 가지 질환이다.

a. 아급성 경화성 전뇌뇌염(SSPE)

아급성 경화성 전뇌뇌염(subacute sclerosing panencephalitis: SSPE)은 1세 무렵까지의 불완전 마진 바이러스에의 이환이고, 6세 전후에 발병한다. 초기증상은 서서히 진행하는 지능의 저하나 인격변화, 행동의 이상이다. 이어서, 경련이나 간대성근경련(myoclonus)발작, 사지의 경련성마비나 경직(rigidity) 등이 출현하고, 마침내는 혼수나 뇌경직에 빠져 사망한다. 전체 경과는 수개월에서 2년 정도이다.

경과 중에 뇌파에 주기성동기성방전(periodic synchronous discharge: PSD)을 나타내는 것이 특징이다(그림 11). 진단에는 척수액에서 마진바이러스 항체가의 상승을 확인하는 것이 필요하다. 치료는 면역 부활제나 인터페론의 투여를 하지만, 예후는 나쁘다.

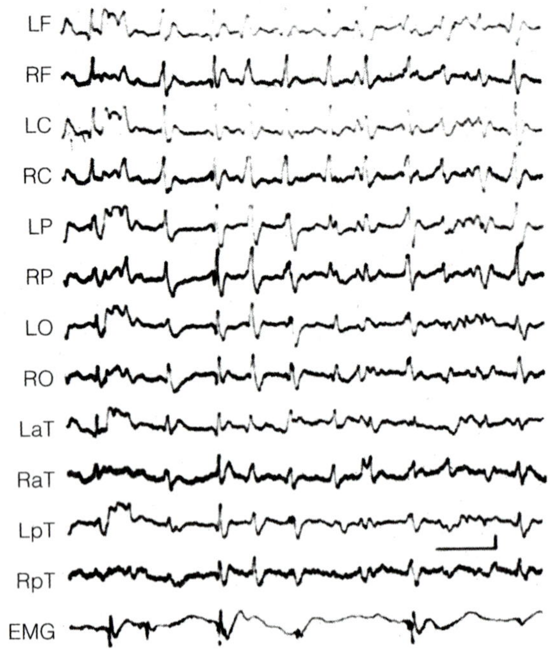

그림 11 Creutzfeldt-Jakob병의 PSD

b. 진행성다소성백질뇌증(PML)

암이나 백혈병, 에이즈 등 말기에 면역능력이 저하하는 질환에 이환된 경우에 상재하는 바이러스인 파포바(papova)군의 바이러스에 의해서 야기된다(progressive multifocal leukoencephalopathy; PML). 치매나 감정의 장애, 운동 · 지각의 장애, 실어 · 행위상실증 등이 출현하지만, 이들의 증상은 진행성으로 악화하여, 수개월에서 2년 이내에 사망한다.

대뇌백질에 다소성의 탈수(demyelination)가 관찰되고, 이 부분에 특이한 희돌기교세포(oligodendroglia)와 대교세포(astroglia)가 출현하는 것이 특징이다. 뇌CT나 MRI에서는 백질에 조영제로 강화되지 않는 다발성의 저흡수영역이 관찰된다. 혈청진단 등 특이적 검사는 없기 때문에, 확정 진단은 곤란하고, 뇌의 생화학적 검사, 또는 부검에 의한 병리학적 검색에 의한다. 효과적인 치료법은 없다.

6. Creutzfeldt-Jakob병(CJD)

Creutzfeldt-Jakob(크로이츠펠트 · 야콥)병은 중고년에 발병하여 수개월에서 1~2년의 아급성 경과로 진행되고, 약 70%가 1년 이내에 사망하는 질환이다. 발병률은 100만명에 1명이고, 대부분은 고발성(occurring singly)으로 발병하지만, 가족성의 발병 사례도 있다.

a. 병인

환자 뇌의 유제(emulsifier)에 의해서 인간 이외의 동물에게도 전파가 가능하기 때문에 무언가의 바이러스에 의한 지발성 감염이라 생각되고 있었다.

그러나, 특수한 단백질이 감염인자라는 것이 밝혀지고, 그것은 프리온(prion)이라 명명되었다. 옛날에 뉴기니(New Guinea)의 고원지대의 한 부족에 관찰된 쿠루(kuru)와 합쳐서 프리온병(prion disease)이라 불린다.

b. 증상

초기증상은 기명력장애나 지남력장애, 성격변화나 행동이상 등의 정신증상, 시각장애 등이고, 이들이 급속히 진행하여 중증의 치매상태에 빠진다.

이러한 정신증상과 병행하여 간대성근경련이나 무도병모양의 불수의운동, 근 긴장의 항진, 보행장애나 건반사의 항진 등, 추체로계 · 추체외로계 증상도 출현하고, 이들의 증상도 급속히 진행하여 무언무동, 무언무동증(akinetic mutism) 등으로 이행한다. 경과 중, 뇌파에는 PSD를 나타내는 것이 특징이고(그림 11), 동시에 뇌의 CT나 MRI에 의해서 급속하고 동시에 고도(high degree)의 뇌 위축이 관찰된다(그림 12).

c. 병태와 병리

감염인자인 프리온은 바이러스와는 달리, 핵산을 포함하지 않고, 단백질만으로 구성되는 것이지만, 포르마린 고정 후의 뇌조직에서도, 그 전파능력은 상실되지 않는다(➲ 심화학습 ③). 또한, 의원성의 발병도 이환된 사람의 혈액의 수혈, 각막이식 등에서 관찰되지만, 일본에서는 뇌외과 수술 때에 사용한 수입한 건조경막에 의해서 많이 발생한다.

병리학적으로는 대뇌피질에서의 신경세포의 고도(high degree) 탈락, 대교세포의 증식(➲ 심화학습 ④)과 함께, 해면상태가 큰 특징이고, 이 때문에 아급성 해면뇌증(subacute spongiform ence-phalopathy)이라고도 부른다(그림 13).

d. 진단과 치료

임상 특징과 뇌파 소견, 고도(high degree)의 뇌의 위축소견으로 진단이 가능하지만, 최종적

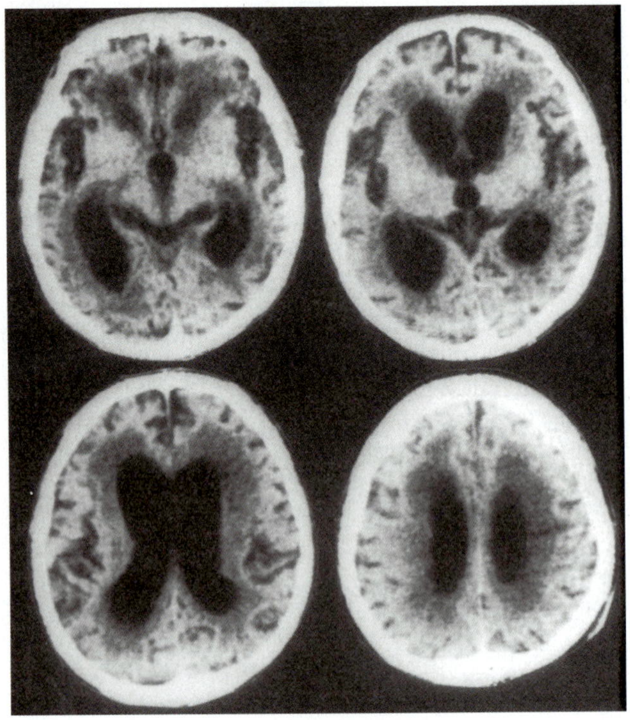

그림 12 **Creutzfeldt-Jakob병의 뇌 CT**
말기에 관찰된 뇌의 고도(high degree) 위축이며, 특히 뇌실의 확대가 뚜렷하다.

심화학습

❸ 프리온병의 이환경로

인간 이외의 프리온병에는 양(sheep)의 스크라피(scrapie)가 알려져 있다. 영국에서는 스크라피에 이환된 양의 골이나 내장을 사료로 사용하였기 때문에 다수의 소가 이환하여(광우병, 소 해면상 뇌증) 인간에서도 뇌파에 PSF가 관찰되지 않는 젊은 사람의 아형이 다수 사례 발병하여 있고, 소고기 섭취를 통해서 광우병과의 연관성이 중대시되고 있다.

❹ 섬유성 대교세포의 증식

중추신경계의 아급성 · 만성의 병변이고, 섬유성 대교세포(또는 글리아섬유)가 증식하는 것을 섬유성 글리오시스(fibrous gliosis)라 한다. 이 상태에서는, 뇌조직은 굳어지기 때문에, 경화(증)(sclerosis)이라 불리는 일이 있다(예 : 다발성 경화증, 아급성 경화성 전뇌뇌염 등).

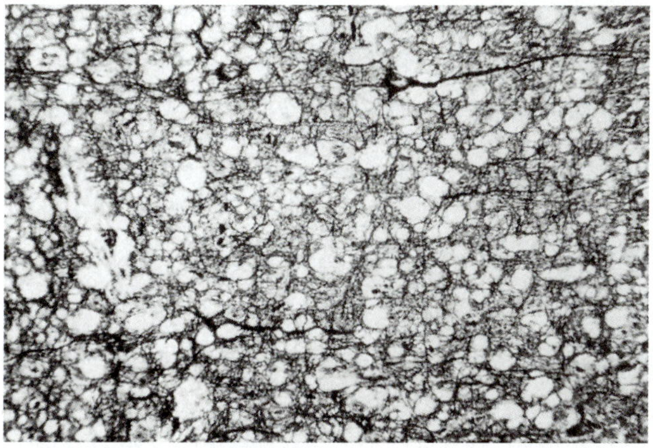

그림 13 Creutzfeldt-Jakob병의의 대뇌피질에 관찰된 고도(high degree)의 해면상태(은 염색)
〔平野朝雄 : 칼라 아틀라스 신경병리. p. 201, 醫學書院, 1980에서〕

으로는 병리학적 검색이 필요하다. 치료법은 특별히 없으며 환자의 혈액이나 장기의 취급에는 주의가 필요하다.

G. 두부외상

교통사고의 증가에 따라, 특히 젊은 남성의 두부외상(head trauma)에 의한 후유장애는 큰 사회문제로 되어있다. 정신과영역에서 문제가 되는 것은 주로 만성기의 장애이며 손상의 부위나 정도, 부상경과, 부상자의 심리사회적 상황과의 연관성 등으로 다양한 증상을 나타낸다.

1. 급성기의 장애

보통, 뇌진탕, 뇌좌상, 두개골내 출혈로 분류된다. 또한, 두개골이나 경막의 손상에 의해서 두개골 내강과 외계와에 교통을 발생시킨 개방성 두부외상과 비개방성 두부외상으로 분류된다.

a. 뇌진탕

뇌진탕(cerebral concussion)은 두부에 외력이 가해진 결과, 급격하게 발생한 뇌기능장애이다.

뇌에 기질성 손상을 수반하지 않기 때문에 극히 일과성, 가역성의 증상을 특징으로 한다. 의식장애는 수초에서 수분 정도의 것이 많다. 회복기에는 일시적으로 섬망이나 몽롱한 상태 등을 나타내는 경우도 있다. 또한, 회복 후에는 의식장애의 기간뿐만 아니라, 부상 전의 기억이 탈락하는 경우도 있다(역향 건망).

b. 뇌좌상

뇌좌상(cerebral contusion)은 뇌 실질에 기질적 손상이 발생하여 출혈이나 축삭의 파열〔미만성 축삭손상(diffuse axonal injury)〕을 초래한다. 의식장애의 정도는 일반적으로 심하고, 중증이다. 혼수상태가 수일에서 수 주일 이상 지속되는 경우가 있다. 의식을 회복하는 과정에서 섬망이나 몽롱한 상태, 착란상태 등이 관찰되는 경우가 많다. 또한 전두엽이나 측두엽이 손상되기 쉽기 때문에 뇌신경증상이나 운동마비에 더해서 고차뇌기능장애, 지능장애, 인격저하를 후유증상으로 하는 일이 적지 않다. 뇌손상이 광범위한 경우에는 무언무동증(akinetic mutism)이 1년여에 걸쳐 지속되는 경우가 있다.

c. 두개골내 출혈

두개골내 출혈(intracranial haemorrhage)은 출혈의 부위에 따라 지주막하(거미막하) 출혈, 급성 경막하 출혈, 급성 경막외 출혈, 뇌내 출혈 등으로 분류된다. 뇌허니아에 의한 생명의 위험이 있으며, 시급한 뇌외과적 치료가 필요하다.

2. 만성기의 장애

의식장애를 중심으로 하는 급성증상이 경쾌한 후의 시기이고, 다양한 정신신경증상이 관찰된다.

a. 신경쇠약상태

신경쇠약상태(neurasthenic state)는 가장 많이 볼 수 있는 상태이고, 불안이나 우울, 불면, 현기증, 두통 · 두중, 이명, 집중곤란, 기명장애 등의 일정하지 않은 호소나, 발한(perspiration), 동계(두근거림) 등의 자율신경증상을 수반하는 일도 많다. 이들은 보통 1~2개월에서 경쾌되지만, 신경증 경향이 추가되면 장기간 지속된다.

b. 지적 기능의 장애와 감정 · 성격의 변화

손상이 광범위할수록 의식장애의 회복은 느리고, 게다가 사고나 기억, 이해능력의 저하, 또는 고차뇌기능장애가 남게 된다. 또한, 자발성의 저하나 감정의 무디어짐, 다행이 관찰되거나, 억제의 결여, 이자극성 등에 의해서 행동도 충동적으로 되는 등 감정이나 성격의 변화도 관찰된다. 오늘날에는 이러한 정신기능에 장애를 가지는 사람의 의료나 복지, 취업 등 의료(care)나 재활이 중요한 과제가 되고 있다.

c. 외상신경증

외상신경증(posttraumatic neurosis)이란 신경쇠약상태가 장기간으로 지속될 뿐만 아니라, 우울, 불안, 심기상태 등을 나타내는 상태를 말한다. 일반적으로 비개방성 손상에 많으며 신경증상도 손상의 상태로부터는 설명할 수 없는 것이 적지 않는 등 심인적인 요소가 가중되어 있다. 증상의 출현이나 경과에는 여러 가지 심리적 · 사회적 요인이 관련되어 있는 경우가 많다.

d. 외상성 간질

보통, 외상성 간질(traumatic epilepsy)은 개방성 외상에 의해서 뇌가 손상을 받았기 때문에 일어나는 것으로, 발작형은 전반강직간대발작이 주이고, 잭슨(Jackson)형을 포함하는 단순 부분발작, 복잡 부분발작 등이 이것에 뒤따른다.

e. 만성 경막하혈종

부상시에는 의식장애를 나타내지 않았던 정도의 경증의 외상이라도, 서서히 경막하에 혈액이 고여 뇌 실질을 압박하기 때문에 수주에서 수개월 후에 만성 경막하혈종(chronic subdural haematoma)이 발병한다.

혈종의 증대와 함께, 불활성이나 멍청한 상태, 치매모양증상 등이 관찰되고, 두통이나 오심 · 구토 등 두개골내 항진증상도 출현한다. 의식장애가 출현하여 뇌허니아에 도달하면, 생명이 위험한 상태가 된다.

울혈 유두의 검색, 뇌CT나 MRI에 의한 혈종 발견에 의해서 시급한 뇌외과적 치료가 필요하며, 수술로 완치된다. 또한, 고령자에서는 두부의 타박을 특정할 수 없는 경우도 있다.

H. 중독

중추신경계는 많은 화학물질이나 금속에 의해서 침해된다. 화학물질로는 알코올 등과 같이 의존(dependency)을 나타내는 것도 있으나, 중독(intoxication)으로는 일산화탄소, 농약, 시안화합물, 약물의 중독량 복용(항간질 약제, 리튬염 등) 등이 일반적이다. 중금속으로는 수은, 납, 망간, 우라늄 등이 있다. 여기서는 일산화탄소, 수은, 납에 대해서 언급한다.

1. 일산화탄소

일산화탄소(carbon monoxide poisoning)는 가정이나 공장에서의 가스의 누출사고, 연탄이나 석유의 연소불량, 가스자살, 자동차의 배기가스 사고 등으로 발생한다. 일산화탄소는 혈액의 헤모글로빈에 대한 친화성이 산소의 약 250배 강하기 때문에 중독 시에는 헤모글로빈은 일산화탄소와 결합한다. 이 때문에 인체의 조직은 전산소상태에 빠지는데 뇌는 가장 심하게 손상되고, 특히, 대뇌백질이나 담창구(globus pallidus)에서 현저하다.

급성중독에서는 처음에는 두통, 현기증, 오심 · 구토가 관찰되며, 차츰 피부는 선홍색이 되고, 호흡곤란이나 감각 · 운동기능의 저하가 출현하며, 의식도 장애를 받아 사망한다. 의식장애에 도달하지 않은 단계에서 중독상태가 중단되었을 때에는 완전히 회복된다. 의식이 장애를 받은 경우, 회복되어도 파킨슨(Parkinson)증후군이나 건망증후군, 이해력이나 의욕의 저하, 성격변화, 고차뇌기능장애 등 다양한 후유장애를 남기는 일이 많다[제3장(☞64쪽) 참조]. 중증의 경우는 고도(high degree)의 치매상태나 무언무동증(akinetic mutism)인 채로 경과한다.

급성증상이 일단 회복된 후에, 수일에서 수주 후에 다시 의식 혼탁, 흥분이나 섬망 등을 초래하는 경우를 간헐형(relapsing form)이라 하고, 예후가 나쁜 경우가 많다.

치료는 급성기에는 고압산소요법, 만성기에는 다양한 기능회복훈련이 필요하다.

2. 수은중독

무기수은에 의한 중독(mercury poisoning)은 수은등이나 전지, 거울 등의 제조공장에서의 수은증기에 의한 것이 많고, 기도(airway) 이외에 입이나 피부로부터 침입한다. 대량 흡입에 의한 급성중독에서는, 오심 · 구토, 복부산통이 관찰되고, 이어서 신장장애에 의한 핍뇨, 요독증이 일어난다. 소량 반복흡입에 의한 만성중독에서는 정신신경계의 증상이 주된 징후이고, 안절부절 못하는 등의 기분의 불안정, 현기증, 우울, 기억력이나 이해력의 감퇴, 진전, 안진, 실조 등의 소뇌 증상, 파킨슨증후군 등이 관찰된다.

미나마타병으로 대표되는 유기수은중독은 공장에서 배출된 메틸수은이 어패류에 축적되고, 그것을 먹은 주민에게 발생하였다. 증상은 헌터-러셀(Hunter-Russell)증후군이라 부르며 중심성 시야협착, 운동실조, 구음장애, 지각둔마, 난청, 진전 등의 추체외로증상이다. 정신증상에는 여러 가지 정도의 지능 저하, 적극성이나 억제의 저하 등 성격변화를 나타낸다. 메틸수은은 장기간 체내에 머무르고, 모체로부터 태아로 이행하여 중증의 뇌장애를 초래한다(태아성 미나마타병).

치료는 체내에 축적된 수은을 체외로 배설시키는 약물(EDTA, 페니실아민 등)을 투여한다.

3. 납중독

납중독(lead poisoning)은 광산, 석유광업, 인쇄업을 비롯하여 납의 기체나 분말을 장기간 흡입하는 직업에 종사하는 사람에게 발생한다. 급성중독에서는 두통, 오심 · 구토, 경련, 섬망 등의 증세를 나타내고 사망한다. 만성중독에서는 진전, 불수의운동, 경련성마비, 탈력이나 근 위축 등을, 정신증상으로서는 만성의 신경쇠약상태, 우울, 건망 등을 나타낸다. 뇌증은 주로 소아에 관찰되고, 성인에서는 운동성 말초신경장애를 나타내기 쉽다. 이 밖에 식욕저하, 치육의 연연(lead margin), 위장의 산통발작, 빈혈 등도 관찰된다.

치료법은 수은중독과 마찬가지이다.

I. 뇌종양

뇌종양(brain tumor)은 종양 중에서 결코 빈도가 낮은 것은 아니다. 원발성 종양에서는 뇌실질 유래의 신경교종(glioma), 척수막 유래의 수막종(meningioma), 쉬반세포(Schwann's cell) 유래의 신경초종(neurinoma), 뇌하수체 유래의 하수체종(pituitary tumor), 선천성 두개인두종(craniopharingioma) 등이 있다. 출현빈도에서는, 신경교종 40%, 수막종 15%, 신경초종 10% 등이다.

또한, 신경교종은 소아에서는 소뇌(천막하)에 성인에서는 대뇌(천막상)에 많다. 한편, 전이성 뇌종양은 폐암, 유방암, 소화기암 등에 많이 관찰된다.

1. 정신증상

임상증상으로서는 두통이나 오심 · 구토 등의 뇌압 항진증상, 국소 신경징후 등이 중요하다. 정신증상으로서는 주위에 대한 무관심이나 감정의 둔마(무디어짐), 이해능력의 저하, 지남력상실 등이 서서히 두드러지고, 의식도 차츰 혼탁해진다.

뇌종양의 위치(localization)와 정신증상과의 연관성에서는 전두엽 종양은 무욕 · 무관심, 감정의 둔마 등의 인격변화가, 측두엽 종양에서는 기억장애나 측두엽 간질이, 후두엽 종양에서는 환시 등이 관찰된다. 그리고 시상을 포함하는 간뇌 종양에서는 성기능의 저하나 물마시기나 섭식의 이상 등이 출현한다.

2. 진단과 치료

진단은 뇌신경외과에서 이루어지는 경우가 많다. 그러나, 간질발작이나 정신증상, 고차뇌기능 장애를 전조증상으로 하여 무언가의 뇌 기질성 병변이 의심되는 경우에는 뇌CT나 MRI 등에 의한 조기의 발견이 중요하다.

치료는 수술에 의한 외과적 치료나 화학요법, 방사선치료 등이 시행된다.

J. 탈수성 질환

탈수성 질환(demyelinating disease)이란 중추신경계의 수초(myelin sheath)의 1차성 붕괴를 초래하는 질환의 총칭이다. 정상적으로 형성된 수초가 무언가의 원인에 의해서 붕괴되는 것과, 선천성 지질대사 장애에 의해서 수초형성이 장애를 받는 것(백질이영양증)으로 대별된다.

여기서는 전자의 대표적 질환인 다발성 경화증에 대해서 해설한다.

1. 다발성 경화증

다발성 경화증(multiple sclerosis)은 관해(정신분열증의 증상이 나아짐)와 악화, 중추신경계에의 다발성 탈수병변을 특징으로 한다. 발병은 성인기이지만, 여성에 약간 많고, 게다가 온대지방에서 아한대 지방 등 위도가 높은 지역의 백인에 많다. 원인은 불명이다.

a. 정신증상

신경증상은 병변이 시신경, 대뇌, 소뇌, 뇌간, 척수에 미치기 때문에 시력장애나 추체로증상, 보행장애, 지각장애, 배뇨장애, 실조 등을 나타내고, 악화와 관해를 반복하면서, 서서히 진행한다.

정신증상은 급성기에는 여러 가지 정도의 의식장애, 불안 · 우울상태 등이 일반적이다. 만성기에는 대뇌병변의 정도와 분포에도 따르지만, 여러 가지 정도의 건망증후군, 지능의 저하, 다행이나 조증(mania)이 되는 것도 있다. 그리고, 젊은 여성에 발병하는 경우, 정신상태도 불안정하게 되기 쉽고, 심인성 증상이 추가되거나, 악화 · 재연에는 사소한 심인이 관여하는 일도 있어 진단에 곤란을 일으키는 경우가 적지 않다.

b. 진단과 치료

병리학적으로는 뇌나 척수에 글리아섬유가 증식한 탈수반의 다량발생이 관찰된다〔(➔ 심화학습 ④)(☞132쪽) 참조〕. 진단은 특징적인 임상증상에 더해서 뇌MRI에 의한 탈수반의 확인에 의한다.

치료는 급성 악화기에는 부신피질호르몬, 만성기에는 여러 가지 기능회복훈련이나 정신적 지지, 관리(care)이 중요하다.

2. 백질 이영양증

상세한 것은 다음 항의 K.2항을 참조할 것.

K. 대사장애

대사장애에는 증후성 정신장애에 속하는 것과 뇌가 1차적으로 장애를 받는 선천성 대사장애가 있으나, 여기서는 후자에 대해서 언급한다.

1. 간 렌즈핵변성증

간 렌즈핵변성증〔hepatolenticular degeneration 또는 윌슨(Wilson)병〕은 선천성의 구리

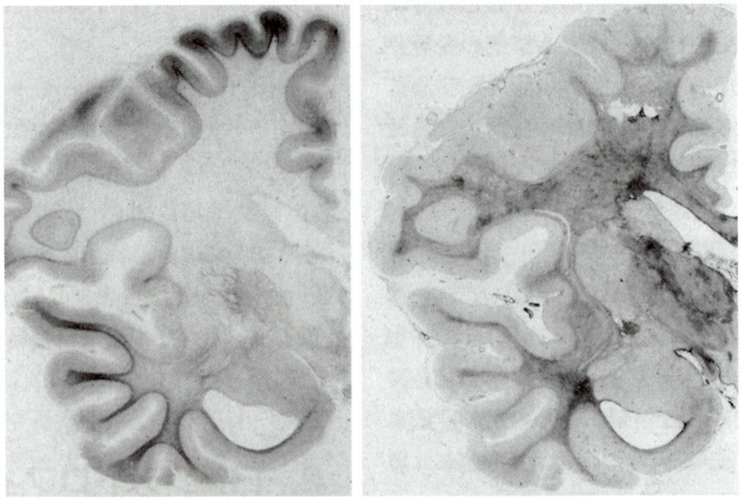

A B

그림 14 부신백질 이영양증의 대뇌반구

A: 간뇌를 포함하여 대뇌백질의 수초는 고도(high degree)로 붕괴되어 피질과의 경계에 약간잔존할 뿐이다(KB 염색). B: 이 붕괴부에는 섬유성 대교세포(astroglia)가 증식하고 있다(심화학습 ④ (☞132쪽) 참조). (Holtzer 염색).

(copper)대사 장애에 의해서 대뇌기저핵이나 간(liver) 등에 손상이 초래되는 상염색체 열성 유전성의 질환이다.

a. 병태와 증상

보통, 장으로부터 흡수된 구리는 혈중의 α2-글로불린과 결합하여 세룰로플라스민이 되지만, 이 질환에서는 그 결합이 장애를 받기 때문에 구리는 뇌나 간 등에 침착한다. 뇌에서는 피각(putamen)이나 담창구(globus pallidus) 등이 병변이 뚜렷하고, 간은 위축하여 결절성 간경변이 된다. 각막에도 침착하여 녹갈색의 카이저 · 플라이셔(Kayser-Fleischer) 각막륜을 형성한다. 한편, 혈청의 셀루로플라스민 수치는 저하한다.

대부분은 10대 전반에 발병하는데 서서히 지능의 저하, 이자극성 등 감정의 변화가 나타난다. 또한, 경직(rigidity) 등의 파킨슨증후군, 날개치기 진전(flapping tremor)이나 근긴장증(dystonia) 등의 불수의운동, 구음장애나 연하장애도 차츰 두드러지고, 추체로증상도 출현한다. 그리고, 간경변의 진행과 더불어 황달이나 복수도 출현한다.

b. 진단과 치료

이 질환은 신생아기의 혈청검사로 조기진단이 가능하며, 적은 양의 구리(copper)가 포함된 식사의 섭취, 구리의 소변배설 촉진제의 복용 등으로 진행을 지연시키거나, 정지시킬 수 있다. 치료를 하지 않으면 수년 내에 사망한다.

2. 백질 이영양증

백질 이영양증(leukodystrophy)은 대뇌백질의 수초(myelin sheath)의 광범위한 탈락을 특징으로 하는 드문 질환군이다. 선천성 효소결손에 의해서 수초의 형성이 장애를 받는 것은 이염성 백질이영양증(metachromatic leukodystrophy)과 Krabbe병(globoid cell leukodystrophy)이며, 모두 상염색체 열성 유전성 질환이다.

반성 열성 유전성의 질환인 부신백질이영양증(adrenoleukocystrophy)은 이전에는 쉴더(Shilder)병이라고 불리고 있었다(그림 14). 부신이나 뇌에의 비정상 코레스테롤 에스테르의 침착이 판명되어 있기는 하지만, 결손효소 등은 불명이다.

a. 증상과 경과

일반적으로 소아기에 발병하고, 서서히 보행장애, 언어장애, 경련성마비 등의 추체로증상이 진행된다. 동시에, 행동의 이상이나 성격변화, 지능발달 저하 등도 관찰되지만, 병변의 초기부위에 따라서 예컨대, 후두엽에서는 피질맹(cortical blindness) 등, 전두엽에서는 인격변화가 초기증상이 된다. 서서히 강제울음 · 웃음, 고도(high degree)의 치매, 사지마비를 나타내고, 마침내는 자리보전상태에서 무언무동증(akinetic mutism)에 빠지며, 전체 경과는 1~3년이다.

성인의 발병도 때로는 관찰되지만, 이 경우에는 정신증상을 전조증상으로 하는 경향이 있으며, 감정과 의지의 무디어짐, 환각망상상태, 행동이상 등을 나타낸다. 경과와 더불어 신경증상이 명료해진다.

b. 진단

진단에는 임상증상과 함께, 뇌CT나 MRI 등에 의해서 대뇌백질의 미만성 탈수(그림 14 참조)를 발견하는 것이나, 결손효소나 지질대사이상의 검출이 필요하지만, 효과적인 치료법은 없다.

L. 정상압수두증

정상압수두증(normal pressure hydrocephalus; NPH)은 출혈이나 외상 등에 의해서 지주막

(거미막)하강이 유착된 결과, 척수액의 흡수장애가 일어나, 이 때문에 뇌압항진을 수반하지 않고 뇌실의 확대가 일어나는 것으로 뇌에 위축을 수반하는 고령자에 많이 발병한다.

주된 증상으로서는 경증의 기억장애, 사고나 행동 지체 등의 치매모양증상 이외에 요실금, 하지의 경련, 보행장애 등이 관찰된다.

뇌CT나 MRI에서는 측뇌실 전각에 현저한 뇌실확대가 관찰된다. 진단에는 뇌조조영술(cisternography)에 의해서 동위원소(isotope)의 뇌실 내 체류를 확인하는 것이 필요하다.

치료법은 뇌실 션트에 의해서 척수액을 복강이나 심방으로 흘림으로써 증상은 개선된다. 이 때문에, "치료 가능한 치매"로서 퇴행성질환이나 뇌혈관성치매 등과의 감별이 중요시된다.

M. 물리 · 작업치료와의 관련사항

이 단원에서 해설한 여러 가지 뇌 기질성 질환은 발달장애나 신체장애, 노년장애영역을 포함하여, 물리 · 작업치료에서도 중요한 대상이다. 이 때에는 당연하지만 신체기능의 장애에 머무르지 않고, 정신기능의 장애도 포함하여 전체로서 평가하여, 훈련 · 지원에 임하는 것이 필요하다.

■ 복습의 요점

1. 뇌기질성 정신장애의 정신증상에는 급성증상과 만성증상이 있으며 동시에 이들에 여러 가지 증상이 추가되는 것이 특징이다.
2. 뇌기질성 정신장애는 변성이나 염증, 외상, 대사, 종양 등 여러 가지 뇌의 질환이 원인이 된다.
3. 노년 초기 · 노년기의 치매성 질환에서는 알쯔하이머병과 뇌혈관성 치매가 주요 질환이며 간호(care)나 재활에서 가장 중요한 대상이다.
4. 노년기에는 다양한 상태가 치매로 오인되기 쉬우며 또한 치료 가능한 치매도 있다는 것을 염두에 두는 것이 필요하다.

제 6 장 증후성 정신장애

학습목표

- 증후성 정신장애의 개념과 증상의 특징을 학습한다.
- 증후성 정신장애의 기초가 되는 주된 질환에 대해서 학습한다.
- 증후성 정신장애의 치료 및 경과에 대해서 학습한다.

A. 증후성 정신장애란?

증후성 정신장애(symptomatic mental disorders)란 신체기능의 변조(비정상)나 장애, 신체질환 등에 의해서 2차적으로 뇌의 장애가 일어나 정신증상이 출현한 것의 총칭이며 증상정신병(symptomatic psychosis)이라고도 부른다(그림 1).

고전적인 정의에서는 뇌에 비가역적인 기질성 변화가 일어나지 않는다고 하였으나, 기질성 변화를 수반하는 경우도 있으며 이것에 도달하는 변화는 연속적이다. 이 때문에 국제질병분류 ICD-10에서는 기질성 정신장애로 정리되어 있다.

정신증상의 경과는 원칙으로서 기초가 되는 신체질환의 경과와 거의 병행하기 때문에 치료에서는 이들 기초질환의 치료를 첫째로 하고, 정신증상에 대해서는 기초질환이나 전신상태를 고려한 다음에 정신과적 대증치료를 한다.

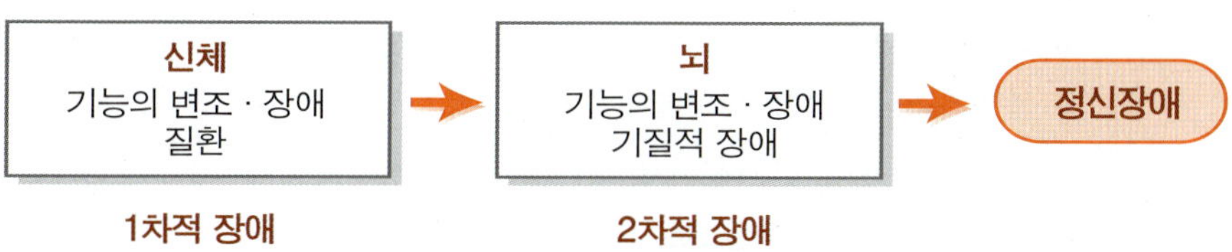

그림1 증후성 정신장애의 발현기전

1. 기본증상

정신증상은 아래와 같이 세 가지로 나누어 진다.

(1) 각종 의식장애

이것은 기초적 신체질환의 지속 중에 뇌가 무언가의 원인으로 급격한 기능부전이 되기 때문에 출현한다. 경면(somnolence)에서 혼수(coma)에 이르는 여러 가지 정도의 의식혼탁에 더하여 아멘티아(amentia)나 섬망, 몽롱한 상태, 환각이나 착각을 나타낸다. 그리고 이들에 더하여, 긴장병모양 흥분이나 혼미, 조증모양 상태, 우울상태 등을 나타내는 일도 있다. 이들은 "급성 외인반응형"이라고도 일컬어지는 증상이다.

표 1 정신증상의 기초가 되는 신체질환 및 병태

질환분류	신체질환 및 병태 · 원인
급성 감염증	인플루엔자, 폐염, 마진, 성홍열, 패혈증, 적리 등
교원병	전신성 홍반성 루푸스(SLE), 베체트(Behcet)병, 강피증, 피부근염, 류마티스성 질환, 결절성 동맥염 등
대사장애	당뇨병, 저혈당증, 전해질이상, 포르핀증, 통풍 등
영양장애	비타민 B_1 · B_2 · B_{12} 결핍증, 펠라그라(pellagra), 악액질 등
심질환	고혈압, 심근경색, 심부전, 개심술 후 등
폐질환	기관지천식, 폐기종, 호흡부전 등
간질환	간염, 간경변, 간암, 간부전 등
신장질환	요독증, 신부전, 인공투석 등
혈액질환	각종 빈혈, 출혈성 소인, 백혈병 등
내분비질환	• 뇌하수체기능장애 〔시몬즈(Simmonds)병, 시한(Sheehan)병, 말단비대증, 거인증 등〕 • 갑상선의 기능항진〔바세도(Basedow)병〕 및 기능저하(점액수종, 크레틴 증) • 부갑상선의 기능항진 및 기능저하 • 부신피질의 기능항진〔쿠싱(Cushing)증후군 및 기능저하〔애디슨(Addison)병〕 • 성선기능장애(생식정신병 등) 등
약물	항파킨슨병 약제, 항간질약제, 인터페론, 항히스타민제, 강압제, 강심제, 마약, 항결핵제, 수면제, 부신피질호르몬, 갑상선호르몬, 성호르몬 등
기타	ICU(집중치료실), CCU(심질환 집중치료실), 수술 후 정신병, 장기이식 등

(2) 뇌 기질성정신증후군(organic brain syndrome)

뇌에 비가역적인 미만성 장애가 발생한 것에 의한 것이다. 베체트(Behcet)병이나 중증의 내분비장애의 지속 등으로 일어나고, 지적 기능의 저하나 성격변화, 치매 등을 초래한다.

(3) 내분비 정신증후군(endokrines Psychosyndrom〈독일어〉)

내분비장애가 만성으로 경과하였을 때에 발생하는 식욕이나 성욕, 물마시기, 수면 등의 욕동, 자발성, 기분 등의 이상항진 또는 감퇴 등의 변조이다. 이것이 일과성, 또는 주기성, 만성으로 출현한다.

2. 기초가 되는 신체질환

정신증상을 나타내는 기초적 신체질환이나 병태는 오늘날에는 매우 여러 갈래로 걸쳐있다(표 1). 이들의 치료는 정신과 이외의 임상 각 과에서 다루는 일이 많기 때문에 정신과적 치료는 이들 각 과와의 연계 하에서 시행하게 된다. 이것을 "컨설테이션 리에이즌 정신의학"(consultation-liaison psychiatry) 또는 협진 정신의학이라 부른다[제16장 (☞315쪽) 참조].

B. 주된 질환

여기서는 일상의 임상에서 볼 수 있는 일이 많은 대표적 질환에 대해서 해설한다.

1. 대사 및 영양장애

a. 당뇨병 및 저혈당

당뇨병(diabetes mellitus)에서는 정신증상을 나타내기 쉽다고 알려져 있으며, 우울 기분, 불안, 기억감퇴, 집중곤란, 안절부절못함, 머리가 무거움 등의 신경쇠약상태를 나타내는 일이 많다. 당뇨병의 악화에 따라, 케톤증을 나타내고, 당뇨병성 혼수를 초래한다. 또한, 혈당치는 정서의 불안정에 의해서도 상승한다.

저혈당(hypoglycemia)은 당뇨병 치료제의 과다섭취, 췌장의 랑거한스(Langerhans)섬 종양 등으로 발생하며 극심한 경우에는 혼수에 이른다. 증상은 발한, 군침을 흘림, 서맥, 축동 등의 부교감신경증상을 나타내고, 차츰 무욕구, 경면(somnolence)이 되며 거듭 진행되면 정신운동 불안, 흥분, 섬망, 몽롱한 상태, 근 연축, 간대성근경련증(myoclonia)이 출현한다. 혈당치가 50㎎/*dl* 이하에서는 이러한 증상이 나타난다.

b. 펠라그라

펠라그라(pellagra)는 만성 알코올중독이나 만성 위장장애 등에 의해서 비타민 B군에 속하는 니코틴산이 결핍하였을 때에 발생한다. 피부의 발진, 위장장애(완고한 설사), 정신증상(펠라그라 정신병)이 3대 징후이다.

정신증상으로는 쉽게 피로해지며, 집중곤란, 안절부절못함, 이자극성, 불안, 우울 등 이외에, 섬망, 환각망상, 건망도 관찰되며 중증인 경우에는 의식장애나 추체로증상, 근 연축 등의 뇌증상을 나타내고 사망한다(니코틴산 결핍성 뇌증). 니코틴산의 대량투여가 시급하게 필요하다.

c. 간성뇌증

극증간염이나 간경변의 말기에는 간부전에 빠지고, 마침내 사망하게 되지만, 그 초기에는 매우 기분이 좋거나, 또는 약간의 우울상태가 관찰된다. 마침내 지남력상실, 졸리움, 몽롱한 상태로부터 혼수(hepatic coma)로 이행한다. 그 동안에 불온, 착란, 환각, 이상행동, 날개치기 진전 등을 나타내는 일도 있다.

의식장애에는 동요가 관찰되지만, 뇌파는 서파화하고, 3상파라는 특징이 있는 파형도 출현하며 혈중 암모니아 수치는 상승한다. 이러한 일련의 경과를 간성뇌증(hepatic encephalopathy)이라 부른다.

d. 요독증 및 인공투석

요독증(uremia)에서는 혈중의 요소질소가 상승함에 따라 쉽게 피로해짐, 불면, 불안, 무기력, 자발성 저하, 두통 등 신경쇠약상태가 출현하고, 병세의 진행과 더불어 의식혼탁이나 섬망, 착란, 경련발작 등이 출현하여, 중증 상태가 된다.

인공투석(artificial dialysis)에서도 혈액-뇌관문의 대사평형상태가 무너져 뇌기능장애를 나타내지만, 이러한 상태를 투석평형부전증후군이라 한다. 탈력감이나 두통, 오심 · 구토, 계속해서 불안, 흥분, 섬망, 착란, 혼수, 근 연축, 전신 경련 등이 출현한다.

장기간 투석을 하고 있는 경우에는 불안, 우울, 착란, 환각망상상태가 출현하거나, 아급성 진행성의 뇌증을 초래하여 기억장애, 지능의 저하, 인격의 변화 등이 관찰되는 일이 있다〔투석 뇌증(dialytic encephalopathy)〕.

e. 전해질이상

전해질의 이상은 요붕증이나 항이뇨호르몬 분비과다, 쿠싱(Cushing)증후군 등의 질환 때 대량 수액이나 부신피질호르몬을 사용할 때를 비롯하여 약물을 적절하지 않게 사용할 때 또는 항정신병약제의 부작용에 의한 다음(많이 마심) 등으로 발생하고, 여러 가지 증상을 나타내기 때문에 주의가 필요하다(표 2).

2. 교원병

교원병(collagen disease)이란 전신의 결합조직의 교원섬유에 피브리노이드 변성이라는 공통의 병변이 관찰되는 질환군의 총칭이다. 어느 것도 전신의 염증증상을 수반하고, 복수의 장기가 장애를 받아 재연과 완해를 반복하는 자기면역질환이다. 여기서는 그 중 빈도가 높은 빈도로 정신신경증상을 나타내는 전신성 홍반성 루푸스와 Behcet병에 대해서 기술한다.

a. 전신성 홍반성 루푸스(systemic lupus erythematosus; SLE)

전신성 홍반성 루푸스(systemic lupus erythematosus; SLE)에서는 발열, 피부의 홍반, 관절통, 레이노(Raynaud)현상, 신장장애를 나타내고, 혈청 중에는 항핵항체, LE세포인자, 항DNA 항체 등이 검출된다.

SLE의 15~35%에 다채로운 정신증상이 발현하고, 루푸스 정신병이라고도 불린다. 의식장애, 섬망, 불안, 착란, 곤혹, 정신운동성 흥분, 사고산란, 지남력상실, 나아가서는 조울증 등의 기분장애를 나타내는 일이 많다. 이 밖에, 환각망상, 혼미 등의 분열증 증상을 나타내는 일도 적지 않다. 또한, 피해적, 공격적이 되고, 또는 충동적인 자살기도 등도 관찰된다.

표 2 전해질의 이상에 의한 여러 증상

전해질 이상		여러 증상
NA	높은 수치	탈수증상, 기억장애, 지남력장애, 경련, 의식장애
	낮은 수치	권태감, 무관심, 경면, 섬망, 경련, 혼수
K	높은 수치	지각이상, 근 탈력, 심전도 이상, 불안, 흥분, 혼수
	낮은 수치	권태감, 경면, 우울, 근력저하, 심전도 이상, 건반사 감약, 혼수
Ca	높은 수치	무욕구, 무관심, 자발성 저하, 피로감, 근 탈력, 환각망상상태, 혼수
	낮은 수치	강직성 경련(tetany), 정서불안, 우울, 이자극성, 경면, 혼수

이러한 증상은 일반적으로 신체상태의 악화와 병행하여 출현하지만, 이 시기에는 대량의 부신피질호르몬이 투여되어 있기 때문에 스테로이드에 의한 정신증상과의 감별도 필요하다. 그러나, 우선은 SLE에 의한 정신증상을 고려하여 부신피질호르몬을 감량하지 않고, 신체상태를 개선시키는 것이 중요하다. 만성기에는 의욕의 감퇴, 억제의 결여 등 인격저하, 또는 지능의 저하를 나타내는 일이 있으나, 이 경우 SLE의 중증도에는 반드시 관계가 있다고는 할 수 없다.

신경증상으로는 전신경련, 시력장애, 안진, 복시, 편마비, 운동실조, 무도병모양운동, 기도진전(intention tremor), 고차뇌기능장애 등이 관찰되는 일이 있다.

정신증상의 치료에는 약물치료와 정신요법, 작업치료 등을 시행한다.

b. Behçet병

Behçet병에서는 구강점막의 아프타성 궤양, 음부궤양, 홍채모양체염의 3대 징후 이외에 피부의 결절성 홍반 등 발진, 관절염, 소화관궤양 등이 관찰된다. 그리고 10~25%에 다채로운 정신신경증상이 출현하는데 이 경우를 Behçet증후군(neuro-Behçet' s syndrome)이라 부른다.

정신증상으로는 섬망, 환각, 망상, 흥분, 착란 등 급성증상이 있는 경우도 있으나, 대부분은 완만하게 발병하여 기명 · 기억력의 저하, 자발성 결여, 다행, 우울, 기분이 변하기 쉬움, 자극을 받기 쉬움, 때로는 불안, 심기성(건강한데도 병에 걸렸다고 믿음)도 나타낸다. 차츰, 무관심, 단정하지 못함, 억지웃음 · 울음, 정서실금 등 의욕이나 감정의 장애가 현저해지고, 인격수준의 저하, 치매 및 인격변화가 진행된다.

신경증상으로는 두통, 탈력감, 보행곤란, 근 연축, 시신경장애 등의 뇌간 · 뇌신경증상, 추체로증상, 척수증상 등이 출현한다. 병리학적으로는 뇌간에 주된 자리를 갖는 염증소견, 소혈관 주위의 연화병소 등, 광범위한 손상을 나타낸다. 이와 같이, 신경 Behçet증후군은 재연을 반복하면서 만성으로 경과하고, 뇌에는 기질적 병변을 갖고 있기 때문에 오히려 뇌 기질성 정신장애라 부르는 편이 적절하다. 치료로는 급성기에는 부신피질호르몬의 대량투여를 시행한다. 만성기에는 각종 기능회복훈련을 시행한다.

3. 내분비장애

급성의 외인반응형을 취하는 것과 만성의 경과를 취하는 것으로 대별된다. 후자는 내분비 정신증후군이라고도 부르는 것으로 아래에 기술하는 변화를 특징으로 한다.

① 식욕, 성욕, 수면 등 개개의 욕동(욕정)의 변화

② 무기력, 자발성 감퇴, 무관심, 또는 충동적, 고양(앙양) 등 의욕의 변화

③ 상쾌, 다행, 우울, 기분이 언짢음 등 기분의 변화

병의 증상의 특징으로는 기분의 변동이 단시일에 일어나기 쉽고, 경과 중에 섬망 등 외인반응형의 증상도 일과성으로 발생하며 욕동의 변화는 생물학적인 기반에 기초한다. 한편, 이들의 장애는 내분비기능의 항진 · 저하의 어느 것에서도 공통의 증상으로서 나타내는 경향이 있고, 반드시 음과 양의 관계에 있는 것은 아니다.

a. 시상하부 기능장애

시상하부(subthalamus)에 장애가 있을 때는 자율신경계와 내분비계에 작용하여 신체의 발육, 대사, 정서에 다양한 영향이 일어나지만, 구체적으로는 항이뇨호르몬 분비나 섭식, 체온 등의 이상이다. 이 때에는, 다양한 형태의 의식장애, 잠들 때의 환각, 지적 기능저하, 감정의 변화, 의욕이나 욕정의 변화 등, 광범위한 정신증상이 나타난다.

b. 뇌하수체 기능장애

종양 등에 의해서 성장호르몬의 과잉으로 일어나는 말단 비대증이나 거인증에서는 자발성 결여, 동작완만, 무기력, 성욕저하, 식욕항진, 기분 불안정, 충동성 등이 관찰된다.

기능저하에 따른 뇌하수체 악액질이나 시한(Sheehan)증후군에서는 외인반응형 이외에, 활발하지 않음, 감정의 무디어짐, 건망증후군, 경증의 치매 등을 나타낸다.

c. 갑상선 기능장애

바세도우(Basedow)병 등 기능항진의 경우에는 감정면의 장애가 주체가 되고, 불안, 초조감, 긴장감, 기분이 언짢음, 자극을 받기 쉬움, 다행, 다동이 관찰되는 등, 조울병적인 상태가 된다.

기능저하는 점액수종이라 불리는 상태이지만, 그 대부분에 자발성 결여, 사고와 동작의 완만, 무관심, 우울 등을 나타낸다. 또한, 선천성 또는 생후 얼마 되지 않아 기능저하가 있는 크레틴병에서는 지능이나 정신발달의 장애를 나타낸다〔제14장 B.7항 "크레틴병"(☞295쪽) 참조〕.

d. 부갑상선 기능장애

부갑상선의 기능항진에서는 고칼슘혈증이 되고, 우울, 자발성 감퇴, 동작완만을 초래한다.

기능저하에서는 저칼슘혈증이 되며 강직성 경련(tetany) 이외에 불온, 자극을 받기 쉬움, 정서불안, 경련 등을 나타낸다. 그리고 어느 것에서도, 환각망상, 경면, 착란, 섬망 등을 나타낸다.

e. 부신피질 기능장애

부신피질의 기능항진은 쿠싱(Cushing)증후군이라 부르는데 우울, 불안, 초조, 조적 상태(manic state) 등을 나타내는 일이 많다. 식욕은 항진되고, 성욕은 저하된다. 이 밖에, 환각, 망상, 섬망, 몽롱한 상태, 정신운동 흥분, 경련발작, 건망증후군 등도 관찰된다. 부신피질호르몬(스테로이드)이나 부신피질자극호르몬(ACTH) 등의 투여시도 마찬가지의 증상을 나타내는 일이 있다(스테로이드 정신병).

한편, 급격한 스트레스에 의해서 급성 기능부전을 일으켜 불안, 섬망, 혼수 등을 초래한다. 만성의 기능저하는 애디슨(Addison)병을 초래하고, 무기력, 무관심, 우울, 불안, 불면, 기명력의 저하, 건망증후군을 나타낸다.

f. 생식정신병

생식정신병이란 성선의 기능에 관한 것으로 보통은 성 주기, 임신, 출산, 산욕, 갱년기 등 여성의 생식과정에 관찰되는 정신장애를 말한다.

(1) 성 주기

월경 전기에는 우울, 긴장, 자극을 받기 쉬움, 기분의 불안정, 피로감 등이 일어나기 쉽다. 이것을 월경전 긴장증이라 한다. 이 상태에서 자살이나 훔치기 등의 문제행동을 일으키는 일이 적지 않다.

그리고 월경 전후에는 조울병이나 정신분열증, 비정형 정신병 등의 증상이 나타나거나, 악화되는 일이 적지 않다. 월경주기에 일치하여 비정형 병상을 나타내는 것을 월경정신병(menstrual psychosis) 등이라 하는 경우도 있다.

(2) 임신, 출산, 산욕기

특히, 출산 후 수일에서 수주 후의 산욕기에 정신분열증이나 우울병이 유발되거나, 섬망이나 아멘티아(amentia) 등의 의식의 변용, 환각이나 망상 등이 일어나기 쉽다. 이것은 호르몬 균형의 변화, 아기 키우기에 대한 불안 등 신체적 · 심리적 요인이 복잡하게 관여하며, 산욕기 정신장애(puerperal mental disorder)라고도 한다.

(3) 갱년기

이 시기에는 감정의 불안정과 쉽게 변함, 우울, 쉽게 노여워함, 쉽게 자극을 받음, 어느 경우에는 피해망상 등의 망상(paranoia)상태 등이 일어나기 쉽다.

(4) 기타의 성선기능의 이상

거세(생식기능 제거)나 성선(gonads)의 발육부전, 시상하부 호르몬의 이상에 의한 사춘기 조발증(pubertas praecox)에서는, 성욕의 저하, 기분의 불안정, 활동성의 저하 등이 관찰된다. 그리고, 성염색체의 이상을 초래하는 클라인펠터(Klinefelter)증후군, 터너(Turner)증후군에서는 정신지체 이외에, 비행이나 범죄, 성도착 등의 문제행동이 일어나기 쉽다는 것이 지적되어 있다.

C. 물리 · 작업치료와의 관련사항

증후성 정신장애를 초래하는 질환은 보통은 신체과에서 치료되는 일이 많기 때문에, 신체기능면에서의 물리 · 작업치료가 요구되는 경우가 많다. 그러나 이 단원에서 해설한 여러 질환에서는 다양한 정신증상을 나타내기 쉽다는 것도 충분히 염두에 두고 환자와 접촉하여, 훈련 · 지원에 임해야 한다.

■ 복습의 요점

1. 증후성 정신장애는 뇌 이외의 신체질환에 의해서 발생하는 2차적인 뇌 장애에 의한 증상이다.
2. 기초가 되는 신체질환에는 여러 가지의 것이 있으나, 정신증상은 의식장애, 뇌기질성 정신증후군, 내분비증후군으로 대별된다.
3. 정신증상은 기초가 되는 신체질환의 경과와 거의 병행하기 때문에 이들 기초질환의 치료를 시행하는 것이 무엇보다도 중요하다.

제 7 장

정신작용에 의한 정신 및 행동의 장애

학습목표

- 의존증후군의 정의를 이해한다.
- 알코올·의존성 약물에 의한 정신적 · 사회적 장애를 이해한다.
- 알코올·약물의존증 환자의 회복에 대해서 이해한다.

A. 정신작용물질에 의한 장애의 정의

여기서 거론하는 정신작용물질이란 섭취하면 명정(만취, drunkenness) 등의 쾌반응을 얻을 수 있기 때문에 남용되기 쉽고, 마침내는 그 약물에 마음이 사로잡히는 상태 즉, 의존상태를 나타내는 약물이다.

WHO(1976)는 이러한 약물에 의한 의존을,

① 알코올 및 바르비투르산(barbituric acid)형 의존
② 모르핀(morphine)형 의존
③ 코카인(cocaine)형 의존
④ 안페타민형 의존
⑤ 카트형 의존
⑥ 대마(cannabis)형 의존
⑦ 환각제형 의존
⑧ 유기용제형 의존

의 8형으로 분류하였다.

이러한 약물의 남용 후, 유기용제나 각성제 잔유 정신병과 같은 후유장애가 남는 일도 있다.
따라서, 정신작용물질에 의한 장애는, 남용, 의존, 후유장애(중독)로 나눠서 생각할 필요가 있다.

1. 남용

"남용(abuse)"이란, 신체적 · 사회적 장애나 고통을 야기하는 부적절한 정신작용물질의 사용양식을 가리키는 용어이다(DSM-Ⅳ). 즉, 학업을 게을리 하는 것, 업무를 게을리 하는 것 또는 음주운전, 부부관계의 파탄, 폭행 등의 반사회적 행위나, 이러한 것에 의해서 체포되는 등의 법률문제가 반복하여 야기되는 정신작용물질의 반복적인 사용약식을 말한다.

ICD-10에서는 남용이라는 용어는 사용되고 있지 않으며 그 대신에 "유해한 사용(harmful use)"이라는 용어가 사용된다. 이것은 건강에 해를 끼치는 알코올 · 약물의 사용양식을 가리키는 용어이며 정신작용물질의 사용에 의해서 초래된 심리적 · 신체적인 해악과, 위에서 언급한 것 같은 대인관계가 파탄하거나, 대인관계에 반하는 판단력의 저하나 행동의 장애와의 연관성이 밝혀진 경우에만 사용할 수 있다.

여기서는 정신작용물질에 의한 남용의 문제가 보건상으로도 중요한 과제가 되어있는 현 상황을 감안하여, 그 점에 대해서도 언급하기로 한다.

2. 의존

약물의존 개념은 주로 약리학의 영역에서 제창된 것이며 정신의존, 신체의존, 내성의 3요소로 구성된다.

(1) 정신의존

알코올 · 약물섭취에 대한 강한 욕구(비정상적 욕구)를 가진 상태를 말한다.

(2) 신체의존

알코올 · 약물이 장시간 체내에 있어 효과를 계속 발현하는 결과, 생체가 그 효과가 존재하는 상태에 적응하여 정상에 가까운 기능을 영위하게 된다. 그 효과가 감소되거나, 소실되거나 하면, 신체기능의 균형이 상실되어 적응실조의 상태가 되고, 병적 증후인 금단증후군을 나타내는 것 같은 신체적 상태를 말한다.

(3) 내성

알코올 · 약물의 효과가 장기간의 섭취 때문에 감소하여 초기의 효과를 얻으려면, 보다 대량의 알코올 · 약물 섭취가 필요한 상태를 말한다.

그 기전으로부터 내성은 알코올 · 약물의 대사가 촉진되는 것에 의한 대사내성과 기능내성으로 나뉜다. 기능내성에는 정신기능 대상기능의 발달에 의한 조직내성과, 행동수행능력의 회복에 의한 행동내성이 있다.

ICD-10에 의한 의존증후군(dependence syndrome)의 진단기준을 표 1에 나타냈다. 6항목의 의존증후 중, (c)항은 신체의존, (d)항은 내성에 대한 항목이지만, 다른 4항목은 정신의존에 대한 기술(description)이다.

이것으로부터도 알 수 있는 것처럼 의존의 중심은 정신의존이며 정신의존이 결여된 약물은 의존형성 물질의 범주에 들어가지 않는다. 그리고 의존형성 물질에는 신체의존성이나 내성의 변화를 초래하지 않는 물질도 있다.

표 1 의존증후군의 기준(ICD-10에서 발췌)

의존의 확정 진단은, 보통 과거 1년간의 어떤 기간, 다음 항목 중 3개 이상이 모두 존재한 경우에만 내려야 한다.

(a) 물질을 섭취하고 싶다는 강한 욕망 또는 강박감

(b) 물질사용의 시작, 종료, 또는 사용량에 대해서, 그 물질섭취행동의 통제가 곤란

(c) 물질사용을 중지 또는 감량하였을 때의 생리학적 금단상태((Flx 3과 Flx 4 참조). 이 물질에 특징적인 금단증상군의 출현이나, 금단증상을 경감하거나 피할 의도로 같은 물질(또는 가까운 물질)을 사용하는 것이 증거가 된다.

(d) 처음에는 보다 소량으로 얻은 그 정신작용물질의 효과를 얻기 위해 사용량을 증가시켜야 하는 것 같은 내성의 증거(이 현저한 예는, 알코올과 아편의 의존자에게 인지된다. 그들은 내성이 없는 사용자에게는 견딜 수 없거나, 또는 치사적인 양을 매일 섭취하는 일이 있다).

(e) 정신작용물질 사용 때문에 이에 대신하는 즐거움이나 흥미를 차츰 무시하게 되고, 그 물질을 사용하지 않을 수 없는 시간이나, 그 효과로부터의 회복에 소요되는 시간이 연장된다.

(f) 분명히 유해한 결과가 일어나고 있음에도 불구하고, 여전히 물질을 사용한다. 예컨대 과도한 음주에 의한 간장장애, 어떤 기간 물질을 대량 사용한 결과로서의 억울기분상태, 약물과 관련된 인지기능의 장애 등의 해악이다. 사용자가 그 해악의 성질과 크기에 실제로 알아차리고 있는 것을(예측이라 하더라도) 확정하도록 노력해야 한다.

3. 후유장애(중독)

의존의 기반 위에 약물의 섭취를 중지한 후 비교적 장기간에 정신병상태가 지속되는 일이 있다. 이러한 정신병상태는 약물의 섭취를 중지한 후에 생기는 "금단증상"과는 구분하여 생각할 필요가 있다.

B. 알코올 관련 정신장애

알코올은 다른 많은 의존성 약물과 달리, 사회적으로 용인되어 있는 기호품의 하나이다. 그리고, 알코올 관련 정신장애는 다른 의존성 약물의 그것과 비교하여, 큰 의료적 · 사회적 문제이다. 따라서, 보통 알코올 관련 정신장애는 다른 의존성 약물관련 정신장애와는 별개로 취급되고 있다.

여기서는 알코올 관련 정신장애를 음주 시의 급성 명정(만취, drunkenness)의 문제와 장기간의 반복음주에 수반되는 알코올 의존, 후유장애(중독)로 나눠서 생각한다.

1. 음주에 의한 명정과 남용

최근에 음주운전, 단숨에 마시기 등이 사회문제로 되고 있으며 그 희생자도 증가하는 추세이다. 이들에 대해서는 관계기관이 그 대책을 세움과 동시에 최근에는 음주운전, 단숨에 마시기 등의 알코올 남용방지의 시민운동이 성행하고 있다.

알코올에 의한 명정은 단순명정과 이상명정으로 분류된다. 이상명정은 양적 이상인 복잡명정과 질적 이상인 병적 명정으로 나뉜다.

a. 단순명정

혈중 알코올농도에 거의 평행하여 명정이 단계적으로 진행한다. 극단적인 흥분, 지남력상실, 정신병증상의 출현은 없으며 음주 시의 추상도 가능한 일이 많다. 혈중 알코올농도가 10~50㎎/*dl*에서는, 기분이 고양되고, 다변이 된다. 주의가 산만해지고, 작업능력은 저하한다.

50~100㎎/*dl*에서는 운동실조나 언어장애가 출현하기 시작한다. 200㎎/*dl* 이상에서는 만취상태가 되어 보행불능이 되며 외부자극에 대한 반응이 감소한다. 400㎎/*dl* 이상이 되면, 의식이 소실되고 혼수상태가 된다.

b. 이상명정

(1) 복잡명정

"음주벽이 나쁘다", "술주정"이라 불리는 명정상태에 해당한다. 명정에 의한 흥분이 현저하고, 오래 계속되며, 기분은 불안정하고, 자극을 받기 쉬워 폭력적인 언동이 관찰된다. 또한, 성적 노출, 성적 가해행동도 관찰되는 일이 있다. 그러나 그 행동은 주위의 상황으로부터 어느 정도 이해가 가능하다. 분명한 환각 · 망상은 관찰되지 않는다. 부분적인 건망이 관찰되는 일이 있으나, 광범위한 결손이 일어나는 일은 없다. 격정범죄, 성범죄가 자주 관찰된다. 보통, 혈중 알코올농도가 180㎎/*dl* 이상이 되면 출현하기 쉽다고 한다.

(2) 병적 명정

몽롱형 병적 명정과 섬망형 병적 명정으로 구별된다.

① 몽롱형 병적 명정: 몽롱성 의식장애 내지는 "변화하여 협착된 의식"으로 특징지어진다. 즉, 명정에 의해서 강한 의식장애가 일어나고, 인격의 연속성이 두절되어, 심한 건망을 일으킨다. 건망은 대부분의 경우, 완전건망이다. 또한 상황에 대한 심각한 지남력장애가 있으며 그 행위는 상황으로부터 이해불능이다. 신체적 마비증상의 결여도 그 특징이다.

② 섬망형 병적 명정 : 증후론적으로는 진전섬망과 원칙적인 차이는 없다. 기분은 불안정하고 다채로운 망각이 존재하며 심한 운동성 불안이 있다. 복잡명정과는 달리, 혈중 알코올농도가 낮아도 출현한다.

2. 알코올 의존증후군

WHO〔1977〕가 제창한 알코올의존증후군(alcohol dependence syndrome)은 그 증후를, 음주행동의 변화, 주관적 상태의 변화, 정신생물학적 상태의 변화로 정리하고 있다. 음주행동의 변화, 주관적 상태의 변화는 정신의존징후이고, 정신생물학적 상태의 변화는 신체의존징후(이탈증상의 출현)와 내성으로 구성된다(표 2).

a. 음주행동의 변화

음주행동의 변화로서는

① 음주량, 음주시각, 음주기회에 대한 억제의 감소

② 음주행동의 다양성의 감소

③ 부(마이너스)의 강화에 대한 음주의 반응성의 변화

표 2 알코올 의존증후군

1. 음주행동의 변화
   a. 음주량, 음주시각, 음주기회에 대한 억제의 감약
   b. 음주행동의 다양성의 감약(단순화에의 수렴)
   c. 부(마이너스)의 강화에 대한 음주의 반응성 변화
2. 주관적 상태의 변화
   a. 음주억제의 장애 내지는 불능
   b. 갈망(craving)
   c. 음주 중심성, 내지는 강박적 음주욕구
3. 정신생물학적 상태의 변화
   a. 금단의 증상 : 불쾌감정, 자율신경증상, 진전, 환각, 경련발작, 진전섬망
   b. 금단증상 경감을 위한 음주
   c. 내성

〔WHO, 1977에서〕

를 들 수 있다. 즉, 알코올의존증인 사람은 직장에서 몰래 주간부터 음주를 하거나, 만취상태에 이르기까지 다량의 음주를 하는 등의 이상한 음주행동이 반복된다.

그리고 건강한 사람에게는 다양한 음주행동이 인지되지만, 알코올 의존증인 사람에서는 출근 전에 대포잔술을 들이키고 직장에 가고, 귀가 길에는 자동판매기에서 술을 사서 마시며, 귀가 후 대포잔술을 들이키는 것 같은, 단순하고 획일적인 음주행동을 나타내게 된다.

더 나아가서는 음주에 의한 신체질환, 가족적 · 사회적 문제가 일어나고 있음에도 불구하고, 음주를 계속하게 된다.

b. 주관적 상태의 변화

주관적 상태의 변화란 알코올 의존증인 사람의 체험으로서 이야기 되는 변화이며 음주행동의 변화와는 구별된다.

① 음주억제의 장애 내지는 억제
② 갈망
③ 음주 중심성

이라는 특징을 들 수 있다.

"음주억제의 장애 내지는 억제"는 "주량을 줄이거나, 술을 끊으려고 결심해도 할 수 없다"라는 진술에 의해서 파악된다. "갈망"은 음주나 명정에 대한 참을 수 없는 소원으로서 경험되는 것이

다. "음주 중심성"은 모든 관심이 음주에 집중되고, 음주를 다른 어떠한 행동보다도 우선시키는 체험이다.

c. 정신생물학적 상태의 변화

정신생물학적 상태의 변화로서는 금단기의 증상(금단증후군), 금단증상 경감을 위한 음주와 내성을 들 수 있다.

(1) 알코올 금단증후군(alcohol withdrawal syndrome)

출현의 시간경과로부터 조기증후군(작은 금단)과 후기증후군(큰 금단)으로 나뉜다(표 3).

① 조기증후군 : 알코올 금단 후 7시간 무렵부터 시작하여 20시간 무렵에 최고조(peak)를 갖는 것이며 안절부절못함, 불안, 억울기분 등의 불쾌감정이나, 심계항진, 발한, 체온변화 등의 자율신경증상, 손가락 · 안검(eyelid), 체간의 진전(tremor), 일과성 환각(환시, 환청이 많다), 경련발작 등이 관찰된다. 가벼운 지남력장애가 출현하는 일도 있다.

② 후기증후군 : 금단 후 72~96시간에 많이 관찰되며 투박하고 큰 진전, 정신운동 항진, 환각, 의식변용, 자율신경기능항진을 주된 징후로 하는 진전섬망이다.

전구증상으로서 불온, 과민, 불면, 식욕저하, 진전 등이 출현하고, 이어서 진전섬망으로 옮겨가는 일이 많다. 의식혼탁은 그다지 심하지 않으며 표면적으로는 대응 가능한 일이 많다. 주의가 산만하고 침착성이 없으며, 지남력장애를 수반한다.

환각은 환시가 많으며 작은 동물이나 벌레가 나타나는 일이 많다. 이들이 몸 위에 기어 올라오는 감각(환촉)을 수반하는 일이 있다. 또한, 벽의 얼룩이 얼굴에 보이는 등의 착시가 출현하는 경우도 있다. 환각은 암시에 의해서 나타나거나, 심해지거나 한다.

안검(eyelid) 위로부터 안구를 압박하여 암시를 주면, 환시가 출현하는 일도 있으며 리프만(Liepmann)현상이라고도 부른다. 때로는 익숙해진 직업상의 몸짓이 관찰되는 일도 있다(직업섬망).

그리고 환각 중에서 주된 것은, 환시이지만, 환청이 관찰되는 경우도 적지 않다. 환각은 어두운 방에 있을 때나, 야간에 심해지고, 실내를 밝게 하면 경감된다. 진전섬망은 보통 3~4일 지속된다. 심장쇠약 등의 중증의 합병증으로 사망하는 경우도 드물게 있다. 대부분은 심한 불면이 관찰되지만, 종말에는 깊은 수면(종말수면)에 들어가고, 이로부터 각성하면, 증상은 거의 완전히 소멸된다. 코르사코프(Korsakoff)정신병으로 옮겨가는 일도 있다.

(2) 내성

내성의 획득이란 "술에 강해지다"라는 것을 말한다. 즉, 같은 양의 음주를 해도 이전보다 취기가 가벼워진다. 그리고 같은 정도의 취기를 얻기 위해서는 이전보다도 대량의 음주를 해야 하는

표 3 알코올 금단증후군

분 류	금단 후 발병까지의 시간
1. 조기증후군(early phase of alcohol withdrawal) 또는 작은 금단 (minor withdrawal)	
• 진전(tremor)	7~8시간
• 착각(illusions), 환각(hallucinations)	
• 지남력의 경도장애(minimal disorientation)	24시간 이내
• 경련발작(convulsion 또는 run fits)	7~48시간
2. 후기증후군(later phase of alcohol withdrawal) 또는 큰 금단 (major withdrawal)	
• 진전섬망(delirium tremens)	72~96시간
• 투박하고 큰 진전(crude generalized tremor)	
• 정신운동항진(increased psychomotor activity)	
• 환각(hallucinations)	
• 지남력장애(profound disorientation)	
• 자율신경기능항진(overactivity of autonomic nervous system)	

〔Victor, M., et al., 1973에서〕

상태이다. 내성에는 간장에서의 알코올 대사효소가 유도되기 때문에, 혈중알코올농도가 저하하여 생기는 대사성 내성과 뇌의 알코올에 대한 반응성의 저하에 의해서 생기는 조직 내성이 있다.

3. 알코올 의존을 기반으로 발생하는 정신병

1979년의 후생성 알코올중독 진단회의에서는 알코올정신병을 알코올의존 징후를 갖는 정신병과 알코올의존 징후를 기반으로 발생하는 정신병으로 분류하였다. 전자는 앞에서 언급한 신체의존의 존재를 나타내는 알코올 금단증후군에 속하는 것이다. 후자는 알코올 금단 후 상당히 장기간에 걸치고, 또는 평생 회복이 곤란한 변화이다. 이러한 의미에서, 후자는 장기간에 걸친 음주에 의한 후유장애(중독)라 생각할 수 있다.

a. 알코올환각증

알코올의존증을 기반으로 한다는 점에서는 진전섬망과 유사하다. 진전섬망에서는 환시가 많고

의식장애가 있는 것에 비하여 알코올환각증에서는 환각을 주로 한다는 것, 의식혼탁이 없다는 것이 다르다.

본증의 증상 출현은 급격하고, 야간에 돌발 요소적인 환청이나 피해적인 내용이나 자기의 행위를 끊임없이 비판하는 형태의 사람의 목소리 등이 출현한다. 환청에 잇달아서 2차적으로 피해망상, 추적망상, 관계망상 등이 발생한다. 기분의 기조는 불안이다. 신체소견은 거의 없다. 증상은 일과성이고, 짧으면 수일에서 수주에 소멸하는 것이 보통이지만, 지속되는 사례도 인지된다.

본증을 알코올의존징후를 가지는 정신병, 알코올의존징후를 기반으로 발생한 정신병의 어느 것으로 분류하는가는 논쟁의 대상이다. 그러나, 여기서는 증상이 비교적 장기간 계속된다는 것으로부터 알코올금단증후군에 추가하지 않았지만, 임상적으로는 알코올금단증후군의 하나라고 생각하는 편이 좋은 경우도 많다.

b. Korsakoff정신병(알코올성)

Korsakoff정신병에서는 기명장애, 지남력상실, 작화증으로 구성되는 정형적인 건망증후군(Korsakoff증후군)이 고도(high degree)이며 동시에 장기간 지속한다. 몸의 지각이상, 건반사 소실, 근 위축 등의 다발 신경염을 수반한다. 경과 중에 진행마비 유사의 신체증상을 나타내는 경우가 있으며 이것을 알코올성 가성진행마비라 한다.

급성의 섬망, 발열, 오심 · 구토, 안구마비, 동공장애, 경련발작 등으로 시작하여 졸리움, 혼수를 초래하고, 사망하는 위험성이 높은 것에 베르니케(Wernicke)뇌증이 있다. 베르니케뇌증은 니코틴산, 비타민 B1의 지속적 결핍에 의해서 일어난다는 것이 차츰 밝혀지고 있으며 니코틴산, 비타민 B1이나 부신피질호르몬의 투여에 의해서 최근에는 사망사례는 감소하여 있다. 그러나, 회복 후에 Korsakoff증후군이 남는 경우도 많다.

4. 알코올의존증 환자의 자식 문제

알코올의존증의 문제는 본인뿐만 아니라, 그 자식에게도 중대한 장애를 가져온다. 그 대표적인 것이 태아성 알코올증후군과 adult children of alcoholics〔ACOA〕이다.

a. 태아성 알코올증후군(FAS)

모친이 임신 조기에 대량의 음주를 하였기 때문에 태아기에 기형을 비롯한 여러 가지 장애가 발생한 어린이를 태아성 알코올증후군(fetal alcohol syndrome; FAS)이라 한다. 임상증상으로서는 특유한 얼굴모양, 즉, 짧은 안검열(fissure of eyelid), 인중의 낮은 형성, 얇은 상구순(윗입술, upper lips), 짧은 코(nose) 등이 관찰된다. 이것은 얼굴 중앙부의 낮은 형성의 결과라 생각된다. 경도에서 중 정도의 정신발육 지체, 소두증, 태어날 때의 체중 · 신장의 저하가 관찰된다. 또한, 구순(lips) · 구개열, 심방중격 결손, 심실중격 결손 이외에, 각종 장기에 기형이 관찰되는 경우가 있다.

알코올 의존증 환자의 자식들에게는 정서장애 또는 학교나 사회에서의 부적응이 관찰되는 일이 많아, 후술하는 ACOA의 문제가 관련된다. 이러한 문제의 원인은 알코올 의존증 환자의 가정이 기능부전 가족이라는 것에 의한다고 생각되지만, 태생기의 알코올 노출에 의한 중추신경계의 기능장애가 관계하고 있을 가능성도 있다.

b. Adult Children of Alcoholics(ACOA)

ACOA는 알코올 의존증 환자(alcoholic)의 가정에서 자라고, 여러 가지 사회적 부적응이나 인간관계의 장애를 가져 "살기 어려움"을 느낀다. 어른이 된 알코올 의존증 환자의 자식들에 대한 총칭이다. 이 임상증상은 다양하지만, 기본적으로는 대인관계의 장애이다. 이것은 알코올 의존증 환자의 가정이 기능부전에 빠져있고, 자식들은 부모로부터 정상적인 어른으로 성장하는 데에 필요한 다양한 인간관계의 참모습을 배울 수 없다는 것에 기인한다고 생각한다. 알코올 · 약물 의존증의 위험성도 높다.

C. 약물의존에 의한 정신장애

알코올 이외의 약물의존은 WHO〔1976〕에 의해서 앞에서 언급한 것처럼 8개형으로 분류되어 있다(☞153쪽). 이 항에서는 그 중 일본에서 가장 많이 볼 수 있는 약물의존에 대해서 언급한다.

1. 수면제 · 항불안약제관련 장애

a. 의료적 유용성과 남용

벤조다이아제핀(benzodiazepine)계 약물은 항불안약제, 근 이완제, 최면제, 항경련약제로서 임상에서 널리 사용된다. 그러나 장기간 또는 대량으로 복약하면 기억장애를 비롯한 여러 가지의 인지장애를 가져온다.

한편 명정(drunkeness)감을 추구하여 남용되는 일도 있어 최근에는 청소년의 남용이 차츰 문제가 되어가고 있다. 또한, 수면제를 속여서 먹게 하고, 절도 등의 범죄행위가 이루어지는 일도 있다. 드물게, 자살목적으로 대량으로 복용하는 경우도 있다.

b. 의존

벤조다이아제핀계 약물을 장기간 사용하면, 내성의 변화, 정신의존, 신체의존이 형성된다. 특히, 역가가 높고, 작용시간이 짧은(반감기가 짧다) 약물에서 남용이나 의존형성의 위험성이 높다고 생각되고 있다. 내성의 변화, 정신의존 때문에 사용량이 보통의 10배에 도달하는 경우가 있다. 이러한 상태에 빠지면, 복약하는 것이 다른 모든 것에 우선하여 사회 · 가정생활에 지장을 초래하게 된다.

금단증상은 알코올의존과 유사하며 수면장애, 기분장애, 불안장애, 환각, 대발작형 경련발작, 섬망 등이 관찰된다. 그러나 이 출현은, 대부분의 약물이 알코올보다 긴 반감기를 갖고 있기 때문에, 알코올 금단증상에 비하여 늦다.

최근에는, 상용하는 양의 벤조다이아제핀계 약물의 장기사용에 의해서도 의존이 형성된다는 (상용량 의존) 것이 많은 연구자에 의해서 보고가 되어 있다. 상용량 의존에서는 금단증상은 신체증상으로는 손가락의 진전, 식은땀, 불면 등, 그리고 심리적 증상으로는 침착성이 없고, 불안, 억울 등 경증인 것이 많으며 금단증상의 피크도 명확하지 않은 것이 많다.

2. 유기용제관련 장애

a. 급성중독과 남용

신나(thinner)〔보통 톨루엔(toluene) 등의 유기용제 3~4종의 혼합용액〕 놀이로 시작되는 신나 남용은 최근에 다시 증가하는 경향에 있으며 이에 더해서 신나 남용자는 각성제 남용 등 기타의 한층 심각한 약물남용으로 빠져드는 사례가 많으며 차츰 사회문제로 되고 있다.

유기용제의 흡입은 같은 유기용제의 일종인 알코올과 유사한 작용을 나타낸다. 낮은 농도의 단시간 흡입에서는 "멍청해진다" "기분이 좋다"라고 흡입 경험자가 말하는 것처럼 기분 좋은 명정상태를 체험한다. 이 명정 때의 쾌감은 음주 때보다도 강하다고 한다.

명정이 진행되면, 알코올의 복잡명정과 유사한 증상이 인지된다. 즉, 기분의 고양에 의한 만능감을 기반으로 언동을 자기통제할 수 없는 상태가 된다. 주위에 대해서는 제압적이고 쉽게 화를 내며 거친 행위가 자주 인지된다. 때로는 이러한 행위는 상해, 강간 등의 범죄로 발전한다. 감정도 불안정하고, 갑자기 흐느껴 운다. 두려워하는 등이라는 의미 불명의 행동이 관찰된다.

신나의 주성분인 톨루엔의 마취작용은 클로로포름에 맞먹는다고 하며 명정상태로부터 마취상태를 거쳐 사망하게 되기까지의 혈중농도 차이가 작아 위험하다고 한다. 죽음에 이르는 사례에서는 연수마비를 거쳐 죽음에 이르는 경우가 많지만, 이 밖에, 신나 놀이에 사용된 비닐봉지에 의한 질식사, 강한 점막자극에 의한 성문수종이나 폐수종, 후두경련에 의해서 사망하게 되는 일이 적지 않다.

지각장애는 유기용제에서 가장 많이 관찰되는 급성증상이다. 주위의 물체가 선명하게 보이는 변색시, 물체의 형태가 일그러져 보이는 변형시, 물체가 크게 보이는 거시, 작게 보이는 소시 등이 있다. 또한, 어두운 곳에 세워둔 청소도구가 사람으로 보이는 착시나, 야간인데도 반짝반짝 빛나는 색깔모양처럼 보이는 등의 환시가 출현하는 경우도 있다.

시각의 이상에 비하여 청각의 이상은 출현빈도가 낮다. 불쾌한 환청체험이 지속되는 일이 적고, "천사의 노랫소리" 등 기분이 좋은 소리, 목소리가 많고, 이에 메아리가 쳐서 들리는 일도 있다. 그리고, 제트기소리, 대포소리가 울리는 것처럼 쾅 하고 큰 소리 등 요소적인 환청도 관찰된다.

신체위치감각의 이상으로는 몸이 둥둥 뜨는 것 같은 신체 부유감, 몸이 땅으로 가라앉는 것 같은 신체의 침하감이 가장 많이 관찰된다. 흡입 중이나 명정으로부터 회복의 과정에서 경련발작이 관찰되는 일이 있으나, 흡입 후 수 시간이 경과한 후의 경련발작이라면, 금단증상과의 구별이 어렵다.

b. 의존

신나 남용자의 대부분은 지인이나 친구에게 유혹되어 흡인을 시작한다. 처음에, 흡인은 동료와 있을 때가 대부분이고, 혼자서 흡인하는 일은 별로 없다. 이 무렵에는 생활상의 장애는 적고, 가족도 흡인을 알아차리지 못하는 일이 많다. 이 단계에서의 의존의 정도는 가벼우며 의료의 개입은 필요 없는 경우도 많다.

더 진행이 되면, 단독으로도 흡인하게 되며 흡인 빈도도 증가한다. 의존이 진행되면, 유기용제에 대한 갈망을 배경으로 하여 이것을 손에 넣기 위해 공갈, 절도 등을 하게 되고, 가족의 앞에서도 태연하게 유기용제를 흡인하게 된다.

한편, 신체의존에 대해서는 종전에 부정적인 견해가 많았다. 그러나 여러 연구자들에 의해서 금단기의 경련발작이나 섬망이 보고가 되어 있다는 것으로부터 비교적 드물기는 하지만, 신체 의존이 형성되는 예도 있다고 생각된다.

c. 인격변화

만성의 유기용제 남용자에서는 노동이나 학습 등에 대한 전반적인 의욕저하에 의해서 사회적 능력의 감쇠를 특징으로 하는 동인상실증후군이 인지된다는 보고가 있다. 동인상실증후군은 처음에 대마남용자에서 보고가 되었으나, 현재는 다른 약물의존에서도 인지된다는 보고가 있다.

d. 유기용제 정신병

최근에 장기간의 유기용제 흡인 후, 정신분열증과 유사한 증상을 나타내는 증상사례가 보고가 되어 있다. 이러한 상태에 대해서 유기용제정신병의 명칭이 제창되어 있다. 남용기간이 5년을 넘으면, 유기용제정신병의 발현 가능성이 현저하게 높아진다고 한다. 유기용제정신병과 정신분열증과의 감별은 곤란한 경우가 많지만, 유기용제정신병의 경우, 정신분열증에 관찰되는 감정의 평판화, 무위, 대인접촉성(소통성)의 장애가 적다는 것을 특징으로 들 수 있다.

3. 각성제관련 장애

a. 급성중독과 남용

각성제에는 안페타민과 메탄페타민이 있으나, 일본에서 사용되는 것은 메탄페타민이다. 사용방법은 정맥 내 주사가 대부분이지만, 최근에는 흡연사용도 볼 수 있다. 주사 직후부터 수 시간에 걸쳐, 각성 수준이 올라가고, 기분이 고양되며, 졸음, 피로감이 일소된다. 사람에 따라서는 도취감, 상쾌감이 생기고, 성감의 고조도 관찰된다. 다변, 다동도 관찰된다.

주사 한 지 수 시간 후, 약물의 효과가 감퇴되면, 전신 권태감 · 탈력감이 발생한다. 안절부절 못하는 느낌이나 억울감을 느끼는 등의 정서가 쉽게 바뀌는 성질도 관찰된다. 이러한 각성제의 효과인 쾌적한 감각과 그 후의 불쾌한 감각과의 반복은, 연용(잇단 사용)을 더욱 진행시키게 된다.

1970년 무렵부터, 세계적인 약물남용의 풍조 등에 의해서 남용자의 증가경향이 계속되고 있다. 남용자는 폭력배와 그 주위 사람들이 많았으나, 차츰 일반시민에게도 확산되고 있다. 또한 사용동기도, 호기심이나 섹스라는 향락적인 것이 많고, 전쟁 중 · 전쟁 후에 볼 수 있었던 공부나 일을 위한 것이라는 동기와는 다르다. 최근에는 도쿄를 중심으로 노상에서 불특정 다수의 사람(특히 청소년)을 대상으로 각성제 사용을 비롯한 비합법적인 약물이 매매되고 있어 문제를 한층 심각하게 만들고 있다.

b. 의존

각성제의 잇단 사용에 의해서 정신의존이 형성되어, 각성제를 사용하고 싶다는 강한 욕구가 발생하고, 또한, 내성이 생기기 때문에 점점 그 욕구는 강해지고, 각성제를 입수하기 위해서는 어떠한 일도 마다하지 않게 된다. 이 때문에 폭력조직에 의한 매춘의 관리에 이용되는 등 범죄의 근원이 되기 쉽다.

금단증상으로는 억울기분, 피로감, 전신 권태감 등이 보고가 되어있다. 그러나 이들 증상은 비

특이적이라는 것, 또는 일회 사용 후에도 출현한다는 것으로부터 금단증상이라고는 말하기 어려우며, 신체의존은 현재로서는 없다고 한다.

c. 각성제정신병

하루에 수십 밀리그램의 대량의 각성제를 2~3개월간 정맥주사를 맞고 있으면, 정신분열증과 유사한 정신병상태에 빠지는 경우가 많다. 이것을 각성제정신병이라 부르는데 정신분열증모양 증상 이외에 감정장애가 출현하는 일도 있다. 활발한 환각이 인지되고, 환각에서는 환청이 가장 많으며, 이어서 환시가 많다. 환후, 환미, 환촉도 인지된다. 망상에는, 관계망상, 피해망상, 주찰망상, 추적망상 등이 관찰된다. 이러한 망상 중에서 박해로부터 몸을 지키려고 하여, 도주하거나, 반대로 상해행위를 하게 되는 경우도 있다.

각성제의 사용을 중지하면, 대개는 1개월 이내에 증상이 경쾌하지만, 일부의 증상사례에서는 정신분열증모양 증상이 잔존한다. 이러한 정신병상태는 정신분열증의 그것과 감별이 곤란한 경우가 많지만, 각성제정신병의 경우는 소통성이 유지되어 있는 증상사례가 많다. 각성제정신병에서는 각성제의 사용 중단에 의해서 정신병이 소멸한 후, 소량의 의존성 약물의 사용이나 지각자극, 스트레스 등으로 각성제 사용 때와 유사한 이상체험이 나타나는 경우가 있고, 플래시백(flashback)이라 불린다.

4. 대마관련 장애

a. 급성중독과 남용

흡연 직후부터 1~2시간 효과가 지속한다. 우선 처음에 출현하는 것은 지각이상이다. 시각이 예민해지고, 색채가 선명하게 느껴지거나, 물체가 일그러져 보이거나 한다. 청각도 예민해지고, 시간이나 공간의 감각이상도 관찰된다. 시간의 흐름이 완만하게 느껴지거나, 신체의 부유감 등도 관찰된다. 성감의 항진도 관찰된다. 환각도 출현하고, 요소적인 것으로부터 장면적인 것까지이다. 기분의 변화는 주위의 상황에 따라서 좌우되고, 집단으로 사용할 때는 다행감이 출현하여 다변 다동이 된다. 그리고 상황에 따라서는, 불온, 흥분, 기분이 나쁜 사태가 되는 일도 있다. 사고는 관념이 제멋대로이고 아이디어가 차례로 떠오르지만 마무리가 나쁘다. 드물게 패닉(panic)상태에 빠지는 경우도 있다.

일본에서는 여러 선진국에 비하여 남용되는 일은 적지만, 최근에는 야생 대마를 건조하여 사용하는 등 만연될 위험성이 없어지지 않았다.

b. 의존

정신의존은 형성되지만, 알코올, 각성제, 모르핀에 비하여 약하다. 흡연 중지 후에 과민, 불온, 식욕감퇴, 불면 등이 발생하는 일이 있으나, 신체의존이나 내성은 없다고 한다.

c. 대마정신병과 동인상실증후군

대량의 대마를 장기간에 걸쳐 계속해서 흡연하면, 환각 · 망상상태가 되는 일이 있으며, 사용을 중지해도 이것이 장기간 잔존하는 경우가 있다. 또한, 대마의 만성 흡연자 중에 감정의 평판화, 관심이나 자발성의 감퇴, 정신운동에서의 반응의 둔화, 집중력이나 능동성의 저하가 일어나는 일이 있고, 동인상실증후군이라 불린다.

5. 모르핀관련 장애

a. 급성증상과 남용

모르핀의 급성증상은, 통증 환자, 비통증 환자, 의존증자에서 다르다.

통증 환자에서는, 통증과 정신적 긴장의 완화를 가져온다. 한편, 모르핀 미경험자에서는 오심, 현기증 등의 불쾌증상이 출현하는 경우가 있다. 그러나 비통증환자의 일부에는 의존증 환자와 마찬가지로 다행감, 도취감, 절정감이 생긴다. 다행감, 도취감, 절정감은 최초부터 발생하는 경우도 있으나, 대부분은 몇 번의 반복사용 후에 발생한다. 폭력조직 관계자의 사이에 남용이 관찰되지만, 약물을 입수하기 쉬운 의료관계자 사이에서도 남용되는 경우가 있다.

b. 의존

내성, 정신의존, 신체의존 모두 급속히 형성되는 것이 특징이다. 정신의존은 매우 강하고, "약없이는 살아갈 수 없다"라는 강한 불안과 강박적인 욕구가 있으며 약물을 얻기 위해서는 수단방법을 가리지 않는다. 다만, 통증환자의 경우는 비교적 정신의존이 형성되기 어려운 경향이 있다. 신체의존도 잇달아 사용하면 2주 전후에서 형성된다.

금단증상은 다양하지만, 자율신경증상이 가장 현저하고 "자율신경의 태풍"이라고도 불린다. 하품, 재채기, 눈물을 흘림, 콧물을 흘림, 군침을 흘림, 설사, 발한, 산동, 입모, 오심 · 구토, 체온상승, 호흡수가 잦다, 사지의 통증과 이완, 전신의 근육경련 등이 관찰된다. 심한 불안, 고민도 관찰되며, 자극을 받기 쉽고, 화를 내기 쉽게 된다. 내성의 형성도 현저하며 의존증환자에서는 사용량이 초기 사용량의 100배에 도달하는 경우도 있다.

c. 인격변화

만성적인 모르핀 사용자에서는 도덕적 감정은 무디어지고, 진지하게 무언가를 하려고 하는 의욕이 결여되며, 가정이나 직장에서의 책임감이 없어진다. 거짓말이 많아지고, 사기, 절도, 폭력행위 등 반사회적 행위를 볼 수 있게 된다.

6. 코카인관련 장애

a. 급성중독

기분이 고양되고, 다행감, 도취감이 출현하며, 코카인 명정이라 불리는 상태가 된다. 이어서 정신적인 이완상태가 되고, 억울적으로 된다.

미국에서는 비점막에의 흡착, 흡연의 형태로 남용되고 있다. 일본에서는 코카인 남용은 거의 볼 수 없었으나, 최근에 밀조품의 일부가 밀수되고 있어 유행의 위험성이 있다.

b. 의존

앞에서 언급한 다행감, 도취감이 출현하기 때문에 강한 정신의존이 형성된다. 기명 · 기억장애, 집중곤란 등이 관찰된다. 일부에 피해망상, 추적망상이 일어나고, 반사회적 행위를 야기하는 원인으로도 될 수 있다. 환각도 관찰되며, 개미 등의 작은 동물이 보이는 환시나, 이들이 몸 위를 기어 다닌다는 환촉이 관찰된다. 환청도 출현하고, 심하게 나타나면, 이 때문에 불안하게 되거나, 행동불능이 되는 경우도 있다.

c. 코카인정신병

장기간에 걸친 잇단 사용에 의해서 각성제정신병과 유사한 정신병상태에 빠지는 경우가 있다.

7. 환각제관련 장애

환각제로 확인되어 있는 약물은 현재 80종류에 이른다. 일본에서는 이 종류의 약물의 남용, 의존은 거의 없다. 여기서는 대표적인 약물로서 LSD에 대해서 언급한다.

a. 급성중독과 남용

미국에서 학생 등 사이에서 사용되어 사회문제로 된 일은 있었으나, 일본에서의 남용은 거의 없다. 매우 미량으로 다채로운 정신증상을 나타낸다. 증상으로서는 지각이상이 많고, 특히, 환시가 많이 관찰된다. 주위가 밝고 화려한 색채로 변화하고, 물체가 일그러져 보이기도 한다. 눈을 감았을 때에는 한상적인 정경적 환시도 출현한다. 이러한 이상체험 중에서 황홀감에 저져, 현실세계를 초월해서 우주와 일체화한다는 신비적인 체험을 하는 일이 있으며, 최환각적(pscychedelic) 체험이라 불린다. 또한 환미, 환촉, 신체 부유감 등도 관찰된다. 이러한 증상에 자아의식장애, 사고장애가 추가되는 경우가 있다.

b. 의존과 후유장애

신체의존은 없다고 한다. 또한, 정신의존의 정도도 다른 의존성 약물에 비해서 가볍다. 내성의 형성은 인지되고 있다. 이 밖에, 약물을 단절한 후 수주에서 수개월이 지나 사용하였을 때와 마찬가지의 환각 · 망상상태가 인지되는 일이 있고, 플래시백(flashback)이라 생각된다.

D. 가족의 문제

의존증환자의 가족관계는 알코올 · 약물문제의 발생에 수반해서 서서히 변화하고, 의존증환자를 에워싸는 전체의 병리로까지 발전한다. 가족 내에 알코올 · 약물관련 문제가 발생하면, 가족은 이것을 직시하지 않을 뿐만 아니라, 자주 알코올 · 약물문제가 가족 내에 있다는 것을 인정하려 하지 않는다(가족의 부인). 가족 내에서는 정서적 교류가 상실되고, 가족 내에서의 역할도 변화해간다. 예컨대, 의존증환자의 아내는 일가의 기둥으로서의 역할이나, 자식들에 대해서는 아버지의 역할까지 수행하게 되어, 자식들과 소원해지는 아버지와는 대조적으로 자식들과의 관계를 강화해간다. 그리고, 의존증환자인 남편에 대해서는 아내는 가끔 어머니의 역할도 수행하게 된다.

의존증환자는 이른바 "맨 밑바닥 체험", "바닥난 체험"을 거쳐, 술이나 약물을 끊을 것을 결심하는 일이 많다. 이른바 어쩔 수 없이 술이나 약물을 끊는 것이다. 의존증환자는 술이나 약물을 입수하기 위해서 돈을 빌리거나, 때로는 사기나 절도까지도 한다. 또한, 사회적 책임을 수행하지 않고, 무책임하게 행동을 하기도 한다.

이러한 경우, 자주 형제나 배우자가 그 뒤치다꺼리를 위해 뛰어다닌다. 그 결과, 형제나 배우자의 "본인을 위해서"라는 생각과는 정반대로, 의존증환자는 언제까지 지나도 "바닥난 체험"을 하지 않기 위해 의존상태가 진전되어버린다. 이러한 가족의 보살피기 행동은 인에이블링(enabling)이라 불리고, 결과적으로 의존증이라는 병을 유지하게 된다. 그리고 이러한 가족에 대한 것을 인에이블러(enabler)라 한다.

그리고 이러한 행동을 가족이 계속하고 있으면 "이 사람에게는 내가 필요한 것이다"라는 생각이 강해지는 반면, 의존증환자가 필요로 하는 역할을 상실하는 것에 무의식중에 강한 불안을 갖게 된다. 이러한 가족은 의존증환자 이외와의 대인관계에서도 위에서 언급한 것 같은 건강하지 못한 패턴을 나타내게 된다. 이러한 대인관계상 건강하지 못한 패턴을 "공의존"이라 한다.

E. 치료와 회복

1. 약물요법

각종의 알코올 · 약물의존 사이에서 치료법에 큰 차이는 없다. 의존이 생긴 약물은 중단하거나, 금단증상에 따른 고통이나 신체적 쇠약을 고려하여 차츰 감소시키는 방법을 취한다. 예컨대, 모르핀 의존에 대해서는 methadone으로 대체하여 차츰 경감시키는 methadone유지요법이 시행되고 있다. 약물치료도 대증요법이 대부분이며 불안, 초조에 대해서는 항불안약제나 항정신병약제가, 감정장애에 대해서는 리튬이나 항우울약제를 사용한다. 또한, 정신병상태에 대해서는 항정신병약제가 사용된다.

2. 정신요법

a. 치료의 기본

알코올 · 약물의존증의 회복의 핵심은 "생활체험을 통한 사회성의 재획득"에 있다. 따라서, 환자가 "술에 취하지 않았을 때의 상태"에서의 생활을 함에 있어 직면하는 온갖 문제에 대해서 점검하고, 그 해결을 지원하는 것이 치료의 기본이 된다. 될 수 있으면, 최초의 1개월간은 매일 통원시키는 것이 바람직하다(현실적으로 스태프의 문제로 주 2~3회로 한정하지 않을 수 없지만). 그리고 하루하루 지내는 방법의 구체적인 내용을 청취하여 환자가 직면하는 현실의 여러 문제에 대한 해결을 향한 환자의 노력에 대해서 지지를 보내는 것이 중요하다.

또한, 외래에서 시행되는 집단요법에 참여시켜 자조 그룹인 "단주모임"이나 AA(alcoholics

anonymous), NA(narcotics anonymous)의 정기적인 모임에의 참가를 촉구한다. 진찰 때에는 집단요법이나 자조 그룹에 참여한 감상을 묻는 것이 중요하다.

b. 집단정신요법

알코올 · 약물의존증의 약물요법으로서는 다른 정신질환과 마찬가지로, 개인정신요법이 중요하다는 것은 논할 필요도 없지만, 집단정신요법도 매우 효과적이다. 알코올 · 약물의존증환자는 정서적으로 다른 사람으로부터 고립되어 있기 때문에 동료집단과의 교류를 통해서 이를 타파할 필요가 있다는 것과, 치료자에 대한 강렬한 "남에게 의지하기"는 개인정신요법에서는 막아낼 수 없다는 것, 집단정신요법이 자조 그룹에의 참가를 용이하게 한다는 것으로부터, 집단정신요법은 치료기법으로서 우수하다고 생각된다.

최근에는 외래에서의 집단정신요법의 방법에도 몇 가지의 연구를 볼 수 있다. 예컨대, 초심자 몇 명을 대상으로 하여, 코메디칼 스태프(comedical staff)를 중심으로 하여 주 1회 소그룹에 의한 집단정신요법을 시행하고, 1개월간 계 4회 참여한 환자를 보통의 대그룹에 의한 집단정신요법에 참여시키는 방법이 보고가 되어있다. 통원을 시작하여 얼마 안된 환자에게는 교육적 접근이 필요하고, 갑자기 대그룹에 넣으면, 회복단계의 차이나 회합 그 자체에 익숙하여 있지 않기 때문에 반발을 느끼거나, 솔직하게 자기 스스로를 말할 수 없는 등의 경향이 있다. 이러한 것을 극복하는 의미에서도 소그룹에 의한 집단정신치료는 우수한 방법이다.

c. 회복이 평가

이상과 같은 여러 가지의 정신요법적 접근을 시행하면서 무엇을 기준으로 하여 환자의 회복을 평가하는가는 어려운 문제이다. 기본적으로는 "생활체험을 통한 사회성의 재획득"을 판정하기 위해, 다면적인 검토가 필요하다. 그러나, 알코올 의존증에 강하게 나타나는 "부인"(음주문제 그 자체의 부인, 음주문제 이외에는 아무런 문제도 없다는 부인)을 기준으로 하여 환자의 회복을 평가하는 것이 유익하다는 보고가 많다.

3. 지역 네트워크와 팀 접근

알코올 · 약물 의존증의 치료를 의료기관 단독으로 하는 것에는 한계가 있으며 보건소나 복지사무소 직원의 알코올 · 약물 의존증 치료에의 참여가 필요하다. 이것은 지역에 대한 계몽이나 검진의 권장, 검진 동반 등의 치료도입의 부분에 역할을 가질 뿐만 아니라, 예컨대 보건소에서의 가족교실이나 환자에 대한 방문업무를 통해서 환자의 회복에 대한 중요한 역할을 맡고 있다. 이러한 알코올 · 약물의존증 환자나 그 가족에 관계되는 단체, 행정기관, 의료기관이 그 연계를 통해서 계통적인 원조망(지역 네트워크)을 만들어가는 것이 중요한 과제이고, 앞으로는 오히려 이러한 지역 네트워크 안에서 의료는 무엇을 해야 하는지를 모색하는 단계에 와있다.

그런데, 알코올 · 약물 의존증의 외래는, 알코올 · 약물 의존증에 대한 일상관리 유니트(day care unit)로서 발전해 가는 것이 바람직하지만, 이를 위해서는 알코올 의존증 치료를 위한 훈련을 받은 의사, 작업치료사, 정신보건복지사, 임상심리사, 간호사 등의 스태프가 필요하고, 스태프 사이의 정보의 철저와 치료방침에 대한 일치가 요구된다.

■ 복습의 요점

1. 정신작용물질에 의한 정신장애는, 남용, 의존, 후유장애로 나뉜다.
2. 남용은 신체적·사회적 장애나 고통을 야기하는 부적절한 알코올·약물의 사용양식이다.
3. 의존은 정신의존, 신체의존, 내성의 변화로 구성되어 있다.
4. 정신의존은 의존의 중심이며, 약물에 따라서는 신체의존, 내성의 변화가 인지되지 않는 의존도 있다. 또한, 약물에 따라서 금단증상은 다르며, 정신의존의 강도에도 차이가 있다.
5. 후유장애(중독)란 섭취를 중지한 후 비교적 장기간에 신경·정신증상이 지속되는 것이며, 플래시백(flashback), 인격 또는 행동의 장애, 잔유성 감정장애, 치매, 기타의 지속성 인지장애, 지발성 정신병성 장애 등이 포함된다.
6. 치료는 정신요법이 주체이며, 집단요법의 효과가 널리 인정되고 있다. 또한 자조 그룹(AA, NA)에의 참여도 권장된다. 계통적인 원조망(지역 네트워크), 가족에의 접근도 필요하다.

제 8 장 간질

학습목표

- 간질의 개념 및 발작증상이나 정신증상의 특징에 대해서 학습한다.
- 간질의 원인별 분류와 그 주된 것에 대해서 학습한다.
- 간질의 경과와 예후, 치료, 관리와 재활에 대해서 학습한다.

A. 간질이란?

1. 정의와 개념

간질(epilepsy)은 WHO의 정의에서는 "여러 가지 원인으로 일어나는 만성 뇌장애이며 대뇌 신경세포의 과도한 방전에 유래하는 반복성 발작을 주된 특징으로 하고, 이것에 다양한 임상증상 및 검사소견을 수반하는 것"이라 하고 있다. 즉, 반복성 발작증상 이외에 지능장애나 성격변화, 정신병증상 등을 수반하는 것도 있으며 뇌파에 간질 특유의 변화가 관찰되는 것이 특징의 하나이다. 사회생활을 하는 데에 지속적인 약물요법이나 생활지도가 필요하다.

간질은 발생원인에 따라, 특발성 간질과 증후성 간질로 나누어진다.

(1) 특발성 간질(idiopathic epilepsy)

소인 이외에 발작을 일으키는 원인불명의 것이다.

(2) 증후성 간질(symptomatic epilepsy)

뇌염이나 뇌혈관장애, 뇌종양, 외상, 태생기나 주산기의 뇌손상 등 뇌의 기질적 장애에 의한 것을 말한다.

또한, 알코올이나 고혈당, 약물 등의 대사장애나 중독으로 일어나는 것은 상황관련 발작(기회성 발작)이고, 간질에는 포함시키지 않는다.

2. 발병빈도

간질의 빈도는 인구의 약 0.3%이고, 민족이나 지역에 따른 차이는 거의 볼 수 없다. 특발성 간질과 증후성 간질의 비율은 3대 1이며 젊은 사람에서는 특발성이 많고, 중고령층에서는 증후성을 고려하여 그 원인을 검색해야 한다.

남녀차이는 거의 없다. 발병연령에서는 어린 시기부터 사춘기까지에 발병하는 것이 전체의 3/4로서 가장 많고, 20세 이후에서는 급격히 감소한다. 그러나 발병연령이나 경과, 발작형에 따라 상당히 다르다.

3. 유전소인

특발성 간질에 관한 유전학적 연구에서는 간질환자의 자식에서는 4~6%, 형제자매 4%, 조카, 조카딸 1.5%로 출현한다〔Conrad에 따름〕. 그리고 일란성 쌍둥이에서의 간질의 발병의 일치율은 86. 3%, 이란성 쌍둥이에서는 불과 4.3%가 된다. 이와 같이, 특발성 간질의 발병에는 유전소인이 크다는 것을 보여주고 있다.

그리고 뇌의 국소손상에 의한 부분발작에서도 그 가족의 임상발작이나 뇌파 이상의 출현률은 일반 인구보다도 높은 비율이며 증후성 간질의 출현에도 유전소인의 관여는 부정할 수 없다.

B. 간질의 발작증상과 정신증상

간질의 증상은 간질발작(epileptic seizure)과 발작 간헐기에 볼 수 있는 정신장애로 크게 나누어진다.

1. 간질발작

국제항간질연맹(International League Against Epilepsy; ILAE) 〔1981〕에서는 간질발작을 임상증상이나 뇌파소견 등으로부터 발작의 시초부터 전체대뇌로 말려드는 전반발작과 발작

표 1 전간발작의 국제 분류의 개략

Ⅰ. **전반발작(경련성, 비경련성)**
- A. 결신발작
  1. 정형소발작
  2. 비정형소발작
- B. 간대성근경련발작
- C. 간대발작
- D. 강직발작
- E. 강직간대발작(대발작)
- F. 탈력발작(실립발작)

Ⅱ. **부분(초점, 국소) 발작**
- A. 단순부분발작(의식은 장애를 받지 않는다)
  1. 운동증상을 나타내는 것
  2. 체성감각 또는 특수감각증상을 나타내는 것
  3. 자율신경증상을 나타내는 것
  4. 정신증상을 나타내는 것
- B. 복잡부분발작(≒ 정신운동발작)
  1. 단순부분발작으로 시작하여, 잇달아서 의식장애가 일어나는 것(자동증을 수반하는 것, 수반하지 않는 것)
  2. 의식장애로 발증하는 것(자동증을 수반하는 것, 수반하지 않는 것)
- C. 부분발작으로부터 전반강직간대발작으로 발전하는 것

Ⅲ. **분류불능 간질 발작**

〔ILAE, 1981에서 일부 병경〕

이 대뇌의 일부로부터 시작되는 부분발작으로 대별하고 있다(표 1). 여기서는 주된 발작에 대해서 해설한다.

a. 전반발작

전반발작(generalized seizure)에는 의식장애뿐인 것과, 양측성의 경련 등 운동현상을 수반하는 것이 있다.

(1) 결신발작(absence seizure)

단시간의 의식장애를 주된 증상으로 하는 발작이며 의식장애뿐인 것과 자동증이나 가벼운 간대경련, 탈력, 강직, 자율신경증상 등의 수반증상을 수반하는 것이 있으며 동시에 정형결신발

작과 비정형결신발작으로 나뉜다.

① 정형소발작(typical absence) : 무언가의 전조도 없이 갑자기, 의식이 순간적으로 또는 수초~수십 초간 정도 출현하고, 갑자기 회복한다. 발작이 일어나면 환자는 회화 중 갑자기 이야기를 중단하거나, 들고 있던 것을 떨어뜨리거나 한다. 눈은 고정하여 멍한 표정을 한다. 자세는 일순간 휘청하는 일은 있어도 넘어지는 일은 오히려 적다. 발작이 끝나면, 이제까지 하던 동작을 계속한다.

수반증상을 동반하는 것에는 입술을 움직이다, 혀를 핥는다, 손을 비비거나 또는 자기의 옷을 당긴다는 단순한 동작을 반복하는 자동증 결신, 자세근의 긴장저하가 일어나기 때문에 힘이 빠져 넘어지거나, 무너지는 것처럼 주저앉는 탈력결신발작, 상지나 안검(eyelid)을 간대성으로 흠칫흠칫 움직이는 미오클로니결신, 근의 긴장이 고조되어 상반신을 후굴시키는 후굴결신 등이 있다.

발작은 빈번히 일어나는 경향이 있으며 또한 과호흡에 의해서 유발되기 쉽고, 발작 중에는 3Hz의 양측 주기성의 극서파 결합(3Hz spike and wave complex)이라는 특징적인 뇌파 소견이 뇌의 전체 영역에 출현한다.

② 비정형소발작(atypical absence) : 근 긴장의 변화가 현저한 것이나 발작의 시작이나 끝나는 것이 별로 갑작스럽지 않은 것이며 뇌파에서는 불규칙적인 극서파 결합 등이 관찰된다.

(2) 간대성근경련발작(myoclonic seizure)

순간적으로 전신 또는 사지 · 체간의 근육에 강한 경련〔미오클로누스(myoclonic jerks)〕이 일어나고, 신체를 흠칫시켜 손발을 굴곡하고, 경부를 전굴한다. 근의 수축은 1회 또는 수 회 일어난다. 의식장애는 없는 일이 많다. 뇌파에서는 다극서파 결합이 관찰된다.

발병연령은 결신발작보다 약간 높고, 사춘기가 주이며 대부분은 강직간대발작과 합병한다.

(3) 간대발작(clonic seizure)

전신 특히, 사지에 율동적인 간대성 경련이 출현하고, 의식장애도 수반하는 것이다.

(4) 강직발작(tonic seizure)

사지나 체간에 수초정도의 비교적 단시간의 강직상태가 일어나는 발작이고, 영유아에 많다.

(5) 강직간대발작(tonic-clonic seizure)

전신의 경련발작이며 전반성 강직간대발작(generalized tonic-clonic seizure; GTC), 대발작(grand mal)이라고도 한다. 결신발작이나 간대성근경련발작을 합병하는 것도 있다.

돌발하는 의식소실과 함께 운동이 정지하고, 직후에 강직성 경련(tetany), 이어서 간대성경련을 일으킨다. 전체의 시간은 고작 1분 이내이다(그림 1).

강직성경련에서는 양팔은 주관절에서 가벼운 굴곡위치, 하지는 신전위치를 취한다. 최초에 지상에 넘어지는 일도 있다. 이 때에, 호기나 흡기에 의해서 외치는 소리를 내는 일도 있다〔초기 외침소리(initial cry)〕. 계속해서 간대성경련으로 옮겨간다. 전신의 미세한 떨림이 나타나고, 차츰 커져 근육에 강한 수축과 이완이 번갈아 일어나고, 손발이 덜컥덜컥 크게 흔들리게 된다. 안구에는 안구진탕, 아래턱에는 깨무는 것과 같은 운동이 일어나기 때문에 혀 가장자리에는 깨문 상처를 만드는 일이 있다. 그리고, 입에서는 자주 거품을 문다. 경련의 간격은 늘어나고, 마침내 완전히 정지한다. 강직-간대기를 통해서 동공은 산대하고, 빛반사(light reflex)도 순목(눈깜박)반사(blink reflex)도 소실된다. 호흡은 정지하고, 청색증(cyanosis)을 초래하여 안색은 보라색이 된다. 소변이나 대변의 실금이 관찰되는 일도 있다.

경련이 끝나면 호흡은 회복되고, 수 분간에서 수 시간 깊은 잠에 빠진다〔종말수면(terminal sleep)〕. 때로는 손이나 발, 신체를 무의식적으로 움직이는 자동운동이 관찰되는 일이 있다(발작 후 몽롱한 상태). 의식이 회복된 후에는 전신권태, 두통, 오심, 신체 각 부분의 통증 등을 호소하는 경우가 많다.

발작 후에 그 동안의 완전건망을 남기는 것이 특징이지만, 때로는 발작 전으로 소급해서 이른바 "역향(성) 건망(retrograde amnesia)"을 나타내는 경우도 있다.

뇌파에서는 발작 중에는 좌우 대칭적인 극파, 예파, 극서파 결합이 전체 영역에 출현한다.

(6) 탈력발작(atonic seizure)

근의 긴장저하가 발작적으로 일어나기 때문에 넘어지거나, 몸이 무너지는 발작이다. 탈력이 급격하고 지속이 짧은 경우〔순간적으로 고개를 숙이는 점두발작이나, 무너지는 것처럼 넘어지는 실립발작(astatic seizure) 등〕와, 비교적 천천히 10초 이상이나 계속되는 경우가 있다.

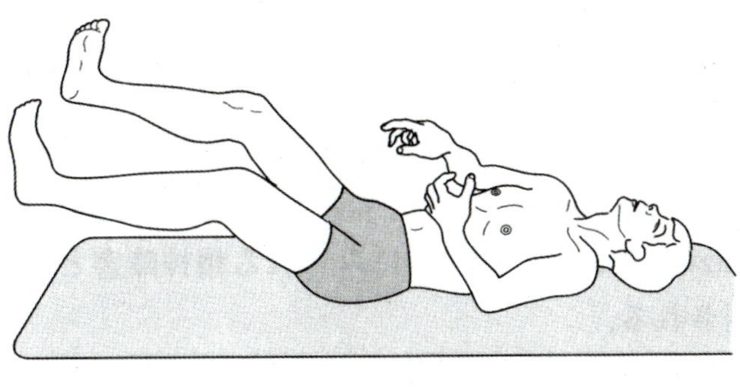

그림1 강직간대발작

b. 부분발작

부분발작(partial seizure)은 초점발작(focal seizure) 또는 국소발작(local seizure)이라고도 한다. 발작 중에 의식장애가 결여된 단순부분발작과, 의식장애를 수반하는 복잡부분발작으로 대별된다.

(1) 단순부분발작(simple partial seizure)

주로 대뇌피질의 일정부위에 간질발작을 일으키는 초점(focus)이 있으며 이 지배영역에 증상이 출현하는 발작이다. 초점의 부위에 따라서 출현하는 발작도, 운동증상, 자율신경증상, 체성감각 또는 특수감각증상, 정신증상을 수반하는 것으로 나뉜다. 강직간대발작의 직전에 일어나는 전조(aura)는 이 그룹의 발작을 가리킨다.

① 운동증상을 나타내는 것

한쪽의 대뇌피질의 체성운동영역〔중심앞이랑(central gyrus, anterior)〕에 초점이 있으면, 반대측의 얼굴이나 손 등 일군의 근육에 국한된 경련이 일어난다(초점운동발작). 이 발작이 지속적으로 또는 짧은 소휴지를 사이에 두고 계속되는 것을 지속성 부분간질이라 한다. 또한 초점발작의 흥분이 인접한 피질부위로부터 반대측 피질에 파급되는 경우, 발작은 초점에 대응하는 신체부위로부터 시작하여 흥분의 전파에 따라서 순서적으로 경련이 일어나고〔진행하는(march)〕, 마침내는 전신경련에 도달한다. 이것을 잭슨(Jackson) 발작이라 부른다. 경련이 한쪽 반신에 국한되어 있는 동안은 의식소실은 없으나, 전신경련으로 이행하면 의식은 소실된다. 발작의 종료 직후에 발작시작부위에 나타난 일과성 마비를 토드(Todd)마비라 한다. 이 밖에, 회전운동이 일어나는 회전발작(향반발작), 자세유지의 근육에 강직경련이 일어나는 자세발작 등이 있다.

② 체성감각 또는 특수감각증상을 수반하는 것

한쪽 대뇌피질의 체성감각영역〔중심뒤이랑(central gyrus, posterior)〕에 초점이 있으면, 저린 느낌, 통증, 지각이상 등이 발작성으로 일어난다(체성감각발작). 이 밖에도 시각발작, 미각발작, 후각발작 등을 수반하는 것도 있다. 강직간대발작으로 발전하는 것도 적지 않다.

③ 자율신경증상을 수반하는 것

자율신경증상이 발작성으로 출현하는 것으로 종전의 자율신경발작(autonomic seizure)이다. 가장 많은 것은 복부증상이고, 오심 · 구토, 복통, 변의(대변이 마려운 느낌) 등이다. 어느 것이든 지속시간은 수초~수분이고, 발작 때 이외는 이상이 인지되지 않는다.

④ 정신증상을 수반하는 것

종전의 정신발작(psychic seizure)이며 의식장애는 없거나, 있다 해도 경증이고, 환자는 자각하고 있으므로 자각발작(subjective seizure)이라고도 일컫는다. 실어, 환시, 기시감, 미시감, 망상모양 체험, 강제사고 등의 이상체험이 발작성으로 출현한다. 몽환상태

(dreamy state)가 되고, 이 때에 착각, 환각을 초래하는 경우도 있다.

(2) 복잡부분발작(complex partial seizure)

의식장애를 수반하고, 후에 건망을 남기는 발작이다. 단순부분발작으로 시작하여 의식장애로 이행하는 것과, 최초부터 의식장애를 나타내는 것으로 대별되고, 동시에 각각에 의식장애뿐인 것과 자동증으로 계속되는 것이 있다.

보통은 의식장애에 잇달아서, 자동증(automatism)이라 불리는 비교적 질서는 있지만, 상황에 걸맞지 않는 자동적인 행동이 출현한다. 즉, 혀로 입술을 핥거나, 입을 우물우물하는 운동, 표정의 이상표출운동, 단추를 만지작거리거나, 서거나 앉거나 하는 등의 이상행동이 관찰되고, 장시간 계속될 때는 배회하거나, 보다 복잡한 행동을 한다. 수초~수시간에 이르는 일도 있다. 또한 갑자기 몽롱한 상태가 되고, 뛰어나가는 것을 질주동작(running fit)이라 한다. 종전의 정신운동발작과 거의 동일하다고 생각해도 좋다.

복잡부분발작을 가지는 증상사례는 정신증상을 나타내는 일이 많고, 게다가 항간질제에 의한 발작의 억제가 곤란한 경우가 적지 않다.

2. 간질을 수반하는 정신장애

발작 간헐기에도 지속적인 정신장애를 나타내는 경우가 있으며 인격장애, 지능장애, 정신병상태 등으로 나뉜다. 이 밖에도 주기성으로 기분이 언짢은 상태도 있으나, 발작을 반복하여 만성화됨에 따라서 출현하게 된다.

a. 인격장애

종전에, 간질성격이라 불렀고, 그 특징에는 점착성과 폭발성이 열거되어 왔다. 정신활동의 템포가 느리고, 고지식하고 사소한 것에 연연한다, 완고하고 융통성이 없다, 이야기를 하고 있어도 서두르고, 요령부족이다, 집요하다, 그리고, 자극을 받기 쉽고 동시에 화를 내기 쉬우며, 폭발적으로 흥분하고, 단락적으로 행동하는 등이다. 현재로는 인지나 기억의 장애가 원인이고, 일부 환자에게만 관찰되는 것에 불과하다고 생각한다.

b. 지능장애

간질환자 중에는 오랜 경과 중에 전반성 지능장애를 일으키는 경우가 있다. 사고장애가 특징적이며, 담화는 점착성이고 느리며 요령 있게 정리할 수 없는 등 간질성격과도 연관성이 있다.

일반적으로 이러한 인격이나 지능의 장애는 특발성 간질보다도 증후성 간질에 관찰되는 일이 많다. 따라서 간질에 특유의 증상이라기보다는 기초에 있는 뇌의 기질적 장애와 연관성이 있다고 생각된다.

c. 정신병상태

삽간적(사이에 끼어 넣는)인 경우와 지속적인 경우가 있다. 삽간적으로 일어나는 경우는, 수 시간 내지는 수 주간에 이르는 일과성인 것이고, 복잡부분발작과 관련되어 일어나는 일이 많다. 임상적으로는 환각 · 망상, 작위체험, 우울, 흥분, 황홀 등의 증상을 볼 수 있다. 이 기간 중의 뇌파에는 간질성 돌발파는 관찰되지 않고, 기초작동의 이상도 나타내지 않는 경우가 있으며, 이것을 강제정상화(forced normalization)라 한다.

지속되는 경우에는 정신분열증과의 구별이 매우 곤란하지만, 다른 기질성 정신장애에 공통되는 것처럼 감정적인 소통성이 유지되어 있다는 것이 주된 차이점이다.

C. 간질, 관련발작질환의 분류

1. 국제분류에 대해서

ILAE〔1989〕에서는 발작증상과 뇌파소견, 병소부위, 병인, 연령 등의 요인을 감안해서, 간질을 전반성과 국소화 관련성으로 나누고, 각각을 다시 특발성과 증후성으로 나누고 있다. 이 밖에, 판별불명인 것과 특수증후군을 추가하고 있다(표 2).

(1) 전반 간질(generalized epilepsy)

① 특발성의 것: 전반발작을 갖고, 뇌손상은 발견되지 않으며, 소아 · 사춘기에 초발하는 원인불명의 것이다. 발병연령순으로 소아 · 소년 결신간질, 소년 간대성근경련간질, 각성시 대발작간질 등이 포함된다. 또한, 특수한 자극으로 유발되는 간질도 포함된다.

② 증후성의 것: 웨스트(West)증후군, 레녹스-가스토(Lennox-Gastaut)증후군 등이 있으나, 비특이적 병인의 것이나 여러 가지의 질병에 합병하는 것도 포함된다.

(2) 국소화(정위)관련 간질(localization-related epilepsy)

부분간질(partial epilepsy), 초점성간질(focal epilepsy)이라고도 한다. 부분발작을 가지는 것으로 전반화되는 경우도 되지 않는 경우도 있다. 이 그룹의 대부분은 뇌손상을 원인으로 하는 증후성의 것이며 측두엽간질 이외에, 전두엽간질, 두정엽간질, 후두엽간질 등이 있다.

특발성에는 가족성으로 출현하는 양성 소아간질 등이 있다. 뇌파에서는 국소성의 돌발성 또는 비돌발성의 이상뇌파를 나타낸다.

(3) 초점성인지 전반성인지 불명인 것

(4) 특수증후군

상황관련성 발작 또는 기회성 발작이라 하고, 열성경련, 간질 중적상태, 급성 대사장애나 중독 시에 일어나는 발작 등이 포함된다.

표 2 간질, 간질증후군, 관련발작질환의 국제분류(요약)

1. 전반간질

- 1. 1 특수성(연령에 관련하여 발병)
  - 소아 결신간질
  - 소년 결신간질
  - 소년 미로클로누스간질
  - 각성시 대발작간질
  - 상기 이외의 전반성특발성간질
  - 특이한 부활법으로 유발되는 발작을 가진 간질
- 1. 2 잠인성 또는 증후성
  - 웨스트(West)증후군(영아경련, 전격-점두-예배경련)
  - Lennox-Gastaut증후군 등

2. 구소화관련(초점성, 국소, 부분) 간질

- 2. 1 특발성(연령에 관련하여 발병)
  - 중심 · 측두부에 극파를 가진 양성 소아간질
  - 후두부에 돌발파를 가진 소아간질 등
- 2. 2 증후성
  - 측두엽 간질, 전두엽 간질, 두정엽 간질, 후두엽 간질 등

3. 초점성인지 전반성인지 결정할 수 없는 간질

4. 특수증후군(상황관련성 발작, 기회성 발작)

- 열성경련
- 알코올, 약물, 자간, 비케톤성 고혈당 등에 의한 급성 대사장애 또는 중독으로 일어나는 발작

〔ILAE. 1989에서 일부 변경〕

2. 대표적인 간질

a. 전반간질

(1) 강직간대발작을 주된 증상으로 하는 것

특발성간질에 관찰되는 강직간대발작은 간질의 40~50%를 차지하며 주로 사춘기에 발병한다. 발작횟수는 비교적 적으며 1개월에 수회 내지 1년에 수회정도이고, 연령과 더불어 감소한다. 발작은 아침 무렵이나 저녁 무렵에 많고, 각성간질에 속하는 것이 많다. 항간질약제도 잘 반응하여 70%의 증상사례에서는 발작은 완전 또는 거의 완전하게 소실하고, 예후는 양호하다.

증후성간질에서도 강직간대발작이 관찰된다. 이 경우에는 특발성의 것보다 비대칭성의 요소를 포함하고, 다른 발작형을 합병하거나, 뇌의 장애에 의한 정신신경증상을 나타내는 일이 많으며 항간질약제에 대한 반응도 나쁜 경우가 적지 않다.

(2) 결신발작을 주된 증상으로 하는 것

유아기 · 취학아동기에 발병하고, 성장과 더불어 발작이 소실되는 등 예후가 양호한 일이 많다. 개중에는 강직간대발작 등 다른 발작형으로 이행하는 것도 있다.

(3) 웨스트(West)증후군

영아경련(infantile spasm), 전격-점두-예배경련이라고도 부른다. 생후 6개월~1세까지를 절정(peak)으로 하여 영유아기에는 거의 한정해서 일어나고, 발작의 억제는 곤란하며 동시에 중증의 정신·신경장애를 남기는 원인불명의 뇌증이다.

발작형은 미오크로누스발작, 강직발작, 탈력발작 등이 여러가지로 조합되어 자주 인지된다. 전형적으로는, 전신의 근육긴장이 고조되고, 두부나 상반신을 깊이 전굴(anterior flexion)시키며 양팔을 흔들어 올리고, 양 다리를 굴곡한다. 전굴할 때에 근육의 수축이 느리고 지속적인 경우는 마치 예배를 하고 있는 것처럼 보이는 경우도 있다.

이 발작의 특징의 하나로서 수초~10수초 정도의 짧은 간격을 두고 발작을 반복하는데 이것을 시리즈 형성이라 한다. 1 시리즈(series)에 수회~수10회의 발작이 일어난다.

뇌파에서는 고진폭 극파가 전반성으로 불규칙적으로 출현하고, 고부정뇌파(hypsarythmia)라 불린다.

(4) Lennox-Gastaut증후군

3~6세의 소아에 발병하고, 발작의 억제는 곤란하며 동시에 대부분은 중증의 지능장애를 남기는 원인불명의 뇌증이다. West증후군으로부터 이행하는 경우도 많다고 한다.

발작의 형은 다양하지만, 전신의 강직성경련을 주된 증상으로 하는 발작과 의식소실을 주된 증상으로 하는 비정형소발작이 많다. West증후군처럼 시리즈를 형성하지 않지만, 빈도는 1일 여러 번 이상인 경우가 많다.

뇌파에서는 광범위한 2Hz 전후의 극서파 결합이 특징적이고, 또한 수면 중에 1~3초 계속되는 율동성의 다극파가 관찰된다.

b. 국소화관련 간질

(1) 측두엽간질(temporal lobe epilepsy)

측두엽에 초점을 갖는 것으로, 복잡부분발작의 대부분은 이에 속하고 있으나, 단순부분발작으로부터 복잡부분발작으로 발전하는 일도 있다. 정신증상을 나타내기 쉽다. 간헐기의 뇌파에서는 측두부에 국한된 극파가 관찰되고, 특히 경면기에 출현하기 쉽다는 것이 특징이다.

c. 특수한 간질

(1) 반사간질(reflex epilepsy)

감각자극에 의해서 유발되는 간질이며 반사발작을 주된 징후로 한다. 시각반사발작이 가장 많고, 점멸광이나 적색광, 콘트라스트가 강한 도형이 발작을 유발하기 쉬우며, 광과민성간질이라고도 불린다. TV화면의 빛의 깜박임에 의한 TV간질, 독서에 의한 독서간질(reading epilepsy), 자기 손을 태양을 향해서 눈앞에서 율동적으로 흔듦으로써 발작을 일으키는 자기유발간질(self-induced seizure)도 있다. 이 밖에도 청각반사발작, 체성감각반사발작, 운동유발발작 등이 있다.

(2) 경련 중첩증(status epilepticus)

각종 간질발작이 짧은 간격으로 차례로 반복되며 장시간에 걸쳐 출현하여 이 때문에 의식장애가 지속하는 상태이다. 강직간대발작이 중적되는 경우에는 중증의 의식장애, 고열, 심장쇠약, 폐렴, 뇌종창을 초래하고, 방치하면 사망하는 경우가 있다.

결신발작의 중적상태(absence status; 비경련성간질 중적)에서는 가벼운 의식장애, 주의장애, 자동증, 정신활동이 지둔화(느리고 무디어짐) 등이 관찰되지만, 특별한 장애는 남기지 않는다.

이러한 중적상태에는, 신속하게 항간질약제(디아제팜이나 페니토인)의 정맥주사 등을 시행하여, 발작을 멈춰야 한다.

(3) 간대성근경련발작(myoclonus epilepsy)

간대성근경련발작과 강직간대발작이 합병하여 말기에는 치매에 빠지는 가족성진행성 질환이다. 사춘기 또는 그 이전에 발병하고, 차츰 발작은 전신에 자주 발생하게 되며, 10~20년의 경과로 사망하는 일이 많다. 단일질환이 아니라, 선천성 대사장애나 변성질환 등을 기초로 하는 증후군이라 생각된다.

D. 경과와 예후

간질의 경과와 예후는 간질발작이나 정신장애, 사회생활, 생명예후 등의 면에서 생각할 필요가 있다.

1. 간질발작의 예후

약물요법의 발달에 따라, 간질발작의 예후는 차츰 개선되고 있다. 간질환자 전체의 70% 가까이에서 발작은 완전히 억제된다고 한다.

일반적으로, 특발성 간질의 예후가 좋고, 증후성 간질에서는 나쁘다. 발작형에서는 부분발작보다도 전반발작 쪽이 예후가 좋다. 전발발작에서는 결신발작이 가장 예후가 좋고, 치료에 의한 발작 소실율은 70~80%이며, 이어서 강직간대발작, 미오클로누스발작으로 이어진다. 부분발작에서는 단순부분발작에서는 양호하지만, 전반성강직간대발작을 수반하는 것에서는 관해율은 낮고, 특히 복잡부분발작에 그것을 수반하는 것에서는 예후는 나쁘다. 웨스트(West)증후군이나 Lennox-Gastaut증후군 등은 가장 나쁘다.

2. 정신장애, 사회생활면 등의 예후

웨스트증후군이나 Lennox-Gastaut증후군은 뇌에 중증의 손상을 갖기 때문에 중증의 지능장애를 수반할 가능성이 높다. 그리고, 측두엽이나 뇌 전반의 장애에 기인하는 것에서는 인격장애를 나타낼 가능성이 있다. 한편, 특발성 간질에서는 인격이나 지능의 장애는 적다.

생명예후에서는 발작에 의한 중적상태나 사고(추락이나 넘어짐 등)를 직접 사망원인으로 하는 일이 많고, 그 예방이 중요하다.

E. 검색과 진단의 순서

1. 일반적 검색

우선 발작의 확인부터 시작하여, 발작형을 명확히 한다. 그리고, 주산기나 영유아기에서의 뇌 손상이나 유전성 부인(마이너스 요인), 발작 이외의 정신 · 신경증상이나 신체증상 등의 검색도 필요하다.

그리고 CT나 MRI, 혈액검사 등에 의해서 뇌질환이나 전신질환의 유무를 정밀검사하여 특발성인가 증후성인가의 감별을 한다. 발작형의 진단에는 각각에 어느 정도 특이적인 뇌파소견이 인지되기 때문에 뇌파검사는 필수이다.

2. 심인성 발작과 감별

심인성 발작에서는 경련은 다양하고 동시에 불규칙하며 발작의 지속도 길어 수십 분에서 수 시간에 걸치며 청색증(cyanosis)도 관찰되지 않는다. 배경에 무언가의 심인이나 특유의 성격경향이 관찰되는 일이 많고, 가족을 비롯하여 주위사람으로부터 상황이나 경과를 들음으로써 대략의 판단이 가능하다.

간질환자가 심인성 발작을 나타내는 일도 때로는 관찰된다. 이 경우에는 심인에 의해서 유발된 간질발작과의 감별을 포함하여 발작 시의 뇌파검사도 시행하면서 신중하게 판단해야 한다.

3. 열성 경련에 대해서

38℃이상의 발열에 수반해서 발생한 전신 경련이며 뇌의 감염이나 전해질의 불균형 등 명백한 원인이 없는 것을 열성 경련이라 한다. 초회 발작은 생후 7개월~3세미만 사이가 압도적으로 많고, 1세대에 절정(peak)이 있으며 5세까지에 95%가 발병한다.

간질에의 이행(transition)은 단순형의 열성 경련에서는 매우 적지만, 반복경련, 오래 지속되는 경련, 1세미만의 발병사례 등에서는 이행의 빈도가 비교적 높다. 열성 경련에도 가족력이 있을 수 있다는 것을 유의해야 한다.

F. 간질의 치료

1. 기본적 사항

우선 첫째로, 약물요법에 의해서, 간질발작을 멈추는 것이 중요하다. 둘째로, 발작의 유발을 가급적 적게 하기 위해서 과로나 과도한 음주, 수면부족, 정신적 스트레스가 많은 환경 등을 피하도록 건강관리의 지도가 중요하다. 셋째로, 발작에 의한 사고나 재해의 예방을 위하여, 본인이나 가족에 대한 지도가 중요하다. 예컨대, 목욕을 할 때에 화상이나 익사, 노상보행 중에 넘어지거나 교통사고, 작업 중의 추락 등이다.

2. 약물요법

a. 일반적 원칙

발작의 치료에는 항간질약제(antiepileptic drug)를 사용한다. 간질에 수반하는 정신장애에는 항불안약제나 항정신병약제를 사용하는 경우도 있다[제19장 "정신장애의 치료" (☞349쪽) 참조].

항간질약제에는 많은 종류가 있으나, 각각에 효과적인 발작이 있기 때문에 약물의 선택에는 발작형의 진단이 전제가 된다(표 3). 선택이 부적절한 경우에는 발작의 억제에 효과가 없을 뿐만 아니라, 오히려 악화시키는 일도 있다. 또한, 장기간 잇달아 사용하는 것에 의한 부작용을 적게 하기 위해 발작의 억제에 충분하고 동시에 최소의 투여량을 사용하는 것이 중요하다.

복약은 규칙적으로, 동시에 발작이 일어나지 않게 되어도 계속하고, 2~3년 이상 발작이 없는 경우에만, 뇌파소견을 참고로 차츰 줄여간다. 효과가 불충분할 때에는 약물의 혈중농도를 측정하여, 치료농도의 범위내인지 어떤지를 확인하면서 치료를 진행시키는 것이 원칙이다.

발작에는 월경주기와 관계하여 일어나거나, 야간에만 일어나거나, 또는 수면에서 깨어날 때에 일어나는 것도 있다. 이러한 경우에는 예상되는 발작 전에 약의 양을 약간 증가시켜 복용하는 방법도 있다.

b. 항간질약제의 주된 부작용 (표 3)

각 약물의 부작용에 대해서는 일상생활이나 사회생활에 대한 영향에도 주의가 필요하다.

(1) 중추신경계에 대한 부작용

가장 많은 것은 졸음, 진정 등에 의한 의식수준의 저하이다. 페니토인(phenytoin)에서는 운동실조나 안진 등 소뇌증상이 출현하기 쉽다.

(2) 피부증상

피부증상도 빈도가 높은 것이며 개중에서도 발진이 가장 많다. 보통은 복약의 중지로 소실된다. 페니토인에서는 장기간의 복약으로 치육(잇몸) 증식이나 다모가 나타나기 쉽다.

(3) 소화기증상

많은 항간질약제에서는 투여 초기에 오심 · 구토, 복통, 식욕저하, 변비, 설사 등이 관찰되는데 에토삭시마이드(ethosuximide)에서는 특히 그 빈도가 높다.

(4) 조혈계에 대한 부작용

항간질약제의 대부분에, 재생불량성 빈혈, 백혈구 감소증 등을 일으킬 가능성이 있다. 개중에서도 에토삭시마이드에는 주의해야 한다.

(5) 최기형성

카르바마제핀(carbamazepine), 발프로산 나트륨(sodium valproate)은, 다제(여러 약제)를 투여할 때 임산부의 투여에 신중을 기해야 한다.

표 3 흔히 사용되는 항간질약제와 대상이 되는 발작형, 부작용

일반명	발작형	주된 부작용
발프프로산 나트륨 (sodium valproate)	강직간대발작, 결신발작, 미오클로누스발작	간기능장애, 체중증가, 탈모
페니토인 (phenytoin)	강직간대발작, 단순부분발작, 복잡부분발작	발진, 실조, 안진, 복시, 치육증식, 다모
페노바르비탈 (phenobarbital)	강직간대발작, 복잡부분발작	졸음, 발진
에토삭시마이드 (ethosuximide)	결신발작, 간대성근경련발작	위장장애, 졸음, 발진, 백혈구 감소
카르바마제핀 (carbamazepine)	단순부분발작, 복잡부분발작	졸음, 비틀거림, 구토, 발진
클로나제팜 (clonazepam)	간대성근경련발작	졸음, 탈력

G. 간질환자의 관리(care)와 재활

1. 환자나 가족이 안고 있는 심리사회적 곤란

간질환자와 그 가족은 다양한 심리사회적인 곤란을 안고 있는 경우가 많다.

첫째는, 생활전반이 소극적으로 된다는 것이다. 발작이 시간과 장소에 관계없이 발생하고, 동시에 증상도 격렬하여 주위에 두려움이나 거부감을 일으키기 쉬우며 본인과 가족은 끊임없이 발작에 대한 불안과 공포, 열등감 등을 안고 생활하기 때문이다.

둘째로, 운전면허의 취득금지나 취업의 곤란 등 사회생활면에서 여러 가지 불이익을 입는다는 것이다.

셋째로, 유전이나 복약의 문제 등 결혼이나 임신, 출산에 관계되는 불안 등이 있다.

대부분이 어릴 때부터 발작이 출현하기 때문에 부모나 교사의 감독 하에서 규칙적인 복약이나 생활의 제한을 강요받기 때문에 의존적이고 자주성이 부족하며, 사회성의 발달도 늦어지기 쉽다. 그 결과, 고학년이 됨에 따라 등교를 하지 않거나 가정 내 폭력 등 사회 부적응의 상태를 나타내는 경우도 결코 적지 않다.

이와 같이 간질을 가짐으로써 사회생활이나 사회참여가 크게 제한을 받고 있는 것이 실태이다.

2. 관리(care)와 재활

a.본인이나 가정, 학교에의 대응

환자의 연령에도 따르지만 우선 환자 자신이 병의 성격과 치료에 관한 정확한 지식을 갖고, 곤란을 극복해갈 수 있도록 지속적으로 원조하는 것이 중요하다. 부적응상태를 나타내고, 사회적으로 고립된 상태에 있는 경우에는 개인적인 관리(care)에 그치지 않고, 일상관리(day care)나 작업치료, 집단정신요법, 생활기능훈련 등을 통해서 불안의 해소, 대인적 사회성의 훈련이나 동료 만들기를 촉구하는 것도 필요하다. 이 밖에도, 생활자립의 훈련이나 지원, 직업보도시설이나 복지공장 등을 포함하는 직업재활 서비스도 빼놓을 수 없다[제20장 C항 "직업재활" (☞385쪽) 참조].

가족이나 교사에 대해서는 발작에 대한 대처에 그치지 않고, 사회생활을 통한 심신의 발달을 배려해주도록 하면서 정보교환도 포함하여 서로의 연계를 강화해야 한다.

3. 사회적 측면

오랜 동안, 간질에 대한 효과적인 치료법이 없어 정신질환으로 간주되어온 일도 있으며, 사회일반의 무지나 편견은 현재도 강하며 동시에 복지적 대응은 늦어지고 있다. 이러한 상태가 환자나 가족의 심리에도 복잡하게 반영되어 있다고 할 수 있을 것이다.

현재 일본에서는 환자 · 가족이나 전문가 등으로 구성된 민간단체(일본간질협회)가 중심이 되어, 계발활동이나 학습회, 행정기관에 대한 요망, 작업장 만들기의 활동을 전개하고 있으나, 올바른 지식의 보급과 동시에 간질의 특성에 배려한 시책이 앞으로 한층 더 중요시되어야 한다.

H. 물리 · 작업치료와의 관련사항

간질은 뇌외상이나 뇌성마비 · 정신지체에 합병하는 일이 많기 때문에 이제까지 물리 · 작업치료와의 관계는 치료 · 훈련장면에서의 발작시의 대응 등에 한정되기 쉬웠다. 그러나 간질환자는 정신기능면에서나 심리사회적으로도 큰 곤란을 갖고 있고, 넓은 의미에서의 재활적 대응이 강력히 요구되고 있다는 것을 이해하여야 한다.

■ **복습의 요점**

1. 간질은 반복되는 발작증상을 주로 하고, 정신장애도 수반하는 만성 뇌장애이며 원인으로부터 특발성 간질과 증후성 간질로 나누어진다.
2. 간질발작은 부분발작과 전반발작으로 나뉘고고, 후자는 결신발작이나 강직간대발작 등이 있다.
3. 간질환자에는 장기간에 걸친 약물요법과 생활지도, 재활적 대응이 필요하다.

제 9 장

정신분열증 및 그 관련장애

학습목표

- 정신분열증이 전체적으로 어떠한 병인지에 대해서 학습한다.
- 정신분열증의 급성기 · 만성기 · 병형에 의한 정신증상의 차이, 능력장애에 대해서 이해한다.
- 정신분열증의 병형, 진단기준을 이해한다.
- 정신분열증의 경과와 예후를 이해한다.
- 정신분열증의 치료법의 기본에 대해서 이해한다.

A. 정신분열증이란?

정신분열증(schizophrenia)(이하 분열증)은 정신질환의 핵심이다. 정신과 임상에는 여러 과제가 있으나, 분열증의 극복이야말로 가장 중요하다고 해도 지나친 말이 아니다. 이 질환을 전체로서 요약하는 것은 곤란하지만, 대략 다음과 같은 특징을 갖는다.

① 주로 사춘기에 발병하고, 중년 이상의 발병은 매우 드물다.

② 명확한 원인은 아직 분명하지 않지만, 뇌의 생화학적 변화에 원인을 추구하는 연구나, 뇌의 구조적인 변화가 있다고 하는 학설이 주목을 받고 있다.

③ 증상은 매우 복잡하지만, 전체적으로 보면 정신 내계의 부조화에 기초한 자기와 외계와의 관계의 장애가 중심이며, 망상이나 환각 등의 정신증상, 또는 밖의 세계와의 접촉이 소실되는 자폐 등을 특징으로 한다.

④ 그 중 환각이나 망상이 전면에 서는가, 또는 의지발동을 중심으로 하는 행위의 이상이 두드러지는가, 나아가서는 자폐 내지는 행위 면에서의 저하가 중심이 되는가에 따라서, 예부터 3개 병형으로 나뉘어 있었으나, 물론 중복되는 경우가 많다.

⑤ 최근의 약물요법이나 심리사회적 치료법의 진보에 따라 많은 환자가 통원치료에 의해서 지역에서의 사회생활이 가능해져 있다.
⑥ 한편, 아직도 근본적인 치유는 곤란하고, 무언가의 인격변화를 초래하여, 사회생활상의 곤란을 갖고 있거나, 어쩔 수 없이 입원치료를 하게 되는 경우도 적지 않다.
⑦ 이른바 내인성 정신병의 대표이다.

B. 정신증상을 파악하는 방법

분열증의 정신증상은 앞으로 언급할 환청이나, 피해적인 색채를 띤 망상이 갖춰진 경우에는 누가 보아도 병으로 느끼지만, 행동면, 정신면의 증상을 전체로서 언급하려 하면, 매우 여러 갈래이며, 일관된 형태로 전체를 통일해서 언급하는 것은 곤란하다.

그리고 초발기 내지는 악화기와 만성기에서는 완전히 별개의 질환이라 해도 좋을 만큼의 차이를 나타내므로 종단적으로 보아가지 않으면 그 전체상을 파악할 수 없다. 그리고 어떤 증상이 중심이 되는가에 따라서도 임상증상에 큰 차이가 나타난다.

따라서, 여기서는 우선 표현 면에서의 양상과 정신 내계의 양상으로 나눠서 생각하기로 하고, 그 후, 중복되지만 급성기와 만성기의 차이에 대해서 언급하기로 한다.

1. 표현면에 나타난 증상

a. 질병 초기 내지는 악화기

많은 환자는 주위와의 기묘한 위화감을 갖고, 자신도 그러한 자각이 있는 일이 많다. 주위로부터 보아도 모습이 달라 묘하게 서먹서먹하거나, 울적해지거나, 경우에 따라서는 방에 틀어박히는 양상을 보인다. 밤에도 잠을 잘 수 없는 상태가 계속되고, 가족과의 대화도 포함하여 주위에 대해서 과민하게 반응을 나타내거나, 시기심이 강해지는 등의 모습도 관찰된다.

그리고 말수가 부쩍 줄고, 결국은 혼미상태를 나타내거나, 반대로 의미를 잘 알 수 없는 말을 하거나, 이제까지 볼 수 없었던 거친 행위를 갑자기 나타내거나, 이유를 알 수 없는 돌발적인 가출이나 자살을 도모하는 일도 있다. 이러한 상태는 복약을 중단하고, 게다가 단독으로 생활하고 있기 때문에 증상의 악화를 알아차리지 못하는 경우도 볼 수 있다.

악화기를 포함하여 특유의 체험이 있는 경우에는 사람을 접근시키지 않고, 굳고 차가운 얼굴을 하며 무언가가 환자 안에서 일어나고 있다는 것을 직감적으로 느끼게 되는 경우가 있는데 이것을 프레콕스감(➡ 참고 1)이라 한다.

나중에 되돌아보면, 발병 무렵부터 차츰 생활태도의 정리가 부족해지게 되고, 일상생활의 극히 보통의 행위, 예컨대 세수나 식사라는 것에도 깔끔하지 못하게 된 것을 알아차리게 된다.

b. 만성기

만성기에 들어가면, 몸치장이나 목욕, 청소 등의 신변처리, 또는 주위에 일어나는 일에 대한 관심이 부족해지고, 아무것도 하지 않고 하루 종일 멍하니 집안에서 지내는 일이 많아진다. 한편, 다른 사람과의 관계에서 사소한 일에 과민하고 상처받기 쉽게 되고, 외출이나 다른 사람과의 접촉을 피하고, 자기 속에 틀어박히려 한다.

동일한 자세를 계속 취하는 강직증(catalepsy)나 동일한 행동을 반복하는 상동행위, 경우에 걸맞지 않는 "찡그린 얼굴"이나 "뾰로통한 입", "부자연스런 기묘한 행위" 등은, 현재는 입원환자의 일부에서만 볼 수 있다. 치료의 진보에 따라 이러한 "황폐하였다"라고 표현되는 환자는 감소되고 있으나, 그래도 병실에 틀어박혀 접촉을 할 수 없는 환자나, 내적 체험, 특히 환청에 영향을 받아 혼잣말을 하거나, 혼자 웃는 환자는, 현재도 드물지 않게 볼 수 있다.

사회생활이나 가정생활이 가능한 경우에도, 사고방법이 일방적이고, 양보하지 않는 완고함이 두드러지며, 협동성이 있는 행동을 취하지 못하거나, 다른 사람과 충분한 접촉을 취할 수 없는 환자도 적지 않다.

2. 정신면에 나타난 증상(정신증상)

a. 일반정신기능의 변화

(1) 감정면

급성기 또는 악화기에서는 여러 가지 내적 체험 때문에 타인을 접근시키지 않고 불안으로 긴

참 고

1 프레콕스감(Praecoxgefuhl 〈독일어〉 또는 praecox feeling)

네덜란드의 정신의학자 H.C. Rumke(룸케)가 제창한 개념이다. 분열증 환자와 만났을 때에 관찰자가 품는 특유의 감정이다. 분열증 환자와 주위의 세계와의 독특한 관계에 유래하는 감정 내지는 체험이다. 말로는 표현하기 힘들며, 표정의 굳어짐, 차가움, 태도의 어색함, 감정의 소통성이 없음, 기묘한 당돌함 등과 더불어, 분열증환자의 인격 전반으로부터 직감적으로 파악되는 종합적인 인상이다.

장된 굳은 표정을 보이고 두려워한다. 또한, 일반적으로 감정의 표현이 어색하게 되고, 자기가 "감정이 잘 작용하지 않는다", "감정을 나타낼 수 없다", "감정을 알 수 없게 되었다"라고 호소하는 경우도 있다.

만성기에서는 감정의 표출은 점점 부족해지고, 경우에 따라서는 기분이 언짢고, 타인을 접근시키지 않는 일도 적지 않다. 반대로 공허하고 서먹서먹한 쾌활성(아희적 상쾌)(참고 2)을 나타내는 일도 있다.

(2) 사고면

지능 그 자체가 저하되는 일은 없으나, 사고의 형식 특히, 사고의 통합이 나빠진다. 논지의 연결이 불명료해지고, 주위에 대해서 이해할 수 없고, 무엇을 말하고 싶은지 전달되지 않는다(연합이완). 악화기에 사고가 통합되지 않게 되는 경우에는 본인도 자각할 수 있어 이 점을 환자에게 물으면 긍정하는 경우도 적지 않다.

이 장애가 거듭 진행되면 사고는 보다 단편적으로 되어, 이른바 멸렬사고를 나타내는 이외에 환자 밖에는 이해할 수 없는 독자적인 말을 만드는 경우도 있다(언어 신작)(참고 3). 그러나 오늘날에는 이러한 환자를 보는 경우는 적다.

(3) 의지 발동면

급성기나 악화기에 의지발동이 저하하는 경우에는 식사 · 세수 등도 하지 않게 되고, 극단적인 경우에는 혼미상태나 무언, 거절 등을 나타낸다. 그리고 어떤 동기에 대해서, 즉각 이와 정반대의 동기가 강하게 나타나기 때문에 처음의 동기를 실행으로 옮기는 것이 방해를 받게 되는 경우도 있고, 이것은 표현면에서는 행위의 두절로서 나타난다. 한편, 의지발동이 항진한 경우에는 행동에 통합이 결여된 유별난 행동을 나타내는 일도 있다. 언뜻 보기에 의식장애를 생각

참 고

2 아희적 상쾌

표면적인 부자연스런(꾸민 듯 한) 붙임성이 좋은 것이며, 참된 상쾌한 것은 아니다. 특별히 기쁜 일이 없는데 기쁜 것처럼 웃거나 한다. 내용이 수반되지 않는 기쁨의 표출이다. 통합실조증(정신분열증)에서 관찰된다.

3 언어신작

자기 자신밖에 통하지 않는 새로운 말을 만들어내는 것을 말한다. 이러한 말은 개인적인 것에 지나지 않기 때문에 의사소통기능을 수행할 수 없고, 만들어낸 개인에게만 통하는 특유한 독자적인 의미를 갖고 있다.

게 하지만, 어느 경우에도 내적 체험에 영향을 받는 일이 많고, 이 점을 물으면 긍정하는 경우가 많다.

만성기에 들어가면 이제까지 언급한 것 같은 증상은 희박해지고, 의욕이 저하된 상태가 관찰된다. 극단적인 경우에는 종일 자기 방에 틀어박혀 아무것도 하지 않는 이른바 무의 · 자폐의 생활을 보낸다.

b. 특유한 내적 체험

(1) 환각

분열증에서 특징적인 환각은 환청이다. 환청의 형식적 특징으로서 소리보다는 사람의 목소리인 경우가 많고, 멍청히 아무것도 하고 있지 않을 때에 들리는 일이 많다. 환청에 의해서 행동이 지배를 받는 일도 자주 있으며 거식이나 자살의 원인이 된다. "다른 사람의 목소리가 자기를 부르고 있다", "다른 사람이 또 다른 사람과 자기에 대해서 서로 이야기를 나누고 있다"라는 대화성 환청이 특징이고, 이에 응답해서, 환청에 이야기하기 시작하는 일이 있다(혼잣말). 환청을 "환상의 목소리", "뱃속에서 들리는 목소리" 등이라 환자 자신이 표현하는 경우도 있다.

내용적으로는 간섭이나 욕이 많지만, 그 중에는 재미있는 내용이므로 혼자서 웃는 일도 있다(혼자 웃음). 또한, 다른 사람이 알리가 없는 개인적이 비밀을 말해오기 때문에 자기 생각이 다른 사람에게 그대로 새어나가는 기분이 드는 경우가 있다.

환청과 유사한 체험으로서 책을 읽고 있으면 "목소리"가 먼저 읽어버리거나, 또는 생각한 것이 그대로 목소리가 되어 들리는 현상이 있다(사고화성). 사고장애의 일종이라고도 생각되지만, 환청에 유사한 증상이라고도 생각할 수 있다.

이 밖에도, 피해적인 의미부여를 가진 체감환각이 관찰되는 일도 있으나, 이것은 신체적 피영향체험과도 연관성이 있는 체험이다. 환시는 적다.

(2) 망상

분열증에 출현하는 망상은 피해망상, 관계망상, 주찰망상, 박해망상 등 피해적인 내용이 많다. 또한, 남의 이야기를 하거나 피해를 주는 것이 낯선 다른 사람이라는 특징이 있다. 이 때문에 주위에 대해서 의심이 많아지고, 행동면에 다양한 문제가 출현한다.

형식면에서 보면, 질병 초기에는 "주위 분위기가 바뀌어버렸다", "주위가 묘하게 서먹서먹하다", "깊이를 알 수 없는 기분 나쁜 느낌이 들다"라는 망상모양 기분이 나타나고, 이것이 주위의 상황과 서로 작용하여 개개의 망상이 형성된다. 또한 "마음속에 있는 생각이나 확신이 문득 떠오르다"라는 망상착상도 출현하지만, "밖에서 걷고 있는 개를 보고, 누군가가 자기를 노리고 있는 증거라고 알았다" 등 어떤 지각된 현상에 망상적인 의미부여를 하는 망상지각은 분열증에 특징적이다.

(3) 자아의식장애

자기가 생각하고 행동하고 있는 것을 자각할 수 있다는 인격의 자립성을 "자아의식"이라 하는데, 이 면에 나타나는 장애를 자아의식장애라 한다.

분열증에서는 질병 초기나 악화기에서는 자기와 외계의 사이에 기분 나쁜 대립이 일어나고 있다고 인식된다. 이 시기에는 이인체험도 존재하지만, 분열증에 특징적인 것은 작위체험(시킴을 당하는 체험)이다. 이것은 행위의 주체가 자기가 아니라, 다른 누군가에 의해서 자기의 행동이 조종을 받고 시킴을 당한다고 느끼는 체험이다.

이러한 장애가 사고 면에 나타나는 경우에는 밖으로부터 생각이 불어 넣어진다고 체험하는 사고취입, 다른 사람에 의해서 생각이 간섭을 받는다는 사고간섭, 자기 생각이 불특정 다수의 다른 사람에게 널리 알려지는 사고(고상)전파 등이 있다.

3. 급성기와 만성기에서의 정신증상의 차이

급성기나 병상악화기에는 활발한 환각이나 망상에 지배되어 누구의 눈에도 이상하게 보이는 정신증상이나 행동이 특징적이다.

만성기에서는 사고의 맥락은 단편적이 되고, 아무것도 하지 않고 종일 멍청히 있는 무위, 또는 자기 방에 틀어박히는 자폐라 불리는 양태가 특징이다. 환청이나 망상은 일반적으로 단편화되지만, 반대로 동일한 망상이 체계화되어 굳게 남고, 이 때문에 여러 가지 문제가 발생하는 경우도 있다. 또한, 상동적인 행위를 나타내거나, 기묘한 작품을 만드는 것 같은 환자도 드물게 볼 수 있게 된다.

또한, 장기간에 걸쳐 경과하여 병상이 고정된 만성기의 분열증을 이전에는 결함분열증, 또는 결함상태라 일컬어왔으나, ICD-10에서는 잔유형 분열증(residual schizophrenia)이라 한다. 이미 망상이나 환각은 눈에 띄지 않게 되고, 음성증상이 장기간 계속되는 만성경과에 있는 분열증이다.

음성증상이란 정신운동의 완만, 활동성의 저하, 감정둔마, 수동성과 자발성 결여, 대화의 양과 그 내용의 빈곤, 표정 · 시선 · 목소리의 억양 · 몸짓에 의한 비언어적 의사소통의 부족, 자기관리와 사회적 능력의 저하 등 장기간의 입원에 의한 호스피탈리즘(hospitalism, 감정적 의존성 우울상태)의 결과라고는 생각되지 않는 것을 말한다.

C. 진단과 감별진단

1. 진단

a. 급성기

급성기의 진단에서 가장 중요한 것은, 정신증상의 파악이지만, 그 이외에 검진까지의 생활상황(생활사)이나 발병상황 등을 파악해야 한다. 또한, 증상의 지속시간이나 경과도 중요하다. 따라서, 진단은 종합적이 되지 않을 수 없으나, 아래와 같은 항목이 진단에서 중요하게 된다.

① 발병연령이 젊다는 것. 대략 사춘기에서 30세 정도까지의 사이에 발병한다.
② 생활태도가 그때까지와 달라져 현저하게 문란해지고, 주위 사람에게 이해할 수 없는 행동이 되어 나타난다.
③ 진찰 시에는 표정은 굳고 차가우며 거부적이고, 감정의 움직임에 부자연스러움이 느껴진다. 이 때문에 어떠한 것을 생각하고, 무엇을 느끼고 있는지를 파악할 수 없다〔감정이입(➲ 참고 4)이 불가능하다〕.
④ 말투나 거동이 부자연스럽고, 주위의 상황과 어울리지 않는다. 자기에 틀어박혀, 주위에 관심을 돌리지 않는다. 이야기의 줄거리가 일관되지 않고, 환자에게 그것을 물으면 자주 긍정한다.
⑤ 환각이나 망상을 중심으로 하는 특유한 정신증상이 있다. 이것을 캐묻는 것은 진단에서 특히 중요하다.
⑥ 자기가 그때까지와 달라졌다는 느낌을 갖지만, 병식은 없어 자기 상태에 관한 객관적인 판단을 할 수 없다.
⑦ 이상과 같은 상태가 적어도 6개월 이상 지속된다.

참 고

4 감정이입

자기 마음을 대상 속으로 옮기고, 대상의 감정을 감각적으로 지각하는 것을 말한다. 정신의학에서는 다른 사람의 마음속에 자기의 마음을 옮겨 넣어 다른 사람의 감정을 함께 체험함으로써 다른 사람의 감정을 주관적으로 납득하는 것을 말한다.

b. 만성기

만성기의 환자가 처음으로 내원한 경우 진단은 곤란한 일이 많다. 과거에 있어서의 급성기의 에피소드를 물어서 알아낼 수 있다면 참고가 된다. 사춘기나 청년기에 분열증의 급성기 증상이 있었는지의 여부를 파악하는 것은 중요하다. 대부분은 외래치료를 받거나, 입원치료를 한 일이 있으므로 그것을 물어서 알아낼 수 있다면 진단은 가능하다.

한편 병상 자체에 주목하면, 진단적으로는 다음과 같은 점을 들 수 있다.

① 자기의 세계에 틀어박혀 평소에 깔끔하지 않고, 복장이나 태도 등이 얼핏 보기에 흐트러져 있다.

② 이야기에 일관성이 부족하고, 심한 경우에는 멸렬이고 의미를 알 수 없다.

③ 감정의 표출은 부족하고 딱딱하지만, 반대로 건성이고, 표면적이고, 히죽거리는 경우도 있다.

④ 환각 · 망상 체험은 그다지 명료하지 않고 단편적이다. 반대로 동일 망상을 계속 갖는 일도 있으나, 급성기와 같은 절박함이 부족한 경우가 많다.

2. 감별진단

a. 기질성 및 외인성 정신장애

아래의 각 질환에서는 분열증과 유사한 정신증상을 나타내지만, 감별은 그다지 곤란하지 않다.

- 각성제 중독에서는 주사자국이나 그때가지의 특수한 생활력, 각성제의 사용을 캐묻는 것이 중요하다.
- 간질, 특히 측두엽간질에서는 발작증상이나 간질성 뇌파이상의 확인이 중요하다.
- 헌팅턴(Huntington)병에서는 유전경력이나 불수의운동, 뇌 영상에서의 미상핵 위축에 주의가 필요하다.
- 전신성 홍반성 낭창(erythematodes; SLE)에서는 기초질환의 확인으로 감별은 용이하다.

b. 신경증

잠들기 곤란하거나 피로 등의 자각증상이 전면에 나타나는 분열증에서는 신경증과 유사한 것도 많다. 그러나 잘 물어보면, 환각이나 망상 등의 이상체험을 호소하고, 감별이 가능해진다.

신경증에서도 강박상태, 민감상태, 이인상태에서는 분열증과 유사한 경우가 있고, 분열증의 초기에는 이들 증상을 나타내며 마침내 분열증이라 확정되는 일도 있으므로 장기간에 걸쳐 경과를 보는 것이 필요한 경우도 있다.

c. 우울병

분열증이라도 급성기가 소실된 후에도 울상태를 나타내는 일이 있어 감별이 필요한 경우가 있다. 또한, 자살을 기도하고, 그 후 초진하는 환자에서는 가끔 감별이 곤란한 일이 있다. 물론 특유의 병적인 체험을 파악할 수 있으면 감별은 용이하다. 그러나 혼미상태 등의 경우에는 경과를 보지 않으면 분열증성 혼미인지, 우울병성 혼미인지 분명하지 않은 경우도 있다.

d. 조증

조증에서는 일반적으로 흥분상태를 나타내고 있어도 행위나 담화내용에 두서가 있는 경우가 많다. 한편, 분열증에서는 주위의 상황에 완전히 무관심하고, 목적이 명료하지 않은 충동행위가 관찰된다.

e. 인격장애

인격장애 중에서도 분열증질성 인격장애, 망상성 인격장애 등에서는 증상이 매우 유사하다. 한편, 경계형 인경장애에서는 충동적인 행위로 치우치기 쉽고, 변덕스러우며, 게다가 자기 자신이 그러한 불안정성에 고통을 받고 있다는 것을 호소하여, 그 나름으로 소통성이 있는 것이 특징이다.

이들 인격장애의 치료에서는, 분열증으로 이행될 가능성을 다소나마 염두에 두면서 장기적으로 경과를 살필 필요가 있다.

D. 사회생활면에서의 장애

최근에 치료법의 진보 등에 의해 통원하면서 지역에서 생활하는 분열증환자가 차츰 증가하고 있다. 이러한 환자에서는, 앞에서 언급한 만성기의 정신증상을 다소나마 나타내면서 사회생활을 하는 데에 여러 가지로 곤란한 일이 있다는 것이 밝혀지고 있다. 이러한 어려움은 분열증에 의해서 초래된 정신의 장애(mental disability), 능력장애(disability), 생활장애, 또는 "생활하기 어려움" 등이라 하며 다음에 보여주는 것과 같은 여러 특징을 갖는다.

1. 일상생활능력의 장애

이것은 매일의 생활을 함에 있어 필요한 것을 원활하게 할 수 없는 상태이다.

예컨대, 식사에 있어 무엇을 어떻게 만들어야 좋을지 모르고, 방의 청소나 정리, 얼굴을 씻고 면도를 하는 것, 목욕을 하여 청결을 유지하는 것, 계절이나 상황에 알맞은 몸치장 등 신변처리를 적절하게 할 수 없다.

또한 버스나 지하철 등 교통기관을 능숙하게 이용할 수 없으며 쇼핑에 가거나 관청이나 우체국 등에 가도 필요한 용무를 볼 수 없고, 자기 생활을 풍요롭게 하기 위해 취미 등을 활용하는 것이 서투르다.

이러한 매일의 생활에 필요한 것 또는 수단의 이용방법을 모르고, 또는 충분히 사용할 수 없는 상태는 일상생활에 필요한 기능(living skill)을 습득할 수 없거나, 졸렬하다는 것을 의미한다.

이러한 장애는 일반적으로 사회경험이 아직 불충분한 젊은 시기에 발병한 환자나 입원기간이 길어 생활의 훈련이 충분하지 않은 환자에게 보다 현저하게 관찰되는 경향에 있다.

2. 대인관계능력의 장애

일반적으로, 분열증환자의 대부분은 발병 전부터 내향적이고 비사교적이며, 대인관계가 서투른 경향에 있으나, 발병에 의해서 그 정도가 한층 심해진다.

예컨대, 가까운 이웃이나 직장 사람들에게 필요할 때에 인사를 할 수 없다, 적절한 대응을 할 수 없다, 장소에 어울리지 않는 이야기를 해버린다, 배려를 할 수 없다, 모르는 사람과는 터놓고 이야기할 수 없다는 등 대인접촉이 서투른 상태이다. 그리고 다른 사람과 이야기를 해도 유머나 비유를 모르며 다른 사람의 질문에 필요이상으로 자기에 대한 것을 이야기하여, 자기비밀을 지킬 수 없는 일도 있다. 게다가, 거절하는 것이 서툴기 때문에 지나치게 여러 가지 부담을 안거나, 통원을 해도 주치의에게 자기의 호소를 잘 전달할 수 없는 경우도 적지 않다.

이들은 대인관계의 기능 또는 사회적 기능(social skill)의 장애, 그리고 졸렬성이기도 하다.

현대사회는 불특정 다수를 상대로 한 서비스관계의 3차 산업의 비중이 크고, 분열증환자의 취업자리에서도 이러한 대인적인 일이 적지 않지만, 이러한 임기응변적인 능력이 요구되는 업종은 가장 자신이 없는 것이다.

3. 작업능력의 장애

일상관리(day care)나 가사의 장면 등을 포함한 넓은 의미에서의 작업능력의 장애이지만, 특히 취업 장면에서 문제가 된다.

구체적으로는 피로하기 쉽다, 지속적인 주의집중을 할 수 없다, 좀처럼 일의 순서를 외울 수 없다, 척척 처리할 수 없어 시간이 걸린다, 재치가 없다, 동시에 복수의 일을 할 수 없다 등으로 나타난다.

대인관계 능력과 작업능력 장애와는 반드시 상관성이 있는 것은 아니다. 일의 종류에 따라서는 대인관계 능력이 불충분해도 취업을 계속할 수 있는 것은 흔히 경험하는 일이다. 이 측면의 장애의 개선은 직업재활의 중요한 목표가 된다〔제20장 C항 "직업재활" (☞385쪽) 참조〕.

4. 문제해결능력의 장애

이것은 앞에서 기술한 장애와도 연관성이 있지만, 무언가의 해결이 요구되는 문제에 직면한 경우에 특유한 행동패턴으로서 나타나는 장애이고, 정신증상이 악화되는 요인이 되기 쉽다.

예컨대, 문제의 처리에 있어 명분이나 세인에 대한 체면에 연연하기 쉽다, 사소한 것과 중요한 것과의 구별이 되지 않는다, 같은 잘못을 반복하기 쉽다, 순서를 밟지 않고 단계를 뛰어넘어 희망하는 것을 실현하려고 한다, 주의를 받거나 질책을 당하면 혼란해지기 쉽다 등이다. 그리고, 변화에 약하다, 순서가 바뀌면 지쳐서 컨디션이 흐트러지기 쉽다, 융통성이 없다, 현실검토 능력이 저하하기 때문에 일자리를 찾거나, 대학입시를 보는 경우 등에서 현실감이 없는 소원이 되기 쉽다 등도 있다.

5. 능력장애의 배경

분열증환자에 볼 수 있는 위에서 언급한 것 같은 능력장애는 분열증의 발병에 의해서 초래된 주의기능이나 인지기능, 정보처리 과정에서의 장애 등과 밀접하게 연관성이 있다는 것이 지적되어 있다〔이 단원 H항 "생성원인 내지는 병인"(☞218쪽) 참조〕. 그리고 부득이 장기간 입원생활을 하게 된 환자에서는 사회생활로부터 장기간에 걸쳐 격리되었기 때문에 발생한 2차적인 장애, 또는 호스피탈리즘으로서의 측면이 큰 경우도 있다.

분열증환자의 능력장애는 현재는 사회기능의 평가척도〔제4장 H항 (☞97쪽) 참조〕에 의해서 평가되고, 또한 생활지원을 포함한 재활의 중요한 대상이 된다.

E. 치료와 재활

1. 기본적인 사고방법

오늘날, 분열증의 치료 및 재활은 후술하는 취약성-스트레스 모델에 기초하여 아래와 같은 사고방법으로 시행되고 있다.

① 약물요법, 정신요법이나 재활 등의 심리사회적 치료 등 "생물-심리-사회적"(bio-psycho-social)인 요소가 급성기나 만성기 등에서의 차이는 있어도, 전체로서 균형 있게 전개되어 있어야 한다는 것

② 종전부터의 입원이나 외래 등의 의료에 더하여 보건이나 복지, 나아가서는 노동의 영역을 포함한 종합적인 전개가 반드시 필요하다는 것.

③ 정상화(normalization)의 관점에서 환자를 지역에서의 생활의 주체자로서 자리매김을 함과 동시에, 생활을 지원하는 여러 가지 활동이 필요하게 된다는 것.

④ 분열증에서는 경과나 증상, 재발의 요인 등에서의 개인차가 매우 크기 때문에, 개별성을 존중한 풍부하고 다양한 서비스가 준비되어 있어야 한다는 것.

⑤ 분열증의 치료나 재활은 매우 장기간에 걸치기 때문에 환자 개개의 라이프사이클(life cycle)에서의 과제의 해결을 포함하여 계속적인 관여가 요구된다는 것

⑥ 분열증에서는 병기나 진행상황에 따라서는 병식이 결여된 행동도 발생할 수 있기 때문에 비자발성 또는 강제적인 입원치료가 불가피한 경우도 있다. 그리고 역사적으로는 편견과 차별, 인권무시의 상황아래 놓인 사정도 있어 치료의 실제면은 물론 법제도면에서도 인권옹호의 관점을 명확히 한다는 것.

2. 병기에 따른 치료

a. 초발시의 치료

많은 경우 환자 본인은 자기가 병이 있다는 자각을 갖는 일이 없으며 주위에 대해서 경계적이고, 자발적으로 치료를 받으려고 하는 일은 적다. 따라서, 우선 가족만이 상담하러 오거나, 가족에게 권유를 받아 진찰을 받는 일이 많기 때문에 치료에 대한 유도에는 세심한 주의가 필요하다.

치료의 첫 단계는 외래적인 약물요법이지만, 정신증상 때문에 거부적인 경우도 있으므로 시간을 두고 설득하여 복약을 하도록 유도한다. 경우에 따라서는 망설이지 않고 입원치료로 이행

시키는 일도 있다. 그 경우에도 치료자나 의료기관과의 신뢰관계는 훗날까지도 큰 영향을 주게 되므로 시간을 두고 신중하게 시행하는 것이 기본이 된다.

돌발적인 행동이 진료를 받는 계기가 되는 경우에는 의료보호 입원 또는 조치입원과 같은 강제적인 수단이 필요한 일도 있다. 자살기도나 폭력행위 등에는 세심한 주의가 필요하지만, 치료에의 유도를 서둘러서 환자에게 추궁하거나 속이거나 해서는 안된다.

치료가 외래에서 시작될 때는 약물은 소량부터 차츰 증가시키는 형태로 투여되지만, 입원의 경우에는 신체상태의 파악과 맞춰서 보다 강력한 약물요법이나, 경우에 따라서는 전기쇼크요법이 시행되는 일도 있다. 그리고 안정된 단계에서 서서히 작업치료나 레크리에이션의 시작, 가족에 대한 설명과 작용, 시험외박 등 퇴원을 향해서 팀 접근에 기초한 여러 가지 활동이 이루어진다.

b. 급성 악화기의 치료

기본적으로는 초발기의 치료에 준한다. 다만, 복약의 중단에 의한 재발의 경우에는 무엇이 복약을 저해하였는가에 주의를 기울일 필요가 있다. 일반적으로는 정신상태가 안정된 단계에서 느끼는 졸음이나 나른함 등 경미한 부작용이 원인이 되는 일도 있으며 "아무튼 사회복귀에는 복약을 끝내는 것이 중요하다"고 본인이나 가족이 오해하고 있는 경우도 있다. 어느 것이든 재발방지에는 복약을 빠뜨리지 말고 부작용에 관해서는 언제라도 담당의사에게 상의할 것을 충분히 이해시키는 것이 필요하다.

또한, 재발에는 심리적 스트레스가 관여하는 경우도 적지 않기 때문에, 이 점에도 주의를 기울이고, 본인에게 자각하도록 하는 것은 다음의 예방으로도 연결된다. 구체적으로는 가족이나 직장 등에서의 인간관계, 직업상의 부담이나 긴장 등이 요인이 되는 일이 많지만, 본인에게 특유한 가치의식에 기초하는 경우도 있다.

c. 만성기의 치료

이 시기는 작업치료나 일상관리(day care) 등 여러 수단을 사용하여, 가정이나 사회, 또는 주위 사람들과의 연계를 어떻게 만들어 가는가, 또는 일이나 학습의 장을 어떻게 확보하는지가 큰 과제가 된다. 재활에 대해서는 별도로 기술하지만, 환자의 증상이나 장애의 정도에 따른 다양한 접근이 바람직하며 동시에 여러 직종으로 구성되는 스태프의 관여가 요구된다.

약물은 재발을 예방하는 효과도 있기 때문에, 부작용이 나타나지 않는 소량을 유지적으로 사용하는 것이 기본이 된다. 최근에는 데포제제(대략 1개월에 1회 근육주사를 맞는 것만으로, 매일의 복약이 필요 없게 된다. 지속성 항정신병약제라고도 한다)도 사용하게 되었고, 복약이 불규칙한 환자, 컴플라이언스(➡ 참고 5)가 낮은 환자에 대해서 효과적이다.

참 고

5 컴플라이언스(compliance : 복약준수)

말의 의미는 "복종하는 것"이며 환자가 처방대로 복약하는 것을 말한다. 정신증상의 악화에 의한 약의 거부뿐만 아니라, 부작용의 출현, 복약에 대한 불안 등 여러 이유로부터, 정확한 복약을 지킬 수 없는 경우가 있다. "컴플라이언스가 좋다"(정확히 복약이 준수되고 있다), "컴플라이언스가 나쁘다", "non-compliance"(복약을 준수하지 않고 있다) 등으로 표현한다.

3. 각종 치료법

a. 약물요법

분열증에 효과적인 약물은 항정신병약제라 총칭되며 의식장애를 일으키지 않고 망상 · 환각의 경감을 가져오는 항망상 · 항환각작용, 불안 · 흥분 · 초조감 등을 완화시키는 진정작용을 갖고 있다. 이들의 약물에는 뇌내 도파민 작동성 신경활동을 억제하는 작용(항도파민작용)이 있고, 이 작용이 임상효과에 연결된다고 생각된다.

약물명이나 사용량에 대해서는, 제19장의 B항 "약물요법"(☞354쪽)에 정리하였는데 현재 가장 흔히 사용되는 것은 부티로페논(butyrophenone)계 약물, 특히 할로페리돌(haloperidol)이다. 항망상환각작용이나 진정작용, 나아가서는 부작용도 강하지만, 간기능이나 심기능장애 등에 대한 부작용이 적기 때문이다. 최초에 개발된 클로르프로마진(chlorpromazine)은 페노타이아진(phenothiazine)계 약물의 대표이며, 역사적으로도 그 임상효과가 가장 잘 알려져 있다. 비교적 최근에 개발된 벤자마이드(benzamide)계 약물인 설피라이드(sulpiride)는 부작용이 적고, 분열증 후의 울상태에도 흔히 사용된다.

이 밖에도, 여러 약물이 개발되어 있으나, 최근에는 세로토닌계에도 작용하는 약물(비정형 항정신병약제)이 개발되어, 약품명 리스페리돈으로서 사용되고 있다.

일반적으로 분열증환자가 처음부터 자진해서 복약하는 일은 적으며, 약을 거부하는 일도 자주 있다. 따라서 투약에 있어서는 100%의 복약 승낙을 기대하기보다는 약을 거부하지 않을 정도의 스탠스로 좋다. 정제(tablet)인가 분말(powder)인가, 1일 3회 복용인가, 취침 전 1회로 하는가, 데포제제를 사용하는지 등의 선택도 환자의 증상이나 상황, 복약에 대한 태도 등에 따라서 결정해간다.

환자는 정신증상에 대해서는 큰 불안감을 갖고 있으므로 "들려오는 불유쾌한 목소리에 지지 않도록 하기 위해서" 또는 "인간관계에 대한 불필요한 초조함이나 신경을 쓰는 것을 제거하기 위해서"라는 것을 목표로 복약을 권유하면, 상당히 원활해진다.

약물요법도 환자에 대해서 일방적으로 시행하는 것이 아니라, 보다 나은 생활을 지향가기 위한 의사와의 공동작업의 하나라는 인식을 갖게 하는 것이 중요하다. 이를 위해서도, 부작용에 대해서는 그 종류나 나타난 경우의 대처도 미리 충분히 설명해두는 것이 필요하다.

b. 정신요법

환자와의 사이의 신뢰에 기초한 치료관계는 복약 준수를 위한 것에 그치지 않고 환자가 앞으로 직면하게 될 여러 가지 어려움을 극복해가는 데에 중요하다. 따라서 이러한 관계를 구축하는 것 자체가 넓은 의미에서의 정신요법이 된다.

급성기에는 약물요법을 비롯한 신체요법이 우선되지만, 가령 혼미상태 내지는 흥분상태에 있는 경우에도, 단지 곁에서 시중들고 있거나, 식사나 신변의 보조 등을 포함하여, 심신에 대한 세밀한 배려(정신요법적인 대응)가 환자에게 안심감을 주고, 동시에 정신병에 걸렸다는 깊은 절망감을 완화시켜 퇴원을 향한 의욕을 향상시킨다.

만성기에서는 개인정신요법 또는 정신요법적인 대응은 반드시 필요하다. 분열증에 걸려 있다는 것 자체가 환자의 심리적 손상을 증가시키는 요인이며 장기간의 사회생활을 하는 동안에는 많은 좌절이나 고통을 체험하게 된다. 정신요법은 환자가 이러한 위기를 극복하는 데에도, 재발 내지 급성 악화를 방지하는 대처기능을 습득하는 데에도, 장애를 수용하면서 살아가는 데에도, 큰 역할을 수행한다.

집단정신요법도 일상관리(day care)에서의 환자끼리, 또는 치료자가 참여한 상담을 포함하여 환자의 현실검토능력을 높이거나, 장애의 상호수용을 촉진하는 역할을 수행하지만, 무엇보다도 동료 만들기를 통해서 고립된 상태를 적게 하기 위해 매우 중요하다.

의료 이외의 장에서도, 소규모 작업장이나 생활공동체적인 주거, 자조 그룹 등 사회복귀에 관계되는 각종 활동이나 그룹도 빼놓을 수 없는 집단요법적인 역할을 담당한다.

c. 치료과정에서의 가족지원

가족요법 또는 가족교육, 또는 가족심리교육(family psychoeducation)이라고도 하는 가족지원의 활동도 매우 중요하다. 분열증 환자를 가진 가족은 치료의 경과를 통해서 여러 곤경에 놓여있다고 해도 지나친 말이 아니다. 사회적으로 소외되어 고립되거나, 환자를 포함하는 가족의 장래에 절망적이 되는 일도 결코 적지 않다. 또한 가령 일시적으로 입원한다 해도, 퇴원 후는 생활을 함께 하는 환자에 대한 대응에 고심하는 일도 자주 있다. 더욱이 병상의 악화 시에는 신속한 대응도 요구된다.

최근의 연구에서는 환자에 대해서 나타내는 가족의 감정이나 태도가 재발을 억제하거나, 반대로 촉진하는 큰 요인으로 된다는 것이 밝혀져 있다(감정 표출)(참고 6). 이 때문에 여러 가지 국면에서 가족의 이러한 기분을 충분히 받아들이면서, 병의 특징과 이에 대한 치료의 본연의 보습, 환자에 대한 대응, 또는 사회자원에 대해서 정보를 제공하여 이해를 촉구하는 것은, 재발을 방지하거나, 치료를 원활하게 진행시키는 데에도, 나아가서는 가족의 기능을 정상화하는 데에도 반드시 필요한 것이다.

그리고, 가족 상호간에 의한 가족모임의 여러 활동도, 가족자신의 정신적 건강을 유지 · 증진시키기 위해서도 환자를 장기간에 걸쳐 지지해가기 위한 지식이나 정보를 얻기 위해서도 매우 중요한 역할을 수행하다.

d. 재활

재활의 여러 활동은 입원치료를 통해서 이루어지는가, 통원장면에서 이루어지는가에 의해서 달라지지만, 어느 것이든 일관된 계획에 기초하여 계속적으로 이루어지는 것이 필요하다.

입원장면에서는 작업치료를 중심으로, 레크리에이션이나 생활기능훈련(social skills training; SST)을 포함하여, 집단요법이 시행되는 것이 일반적이다. 한편, 통원장면에서는 일상관리(day care)나 작업치료, 방문간호지도 등이 주된 것이다. 이 밖에도 보건소나 보건센터 등의 보건기관, 소규모 작업소나 직업보도시설 등의 복지의 장소, 또는 취업원조기관 등이 환자의 회복단계에 따라서 널리 활용되는 것이 바람직하다.

그리고 지역에서의 생활자체가 재활이기도 하기 때문에, 생활을 원조하는 각종 사회복귀시설이나 그룹 홈, 생활지원 센터 등의 역할은 크며, 이러한 사회자원의 정비가 반드시 필요하다. 또한 자조그룹도 동료 만들기를 촉진하고, 사회에서의 고립을 방지하는 데에 큰 역할을 수행한다는 것은 말할 것까지도 없다(그림 1).

이러한 가운데서, 최근 주목되는 것은 의료나 보건, 복지의 영역에서 전개되고 있는 SST이다. 이것은 환자가 사회에 적응할 수 있도록 행동패턴을 바꿔, 자신을 회복시키는 것을 목적으로, 예컨대 시선을 맞추거나 이야기하는 방법을 명료하게 하는 등 대인 면에서의 적절한 기능을 집단장면에서의 역할을 통해서 향상시키는 시도이다. 사회적인 기능을 반복훈련에 의해서

참 고

6 감정 표출(expressed emotion; EE)

정신분열증 환자의 부모나 양육자에서 가끔 관찰되는 비판적, 공격적, 과보호적 태도를 말한다. 재발 요인의 하나라 일컬어지고, 반대로 이러한 태도를 적에 함으로써, 재발의 빈도를 감소시키는 것을 기대할 수 있다고 생각된다.

●회복이란?

나의 분열증의 회복과정에서 알게 된 것을 들어주십시오.

① 환각, 환청, 망상이 있어, 병원 약을 먹고, 매일매일 잠만 자고 있던 시기. 일어나는 것은 화장실에 갈 때뿐. 목욕도 하지 않는다. ② 집밖으로 외출하고 싶지 않다, 사람들과 어울리고 싶지 않다, 집안에서 멍청하게 있는 편이 즐거운 때. 외출하면, 사람이 많이 있는 곳은 신경이 쓰여 싫은 시기. ③ 집밖으로 나가는 것이 즐거운 시기. 버스를 타고, 거리를 거닐면 기분이 좋은 시기. 그래도, 사람과 어울리는 능력은 아직 회복되지 않은 시기이기도 합니다. ④ 사람과 어울릴 수 있는 시기. 사람과 이야기를 나누고, 상대방의 이야기를 듣고, 적당한 맞장구를 칠 수 있는 단계. ⑤ 기업사회에서 일하고, 직장사람들과의 어울리는 것을 능숙하게 처리하고, 회사로부터 급료를 받을 수 있는 단계.

병의 회복단계, 내가 헤쳐나간 세계에서 알게 된 것. ① 병의 단계. 잘못된 생각이나 보이지 않는 것이 보인다. 들리지 않는 소리가 들리는 것이 강한 시기. ② 병이 많은 단계. 이 부분에서 많은 환자들이 고통을 받고 있다고 생각합니다. 이 시기는, 마음이 잠을 자고 있습니다. 기분 속에 감동이 생기는 것을 만드는 것이 중요하다고 생각합니다. 마음을 생기가 넘치게 하는 것이 중요합니다. ③ 보통의 단계. 여기까지 오면 잘된 것입니다. 잠자고 있는 노동능력을 조금씩 단련하고, 연마하고, 훈련하여갑니다. 이 시기는 제법 사회참여가 가능하므로, 여러 사람과 만나고, "경험"을 쌓고, 행동이 생기에 넘칩니다. 인간적으로 성장한 어른이 되었다고 느끼는 시기이기도 합니다. ④ 보통이라고 느끼는 단계. 이제 일할 수 있습니다. 건전한 친구들도 있습니다. 냉엄한 애정도 소화하여, 성장해갑니다. ⑤ 환자로부터 건전한 사람으로 되돌아가는, 약이 필요 없는 단계. 의사가 필요 없게 된 단계. 나는 이 부분은 아직 모릅니다.

그림 1 분열증환자의 회복의 체험에서

〔曾根晴雄 : 직업복귀를 위하여 - 나의 체험으로부터 알게 된 것. 정신장애자의 주장 - 세계회의에서. pp.40-41. 解放出版社. 1994에서〕

습득한다는 점에서는 행동요법이고, 여러 가지 영역의 학습과제(모듈)를 사용하는 점에서 일종의 인지요법, 또는 심리교육(psychoeducation)이기도 하지만, 이러한 환자의 사회생활에 필요한 기능의 향상을 도모하는 재활기법이 앞으로 널리 보급될 것이 요망된다〔제19장 (☞377쪽) 참조〕.

F. 경과와 예후

1. 개략적인 상황

분열증의 경과는 다양하지만, 극히 개략적인 것으로서, 종전에는 다음과 같이 일컬어졌다.

① 지속적인 경과를 거치고, 인격에 장애를 남기는 것이 1/3

② 주기적인 경과를 거치고, 인격에 장애를 약간 남기는 것 1/3

③ 비교적 양호한 경과를 거쳐, 인격에 장애가 가벼운 것이 1/3

그러나 경과와 예후는 시대에 따라, 병형에 따라, 나아가서는 치료 · 재활의 진보에 따라서도 바뀐다. 표 1에 분열증의 병형과 시대에 의한 예후의 차이를 나타내었다〔스위스의 블로이러(M. Bleuler)〕.

분열증에서는 증상이 소실되어도 재발 및 인격변화가 일어나기 때문에 치유라고는 단정할 수 없고, 급성증상의 유무나 병식, 인격의 장애 유무 등과의 연관성으로, 관해(완전관해와 불완전관해로 나뉜다)(➲ 참고 7)나 경쾌라고 말한다(표 2).

그런데, 급성기의 양태와 인격변화의 연관성에서는 그림 2에 나타낸 것처럼, 재연을 반복함으로써 인격에 다소의 변화가 일어나는 것이 분열증의 일반적인 경과이다.

2. 예후를 좌우하는 인자

분열증의 치료나 재활에 있어 예후예측을 하는 것은 곤란한 일이지만, 경험적으로 아래와 같은 것이 일반적으로 지적되어 있다. 또한, 이 경우의 예후란, 정신증상을 가리키는 일도 있고, 사회적응을 가리키는 일도 있다.

참 고

7 관해(remission)

일반적으로 병이나 통증이 일시적으로 경감, 완화되는 것을 의미하지만, 정신분열증이나 조울병에서는 증상이 소실되어도 치료라 하지 않고 관해라 부른다. 이것은 정신분열증에서는 병세가 정지하거나 경쾌해도, 용이하게 재연하기 쉽고, 장기간에 걸쳐, 항정신병약제의 복용이 필요하기 때문이다. 그러나, 개중에는 재발하지 않는 사례도 있기 때문에 관해라는 말에는 비판도 있다.

표 1 정신분열증의 병형과 시대에 따른 발병률의 비교

병 형	발병율	
	1941년	1965년
1. 급속하게 인격 황폐에 도달하는 형태 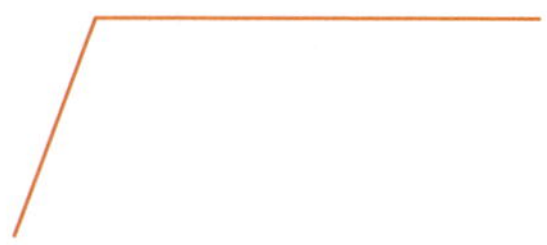	5~18%	0%
2. 만성적 경과 후 인격 황폐에 도달하는 형태 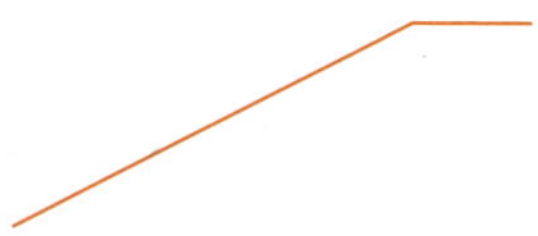	10~20%	8% 전후
3. 급속하게 경도 잔유형에 도달하는 형태 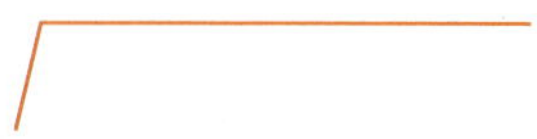	5% 이하	4% 전후
4. 만성적 경과 후 경도 잔유형에 도달하는 형태 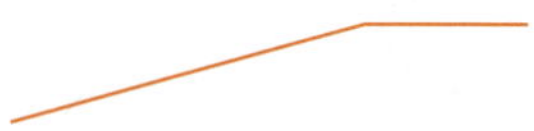	5~10%	20% 전후
5. 급성의 악화를 반복한 후 인격 황폐에 도달하는 형태 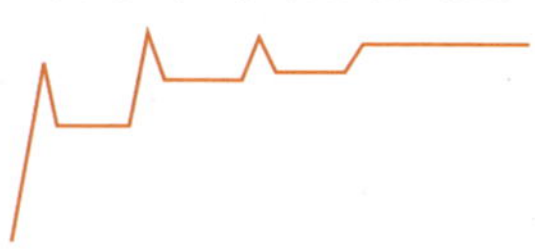	5% 이하	3% 전후
6. 급성의 악화 후 경도 잔유형에 도달하는 형태 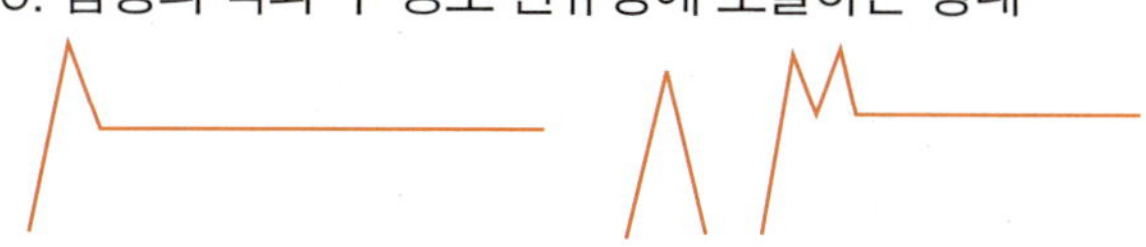	30~40%	22% 전후
7. 급성의 악화 후 치유에 도달하는 형태 	25~35%	39% 전후
8. 비정형 경과 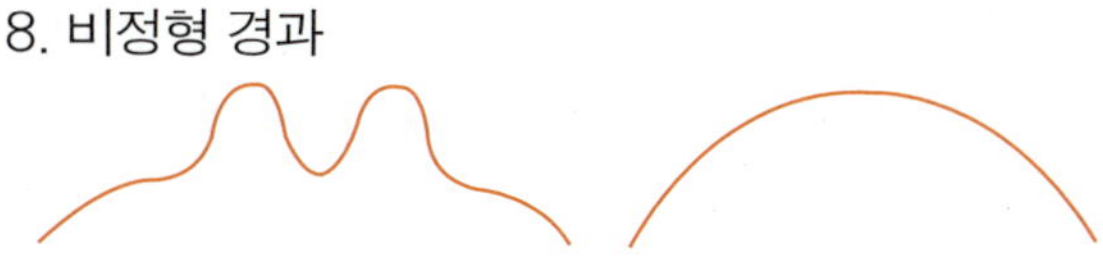	5%	4% 전후

〔笠原 嘉: 정신분열증. 笠原 嘉 외 (편) : 필수 정신의학, 개정 2판, pp.99-117, 南江堂, 1991에서〕

표 2 정신분열증의 진행상태

	급성증상	병식(병의 인식)	인격의 장애
완전 관해	(−)	(+)	(−)
불완전 관해	(−)	(±)	(±)
경쾌함	(±)	(−)	(+)

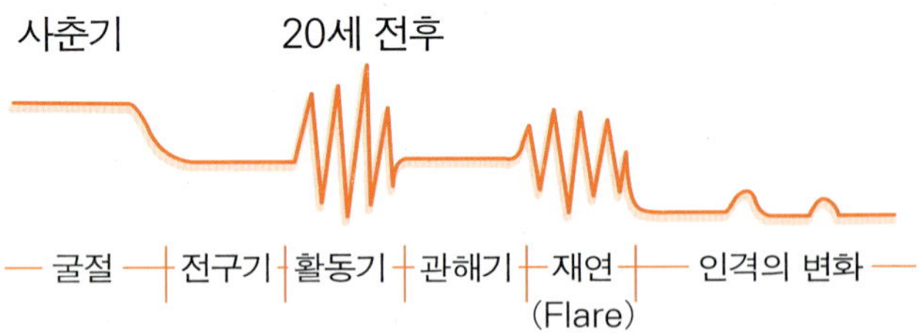

그림 2 정신분열증의 일반적인 경과

① 급격한 발병 쪽이 느린 발병보다는 예후가 좋다. 병형으로서는 긴장형이 가장 좋고, 파과형이 가장 나쁘다.
② 급격한 발병이라도 사고장애나 감정장애 등이 현저한 사람 쪽이 예후가 나쁘다.
③ 더디게 발병하고 사회경험이 있는 사람 쪽이 학업 도중에 빨리 발병한 사람보다는 예후가 좋다.
④ 발병부터 치료까지의 기간이 짧은 사람 쪽이 관해율은 높다.
⑤ 기왕력에 몇 회인가 관해가 있는 사람에서는 관해의 가능성이 크다.
⑥ 병전 성격으로 사교적이고 쾌활하며, 인정미가 있는 순환기질 쪽이 비사교적이고, 내성적, 둔감 등의 분열기질적 경향보다도 예후가 좋다.
⑦ 병상에, 조울의 기분장애의 색채를 갖는 사람 쪽이 대체로 예후가 좋다.
⑧ 발병이나 재연의 유발요인이 분명한 사람 쪽이, 유발요인이 불분명한 사람보다 예후가 좋다.
⑨ 집안에 중증의 분열증환자의 부인(마이너스 요인)이 있는 사람 쪽이 없는 사람에 비하여 예후가 나쁘다.
⑩ 매사를 적극적으로 개척하여 가려는 사람(임상에서 말하는 능동형)이 매사에 수동적인 사람(수동형)에 비해서 예후가 반드시 좋다고는 할 수 없다. 다만, 여기서 유의해야 할 것은 눈앞의 개개의 환자에게 가장 필요한 것은 적절한 치료나 재활이며 이들의 총합이 예후에 큰 영향을 준다는 것이다.

G. 정신분열증의 병형과 기본증상

1. 병형

a. 역사적인 병형분류

19세기말까지, 정신질환은 통일적 이론적인 견지에서가 아니라, 증상이나 상태상의 나열로부터 자의적으로(임의로) 게다가 단편적으로 분류되어 있었다.

(1) Kraepelin의 분류

19세기말까지는 파과병〔Hebephrenie〈독일어〉 : K. L. Kahlbaum(칼바움), E. Hecker(헤커)에 의함〕, 긴장병(Katatonie〈독일어〉; Kahlbaum에 의함)은 각각 단일의 질환이라 생각되고 있었다. 그러나 1899년에 E. Kraepelin은 이들과 망상치매(Dementia paranoides)를 합쳐서 조발치매(Dementia praecox)라 하고, 후에 단순치매(Dementia simplex)를 더하여 4개 아형(subtype)으로 하였다(➡ 심화학습 ①).

(2) Bleuler의 분류

E. Bleuler는 명칭을 정신분열증(Schizophrenie〈독일어〉)이라 고치고, 동시에 Kraepelin과

심화학습

❶ Kraepelin(크레펠린)의 사고방법

Kraepelin은 질병별 정신질환의 분류를 신체의학영역과 마찬가지로, 원인, 증상, 경과, 예후, 그리고 해부학적 소견을 종합적으로 생각한 다음에 질병개념을 구성해야 한다고 생각하였다. 그러나, 분열증에서는 원인이나 특이적인 신체소견을 파악할 수 없기 때문에, Kraepelin은 이제까지의 파과병이나 긴장병 등의 증상과 경과(예후를 포함)를 검토하여, 조발치매(Dementia praecox)로서 정리하였다. Kraepelin이 중요시한 말기의 결함상태는 치매와도 단순한 지능의 해체와도 다르지만, 전체로서 종말상을 염두에 두면서 본 질환을 윤곽 지었다.
이러한 예후에 진단의 중점을 두는 사고방법은 다음의 두 가지 모순을 내포한다. 즉, 경과를 보아가지 않으면 진단이 불가능하다는 문제와, 이른바 결함상태를 종말상으로서 나타내는 것은 분열병증의 전부가 아니고, 또한 치료에 의해서 예후가 바뀐다는 문제이다. 이러한 관점은 당시부터도 있었고, Bleuler의 등장을 기다리게 된다.
또한, 오늘날의 분열증의 개념논쟁도, 이"증상"과 "경과"의 두 측면의 어느 쪽을 중요시하는가, 그리고 이러한 사고방법으로 본 질환의 윤곽을 짓는 것이 가능한지를 관련시켜 이루지고 있다.

같이 단일질환이라고는 간주하지 않고, 질환군(Gruppe der Schizophrenien〈독일어〉)이라 하기는 하였으나, 아형분류는 Kraepelin을 계승하였다(그림 3)(➔ 심화학습 ②).

① 단순분열증

젊을 때부터 인격변화를 나타내지만, 명료한 정신증상은 없다. 일시적으로 망상이나 환각을 나타내지만, 현저하게 되는 일은 없으며, 이른바 "괴짜"로서 생활한다. 잠재적 분열증(latent Schizophrenie〈독일어〉)이라고도 일컫는다.

② 파과병

감정적으로 무관심하며 무책임하고 자포자기 투가 된다. 환각, 망상, 때로는 긴장병증상

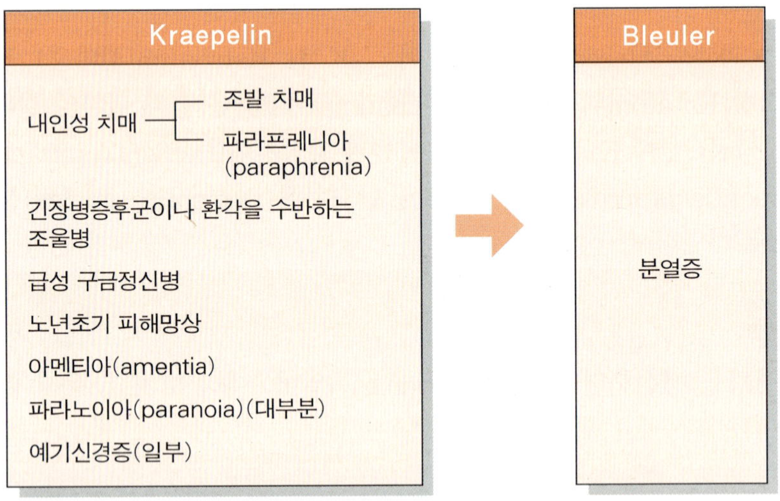

그림 3 조발치매로부터 분열증으로

〔宇野昌人 : 도해 임상 정신의학 강좌 5. 성인의 정신의학 〔A〕, p4, 메디칼 뷰(medical view)사, 1988에서 일부 변경〕

심화학습

❷ Bleuler(블로이러)의 사고방법

Bleuler는 Kraepelin의 사고방법에 의거하면서도 보다 이론화하여 정신분열증을 파악하려고 하였다. 이 때, 경과보다도 특징적 정신증상에 주목하고, 이것을 "4개의 A" (①관념연합의 장애, ②정서의 이상, ③양가성, ④자폐성의 독일어 머리문자로부터)로서 추출하고, 동시에 분열증을 질환군으로 생각하였으나, 이것은 질병의 외연으로의 확산을 수반하는 것이다.

이러한 증상의 특징으로 분열증을 윤곽 짓는 방법은 그 후도 형태는 바꿔서 계승되어 오늘날에 이르고 있다. 다만, 이 "4개의 A"가 분열증의 본질인지, 또한, 결함상태에 빠지는 경우와 그렇지 않은 경우의 2분법 등을 관련시켜, 여러 가지 논의가 거듭되고 있다.

을 나타내는 일도 있으나, 두드러진 망상형성을 수반하는 일은 없다. 지속적, 만성으로 경과한다.

③ 긴장병

급성의 흥분, 다동과 상동증, 강경증, 거절증을 수반하는 혼미가 병상의 중심이다. 악화기를 지나면 안정된다. 환각, 망상도 출현하지만, 안정기에는 눈에 띄지 않게 된다.

④ 망상형

발병은 30세대 전반에 많고, 환각, 망상 또는 그 양자가 지속적으로 전경에 선다. 겉보기에는 건강한 사람과 다르지 않다. 환각을 수반하지 않는 것도 있다. 이들의 분류는 ICD-10을 비롯한 오늘날의 분류에는 거의 일치한다(표 3).

b. WHO의 국제분류

WHO의 분류 (ICD-10)를 표 3에 나타냈다. ICD는 유럽계의 정신의학의 견해가 도입되어 있다. 이에 대응하는 미국 정신의학계의 분류(DSM-Ⅳ)를 표 4에 나타냈다. 이들의 분류는

표 3 ICD-10에서의 정신분열증 (F20)의 병형

F20.0	만상형 분열증	paranoid schizophrenia
F20.1	파과형 분열증	hebephrenic schizophrenia
F20.2	긴장형 분열증	catatonic schizophrenia
F20.3	감별불능형 (형분류 곤란한) 분열증	undifferentiated schizophrenia
F20.4	분열병 후 우울	post-schizophrenic depression
F20.5	잔유형 〔잔유〕 분열증	residual schizophrenia
F20.6	단순형 분열증	simple schizophrenia
F20.7	기타의 정신분열증	other schizophrenia
F20.8	특정 불능의 것	schizophrenia, unspecified

[WHO (편) 融 道男 외 (역) ; ICD-10. p.29, 醫學書院, 1993에서]

표 4 DSM-Ⅳ에서의 정신분열증의 병형

295.10	해체형 (disorganized type)
295.20	긴장형 (catatonic type)
295.30	망상형 (paranoid type)
295.60	잔유형 (residual type)
295.90	감별불능형 (undifferentiated type)

주 : 기타는 자료 2에 보족(☞407쪽)

표 5 정신분열증의 3병형

병형	상태상의 주체를 이루는 것	발병 및 경과
1. 파과형	감정 및 의지의 둔마(무감정, 무위)	비교적 젊은 나이에 서서히 발병하고, 경과가 길고 인격 황폐가 현저하다
2. 긴장형	의지발동의 이상(흥분과 혼미)	급격히 발병하고, 관해하기 쉽다.
3. 망상형	내적 체험의 이상(망상, 환각)	발병이 더디고, 오린 경과를 거치지만, 인격 황폐는 비교적 가볍다.

[諏訪 望 : 최신 정신의학. p.229, 南江堂, 1984에서]

국제적으로 공통되는 분류라는 점에서는 학술 면이나 통계상은 편리하지만, 임상에 그대로 도입하려면 불편한 점도 있다.

ICD-10에서는, 고전적인 3병형(표 5)과 단순형 분열증 및 분열증 후 우울에 대해서, 대략 아래와 같이 정리하고 있다. 또한, 잔유형 분열증에 관해서는 앞에서 언급하였다(☞197쪽).

(1) 고전적인 3병형

① 파과형 분열증

보통 15~25세 사이에 발병하고, 망상이나 환각은 일시적이거나, 단편적이 되는 등 별로 눈에 띄지 않은 채로 음성증상, 특히 감정의 평판화와 의욕저하가 급속히 진행되기 때문에 예후가 나빠지기 쉬운 병형이다. 사고의 장애도 현저하기 때문에 대화는 일관성이 결여되고 정돈이 되지 않으며 행동은 예측하기 어렵고, 고립경향에 있다. 기분은 천박하고, 킬킬 웃거나 자기만족적 · 자기도취적인 웃음, 거만한 태도, 찡그리는 얼굴, 부자연스러움, 못된 장난, 심기적인 호소, 같은 말의 반복 등을 수반한다. 종교나 철학 이외에 추상적인 테마에 표면적으로 몰두하여 있어, 환자의 사고를 이해하는 것이 도저히 곤란한 경우도 있다. 또한 이 형태는 DSM-Ⅳ에서는 해체형으로 분류되어 있다(표 4).

② 긴장형 분열증

아래와 같은 현저한 정신운동성 장애를 나타내고, 공업국가에서는 드물다고 되어있는 병형이다.

- 혼미(주위에 대한 반응의 뚜렷한 저하, 자발운동이나 활동의 감퇴)
- 흥분(외적 자극과는 관계가 없고, 목적이 없는 흥분)
- 유지(부적절, 기이한 자세의 자발적인 유지)
- 거절증(지시나 의도에 대한 동기가 없는 저항)
- 경직(환자를 움직이려고 하는 노력에 저항하는 굳은 자세의 유지)

- 강직증(catalepsy, 외적으로 주어진 위치에 손발이나 신체를 유지)
- 명령자동증(지시에 대한 자동적인 복종), 단어나 어구의 고집증(perseveration) 등

또한 이들 증상은 뇌질환이나 대사장애, 알코올이나 약물, 기분장애에 의해서도 발생하는 일이 있기 때문에 주의가 필요하다.

③ 망상형 분열증

비교적 고정된 망상을 주체로 하고 환청을 수반하는 일이 많으며 가장 일반적인 병형이다. 망상으로는 피해망상, 관계망상, 과대망상 등이, 환청으로는 환자를 위협하거나 명령하는 환성, 피리소리나 허밍(humming)이나 웃음소리 등 요소적 환청 등이 많다. 한편, 감정이나 의욕, 회화의 장애, 및 긴전병성 증상은 별로 두드러지지 않고, 발병은 파과형이나 긴장형보다 느린 경향이 있다.

경과로는 관해(remission)하는 것, 만성 지속성인 것 등 여러 가지이다.

(2) 단순형 분열증

앞에서 언급한 3병형과는 달리, 환각, 망상 등의 정신병적 에피소드가 없는 채로 잔유형 분열증에 특유한 감정둔마, 의욕저하 등이 잠행성, 진행성으로 발전하는 드문 병형이다. 행동은 기묘하고, 사회적 기능이 서서히 저하됨에 따라, 방랑하거나, 자기세계에 몰두하거나, 나태하고 목적이 없는 상태가 관찰된다. 명확한 진단은 곤란한 경우가 많다.

(3) 분열증 후 우울

분열증의 음성증상이 잔존하여 있는 상태에 발생하는 우울성 에피소드이며 천연하는 일은 있으나, 중증이거나 다채로운 일은 드물다. 증상의 발현이 어느 정도까지, (새로이 발생하였다기보다는) 정신병증상의 소실에 의해서 명백해진 것뿐인가, 분열증에 대한 심리적 반응인가, 분열증 원래의 증상인가 등은 아직 분명치 않다. 그리고, 증상의 어느 것이 우울에 유래하는가, 향정신약제 투여에 의한 것인가, 분열증 자체의 의욕감퇴나 감정의 평판화에 의한 것인가도 명확하지 않다. 다만, 이 우울성 장애는 자살의 위험도 증가시킨다.

c. 기타의 병형

특수한 것으로서 다음의 두 가지가 있다.

(1) 접지 분열증

정신지체에 분열증이 합병한 것이며 심인반응과의 구별이 곤란한 경우도 있다. 원래는 정신지체가 분열증을 일으키는 것이 아닌가라는 사고방식으로부터, "접목"이라는 의미의 접지(가지를 접합함)라는 말을 붙였지만, 물론 이러한 설은 현재 받아들여지고 있지 않다.

(2) 아동분열증

6~12세 무렵에 발병하는 분열증이며 이전에는 자폐증과의 차이가 문제가 되었다. 현재는 이 시기에 성인과 같은 분열증이 발병한다고 생각되고 있으나, 발병이나 정신증상에는 정신발달의 정도나 가정 · 학교에서의 상황 등이 반영된다[제18장 B.3.a항 "아동분열증"(☞337쪽) 참조].

2. 기본증상의 사고방법

분열증의 여러 증상은 다채로우며 그 대부분은 우리가 일상생활에서 체험할 수 없는 것이지만, 예부터 아래의 두 가지 점이 검토되어 왔다.

첫째는, 이들 여러 증상의 어느 것이 기본적이고 어느 것이 부차적인 것인가라는 점이다. 특히, Bleuler에 의한 정신분열증의 개념형성 이후, 이 점을 둘러싸고 정신병리학은 발전해왔다고 할 수 있다.

둘째는, 거듭 본질적이고, 분열증 환자의 사회생활을 곤란하게 하고 있는 요인에는 여러 가지가 있으나, 이들 생활상의 곤란은 어떤 정신증상과 가장 연관성이 깊은가 하는 점이다. 여기서는 분열증의 생성원인이 아니라, 본질과 서로 저촉되는 부분에 대해서, 몇 가지 생각해 보고자 한다.

a. 기본증상과 부차증상

Bleuler는 분열증의 증상을 기본증상과 부차증상으로 나눴다. 즉, 관념연합의 장애, 정서의 이상, 양가성, 자폐성(독일어의 머리문자에서 "4개의 A"라 일컫는다)을 기본증상으로 하고, 환각이나 망상, 또는 긴장병증후군 등 오히려 전경에 서는 증상을 부차증상이라 생각하였다.

b. 1급증상과 2급증상

슈나이더(K. Schneider)는 분열증을 진단함에 있어 1급증상과 2급증상으로 나눴는데 이것은 현재의 조작적 진단 중의 기본적인 사고방법으로 되어있다(표 6).

c. 양성증상과 음성증상

양성증상과 음성증상(표 7)은 생물학적인 입장에 서는 크로우(T. J. Crow)에 의해서 제창된 사고방법이고, 항정신병약제에 대한 반응성이나 영상소견에 기초한 뇌의 변화 유무에 기초를

표 6 Schneider의 1급 · 2급증상

1급 증상
1. 사고화성 2. 대화(논의)의 형태를 취하는 목소리가 들린다. 3. 자기의 행동에 일일이 말을 끼어드는 목소리가 들린다. 4. 신체적 영향을 받는 체험 5. 사고 탈취 6. 사고 간섭 7. 사고 전파 8. 망상 지각 9. 감정, 의욕, 의지의 영역에서의 다른 사람으로부터의 작위나 피영향
2급 증상
상기한 이외의 망각, 망상착상, 곤혹, 우울성 및 기분 좋은 변조, 감정의 빈곤화 등

표 7 정신분열증의 양성 · 음성증후군 가설(Crow에 의함)

	Ⅰ형 증후군	Ⅱ형 증후군
특징적 증상	망상 환각 (양성증상)	감정 평판화 회화의 빈곤 (음성증상)
신경차단약제에 대한 반응	양호	불량
병의 경과	가역적일 수 있다	비가역성?
지적 장애	없음	존재하는 일이 있다
비정상 불수의운동	없음	존재하는 일이 있다
상정되는 병리과정	D_2 도파민 수용체 수의 증가	측두엽(해마, 편도체, 해마방회)의 세포 멸손(펩티드 함유 개재 신경원을 포함)

두고 있다.

양성증상이란 환각이나 망상, 사고멸렬 등, 건전한 정신생활에는 볼 수 없는 이질적인 증상이며 항정신병약제에 대한 방응성이 양호한 Ⅰ형 증후군에 특유하다. 한편, 음성증상이란 무위나 자폐, 감정의 평판화 등, 정상적인 정신활동이 감소 내지는 누락되는 방향의 장애이며 항정신병약제에 대한 반응성이 나쁜 Ⅱ형 증후군에 특유하고, 뇌실확대나 뇌위축이 관찰된다고 한다.

이들의 증상구분은 정신병리학적으로 일단 이해할 수 있으나, 이들 두 가지 요소는 여러 가지 정도로 혼합되어 병상을 형성하고 있는 것이 실태이며 반드시 이들 분류가 명료하다고는 할 수 없다.

d. 기타의 사고방법

이 밖에도 여러 가지 입장이 있으나, 현상학적 인간학에서는 인간존재의 변용으로서 정신분열증 환자의 병상을 이해하여 가려고 한다. 이것은 인간끼리가 갖는 이른바 생활상의 상식에 기초하는 이해와 행동지침에 대한 근본적인 불신이라고도 해야 할 "자연의 자명성의 상실"에 기본 장애를 보는〔블란켄부르크(W. Blankenburg)에 의함〕, 다른 사람과의 관계성 안에서는 살아갈 수 없는 자기의 불성립에 기본 장애를 보는 (기무라 사토시에 의함) 등의 입장이다.

H. 생성원인 내지는 병인

분열증은 단일 질환처럼 논의되는 일이 많지만, 아마도 다수의 질병으로 구성되고, 일종의 질환군일 것이라는 것이, 대체적인 현재의 견해이다. 따라서 병인이라 해도 단일의 것이 아니고, 몇 가지의 조합에 의한다고 생각된다. 여기서는 주된 병인가설을 열거하지만, 현재로는 생물학적인 원인설이 중심이다.

1. 생물학적 원인설

a. 유전

많은 연구가 분열증의 유전성을 강하게 시사하고 있다. 그림 4와 표 8에 나타낸 것처럼 분열증환자의 발병 비율은 혈연관계가 깊을수록 높아진다.

한편, 일란성 쌍둥이의 연구에 따르면, 그 일치율은 고작 50%이고, 유전성만이 아니라 사회적인 요인도 가미해야 한다고 한다. 일란성 쌍둥이 중에서 양자로 보낸 사례의 연구에 따르면 양자로 보내져 양부모가 키운 아이들, 친부모가 키운 아이들을 비교하면, 분열증이 되는 비율은 같은 비율이라 한다. 이것은 유전의 영향이 환경의 영향보다 강하다는 것을 시사하는 반대의 소견이 된다.

또한, 이란성 쌍둥이의 분열증 발병률은 형제 · 자매보다 훨씬 높다. 이러한 것도 또한, 마찬

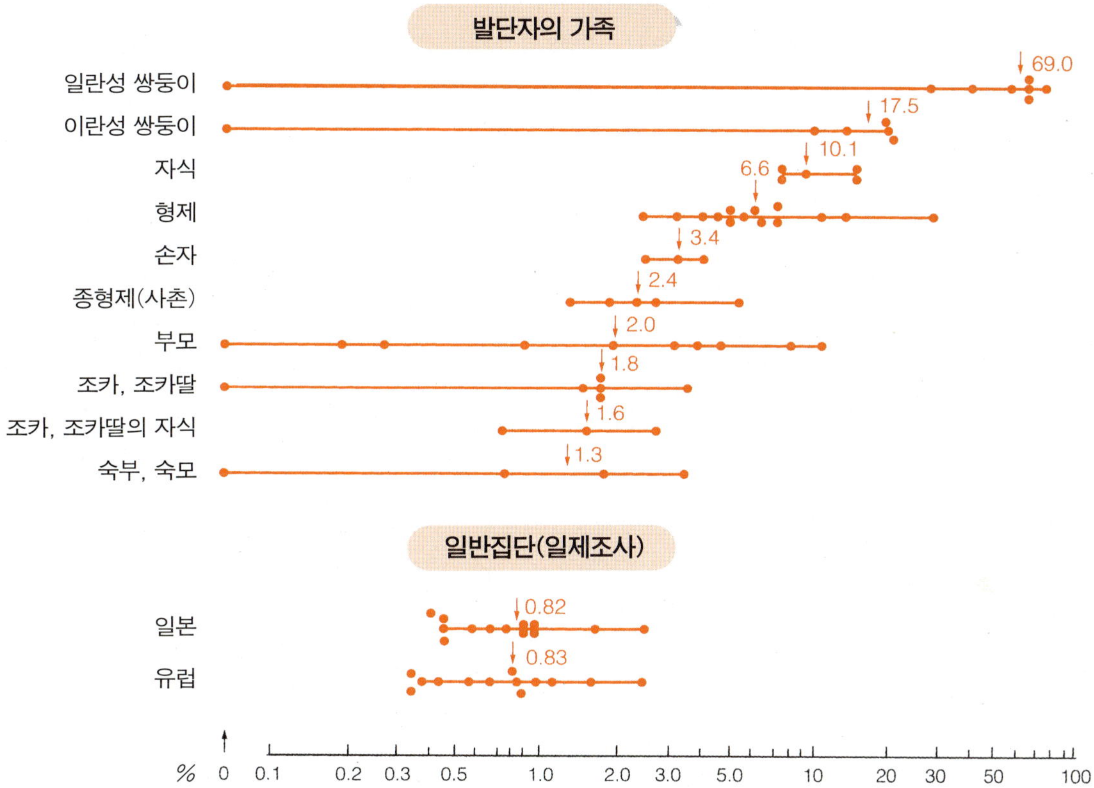

그림 4 **정신분열증의 발생위험률**

[笠原 嘉: 정신분열증. 笠原 嘉 외 (편) : 필수 정신의학, 개정 2판, pp.99-117, 南江堂, 1991에서]

표 8 특정 모집단에서의 정신분열증의 유병률

모집단	(%)
일반인구	1.0
정신분열증환자의 형제자매(쌍둥이를 제외한다)	8.0
부모 한쪽이 정신분열증인 자식	12.0
한쪽이 정신분열증환자의 이란성 쌍둥이	12.0
부모가 분열증인 자식	40.0
한쪽이 정신분열증환자인 일란성 쌍둥이	47.0

가지로 형제로서 키워도, 형제간의 밀도의 문제나, 어느 정도 연대가 떨어진 양육을 한 경우와 동일 세대로 양육한 경우에서, 분열증환자의 발병률이 변화한다는 것을 나타내는 것이다.

현재의 유전연구는 환자와 그 가족에서의 분열증의 표현형을 결정하는 인자의 검색을 지향하고, 유전자의 부위와 정신분열증의 관계를 분자유전학적으로 검토하게 되었다. 그 결과, 몇 가지의 소견이 나타나고 있는데 현시점에서는 확정된 것은 없다. 한편, 이들 연구로부터, 분열증은 현시점에서는 다른 곳의 유전인자가 조합되어 일어난다는 것이 가장 타당한 견해라 하고 있다.

b. 도파민 가설

"분열증은 뇌 내의 도파민 작동성 신경의 과잉활동에 의해서 초래된다"라는 가설은, 두 가지 연구로부터 발전하였다. 첫째는, 항정신병약제의 효과는 도파민 2형 수용체(D_2 수용체)(참고 8)에 대한 길항작용과 관계가 있다는 연구이다. 둘째는, 도파민 활성을 증가시키는 약물, 예컨대 각성제(안페타민)는 분열증과 매우 유사한 정신증상을 발현시킨다는 사실이다.

도파민의 뇌내 활성의 과활동이란, 방출이 지나치게 많은가, 수용체의 변화인가, 도파민에 대한 수용체의 감수성의 변화인가, 또는 이들이 복합된 것인가에 대해서는 아직 잘 모르다. 아무튼 도파민 및 그 수용체의 기능해명이 현재의 연구중심이 되어있다. 그러나 원인이 관련된 뇌내 부위로서는 전두엽피질 또는 중뇌 변연계가 상정되어 있기는 하지만, 아직 특정되어 있지 않다.

도파민 가설은 현재 20년 이상에 걸쳐 분열증 연구의 중심으로 되어있으나, 아래의 문제점이 있다.

첫째는, 항정신병약제는 분열증 이외의 망상 · 환각을 나타내는 정신질환에도 효과가 있기 때문에 도파민 작동성 신경의 과활동이 정신분열증만의 것으로는 결론을 내릴 수 없다는 것, 둘째로, 이른바 음성증상은 항정신병약제에 효과가 없기 때문에 도파민 가설로는 그 기전을 설명할 수 없다는 것이다.

그리고 신경생리학적인 연구에 따르면, 항정신병약제를 장기간 복용하면 도파민성 신경원(neuron)은 발화빈도를 증가시키는 경우가 있고, 분열증의 초기에는 오히려 낮은 도파민 작동상태에 있다는 것이 시사되고 있는 등이다.

도파민 이외의 신경전달물질에서는 음성증상과 연관하여 세로토닌이 중요하다. 세로토닌 2형 수용체에 대한 길항제가 음성증상에 효과가 기대되고 있다.

참 고

8 도파민 2형 수용체 (D_2 수용체)

신경전달물질은 시냅스에서 한쪽의 신경섬유의 종말로부터 분비되고, 다른 쪽의 세포에 흥분성 또는 억제성의 자극전달을 하는데 이 자극전달을 받는 측의 단백구조를 수용체라 한다. 그 중에서, 도파민을 전달물질로 하는 수용체를 도파민 수용체라 부르고, D_1, D_2 등 몇 가지의 아형(subtype)이 있다.

c. 신경병리학적 연구

가장 주목되고 있는 부위는 변연계(limbic system)와 대뇌기저핵이다. 변연계에서는 분열증환자의 사망 후 뇌에서는 편도체(amygdala), 해마(hippocampus), 해마방회(parahippocampal gyrus)의 크기가 감소되고, 해마의 신경세포가 가지런하지 않다는 것이 보고가 되어있다. 기저핵에 대해서는 분열증환자에서는 항정신병약제의 부작용이 없는 경우에도, 여러가지의 불수의 운동과 유사한 움직임이 있다는 것, 헌팅턴(Huntington)병과 같은 대뇌기저핵에 장애가 있는 질환에서는 분열증과 유사한 정신증상을 갖는다는 것이 분열증의 병태생리와의 연관성을 생각케 하는 근거로 되어있다.

이 밖에, 대뇌피질(cerebral cortex), 시상(thalamus), 뇌간(brain stem) 등에도 정신병리학적인 변화가 있는 것이 아닌가 생각되고 있다.

d. 영상진단

옛날에 후버(Huber)는 분열증의 특수한 병상을 나타내는 것 중에 제3뇌실의 확대가 있다고 하였으나, 최근의 뇌 영상진단의 발전과 더불어 이러한 소견이 별도의 각도에서 주목되고 있다.

(1) CT

CT에 의한 연구에서 분열증환자에서는 제3뇌실과 측뇌실이 확대되어 있고, 또한 피질의 용량이 여러 가지 정도로 감소하여 있다 한다. 이들의 변화와 음성증상이나 정신증상, 결함상태 등과의 연관성이 검토되고 있으나 현재 아직 명료하지는 않다.

한편, 이들이 질병초기부터 차츰 발전하는 것인지 어떤지에 대해서는 양쪽의 의견이 있다. 그리고, 결과가 CT의 수리적인 모델에 의해서 바뀔 수 있는 가능성이 있다는 것, 뇌실의 확대는 분열증에 특이적이 아니고, 어떤 종류의 기분장애나 알코올관련 장애에서도 출현한다는 것 등이 검토를 필요로 하는 점이다.

(2) MRI

MRI를 사용한 최근의 연구에 따르면, 분열증환자에서는 해마편도체결합이나 해마방회의 용량에 감소가 있다 한다. 또한 그 좌우차이를 증명하였다는 보고도 있다.

(3) 포지트론 방출 단층촬영법(PET)

PET(➔ 참고 9)를 사용한 연구에서는 포도당(glucose)의 사용량과 뇌내 혈류를 측정함으로써 전두엽 기능의 활동변화가 인지되는 소견이 보고가 되어 있다.

참 고

9 포지트론 방출 단층촬영법 (positron emission tomography; PET)

양전자가 소멸할 때의 소멸방사선을 동시에 계측하고, 컴퓨터 처리를 하여, 단층영상을 작성하는 방법. 표시화합물을 체내에 투여하여 횡단면의 체내 분포를 영상으로서 표시함으로써, 각종 장기 내의 생리 · 생화학적 변화, 및 물질대사를 규명할 수 있다. PET에서는 정신신경활동을 물질대사라는 관점에서 연구함으로써 정신질환의 병태, 약물의 작용기전 등을 밝힐 것이 기대된다.

고착, 퇴행, 비급

Freud의 정신분석이론의 기본개념의 하나이다. 리피도(성 본능의 에너지)의 일부가 특정의 성 발달 단계에 그치고, 대응하는 성의 만족의 목표나 대상에 과대하게 배급되는 것을 말한다(이와 같이 심적 에너지가 어떤 관념이나 표상에 충당되는 것을 비급이라 한다). 한편, 리피도의 흐름이 도중에서 곤란을 만나 보다 전단계의 고착점에 제자리고 돌아가는 것을 퇴행이라 한다.

e. 정신생리학적 연구

뇌파, 유발전위 등을 사용한 연구 이외에, 안구운동의 장애가 주목되고 있다. 이들 연구에서는, 분열증환자는 지각자극에 대해서 체질적으로 과민하고, 뇌는 생리적으로는 과도한 각성의 상태에 있다는 것, 그리고 주시점이 좁다는 등 주의집중의 장애 등을 문제로 하는 사고방법이 많다. 결국, 분열증환자는 긴장이 높은 상태에 있으며 많은 정보자극을 적절하게 처리할 수 없고, 또한 반대로 하나의 정보에 초점을 압축하는 것이 곤란하다고 한다.

그리고, 목표물을 정확히 추적할 수 있는지 어떤지를 검토하면, 분열증환자에서는 자주 안구운동장애(eye movement dysfunction)가 일어난다고 한다. 이것은 약물요법이나 정신증상의 영향은 받지 않고, 또한 분열증환자의 한쪽 어버이 등에서도 관찰되므로, 분열증의 소인과의 연관성이 주목되고 있다. 이러한 이상은 정상적 대상군에서는 10% 이하의 빈도이지만, 정신분열증환자에서는 50~85%에 이른다고 한다.

f. 인지 · 행동기능장애 가설

상기한 것과 같은 생화학적 · 생리학적 장애를 배경으로 하여 분열증에서는, 인지나 행동의 장애, 또는 정보처리의 과정에 장애가 있다고 생각하는 소견이 있다. 피부전기전도반응의 부족, 익숙해짐의 지연 등에 기초하는 자극에 대한 반응성의 이상, 유발전위의 짧은 잠시(latent time)성분의 진폭 증대 등에 기초하는 자극처리계의 장애, P300 진폭의 감소 등에 기초하는 조직제어계의 장애 등이 이러한 사고방법의 배경에 있다. 이러한 장애는, 분열증에서의 지각, 인지, 사고 등의 장애, 나아가서는 사회생활상의 여러 가지 장애의 배경이라고도 생각되며 재활과의 연관성도 주목되고 있다.

2. 심리사회학적 원인설

a. 정신분석이론

프로이드(S. Freud)는 분열증은 발달단계에서의 신경증보다 더 조기에 일어나는 고착(◐ 참고 10)에 의해서 일어난다고 간주하였다. 즉, 분열증에서의 자아의 장애는 자아가 형성되기 이전, 또는 형성되기 시작한 무렵에 발생하고, 이것에 의해서 일어나는 내적 갈등이 정신증상을 만들어낸다고 생각하였다. 그리고 대상에 관한 비급(◐ 참고 10)의 철거(decathexis)나 다른 사람과의 갈등이나 좌절에 의해서 일어나는 퇴행(◐ 참고 10)을 문제로 하였다.

이러한 발달 초기에 어떤 문제가 발생한다는 개념은 계승되어, 설리반(H. S. Sullivan)은 대인관계, 특히 과거의 결함에 충만한 불안이 심한 양육과 관계가 있다고 언급하였고, 마알라(M. S. Mahler)는 모자관계의 비뚤어짐, 특히 구순기(lips period)에서의 모자관계의 친밀성 내지 완전한 의존이 문제라고 생각하였다. 그리고 페던(P. Federn)은 분열증의 기본 장애를 자기와 대상의 구분을 할 수 없음으로써 자아형성기에 자아의 기능에 결손이 생기면 강한 적대심과 공격성에 의해서 모자관계가 비뚤어져버린다는 결론을 내리고 있다.

b. 가족이론

이전에는 "분열증이 발생할 것 같은 가족"이 거론되었다. 이 중에서 대표적인 것이 베이트슨(G. Bateson)의 이중구속설(◐ 참고 11)이다. 이것은 자식이 어버이로부터 모순이 있는 행동이나 태도, 감정전달을 받으면, 자식들은 자기 안에서 해결할 수 없는 2개의 구속과 혼란으로부터 도피하기 위해 정신병모양 상태가 되어버린다는 사고이다. 한편, 윈(L.C, Wynne)은 가족 내의 상호관계나 언어 의사소통에 착안하여, 얼핏 보기에는 자연스럽고 원활한 가운데에서 별

참 고

10 고착, 퇴행, 비급

Freud의 정신분석이론의 기본개념의 하나이다. 리피도(성 본능의 에너지)의 일부가 특정의 성 발달단계에 그치고, 대응하는 성의 만족의 목표나 대상에 과대하게 배급되는 것을 말한다(이와 같이 심적 에너지가 어떤 관념이나 표상에 충당되는 것을 비급이라 한다). 한편, 리피도의 흐름이 도중에서 곤란을 만나 보다 전단계의 고착점에 제자리고 돌아가는 것을 퇴행이라 한다.

참 고

11 이중구속설

Bateson 등에 의해서 1950~60년대에 걸쳐 분열증의 가족연구로부터 탄생한 가설이다. 가족 안에서 상호 모순이 있는 행동 · 태도 · 감정을 전달받은 자식들은 해결할 수 없는 감정의 딜레마에 빠지고, 자기 안에 틀어박혀 분열증증상이 형성된다고 한다.

개의 의도가 숨겨져 있음을 느끼거나, 표면적인 언어 표출의 뒤에 다른 감정이 잠재하고 있음을 살펴 알 수 있는 것 같은 가족관계 속에서 발달기를 지내면, 가족 이외의 사람에게는 통용되지 않는 대인관계의 양식을 갖게 되고, 이것이 발병요인이 된다고 생각하였다.

최근에는 분열증 환자를 안고 있기 때문에 가족이 곤란에 빠지거나, 또는 여러 가지 문제가 발생한다고 생각되고 있다. 특히, 어버이나 양육자에게 자주 관찰되는 어떤 종류의 비판적, 공격적, 또는 반대로 과보호를 특징으로 하는 태도 즉, 감정표출이 높은 가족(high EE family)에서는 분열증환자의 재연도(degree of recurrence)가 높다고 한다(참고 6)

이 밖에, 어떤 종류의 사회는 분열증환자를 만들어내기 쉽다고 하며, 특히 공업화사회를 원인으로 하는 설도 있었으나, 현재는 거론되지 않는다.

3. 취약성-스트레스 모델

"취약성-스트레스 모델"(vulnerability-stress model)은 앞에서 기술한 유전학적 연구나 도파민 가설, 정신생리학이나 신경발달 등의 생물학적 여러 연구, 발병이나 재발 등에 관한 가족연구를 비롯한 심리사회적 연구나 임상연구 등에 기초한 절충적 또는 포괄적인 성인설이다. 그러나 이 가설("취약성-스트레스-대처-역량 모델"이라 한다)은 항정신병약제에 의한 약물요법에서도 재발방지를 향해서 가족심리교육이나 SST를 시행하거나, 사회적인 지원체제를 확립하는 등 재활을 추진함에 있어서도 효과적이고 설득력을 갖고 있으며 현재 가장 유력한 이론으로 되어 있다. 아래에 그 개요를 기술한다.

우선 첫째로, 분열증은 이환되기 쉬운 생물학적 원인으로서의 병적 소인, 또는 중추신경계의 취약성을 기반으로 하고 있다는 것이며 이것은 유전적 소인이나 태생기 등에서의 경미한 신경발달 손상 등에 의해서 결정되어 있다. 이러한 생물학적 취약성을 갖는 어린이〔고이병위험아(high risk children)〕는 주의나 인지, 정보처리 등의 면에서 미세한 장애를 갖고 있거나, 성격적으로도 과민하고 비사교적이며 적응이 나쁜 등, 심리학적인 취약성도 아울러 갖고 있다.

둘째로, 이러한 취약성을 갖는 어린이가 사춘기나 청년기에 이르러 인생의 과제 해결에 직면하는 등 여러 가지 심리사회적 또는 신체적 스트레스에 직면하여 본인의 대처능력 또는 역량을 넘어버리면, 정신적으로 파탄하여 분열증이 발병한다. 이 경우 취약성이 클수록 발병에 소요되는 스트레스는 작고, 게다가 발병의 시기도 빨라진다.

셋째로, 발병함으로써 뇌기능은 비정상이 되고, 생물학적 취약성이나 심리적 취약성은 한층 커지기 때문에 보다 사소한 스트레스에 의해서도 용이하게 악화하거나, 재발하게 된다(역내성 현상). 또한, 이 경우의 스트레스의 내용은 개인에 따라 다르다.

넷째로, 이러한 악화나 재발을 방지하기 위해서는

① 항정신병약제의 복용에 의해서 뇌기능의 이상을 경감시키거나, 취약성을 완화할 것.

② SST 등에 의해서 본인의 스트레스 대처능력이나 역량을 높일 것.

③ 본인을 에워싼 사회적인 지원을 강화하여 스트레스를 경감할 것

이 필요하다고 생각된다.

I. 역학

1. 빈도

일본 및 여러 국가에서도 분열증의 평생 유병률은 1~1.5%라 한다. 대략 100명에 1명이라는 것이며 그다지 진기한 질병은 아닌 것이 된다. 그 비율을 보면, 일본은 대략 120만명의 분열증환자가 있다는 것이 된다.

2. 연령과 성차

분열증의 발병에 대해서 남녀차이는 없으나, 발병 시기나 경과에 대해서는 성차가 있다고 한다. 미국의 조사에 따르면, 일반적으로 남성의 발병 쪽이 여성의 발병보다 시기적으로 빠르다고 한다.

가장 많은 발병 연대는 남성이 15~25세인 것에 반해서 여성은 약간 늦게 25~35세라 한다. 그리고 남성 쪽이 여성보다도, 이른바 음성증상이 나타나기 쉽고, 여성 쪽이 남성보다도 예후가 좋다는 의견이 있다.

3. 태어난 달에 의한 발병의 차이

북반구에서는 분열증환자는 1~3월에 보다 많이 태어나고, 남반구에서는 7~9월에 보다 많이 태어난다고 한다. 그러나 그 원인은 분명하지 않다.

4. 출산

여러 가지 치료가 진보된 결과, 정신분열증의 부모로부터 태어난 어린이는 미국에서는 차츰 증가하여, 1955년에서는 1935년의 2배가 되고, 그 출산율은 일반인구의 출산율에 접근하고 있다고 한다. 분열증을 둘러싼 유전적 문제에 대해서는, H.1.a항(☞218쪽)에서 언급하였다.

5. 자살

자살은 분열증의 사망원인 중에서는 많다. 일반적으로 우울병 쪽이 자살과의 연관성을 거론되는 일이 많지만, 약 50%의 분열증환자가 일생 중 적어도 한 번은 자살을 기도한다고 미국에서는 일컬어지고 있다. 남녀비율은 거의 동수이다. 자살에 과한 위험인자로는 우울상태, 질병에 의한 생활상의 기능장애 등을 생각할 수 있다.

6. 사회경제적 배경

분열증은 온갖 문화적 배경 하에 발생하지만, 대부분은 저소득층에 치우쳐 있다고 한다. 이것은 질병 때문에 저소득층으로 들어가 버리는 것인가, 그렇지 않으면, 저소득층으로부터 빠져나갈 수 없기 때문에 분열증에 걸리는 것인가라는 두 가지를 생각할 수 있으나, 적어도 저소득층이라는 것은 분열증의 악화를 조장하고 있다. 또한, 제3세계가 기술적으로 진보된 문화에 접할 때, 분열증의 발생률이 증가한다는 설이 있다. 대도시의 홈리스(homeless)는 우리나라에서도 문제가 되고 있으나, 미국에서의 분열증환자의 홈리스가 차지하는 비율은 대략 1/3~2/3로 추정된다.

J. 기타의 분열증관련 장애

정신분열증에 연관되는 장애에는 여러 가지의 것이 있다. ICD-10에서는 분열증형 장애, 지속성 망상성 장애, 급성 일과성 정신병성 장애, 감응성 망상성 장애, 분열감정장애 등을 열거하고 있다[자료 1(☞403쪽) 참조]. 여기서는 그 주된 것을 해설한다.

1. 분열증형 장애

분열증과 유사한 사고 · 감정 · 행동면의 증상을 나타내지만, 분열증이라고는 진단되지 않는 것을 분열증형 장애(schizotypal disorder)라 한다. 대부분은 분열증의 유전부인(마이너스 요인)이 있으며, 만성의 경과를 거치는 일이 많다. 특히, 지배적 · 전형적이라고는 할 수 없으나, 아래와 같은 양태가 관찰된다.

- 쌀쌀하고 서먹서먹하게 보이는 부적절한 감정
- 이상하고 기이하고 별난 행동이나 용모와 자태
- 소통성이 부족하고, 사회적으로 틀어박히는 경향
- 보통의 문화적 규범에 모순되는 기묘한 신념이나 신경적 사고에 기초한 행위
- 시기적이고 동시에 망상적인 관념
- 공포적, 성적, 공격적인 내용을 수반하는, 강박적인 반복사고
- 착각이나 이인증(depersonalization), 현실감 상실을 포함하는 비정상적인 지각체험
- 기묘함이나 현저한 멸렬은 없으나, 애매하고 답답한 상동적인 사고
- 일과성의 환청이나 망상모양 관념을 수반하는 정신병모양 에피소드

2. 망상성 장애

기간에 걸쳐 망상만을 나타내고, 기질성, 분열증성, 감정장애성 이외의 장애를 지속성 망상성 장애(persistent delusional disorders)라 하며 망상성 장애와 다른 지속성 망상성 장애로 분류된다. 여기서는 전자에 대해서 해설한다.

망상성 장애(delusional disorder)란 단일의 망상 또는 사호 연관성이 있는 일련의 망상이 지속적으로 때로는 평생에 걸쳐서 발전하는 장애를 말한다. 망상의 내용은 매우 다양하고, 박해적, 심기적, 과대적인 것이 많지만, 소송이나 질투에 연관성이 있는 것, 또는 "자기 몸이 볼품없다", "다른 사람이 자기를 수상하게 여기고 있다, 동성애를 한다고 생각하고 있다"라고 확신하

는 일도 있다. 이 밖에 정신병적인 증상이 없는 것이 특징이지만, 우울증상이 가끔 나타나거나, 환후나 환촉이 출현하는 증상사례도 있다. 명료한 분열증증상이나 뇌질환이 있는 경우는 제외한다.

발병은 보통 중년기이지만, 청년기에서는 "자기 몸이 볼품없다"라는 신념을 갖는 일도 있다. 또한 노년기에 발병하는 일도 적지 않다. 망상의 내용과 그 출현의 시기는 작은 그룹 내의 구성원에서 볼 수 있는 박해망상처럼 환자의 생활환경과 연관성이 있는 일이 많다. 망상이나 망상체계에 직접 관련되는 것 같은 행동이나 태도를 제외하면, 감정이나 회화, 행동 등은 정상이다〔제18장 (☞337, 348쪽) 참조〕.

3. 분열정동장애

정동장애와 분열증 양자의 증상 모두를 갖춘 병상을 분열정동장애(schizoaffective disorders)라 한다. 동시에 에피소드성으로 현저한 상태로 출현한다. 분열증의 에피소드 후에 우울증상이 나타나는 경우나, 감정장애의 경과 중에 기분에 일치하지 않는 망상이나 환각이 있어도 그것만으로 바로 해당되지는 않는다.

K. 비정형 정신질환

이제까지 보아온 것처럼 분열증이 단일질환이 아니고 확산을 가진 것이라 생각하면, 이제까지 언급한 분열증에 특유한 증상 이외의 증상을 포함하는 경우가 있다는 것은 당연히 예상할 수 있다. 이 경우,

① 분열증의 아계(subsystem)로 보는 입장

② 원래는 하나의 정신질환이 틀린 출현방법을 하였다고 생각하는 입장

③ 분열증과 다른 내인성 정신질환, 특히 조울병이 합병하였다고 보는 입장

의 세 가지가 있다(제3의 사고방법은 DSM-Ⅳ의 분열정동병과 거의 일치하지만, ICD-10에서는 분열증의 1형으로 자리매김 한다).

한편, 각각의 임상증상을 인지하면서 굳이 비정형 정신병이라 하지 않고, 분열증과 병렬시켜서 독자적인 정신병상을 기술해가려는 입장도 있다. 아무튼 분열증과 별개로 이러한 병태를 생각하는 것이 비정형 정신병 내지 비정형 분열증의 사고방법이다(표 9).

표 9 정형 분열증과 비정형 분열증의 임상적 특징

	정형 분열증	비정형 분열증
성비	남성 〉 여성	남성 〈 여성
병전 성격	분열증질	순환기질 또는, 가질병질
발병(증)	느리다	급성 또는 아급성유인(정신적, 신체적)
	적다	많다
임상증상(배경)	amorphous나 monomorphous (인격의 병리)	다채롭고 부동적(의식의 병리)
경과	만성 또는 단계적	상성 또는 주기성
병의 진행결과	특징적인 결함상태	완전 관해(때로는 단계적으로 경과하고 다소나마 중증의 결함을 남긴다).

[堺 俊明 : 도설 임상 정신의학 강좌 5. 성인의 정신의학[A], p.177, medical view사, 1988에서]

L. 물리 · 작업치료와의 관련사항

작업치료와 정신분열증과의 관계는 역사적으로도 매우 오래되었고, 작업치료에서 가장 중요하고 동시에 주된 대상이다. 작업치료사에게 있어 분열증환자와의 관계는 그 질병의 초기부터 거의 평생을 통한 것이 된다. 그것은 입원 중에는 물론 통원 중, 나아가서는 사회생활에서의 장면을 포함한다는 것을 의미한다.

동시에, 최근에는 지역에서 생활하는 분열증환자가 증가함에 따라 다양한 신체질환이나 신체의 장애를 갖고 물리 · 작업치료를 받고 있다. 따라서, 분열증에 관해서는 그 복잡한 증상이나 경과, 장애의 특징에 그치지 않고, 여러 가지 치료, 지원기법과 그 배경에 있는 사고방법에 대해서도 아울러 학습하는 것이 요망된다.

■ 복습의 요점

1. 정신분열증은 전체로서는 정신 내계의 부조화에 기초하는 외계와의 관계의 장애가 중심이 되며 외면으로 나타나는 것으로서는 환각이나 망상이 내면적으로는 자폐가 특징이다.

   또한, 무언가의 인격변화를 수반하는 일이 많다.

2. 정신분열증을 이해하기 위해 종단적으로 생각해가야 한다. 표현면의 특징, 정신증상, 특유한 환각 · 망상의 양태를 급성기와 만성기로 나눠서 이해하여 두는 것이 중요하다. 그리고 만성기에는 사회생활상에 특유한 능력장애를 나타낸다.
3. 고전적인 3개 병형 이외에 몇 가지의 아형분류가 있다.
4. 치료는 항정신병약제를 사용한 약물요법을 기초로 정신요법이나 여러 가지 재활이 필요하다.

제 10 장 기분(감정)장애

학습목표

- 기분(감정)장애의 개념 및 주된 병형의 분류에 대해서 학습한다.
- 우울병과 조울병에 대해서, 증상이나 경과의 특징, 유발요인 · 병인과 발병의 기전, 치료와 지원, 재활의 본연의 모습 등에 대해서 학습한다.
- 다른 정신장애로 출현하는 우울상태나 조상태의 특징에 대해서도 이해를 심화시킨다.

A. 기분(감정)장애란?

1. 개념

기분(감정)장애〔mood(affective) disorders〕란 기분 또는 감정의 장애를 주된 증상으로 하는 정신장애를 말한다. 동시에, 의지나 욕동의 장애도 수반하고, 이들을 배경으로 하여 사고도 장애를 받고, 우울상태(depressive state)나 조상태(manic state) 등으로서 표출된다.

종전에 기분의 장애를 특징으로 하는 정신장애는 "조울병"(manic depressive psychosis)이라는 개념으로 정리되어 왔었다. 이것은 유전소인, 조상태와 울상태의 상반되는 감정장애, 경과의 주기성과 완전 관해(remission), 인격 황폐를 남기지 않는 등을 특징으로 하는 질환단위로서 크레펠린(Kraepelin)에 의해서 확립된 것이며 정신분열증과 함께 대표적인 "내인성" 정신장애라 생각되어 왔다. 동시에 조상태를 나타내지 않는 "우울병"(depression)도 이 개념에 포함하는 것으로 하였다. 한편, 최근에 상용되는 기분장애나 감정장애는, 오로지 증상에 기초하는 개념이고, 원인을 고려한 것은 아니다. 따라서, 내인성 정신장애로서의 조울병보다도 폭넓은 감정의 장애를 나타내는 개념이다.

2. 주된 병형

기분(감정)장애는 임상의 실제나 ICD-10에 기초하여 우울병과 조병으로 나뉜다(그림 1). 또한, 분류나 용어 등은 국제적으로 충분한 의견의 일치를 보고 있다고는 할 수 없다.

(1) 우울병

우울상태만을 나타내는 경우를 말한다. ICD-10에서는 경과로부터 한 번만 발병하는 "우울병 에피소드"(depressive episode)와, 반복해서 발병하는 "반복성 우울병성 장애(recurrent depressive disorder)로 분류하고 있다. DSM-Ⅳ에서는 대우울병(major depression)이라 명명하고 있다.

(2) 조울병

조상태와 우울상태의 양 상태를 나타내는 경우이고, 쌍극성 감정장애(bipolar affective disorder)라고도 한다.

경험적으로는 조병 에피소드만의 반복은 없기 때문에, 단극성 감정장애(monopolar affective disorder)란 우울병과 같은 의미로 생각해도 된다.

(3) 지속성 기분장애

가볍고 지속성의 기분장애를 나타내는 것은, 지속성 기분(감정)장애〔persistent mood (affective) disorders〕로 분류되어 있다.

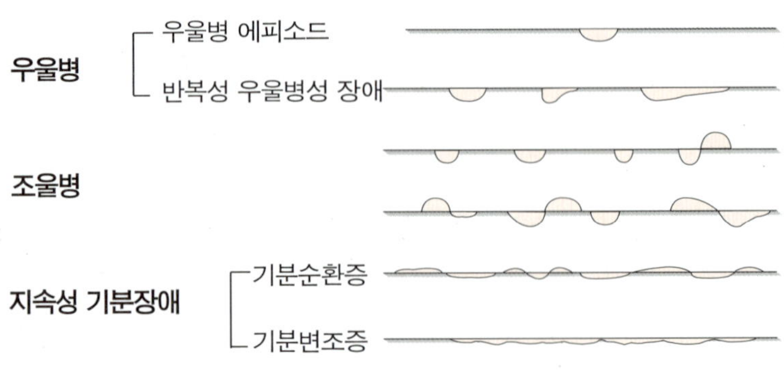

그림 1 기분장애의 주된 병형과 경과 모식도

B. 우울병

1. 유병률 · 초발연령 · 성차

일반 인구에서 우울병의 유병률은 6개월 유병률에서 3~5%, 평생 유병률에서 13~17%라는 보고가 있다. WHO의 보고에서는 인구의 3~5%가 우울병이라 하고 있으므로 전세계에서 1억2천만~2억명의 우울병환자가 있다는 것이 된다. 또한, 일본에서는 360만~600만명의 우울병환자 있다고 보고되어 있고, 우울병은 환자수가 가장 많은 정신장애이다.

발병은 아동기부터 노년기까지를 포함하는 전체 연령층에서 인지되며 평균연령은 20대 중간이다. 그리고 그 절반은 20~50세 사이에서 발병하고, 평균연령은 약 40세라 일컬어지고 있다. 또한 여성이 남성의 약 2배가 병에 걸린다는 보고가 있어 성차이가 지적되고 있다.

2. 증상의 특징(표 1)

a. 감정의 장애

우울상태 또는 억울상태(depressive state)에서 볼 수 있는 기본증상은 우울기분(depressive mood)이다. 유발요인의 유무에 관계없이, 서서히 기분이 가라앉고 우울하게 된다.

또한 주위에서 일어나는 일들을 생생하게 느낄 수 없게 되며 더욱 진행되면 희노애락의 감정도 약해지고, 무슨 일에도 감동이 없어진다〔무감정(apathy)〕. TV나 신문에도 흥미를 잃고, 취미나 사람과의 대화도 즐길 수 없게 된다. 게다가 이유 없이 쓸쓸해지거나, 슬퍼지거나 하여 눈물이 흐른다는 비애감, 적적한 느낌을 느끼는 일도 있다.

자아감정도 저하되기 때문에 자기를 과소평가하고, 강한 열등감도 관찰되며 자기 인생이나 주위의 일에 비관적 · 절망적이 되고, 자살염려를 품는 일도 드물지 않다.

이러한 기분의 저하는 아침에 심하고, 저녁에 가벼워지는 경향이 있으며 이것을 일내 변동이라 한다. 이 때문에 아침에 잠에서 깨어나도 기분이 나쁘고, 침상에서 떠날 수 없다. 항우울약제를 투여해도 효과의 발현에는 대략 1~2주 정도가 소요되지만, 이 동안에 "약이 강해서 아침에 일어날 수 없게 되었다" 등을 호소하는 일도 있어, 주의가 필요하다.

불안이나 초조가 심한 우울상태에서는 침착성이 없이 실내를 걸어 다니며 가만히 앉아 있을 수 없어 서거나 앉거나를 반복하고, 또는 가슴 속 고민 등 신체감각의 이상을 집요하게 호소한다〔흥분성 또는 격하고 거친 우울병(agitated depression)〕. 이러한 상태는 노년 초기의 우울상태에 많다고 한다.

표 1 우울상태, 조상태의 정신·신체증상의 비교

	감정			의욕·행위		사고		신체기능
	기분	신체감정	자아감정	개인면	사회면	형식면	내용면	
우울상태	우울 비애, 슬프다 불안, 초조 고민 무감정	상태가 나쁨 건강하지 못한 느낌	상태가 나쁨 건강하지 못한 느낌	저하 자기평가 과소 자책 열등감 비관적 절망	제지 말이 적음, 움직임이 적음 혼미 초조, 배회	제지	미소적: 죄책·빈곤·심기 (망상) 허무망상	불면(얕은 잠, 조기 각성) 아침에 우울 식욕저하, 야윔 변비 성욕저하 일내변동 머리가 무거움, 두통, 어깨 결림, 저림, 발한, 구갈, 권태
조상태	상쾌 기분이 좋음 자극을 받기 쉬움	상태가 좋음 건강한 느낌 피로하지 않음	고양 자기과대 평가 자신감이 과도하다 낙관적	항진 다변· 다동 행위심이 다급함 정신운동 흥분	지나친 행동 탈선 낭비 외출· 방문 폭력	관념분일	과대적	불면(조기 각성) 식욕항진 성욕항진

[大熊輝雄 : 현대 임상 정신의학. 개정 7판, p.39, 金原出版. 1997에서 일부 변경]

b. 의욕·행위의 장애

의욕이나 행위의 장애는 정신운동 제지(억제)(psychomotor retardation)로서 요약된다. 환자는 자기가 무엇을 해야 하는지를 알고 있어도, "머리로는 알고 있어도 몸이 움직이지 않는다", "무엇이든 두렵다" 등과 같은 호소하고, 행동을 원활하게 할 수 없다. 이 때문에 불안이나 초조가 한층 악화되는 경우도 있다.

장애의 정도가 가벼우면 주위에서 알아차리지 못하고, 일상의 일은 끝까지 노력해서 어떻게든 할 수 있으나, 새로운 일을 시작하는 것은 곤란하며 일의 능률은 저하한다. 증상이 진행되면, 사람을 만나는 것도 두려워, 접촉을 피하게 되고(사람을 싫어하는 경향), 식사나 세수, 목욕 등 신변의 일조차 자신이 할 수 없게 된다. 더 진행되면, 자발적인 움직임은 완전히 볼 수 없게 되며 말을 걸어도 응답을 하지 않게 된다(우울병성 혼미).

우울병환자에서 가장 주의해야 할 것은 자살이다. 우울병환자의 자살은 증상이 가벼워, 주위로부터 변조(비정상적으로 됨)를 알아차리지 못하는 질병의 초기 및 퇴원을 위한 외박훈련 중이나 퇴원 직후 등의 회복기에 많다. 그 이유는 우울상태가 악화되면, 의욕이나 행위의 장애도 중증이 되어 자살을 결단하거나 실행하는 것조차 할 수 없게 되어버리기 때문이다.

c. 사고의 장애

사고의 장애에서 가장 특징적인 증상이 사고제지(억제)이다. 이것은 "생각할 수 없다", "머리가 텅 비었다", "아무것도 머리에 떠오르지 않는다"고 호소하는 일이 많고, 질문을 해도 응답이 느리고, 그 내용도 부족한 상태가 된다.

사고내용이 장애를 받는 경우에 출현하는 망상은 죄업, 빈곤, 심기 등의 각 망상이고, 우울기분 등의 감정장애로부터 2차적으로 생기기 때문에 양해가 가능하다. 예컨대, 자기 과거의 작은 실패를 중대한 죄라고 굳게 믿거나, 주위에서 일어나는 불행한 문제를 모두 자기 탓이라고 자책하거나, 죄를 졌다고 경찰에 출두하는 경우도 있다. 자기가 계속 생존하는 한 다른 사람에게 계속 폐를 끼친다고 자살을 하게 되는 경우도 있다. 그리고 금전적인 의미에서의 걱정은 없는데도 일에 실패하여 가족이 길거리를 헤맨다고 믿어버리거나, 자기는 암 등에 걸려 있어 이제 가망이 없다고 굳게 믿는 경우도 있다.

우울병에서 볼 수 있는 정신병증상은 상기와 같은 기분의 변화에 일치한 망상이나 혼미 등을 가리키는 것이 일반적이다.

d. 신체증상

우울상태에서 가장 많이 인지되는 것은 입명(잠드는 것)의 장애, 숙면장애, 조기 각성 등의 수면장애이고, 거의 반드시 발생한다. 과도한 수면을 나타내며 주간에도 졸림(somnolence)경향이 관찰되는 경우도 있다.

다음으로 많이 관찰되는 것은 피로감 · 권태감과 식욕부진이다. 몸이 나른하고, 피로해지기 쉽기 때문에 일을 오래 계속할 수 없으며, 심해지면 하루 종일 자리에 누워있게 되기 쉽다. 또한 체중도 보통 수 kg정도의 감소를 수반한다. 오심 · 구토, 변비, 설사, 위(stomach)의 불쾌감 등의 소화기증상도 많이 관찰된다. 성욕의 저하도 많이 인지되고, 식욕저하와 함께 우울병의 비교적 예민한 지표가 된다. 이 밖에 구갈, 발한 등의 자율신경증상, 월경이상, 머리가 무거운 느낌, 신체 각 부위의 통증이나 손발의 저림 등의 감각이상을 호소하는 경우도 많다. 이러한 신체증상은 우울기분과 함께, 우울병의 본질적 증상으로 간주되고 있다.

우울병 중에는 우울기분이나 기력의 저하를 별로 호소하지 않고, 신체증상만이 전경에 서서, 내과 등의 신체과에서 치료를 받는 경우도 결코 적지 않다. 이러한 우울병을 "신체병의 가면을 쓴 우울병"이라는 의미에서 "가면우울병(masked depression)"이라는 경우도 있다. 그러나 상세하게 물으면, 배경에 기분이나 의욕의 저하가 인지되는 경우가 적지 않다.

3. 중증도에 대해서

우울병이 가벼운 경우에는 본인은 고통을 느끼고 있기는 하지만, 우울병이라고는 자각하지 못하고, 일상생활이나 일 등은 어떻게든 계속할 수 있으며 신체증상이 관찰되는 경우에는 내과 등에서 진료를 받는 경우가 많다. 가족이나 직장 동료도 다소 지쳐있는 정도로 밖에는 알아차리지 못한다. 이러한 단계에서는 외래에서의 복약으로 충분히 치료가 가능하며 우울병환자의 대부분이 해당된다. 그러나 증상이 진행되면 가사나 일도 차츰 불가능해지는 등 사회생활은 고도로 장애를 받는다.

ICD-10에서는 우울병의 증상을 3개의 "전형적 증상"과 7개의 "기타 증상"으로 나누고 있다.

① 전형적 증상
- 우울기분
- 흥미와 기쁨의 상실
- 활력의 감퇴

② 기타 증상
- 집중력과 주의력의 감퇴
- 자기평가와 자신의 저하
- 죄책감과 무가치감
- 장래에 대한 희망이 없는 비관적인 관점
- 자해 · 자살의 관념이나 행위
- 수면장애
- 식욕부진

이들의 증상의 조합에 의해서 다음과 같이 중증도의 분류를 하고 있다.

① 경증 : "전형적 증상"이 적어도 2개, "기타 증상"이 적어도 2개 있을 때
② 중등도 : 마찬가지로 2개와 3개
③ 중증 : 마찬가지로 3개와 4개
④ 정신병 증상을 수반하는 중증우울병 : 망상이나 혼미 등을 나타내는 중증

그러나 중요한 것은 이들 증상의 수만이 아니라 개개의 증상의 무게, 또는 고뇌의 깊이, 생활장애의 정도 등이다.

4. 우울병의 평가척도

우울병의 평가척도에는 베크(Beck)나 SDS〔제4장의 **그림 14**(☞93쪽) 참조〕 등의 자기기록식 척도도 있으나, 해밀턴(Hamilton)의 우울병 평가척도(HRSD)가 가장 널리 사용되고 있다〔제4장의 **그림 16**(☞96쪽) 참조〕.

이 평가척도는 21항목으로 구성되며, 우울기분, 죄업감, 자살, 일과 흥미, 정신운동 억제, 격하고 거침, 정신적 불안, 신체에 대한 불안, 심기증, 이인증, 망상증상 등의 11항목은, 없음(0), 경증(1), 중등도(2~3), 중증(4)의 5단계로 평가하고, 각각 0~4점이 주어진다. 잠들기 장애, 숙면장애, 이른 아침 수면장애, 소화기계의 신체증상, 일반적인 신체증상, 성욕감퇴, 체중감소, 병식, 일내변동, 강박증상 등의 10항목은, 없음(0), 다소 있음 · 의심스러움(1), 명백하게 있음(2), 의 3단계로 평가하고, 각각 0~2점을 준다.

일내변동, 이인증, 망상증상, 강박증상의 4항목은 후에 추가된 것이며 임상증상의 특징을 파악하기 위한 것이다. 그 밖의 17항목은 증상의 중증도를 평가하기 위한 항목이다. 보통, 이 17항목의 합계점이 16~17점 이상을 중등도의 우울상태로 간주하는 경우가 많다.

5. 발병의 기전

우울병의 발병이나 재발에는 유전소인, 성격요인, 상황요인, 생리적 · 신체적 요인, 뇌의 신경화학적 변화 등이 복잡하게 관여하고 있다.

a. 유전소인에 대해서

우울병환자의 친족(부모, 자식, 형제자매)의 유병률은 11~15%이고, 대조군과의 비교에서 1.5~3.1배나 이환되기 쉬우며 특히 조기발병의 반복형에서는 이환 위험률이 높아진다. 또한, 쌍둥이에서의 일치율은 일란성 쌍둥이에서는 40~50% 전후이지만, 이란성 쌍둥이에서는 그 1/4~1/2 이 되는 등 유전소인이 관여한다는 것이 지적되고 있다.

b. 성격요인에 대해서

시모다(下田光造)(1950)는 조울병환자의 병전 성격으로서 "열중성, 철저성, 꼼꼼함, 진지함, 책임감" 등을 특징으로 하는 집착기질을 제창하고 있다. 그러나 우울병환자에서는 "꼼꼼함, 진지함, 책임감" 등이 보다 중요하다고 생각되고 있다.

독일의 텔렌바하(H. Tellenbach)(1961)가 제창한 멜랑콜리형 성격은 일을 함에 있어 정확,

면밀, 근면, 양심적이고 책임감이 강하며, 대인관계에서는 타인과의 충돌을 피하여 타인에게 노력하려고 하는 등 질서성을 기본으로 하는 경향이고, 우울병은 이러한 경향을 유지하는 것이 곤란한 상황 아래서 발병한다는 것이다.

아무튼, 우울병환자의 성격 특징의 일단을 잘 나타내고 있다.

c. 상황요인에 대해서

상황요인 내지는 심리사회적 스트레스도 유발요인으로서 매우 중요하다. 남성에서는 직장관계로 일어난 일(과로나 배치전환, 승진, 전근, 인간관계, 도산, 실직 등), 여성에서는 개인이나 가족과 관련되어 일어난 일(가정내 갈등, 가족의 질병, 이사, 이웃과의 인간관계 등)이 많아지는 경향이 있다. 또한, 사춘기 · 청년기에는 학교나 진로, 친구 · 이성관계에 대한 것이, 노년기에는 배우자의 사망이나 질병이환 등 인생의 각각의 단락(고비)에서 발생하는 어려움이 그 사람의 생활상황이나 성격과 연관되어 유발요인이 된다.

이와 같이, 우울병의 발병을 유발하는 요인에는 생활의 장면, 또는 인생의 과정에서 일어나는 여러가지 일이나 상황이 포함되지만, 물론 본인의 성이나 연대, 성격에 의해서 그 의미는 크게 달라진다.

이들의 상황요인에 의해서 야기되는 우울병은 여러 가지 이름을 붙이고 있다. 예컨대 이사를 할 때에 주부에게 관찰되는 "이사 우울병", 과중한 책임 · 부담으로부터 해방되었을 때에 일어나는 "책임 벗어나기 우울병", 승진에 의해서 직무내용이나 입장이 바뀌어 책임이 무거워졌을 때에 일어나는 "승진 우울병" 등이다.

d. 생리적 · 신체적 요인

우울병에서는 생리적 · 신체적 변화도 발병의 유발요인이 된다. 예컨대, 여성에서는 임신이나 출산, 월경 등의 내분비적 변화가 있고, 특히 출산 후에는 높은 비율로 우울병의 발병이나 재발이 관찰된다(산후 우울병). 또한, 노년 초기나 노년기 등의 노화(aging)에 의한 변화도 발병의 촉진인자가 된다.

일조시간이 적어지는 늦가을부터 겨울에 걸쳐 우울병을 반복하는 경우도 생리적 변화를 배경으로 한 것이다(계절성 우울병). 그리고 과로(피폐 우울병), 신체질환에의 이환, 수술 등 신체적 스트레스도 유발요인이 된다. 최근에 일본에서는 "과로자살"의 배경으로도 문제가 되고 있다.

e. 뇌의 신경화학적 변화에 대해서

우울병의 병인으로서 뇌 안에서의 노르아드레날린(noradrenalin)이나 세로토닌(serotonin)

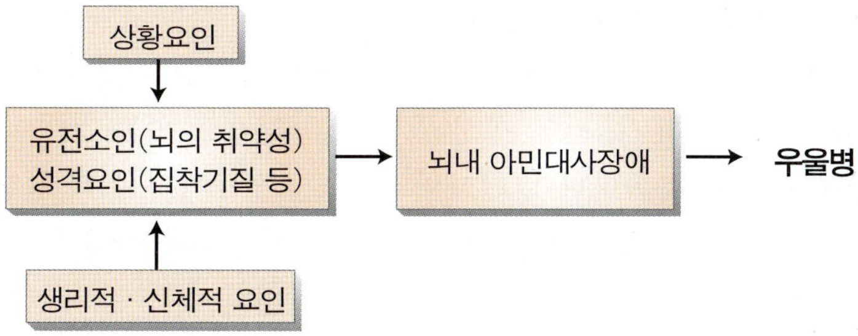

그림 2 우울병의 발병기전

등의 아민(amine)이라 일컫는 신경전달물질의 작용이 저하되어 있다는 아민 대사장애 가설이 가장 유력하다. 이것은 이들 아민을 소실시키는 강압제인 레세르핀(reserpine)이 우울병을 일으키는 한편, 이들의 분해를 억제하거나, 전시냅스로부터의 재수용을 저해함으로써 신경전달물질의 작용을 촉진하는 약물(항울제)이 우울병에 특이적 효과를 갖는 임상적 사실을 배경으로 하고 있기 때문이다.

f. 발병의 기전에 대해서(그림 2)

이상의 여러 요인 · 유발요인으로부터, 유전소인으로서 뇌내 아민 대사계 등에 무언가의 취약성을 갖고 있는 사람이, 한쪽에서는 집착기질 등의 성격요인을 갖고 있거나, 다른 쪽에서는 생리적 · 신체적 스트레스나 상황요인이 가해짐으로써 뇌내의 아민계 신경전달기구가 장애를 받아, 그 결과 우울병이 발병 · 재발한다고 생각되고 있다. 따라서, 유전소인이 강한 경우에는 상황요인의 유무에 관계없이 뇌내 아민 대사계에 장애가 발생하여 우울병이 발병하게 된다〔취약성-스트레스 모델에 대해서는 제2장 A.2항(☞16쪽) 참조〕.

6. 우울병의 병형을 둘러싸고

우울병은 IC-10에서는 재발의 유무와 중증도에 기초하여 세분류되어 있다. 그러나 종전에는 병인이나 발병시기, 증상, 경과 등에 의해서 여러 가지로 명명되어 있으며 이들의 개략을 앎으로써 우울병에 대한 사고방법의 변천을 알 수 있다.

a. 내인성 우울병과 반응성 우울병

병인에 기초한 종전의 분류에서는 내인성 우울병(endogenous depression)과 반응성 우울병

(reactive depression)으로 나뉘어 있었다.

유전소인이 관계하는 생물학적인 이상(내인)에 의해서 특별한 유발요인이 없이 발병하고, 기분의 일내변동이나 정신운동 제지, 사고 제지 등을 주된 징후로 하는 것이 내인성 우울병이다.

한편, 반응성 우울병이란, 가족이나 근친자와의 사별, 전근이나 실직 등의 심인에 의해서 발병한 우울병을 말한다. 그러나 우울병이 진행하여 강한 정신운동 억제 등 내인성 우울병증상을 나타내는 경우에는 이미 심인과의 연관성은 이해불능이 된다.

그 후, 내인성 우울병이 여러 가지 상황을 계기로 발병하거나, 반응성 우울병도 항울약제로 개선된다는 것이 밝혀져 이들의 용어는 차츰 사용하지 않게 되었다.

b. 신경증성 우울병

신경증성 우울병(neurotic depression)이란 경증 우울병이라는 의미가 아니라 병전 성격과 병상에 특징을 갖는 신경증의 한 유형을 의미한다. 미숙하고, 사소한 일에 연연하며, 불안 · 갈등을 일으키기 쉬운 신경증적 성격인 사람이 과도한 부담이나 대인 갈등의 상황에 놓여 발병하고, 다른 신경증상도 아울러 있거나, 자책하는 경향보다는 타인을 탓하며, 의존성이나 과장성도 관찰되고, 항우울약제도 효험을 나타내지 않는 등의 특징을 가지는 우울상태이다〔후술한다 (☞245쪽) 참조〕.

c. 퇴행기 우울병

퇴행기 우울병(involutional melancholia)은 40대 후반부터 60대 전반까지의 시기에 발병하는 우울병이며 노년 초기 또는 중년기 우울병이라고도 한다. 앞에서 언급한 병전의 성격에 자신의 건강문제, 자식이나 배우자에 관한 문제, 직업상의 어려움, 실직 등의 여러 요인이 가해져 발병하는 경우가 많다.

심한 고민과 초조, 심기적 경향 등을 특징으로 하는 병형으로 한다는 관점도 있으나, 이 연대에 특유하고 동시에 심각한 신체적 · 심리사회적 요인으로 발병한 우울병이라 생각해야 할 것이다. 노년기 우울병에 대해서도 기본적으로 마찬가지이다.

d. 계절성 우울병

계절성 우울병(seasonal depression)이란 일조시간이 단축되는 11월 무렵부터 다음해 1~2월에 걸쳐 발병하고, 봄에는 회복되는 우울병이며, 계절성 감정장애(seasonal affective disorders; SAD)라고도 부른다. 여성에, 게다가 높은 위도지역에서 많고, 과식이나 과면, 체중 증가 등의 비정형 증상을 합병하기 쉽다.

광 조사요법(2,500 럭스를 아침 2~3시간)이 효과적이기 때문에 병태연구의 면에서도 흥미가 있다. 다만, 치료경과 중에 계절성이 불명확하게 되는 경우도 적지 않다.

C. 조울병

1. 유병률 · 발연령 · 성차

조울병의 유병률은 6개월 유병률에서 0.1~0.9%, 평생유병률에서는 0.2~1.7%로 보고가 되어있고, 우울병에 비해서 훨씬 적다.

발병은 대부분이 25~26세까지이고, 평균 초발연령은 대략 20세이며, 우울병보다는 5~6세 젊고, 발병에서의 남녀차이는 인지되지 않는다.

이 때문에, 조울병은 우울병에 비하여 소인 규정성이 보다 강한 것으로 생각된다.

2. 증상 – 조상태의 특징

우울상태와 조상태를 주기적으로 반복하는 것이 특징이지만[표 1 (☞234쪽) 참조]. 여기서는 조상태에 대해서 해설한다.

a. 감정의 장애

가장 특징적인 증상은 고양된 상쾌한 기분이다. 대부분은 명랑하고 기분이 좋으며 자못 즐거운 것 같은 모양이 관찰된다. 그리고 신체감정도 항진하고, 건강감에 넘치며, 피로감을 느끼는 일이 적다. 자아감정도 항진하고, 과대한 자기평가 때문에 자신에 넘쳐있다. 이 때문에 직장의 조직이나 상사의 비판을 공공연하게 하는 등 정의감에 넘치고, 또는 오만한 태도가 차츰 눈에 띄게 된다. 또한, 직장이나 가정에서 자기 생각이나 행동이 조금이라도 방해를 받으면, 노여움을 폭발시키거나 공격적으로 되는 등 주위와의 마찰이 여러 모로 눈에 띄게 된다.

b. 의욕 · 행위의 장애

정신운동이 항진하기 때문에 몸짓이나 손짓은 커지고, 큰 목소리로 쉴 새 없이 계속 지껄인다(다변). 잠시도 가만히 있는 일이 없고 돌아다닌다(다동). 무언가 할 일을 찾아내고, 마치 무엇인가에 쫓기고 있는 것처럼 침착성이 없이 계속 활동하지만, 작업에는 두서가 없다. 몹시 지쳐서 소모되어 있는 것처럼 보여도 활동을 중지할 수 없다(행위심박 또는 작업심박). 또한 생각이 떠오른 것을 앞뒤를 생각하지 않고 바로 입 밖에 내거나 실행에 옮기는 등 충동적인 행동도 눈에 띄게 된다(억제 소실).

자아감정도 항진하여 자기는 중요한 존재라고 굳게 믿기 때문에 주위에 대한 사회적인 배려가 부족하게 된다. 상대방의 상황을 생각하지 않고 아는 사람이나 친구를 자주 방문하거나, 여러 곳에 장시간의 전화를 계속 건다. 돈의 씀씀이도 헤퍼지고, 자동차나 보석을 비롯하여 고가의 것을 다수 사들이거나 한다(낭비경향). 또한, 무모하다고 생각되는 새로운 사업계획을 세워 실행에 옮겨, 막대한 손해를 보는 경우도 있다. 이러한 행동을 다른 사람으로부터 억제를 당하거나 비난을 받으면, 격렬하게 흥분하여 소리치거나 난폭하게 구는 등 여러 가지 면에서의 사회적 일탈행동이 현저해진다.

c. 사고의 장애

우선 형식의 장애로서는 관념분일이 특징적이다. 사고의 속도가 증가하여 생각이 차례로 떠오르기 때문에 환자는 다변으로 계속 지껄이는 경향이 인지된다. 그러나 화제가 차례로 옮겨지기 때문에 두서가 없어지고, 극단적인 경우에는 무엇을 이야기하고 있는지를 모르게 된다. 다만, 화제와 화제 사이의 문맥이나 논리적 연결은 유지되는 것이 보통이고, 그 점이 정신분열증에서 관찰되는 사고장애와는 다르다.

사고의 내용도 과대적으로 된다. 자기 생각은 독창적이고 동시에 중요하며 일도 성과도 훌륭하여 위대한 결과를 가져오는, 자기는 높은 사회적인 지위나 입장에 걸맞다고 굳게 믿는다. 이러한 과대경향에 확신성이 증가하면 과대망상에 도달하지만, 그 내용에 따라 혈통망상, 종교망상, 발명망상, 소송을 좋아하는 망상 등이라 불린다. 피해망상이 관찰되는 일도 있으며 자기가 특별한 중요인물이기 때문에 다른 사람으로부터 노림을 받고 있다는 내용의 것이 많다.

병식이 결여되는 것이 보통이고, 다른 사람으로부터 병원진료를 권유받아도 따르는 경우는 거의 없다. 이 때문에 주위사람이 다루기 곤란한 경우가 많다.

d. 신체증상

수면장애가 거의 반드시 발생한다. 그러나 약간의 시간밖에 자지 않아도 고통이 되지는 않으며 이른 아침부터 계속 활동한다. 식욕은 증가하는 경우가 많지만, 식사에 대한 관심이 희박해져 식사량이 감소하기 때문에 체중이 감소하지만, 역시 활발한 활동을 계속한다. 성욕도 항진하기 때문에 제멋대로 성적 관계를 추구하는 경우도 있다. 이러한 상태가 장기간 계속되면, 병폐상태가 현저하게 되어 입원이 필요하다.

3. 중증도에 대하여

조상태는 경조상태와 조상태로 대별된다.경조상태 또는 경조병(hypomania)이란 기분이 고양되고, 기력이나 활동성도 항진되며 다변이고 사교적, 그리고 동시에 수면의 욕구도 감소하여 주의력이나 집중력이 저하된 상태가 계속되고 있기는 하지만, 일이나 사회생활이 크게 장애를 받지 않은 상태이다. 조상태의 전구증상이나 회복과정에 관찰되는 상태와는 구별되어 있다.

ICD-10에서는 경조와 조의 양 에피소드로 2분하고, 이것에 우울병의 4개 중증도를 조합하고 있다. DSM-Ⅳ에서는 쌍극 Ⅰ형 장애(조의 에피소드의 것), 쌍극 Ⅱ형 장애(경조의 것)로 나누고 있다.

4. 발병의 기전에 대하여

조병의 원인 내지는 뇌의 신경화학적 변화는 우울병만큼은 해명되어 있지 않다.

a. 유전소인

조울병에 관한 룩센버거(Luxenburger)〔1932〕의 조사에서는 일반인구에서의 출현률이 0.44%인데도, 환자의 자식 24.4%, 형제자매 12.7%로 매우 높다는 보고가 있다. 다른 보고에서도 마찬가지이다. 쌍둥이의 일치율도 일란성 쌍둥이는 60~75%이지만, 이란성 쌍둥이는 15% 정도로 발병에 유전소인이 큰 역할을 수행한다.

b. 체격과 성격요인

크레치머(Kretschmer)는 조울병환자의 체형은 비만형이 많고, 성격도 순환병질인 사람이 많다고 보고를 하고 있다. 일본에서는 비만에 관해서는 그다지 명백하지 않지만, 조울병환자에게는 순환병질 또는 순환기질의 사람이 많이 관찰된다.

시모다(下田)의 집착기질에 대해서는 "열중성이나 철저성" 쪽이 보다 관련이 깊다는 것이 지적되어 있다.

c. 상황요인과 생리적 변화

조울병의 발병에 심리사회적 스트레스나 생리적 변화가 유발요인이 되는 경우는 적다. 일을 할 때에 열중하여 하고 있는 동안에 조상태로 발전하는 경우는 자주 볼 수 있지만, 이 경우에도 경조상태의 선행이 고려된다. 한편, 감기로 몸 상태가 나쁘거나 직업상 스트레스로 가벼운 우울상태가 되고, 그 후에 조상태로 옮겨가는 경우도 있다.

d. 뇌의 신경화학적 변화

조상태의 병인에 관해서는 뇌내 노르아드레날린이나 세로토닌 등의 기능항진이라 하는 아민대사장애도 제창되어 있기는 하지만, 우울병만큼 명료하지는 않다. 도파민대사, 나아가서는 수용체-세포내 정보전달계 등을 포함하여 여러 가지 면에서 연구 중이다.

5. 특수한 상태상 및 병형

a. 조와 우울의 혼합상태

조상태와 우울상태가 동시에 일어나는 혼합상태는 조와 우울과의 이행기에 관찰되는 일이 많다. 예컨대, 다변 · 다동이고 활동성이 높으며 객관적으로는 조상태로 보이는 환자가 동시에 주관적으로는 우울감 · 비애감을 자각하고, 사고내용도 비관적이고, 눈물을 흘리거나 한다. 또한, 조상태와 우울상태가 몇 시간 안에 교체되어 나타나는 경우도 있다. 조상태에서는 기분은 상쾌하지만, 이러한 혼합상태에서는 오히려 기분이 나쁘고, 흥분이나 노여움, 초조감이 주된 기분으로 인지되는 경우가 많다(흥분성 우울병).

b. 급속 교대형 기분장애

조울병 중에서 1년간에 4회 이상의 우울 또는 조의 병상(에피소드)을 반복하는 것을 급속 교대형(rapid cycling type)이라 부르며 최근에 주목받고 있다. 이러한 환자는 기분변조로부터 벗어나서 지낼 수 있는 기간이 매우 짧기 때문에 생활이나 대인관계에 큰 지장을 초래하는 일이 많다.

항우울약제나 항정신병약제에 의한 치료가 악화시킨다는 것, 여성에 많고 갑상선기능저하나 폐경 후, 알코올이나 약물의 남용이 유발요인이 된다는 것 등이 보고가 되어있다.

D. 지속성 기분장애

사회생활을 하는 데에 지장이 되지 않을 것 같은 기분장애가 가벼운 파도를 나타내면서 일년 남짓에 걸쳐서 계속되고, 본인에게 상당한 정도의 고통을 가져오는 상태이다〔그림 1(☞232쪽) 참조〕. 항울약제가 효과적인 경우도 있으며 기분장애로서 정리하고 있다〔ICD-10에서〕. 아래의 병형으로 나뉜다.

(1) 순환기분장애(cyclothymia)

극히 가벼운 기분의 고양이나 우울이 생활상에 일어난 일과 관계없이 계속되지만, 특히 치료를 필요로 할 정도도 아닌 상태이다. 조울병환자의 근친자에게 20대의 젊은 시기부터 관찰되는 경우가 많으며 Kretschmer의 순환기질자, 또는 발양성 인격장애 등이 포함된다.

(2) 기분저하증(dysthymia)

극히 가벼운 우울증상이 수년에 걸쳐 계속되는 상태이다. 본인에게는 상태가 좋다고 느끼는 기간은 거의 없으며 언제나 피로나 우울, 부전감, 불면 등을 호소하고 있기는 하지만, 일상생활에는 특별히 지장은 없다. 종전의 신경증성 우울병이나 우울신경증, 또는 우울형 인격장애 등이 포함된다.

E. 경과 및 예후

기분장애의 경과는 병상의 종류나 지속기간, 병상이 없는 간헐기의 길이 등에 따라 다양하다. 병상의 주기는, 보통 1개월에서 수 개월이며 완전히 관해하고, 인격의 장애를 남기지 않는 것이 일반적이다. 병상의 빈도는 평생에 1회뿐인 것부터 재발에 이르는 간헐기가 수 십년에 이르는 경우도 있다〔그림 1(☞232쪽) 참조〕.

예후에 대해서는 개개의 병상의 관해상태에 관계되는 병상예후, 병상의 반복에 관한 장기예후 이외에 우울병에서는 생명예후의 면으로부터의 검토도 필요하다.

1. 우울병의 경과

이미 언급한 것처럼 20~30대에 발병하고, 반복되는 것이 일반적이다. 중년기나 노년기, 출산 후 등 심리사회적 스트레스가 크며 생리적으로 변화하는 시기나 연대에도 발병이나 재발이 많아진다.

치료에도 불구하고 우울상태가 장기화되는 경우가 있으며 이러한 경우에는 난치성, 만성, 또는 천연성 우울병 등이라 불린다. 유전소인이나 성격요인, 상황요인 등의 어느 것인가가 강한 경우, 신경증적 증상을 갖는 경우, 만성질환에 걸려 있거나 뇌의 기질적 변화를 합병하고 있는 경우 등에 많다. 또한, 노화(aging)와 더불어 병상의 기간이 길어지는 경향이 관찰된다.

한편, 우울상태의 병상이 수일 정도로서 짧고, 게다가 빈번하게 반복하는 경우를 반복성 단기 우울병성 장애라 한다(ICD-10).

생명예후에 관해서 중요한 것은 자살이다. 통계에 따르면 자살기도는 우울병환자의 10~30% 전후이고, 자살은 10% 전후로 관찰되기 때문이다.

2. 조울병의 경과

발병은 우울병보다 빠르고, 최초부터 조와 우울의 양 병상을 반복하는 경우와, 처음에는 우울이거나 조뿐이지만, 경과와 더불어 조울병으로 이행하는 경우가 있다. 장기간 우울병을 반복하고 있어도, 조상태가 출현한 시점에서 조울병이라 진단된다[그림 1(☞232쪽) 참조].

병상의 반복이 빈번하고, 불안정한 상태가 장기간 계속되는 경우에는 퇴행상태가 관찰되거나, 경조상태(hypomania state)가 지속되거나 하여 인격이 저하된 것 같은 상태가 관찰되는 경우도 있다.

F. 감별해야 할 정신질환

1. 신경증성 장애

a. 신경증성 우울병

경증 우울병과 신경증성 우울병의 감별은 신경증이 자주 우울 경향을 나타내기 때문에 곤란한 경우가 적지 않다. 그러나 앞에서 언급한 것처럼 갈등이 일어나기 쉬운 성격경향, 대인관계 등 스트레스가 큰 환경상황에 더하여 증상은 불안이나 고민의 호소가 과장적이고, 공격적이며 동시에 기분이 나쁘거나, 정신운동 억제나 일내변동이 없는 것 등이 특유하다. ICD-10에서는 혼재성 우울불안장애(F41.2), 기분저하증(F34.1)에 거의 상당한다.

b. 스트레스관련 장애

갑작스런 재해나 사고를 만나거나, 범죄나 전쟁에 말려들거나, 육친과의 갑작스런 사별 등 정신적으로 무거운 스트레스가 가해진 경우에 우울상태가 일어나는 경우가 있다. 적응장애로서의 단기 · 장기간의 우울반응, 외상후 스트레스장애 등이다.

2. 정신분열증

정신분열증에서는 병 초기, 급성증상의 소실 시, 만성기의 각 시기에 우울상태가 관찰된다. 병 초기의 경우에는 의욕이나 주의력이 저하하는 반면, 우울감정이나 고뇌의 호소는 적으며 망상기분이나 망상지각 등이 배경에 관찰된다.

관해기나 만성기에 볼 수 있는 우울상태는 "분열증 후 우울(postpsychotic depression)"이라고도 일컬어진다〔제9장(☞216쪽) 참조〕. 급성기 후의 병폐상태, 항정신약제에 의한 지나친 진정, 의욕감퇴 등 음성증상의 일부, 병에 걸리는 것에 대한 심리적 반응 등을 생각할 수 있다. 또한, 뇌내에 우울병과 유사한 아민 대사장애가 일어나고 있을 가능성도 추측된다.

3. 뇌 기질성 정신장애

뇌출혈이나 뇌경색 등의 뇌혈관장애, 노년초기 · 노년기의 치매성 질환, 두부외상, 뇌종양, 파킨슨(Parkinson)병 등에서, 조상태나 우울상태를 나타내는 경우가 있다.

조상태의 경우에는 인격저하에 수반하는 억제 결여나 다행, 경도의 의식장애를 기반으로 하는 발양상태나 흥분 등과의 감별이 필요하다.

우울상태는 자주 나타나는 것이며 기질적 장애에 의한 뇌내 아민대사의 장애가 추측된다(예컨대, 다발성 뇌경색이나 파킨슨병 등에서의 선조체나 중뇌의 장애 등에 의함). 또한 갑작스런, 또는 장기간의 이병에 수반하는 심리적 반응으로서의 우울도 고려할 필요가 있다(예컨대, 뇌졸중 후의 우울상태 등).

4. 각종 치료제, 알코올 의존증, 증후성 정신장애

치료제의 복용으로 발생하는 우울상태로서 강압제인 레세르핀이 이전부터 알려져 있다. 최근에는 인터페론에 의한 간염치료 중에 수%에서 65%의 폭으로 비교적 중증의 우울상태가 발현하는 것이 주목을 받고 있다.

알코올 의존자에서는 30~40%의 빈도로 우울상태가 보고가 되어있고, 알코올의존증의 2차성 증상으로서 주목되고 있다.

대사장애나 내분비장애 등의 전신질환에서도, 우울상태나 조상태는 자주 관찰된다〔제6장 "증후성 정신장애" (☞143쪽) 참조〕. 특히, 뇌하수체나 갑상선, 부신피질 등의 장애, 출산 등의 생식과정, 스테로이드제제 등의 약물투여에 의한 내분비기능의 장애 때에는 기분이나 욕동의 이상항진이나 감퇴가 높은 빈도로 관찰된다(내분비정신증후군).

G. 치료와 지원, 재활

1. 우울병의 치료

a. 약물요법

우울병 치료의 기본은 항우울약제에 의한 약물요법이다. 항우울약제에는 종전부터 이미프라민(imipramine)이나 아미트립틸린(amitriptyline) 등 이외에, 최근에는 부작용이 보다 적은 약물이 개발되어 있다〔아목사핀(amoxapine) 미안세린(mianserin), 플루폭사민 등〕〔제19장 B항 "약물요법" (☞354쪽) 참조〕. 다만 효과가 나타나기까지 1~2주일 정도 필요하기 때문에 이러한 것을 미리 설명해두는 것이 중요하다. 구갈(입 마름)이나 졸음, 나른함 등의 부작용이 발생하였을 경우에 무단으로 복약을 중단하거나, 증상이 즉각 개선되지 않아 절망감을 심화시킬 가능성이 있기 때문이다. 증상의 경쾌와 더불어 차츰 감소되지만, 재발방지를 위해 회복 후에도 당분간 복약이 필요하다.

불안이나 초조, 불면 등이 현저한 경우에는, 항불안약제나 소량의 항정신병약제, 수면제 등이 사용된다.

b. 전기쇼크요법

자살의 위험이 클 때, 혼미 등으로 약물요법이 곤란할 때, 만성화하여 있는 경우 등에 시행된다. 즉효성의 효과를 기대할 수 있는 반면, 기억장애가 일시적으로 관찰되는 경우가 있다.

c. 지원과 재활

우울병의 치료에는 환자 · 가족에 대한 심리나 생활면에서의 지원과 재활이 반드시 필요하다.

(1) 질병의 설명과 요양의 지도

우울병 환자에게는 꼼꼼하고, 책임감이 강한 사람이 적지 않기 때문에 의욕이나 사고의 장애를 능력부족 등 자기책망적으로 생각하는 경향이 있다. 따라서, 의료인으로서는 환자의 고통을 충분히 이해하여 받아들이는 자세를 보이는 것이 우선 중요하다. 이어서, 이 상태가 뇌의 대사 또는 기능의 저하에 의해서 발생했고, 증상의 개선에는 항우울약제가 필요하다는 것과, 반드시 회복된다는 것을 알기 쉽게 설명하는 것이 필요하다.

그리고 학교나 직장의 변경, 이혼 등으로 고민하고 있는 경우에는 병이 회복된 후에 결단을 내리도록 설득한다. 사회생활이 힘들거나 지장도 나타나기 시작한 때에는, 휴가를 받자마자 반드시 입원을 권유한다. 자기가 판단할 수 없는 상태의 경우에는 의료보호입원이 되는 경우가 많다.

(2) 가족에게의 설명과 치료에 대한 협력의뢰

가족이나 주위에서는 환자를 격려하거나, 기분 전환을 권유함으로써 기운을 회복할 수 있다고 생각하는 경우도 많다. 따라서, 가족에게는 환자의 상태가 병이라는 것, 휴양과 약의 복용이 회복에의 지름길이라는 것, 격려하거나 여행 등에 데리고 가는 것은 환자에게 한층 더 부담을 강요하는 결과가 된다는 것, 회복되면 자연히 자기 스스로가 행동할 수 있게 된다는 것 등을 설명하여, 치료에 협력을 받도록 하는 것이 중요하다.

(3) 자살의 예방

우울병에서는 자살의 예방은 매우 중요한 과제이다. 치료를 시작함에 있어서는 자살염려를 확인함과 동시에, 자살을 하지 않는다고 약속하고, 가족에게도 주의해 줄 것을 부탁한다. 또한, 회복기에 들어간 후부터도 기분의 파도가 아직 당분간 지속된다는 것을 미리 설명해 두는 것도 중요하다.

(4) 생활면에서의 조정과 정신요법

발병이나 재발, 만성화의 요인이 직장에 있는 경우에는 근무 장소나 역할의 변경 등도 포함하여 직장 관계자의 협력이 필요하다. 가정 내에 요인이 있는 경우에는 그 해결을 향해서 가족의 협력이 필요하다.

환자에게 매사를 파악하는 방법이나 느끼는 방법에 특유한 치우침이 있고, 이것이 우울병의 배경이 되어있는 경우에는 합리적인 방향으로의 수정을 지도하는 인지요법(cognitive therapy)도 시행된다〔제19장 D.5.c항 "인지요법" (☞371쪽)〕.

(5) 재활

우울병의 통원 · 입원 중, 작업치료는 기력이나 감정면의 회복을 위해서도 회복상황을 아는 데에도 반드시 필요하다. 또한 퇴원해서 자기 집으로 돌아가거나, 직장에 복귀하는 경우에는 시간을 두고 서서히 보통의 생활이나 근무조건에 되돌아가도록 지도해야 한다. 조바심 때문에 즉각 질병 전의 수준으로 되돌아가려고 하는 것은 재발로 연결될 위험성이 있기 때문이다.

만성화에 의해서 한가로이 지내는 상태가 지속되거나, 사회생활에 대한 자신감이 상실되어 있는 경우에는, 일상관리(day care)나 작업소, 환자모임 등에 참가함으로써 사회와의 연결을 유지하는 연구도 필요하다.

2. 조상태의 치료

a. 약물요법

탄산리튬 이외에 카르바마제핀이나 발브로산나트륨 등의 항간질약제가 조병 치료제로 사용된다. 또한 이들 약물에는 조울병의 병상 예방의 효과도 있기 때문에 기분안정제(mood stabilizer)라고도 일컬어지며 회복 후도 당분간은 복약이 필요하다.

불면이나 흥분이 현저한 경우에는 진정작용이 강한 항정신병약제나 수면제 등도 사용한다.

b. 전기쇼크요법

흥분이 현저하고, 약물요법이 곤란한 경우 등에 즉효성을 기대하여 시행된다.

c. 지원과 재활

조상태에 의해서 흥분이나 사회적 일탈행동이 현저한 경우 수면부족이나 식사량의 감소 등으로 신체가 쇠약하여 있는 경우에는 입원치료가 필요하다. 그러나 설득은 곤란하고, 의료보호입원이 되는 경우가 많다. 치료를 받은 경험이 있고, 조상태의 재연을 어느 정도 자각하고 있는 경우에는 복약이나 입원의 설득에 응하는 경우도 있다. 조상태로 입원한 때에는 병식은 없기 때문에 의료인과의 치료적인 관계를 구축하는 것은 곤란한 경우가 많지만, 이러한 상태는 일시적인 것이며 냉정하게 대처해야 한다.

조상태의 소실 후에는 우울상태로 이행하는 경우가 많지만, 조상태 때의 일탈행동에 자기책망적으로 되는 일이 없도록 병의 설명과 함께 심리적인 지지가 필요하다.

병상이 안정된 경우에는 언젠가 재연의 가능성이 있다는 것을 설명하여 조 내지는 우울의 상태가 시작된 것을 자각하면, 조금 일찍 치료를 받도록 권유한다.

한편, 조울의 주기가 빈번하고, 직업생활 등이 장기간에 중단되고 사회적으로도 고립해 있는 경우에는 일상관리(day care)나 작업소 환자모임 등에 참여함으로써 사회적인 연결을 유지하는 연구도 중요하다.

H. 물리 · 작업치료와의 관련사항

기분장애, 그 중에서도 우울병은 오늘날 가장 많이 볼 수 있고, 게다가 누구에게나 출현할 가능성이 있는 정신장애이다. 따라서, 발달장애는 물론, 신체장애나 노년장애 영역의 물리 · 작업치료의 대상자에서도 또한 그 가족에서도 걸릴 가능성은 매우 크다고 생각해야 한다. 우울병에 관한 정확한 지식과 대응의 바람직한 상태를 배우는 것은 특히 중요하다.

■ 복습의 요점

1. 기분장애는 종전의 우울병보다도 넓은 개념이며 우울병과 조울병으로 나뉜다.
2. 우울병의 발병에는 유전소인, 성격요인이나 상황요인, 생리적 · 신체적 요인이 다양하게 관여하여 뇌의 신경전달물질의 대사에 장애가 초래되어 있다고 생각된다.
3. 우울병의 치료에는 항우울약제가 효과적이지만, 자살의 예방이나 재발의 방지를 위해서 여러 가지 지원이나 재활이 필요하다.
4. 조울병은 우울병과 달리, 유전소인이 큰 역할을 하고 있으며 조병은 물론 조울의 병상 예방에도 기분안정제가 효과적이다.

제 11 장 신경증성 장애

학습목표

- 신경증의 개념을 학습하고, ICD-10에 입각한 신경증성 장애에 대해서 이해한다.
- 신경증성 장애의 종류와 각각의 임상적 특징을 습득한다.
- 공황장애 특히 공황발작, 예기불안, 공간공포를 학습한다.
- 강박성 장애의 종류와 증상에 대해서 이해한다.
- 외상 후 스트레스장애(PTSD)의 개념과 성립기전에 대해서 이해한다.
- 해리성 및 전환성 장애의 종류와 임상적 특징에 대해서 터득한다.
- 신체표현성 장애의 종류와 임상적 특징에 대해서 터득한다.

A. 신경증의 파악방법

신경증을 비롯하여 아래에 언급하는 병태는 이전에는 이른바 심인성의 정신장애로서 자리매김 되어왔다. 즉, 어떤 심리적 원인(심인)에 의해서 정신증상이 출현한 상태이다. 그러나 누구나가 생활상 지장을 초래하는 큰 스트레스와, 크지는 않지만 지속적이고 게다가 피할 수 없는 스트레스에서는 심인으로서의 성질이 다르며 또한 스트레스를 받는 주체 측의 요인에 의해서도 심인으로서 작용하는지 아닌지가 달라진다.

그래서, 현대에서는 내인성 정신병과 같은 정신증상을 나타내지 않고(표 1 참조), 후술하는 정신증상으로부터 일상생활에서의 곤란을 나타내는 병태를 정리해서 이 항목에 넣고 있다. 결국 성립기전도 다소 고려는 하지만, 현재 증상의 특징 쪽에 보다 역점을 두는 것이 현대의 조작적 진단의 개념이라 할 수 있다. 이 단원에서도 이러한 개념에 따라서 언급한다.

또한, 신경증이라는 용어에 관한 역사적 변천에 대해서 언급하면, 신경증(neurosis)이라는

표 1 신경증과 정신병의 차이점

	신경증	정신병
장애의 성질	불안(불안, 긴장, 암울함)의 병	인격의 병
증상의 정도	인격의 일부	인격 그 자체가 정신증상이고 장애, 환각 · 망상 등 중증의 증상이 있음
현실(환경)과의 접촉, 관계	유지	현저하게 장애
대인관계	원래의 대인 태도가 과장됨	자폐
감정의 장애	불안, 우울	무관심, 비현실적인 상쾌, 깊은 우울
언어적 의사소통	있다 해도 경증	현저하게 장애
병식	있다	증상이 중증일 때 결여

[西園昌久 : 도설 임상정신의학 강좌 . 성인의 정신의학 [A], p.76, medical view사, 1988에서]

용어는 당초 컬렌(W. Cullen)에 의해서 운동마비나 경련 등을 포함하는 신경과 관련된 질병의 총칭으로서 사용되었다. 그 후, 의학의 발달과 함께 신경질환, 이른바 내인성 정신병, 기질성 정신병 등이 분리되어, 주로 정신적 원인에 의해서 발생하는 여러 증상만이 남겨져 이들을 나타내는 말로 바뀌었다.

다음에 신경증에 관한 대조적인 두 가지 사고방법에 대해서 언급한다.

1. 신경증을 성격과 연관시키는 사고방법

그 대표적인 것은 슈나이더(K. Schneider)이다. 이 사고방법에서는 심인과 성격소인에 의해서 심적 갈등이 일어나고, 이것이 신경증의 발병기전이 된다는 것은 부정하지 않지만, 성격소인 쪽에 보다 역점을 둔다. 즉, 정신증상을 나타내기 쉬운 성격소인 쪽에 보다 중점이 두어지게 된다. 이 경우, 신경증은 성격의 장애로부터 발생하는 것이 되어 심인을 중요시하는 심적 반응보다는 성격을 중심에 두는 인격반응으로서 생각하게 된다.

슈나이더는 인격의 장애를, 이 때문에 자기 자신이 괴로워하는 경우와 다른 사람을 괴롭히는 경우로 나눴는데 신경증은 전자에 들어가고, 질병이라는 면보다는 인격이나 생활양식 쪽으로 역점을 두게 된다.

물론, 성격이라 해도 누구나가 정신에 장애를 초래하는 것 같은 큰 스트레스에 의해서 정신증상이 야기되는 경우는 있다. 이 경우에는 신경증과는 별개로, 심인반응이라는 카테고리를 둔다. 보다 깊은 수준에서 인격이 반응을 일으키는 것이 상정된다. 망상반응이나 히스테리의 일부 등이, 여기에 속하게 된다.

이러한 사고방법은 현재도 역시 무효가 된 것은 아니고, 예컨대 "신경증에 심인 없음"이라 하여 스트레스 그 자체보다도, 그 받아들이는 방법을 바꾸는 연구를 하여 생활상의 곤란을 제거하려는 방법은 현대의 정신과의 임상 중에서도 일정한 지지를 얻고 있다.

2. 정신분석적인 신경증의 사고방법

프로이드(S. Freud)에 의해서 창시된 정신분석에서는 신경증은 무의식 속의 해결되지 않은 갈등에 의해서 야기된다고 생각한다. 이것은 얼핏 보기에 현 시점에서 일어나고 있는 것처럼 보이면서 역사를 거슬러 올라가서 유소년기에 그 원인이 있다. 현 시점에서 직면하는 문제는 이미 유아기에 그 원시적인 문제의 싹이 해결되지 않은 채로 남겨져 있었다고 생각한다. 따라서 치료도 역시, 현 시점에서의 곤란을 해결하는 것이 아니라 무의식 속에 억압된 유소년기에서의 갈등의 처리를 지향하게 된다.

이러한 사고방법은 신경증에서의 정신증상과 생활 곤란을, 본인의 유아 체험으로 되돌아가서 설명하여 이론적으로는 명쾌하고, 또한 치료적으로도 독특한 방법을 탄생시켰다.

많은 정신의학 교과서에서 이러한 입장을 전면적으로 취하는 사람은 적지만, 신경증의 병태의 해석, 또는 정신병리학적인 사고방법에 정신분석은 큰 영향을 주고 있다는 것은 말할 필요도 없다.

3. 이 책에서의 사고방법

여기서는 주로, ICD-10을 중심으로 한 최근의 조작적 진단의 사고방법에 기초하여, 정신증상의 특징을 중심으로 언급하기로 하고, 발생기전에 대해서는 별로 언급하지 않기로 한다. 물론, 신경증에서는 성격 내지 인격의 형성이나, 스트레스에 대해서 받아들이는 방법은 중요하므로 그 때마다 언급하기로 한다.

B. 공포 및 불안을 중심으로 하는 신경증성 장애

불안도 공포도 모두 "두려움"의 감정이지만, 심리학적으로는 보통, 대상의 유무에 따라 명확한 대상에 대한 두려움(공포), 두려움의 대상이 명확하지 않은 것(불안)으로 나뉘지만, 물론 이것은 편의적인 분류방법이다.

여기서는 불안이 보다 강한 경우와 공포가 보다 강한 경우로 나눈다. 이 때, 불안은 비교적 대상이 막연하지만, 공포는 이에 비해서는 분명하다는 것이 하나의 기준이 된다. 또한, 양자 모두 그러한 불안이나 공포가 일어나는 것이 아닌가 하는 예기불안이 강한 것도 공통적이다.

1. 불안상태(불안신경증)

증상 · 발현의 양식 · 치료방법으로부터, 다시 불안장애와 공황장애로 나눈다.

a. 불안장애(전반성 불안장애)

불안을 안고 생활상의 지장을 초래하는 상태이다. 일반적으로 여성에 많고, 자주 지속적 · 환경적인 스트레스와 연관성이 있다. 경과는 여러가지이지만, 동요하고 만성화하는 경향을 갖는다. 한편, 신체의 부조화에 기인하는 불안은 기본적으로 후술하는 심기상태로 분류된다.

정신증상의 중심은 전반적 · 지속적이고, 주위의 상황에 좌우되지 않는 불안이다. 끊임없이 안절부절못하고, 집중이 곤란하며, 침착하지 못하고, 마음을 편안하게 할 수 없다. 진전(tremor), 근 긴장과 근 긴장성 두통, 몸을 떪, 현기증, 구갈(입 마름) 등의 신체적 호소가 흔히 인지되며 머리의 흔들림, 발한, 빈맥 또는 호흡 촉박 등 자율신경성의 과도한 활동이 관찰된다.

불안을 일으키는 요인으로는 며느리와 시어머니, 상사와 부하와 같이 피할 수 없는 지속적인 인간관계가 대부분을 차지한다. 환자 자신이나 온몸이 병이 되는 것은 아닌가, 사고를 당하는 것은 아닌가라는 두려움을 말하는 경우도 있다. 또한, 이제부터 일어나는 것에 대해서 미리 불필요한 불안을 갖고 이 때문에 괴로워하는 일도 있다. 누구라도 장래에 대해서는 불안을 가지며 미래는 미지이다. 따라서, 그것에 불안이 생기는 것은 당연하지만, 불안장애를 가진 사람은 새삼스럽게 크게 생각하여 혼자서 불안에 빠져버린다.

b. 공황장애

예지할 수 없는 강렬한 두려움의 감정이 일과성, 급격하고 동시에 반복성으로 일어나는 상태이다. 이 상태를 공황발작(panic attack)이라 한다. 발작이 반복되면, 또 발작이 일어나는 것은 아닌가라는 지속적인 두려움이 생긴다. 이것을 예기불안이라 한다. 발작이 특정 장소에서 일어나면, 환자는 그러한 장소를 피하게 된다. 이것을 공간공포라 한다. 공황발작 · 예기불안 · 공간공포가 모두 존재하고, 게다가 생활에 지장을 초래하는 상태를 공황장애(panic disorder)라 부른다.

주요증상은 환자마다 다르지만,

① 동계 · 빈맥

② 숨막힘 · 과호흡

③ 이대로 죽어버리는 것이 아닌가 하는 강한 두려움

의 세 가지가 전형적이다. 이 밖에, 현기증이나 구역질, 손발의 저림, 식은 땀, 흉통, 비현실감〔이인감 또는 현실감 상실(후술)〕 등도 관찰된다. 때로는 오래 끄는 일도 있으나, 발작은 보통 몇 분밖에 계속되지 않는다.

공황발작은 유발요인은 없으며 객관적으로는 위험이 없는 환경에서 일어난다. 한가롭게 하고 있거나, 통근 중에, 경우에 따라서는 수면 중에 일어나는 일도 있다. 환자는 공포와 자율신경증상이 차츰 높아지는 것을 체험하고, 서둘러 그 장소에서 떠나버리려고 한다. 발작은 1개월 동안에 수 회 일어난다. 공황발작이 무섭고, 출퇴근이나 여행 중의 기차나 비행기 안에서 일어나면 어떻게 하나라는 불안 때문에 혼자서 외출을 할 수 없게 된다.

장기경과를 관찰하면, 우울병을 발병하는 일이 있으며, 또한 항우울약제가 효과가 있다는 것으로부터, 우울병과의 연관성도 고려되고 있다. 이와 같이 공황장애가 경과 중에 우울병을 나타내는 상태를 공존이환(동시이환)(comorbidity)이라 부른다. 이 질환은 전체 인구의 1~3% 정도로 거의 일정하게 일어나고, 특히 30대의 여성에 많다고 한다. 특정의 성격이나 심인과의 연관성은 반드시 인지되는 것은 아니다.

한편, 젖산이나 탄산가스에 노출됨으로써 야기되거나, 수면 중에 야기된다는 것으로부터, 일종의 뇌의 기능장애라 생각하는 입장도 있다. 청반핵에서의 노르아드레날린 작동성 신경활동의 과잉을 시사하는 사람도 있다.

처음에는 정신과보다도 오히려 내과질환으로서 심장 내지는 호흡기 전문의사에게 치료받는 경우가 많다. 또한 공황발작은 강렬하기 때문에 응급의료의 대상이 되는 일도 있으나, 응급병원에 운반되었을 때에는 이미 침착해져 있기 때문에 진단을 내릴 수 없어 환자를 불안하게 하는 경우도 적지 않다.

c. 불안우울 혼합상태

불안증상과 우울증상이 함께 존재하는 상태이다. 진전, 동계, 구갈, 위(stomach)의 움직임 등 자율신경증상이 존재한다. 반대로 이러한 자율신경증상 없이 단순히 근심이나 과도한 걱정만이라면, 본 장애라고는 말하지 않는다. 또한 같은 증상에서도 스트레스나 생활상의 일어난 일과 밀접하게 관련되어 출현하는 경우는 후술하는 적응장애가 된다.

불안 · 우울의 어느 쪽인가가 강한 경우에는 각각의 어느 쪽인가의 장애가 된다. 또한 두 증상이 모두 강한 경우에는 두 병명을 병기하게 되는데 ICD-10의 사고방법에서는 우울을 우선시킨다.

불안과 우울의 관계는 상당히 복잡하다. 불안이 강하게 지속적으로 계속되고 있는 동안에 차츰 우울증상을 나타내는 것은 임상에서 자주 관찰된다. 반대로 우울에서는 약간의 불안을 수반하는 경우가 많다. 비교적 가벼운 불안과 우울증상이 혼합되어 있는 환자는 초기 관리(primary care)에서도 자주 볼 수 있지만, 보다 많은 환자가 존재할 가능성이 있다.

d. 공포상태

공포란 어느 특정의 사물에 대한 두려움이지만, 공포의 대상에 따라서 약간 양태가 다르다. 여기서는 특정 사물이나 장소에 대한 공포와 대사회적인 공포로 나눠서 생각한다.

증상사례로는 침착성이 없는 가벼운 것부터 현저한 공포까지이며 동계나 현기증부터, 죽어버리는 것이 아닌가 하는 두려움, 자제를 상실하는 것까지 다양하다. 보통은 위험하지 않은 상황이나 대상에 의해서 두려움 · 불안이 유발되고, 이 상황이나 대상으로부터 회피하려고 한다. 공포가 발생하는 상황을 생각하는 것만으로도 예기불안이 생긴다. 이러한 대상이나 상황을, 다른 사람이 위험하다고도 위협적이라고도 간주하지 않는다는 것을 알아도 불안은 경감되지 않는다.

(1) 단일공포(특정 사물에 대한 공포)

보통 사람에게는 문제가 되지 않는 특정 사물에 대한 공포이다. 고소공포, 불결공포 또는 첨예공포 등 다양하고, 그 중에는 우리들에게도 유쾌하지 않은 것(어둠, 천둥 등)도 그 대상 안에는 있다.

이 중에서 일정한 공간에 들어가는 것에 대한 공포는 일반적으로 공간공포라 불리는데 좁은 장소에 공포를 느끼는 폐소공포, 반대로 넓은 곳에 대한 공포를 광장공포라 부른다. 이들은 단독으로 일어나는 경우도 있으나, 공황장애가 계속되는 증상으로서 패닉이 일어나는 것을 두려워하기 때문에 공포가 생기는 것이 많다.

〔광장공포〕 광장공포라는 용어는 넓은 의미에서 사용되고 있다. 즉, 단순히 해방된 공간에 대한 공포뿐만 아니라 군중이 있다거나, 안전한 장소로 도망치는 것이 곤란한 장소 등 공간과 관련되는 상황에 대한 공포 일반이 포함되는 경우가 있다. 따라서 집을 떠나는 것, 점포나 혼잡한 곳, 공중장소에 들어가는 것, 열차 · 버스 · 비행기에 혼자서 타는 것을 포함한다(ICD-10에서는 불안은 혼잡한 곳, 공중장소, 집에서 떨어진 여행 및 혼자서의 여행 중 적어도 두 가지에 한정해서 일어난다고 한다). 출구가 없는 것이 공포를 보다 심해지게 한다. 대부분은 군중 앞에서 넘어지고, 고립무원이 되는 것을 생각하여 공포에 휩싸인다. 이러한 상황을 피하기 위해 집에 틀어박히는 사람도 있다.

여성에게 많고, 성인이 되어 조기에 발병하는 경우가 많다. 우울증상, 강박증상, 사회공포를 수반하는 일도 있다. 보통 동요성을 나타내고 자주 만성이 된다.

〔**특정의 공포증**〕 특정 동물에의 접근, 고소(높은 곳), 천둥, 어둠, 폐소, 특정음식물의 섭취, 특정질환에 대한 두려움 등과 같이 특정 사물이나 상황에 한정되어 관찰되는 공포증이다. 공황상태가 유발되는 경우도 있다. 상황에 대한 두려움은 광장공포와는 대조적으로 동요하는 경향은 없다. 보통 소아기 또는 성인 조기에 발생하고, 지속되는 경우가 있다.

(2) 대인공포(사회공포)

일정한 사회적 상황에 빠지는 것에 대한 공포를 사회공포라 부르는데 대부분은 인간관계에 대한 공포이다. 혼잡과 같은 상황이 아닌 비교적 적은 인원의 집단 내에서 다른 사람들로부터 주시되는 두려움을 핵심으로 하고, 이러한 사회상황을 회피하게 된다. 증상은 공황발작으로 발전할 가능성도 있다. 회피는 자주 현저하고, 극단적인 경우, 거의 완전한 사회고립에 이르는 일이 있다. 청년기에 주로 발생하고, 다른 대부분의 공포와 달리 사회공포는 남녀가 같은 정도로 관찰된다.

일본에서는 특징적인 대인관계를 두려워하는 사회공포는 대인공포라 총칭한다. 집단 안에 들어가면 긴장하여 식사를 할 수 없거나, 또는 다른 사람과 이야기를 할 수 없다고 하는 우리들의 일상생활에서 볼 수 있는 것도 있지만, 얼굴이 빨개지기 때문에 대인관계를 가질 수 없다(적면공포), 스스로의 얼굴이 다른 사람에게 흉하게 보이거나(취형공포), 또는 눈초리가 날카로워져 다른 사람에게 불유쾌한 영향을 준다하여 인간관계를 유지할 수 없다(시선공포)고 하는 것이 중심이다.

그 중에는 자기 몸에서 싫은 냄새가 난다는 호소가 있다(자기취공포). 방귀, 액취(암내), 구린내, 구취(입 냄새) 등이지만, 이와 같이 자기 몸에서 다른 사람에게 불유쾌한 느낌을 주는 것이 나온다고 하는 증상은 신경증의 공포상태에 그치는 것도 있지만, 그 중에는 망상적이 되어서 후에 정신분열증으로 이행하는 경우가 있다.

이들 여러 증상은 일부는 망상적인 확신 아래 일어나는 경우도 있으나, 일반적으로 자기에 대한 평가를 자기 자신이 내리는 것이 아니라, 다른 사람의 얼굴모양이나 표정 등의 안에 찾아내려고 하는 심성이 그 심적 기초로서 있다고 하며 증상 그 자체 또는 공포의 대상이 되어있는 것의 처리보다, 오히려 자기평가나 자기와 타인의 관계성에 대한 교정이 치료의 요점이 되는 경우가 많다.

C. 강박을 중심으로 하는 신경증성 장애

자기로서는 어찌할 수도 없는 어떤 종류의 생각에 사로잡혀(강박사고), 여러 가지 행동의 장애(강박행위)가 일어나고, 이 때문에 일상생활이 곤란해지는 상태를 강박성 장애(강박 신경증)

라 한다. 이러한 상태의 중심이 되는 것이 강박관념인데, 이것은 다음과 같은 특징을 가진 관념이다.

① 자기의 의도나 신념에 대항해서 상동적인 형태로 반복해서 떠오른다.
② 거의 항상 고뇌를 초래하는 것이며 그와 같이 생각하는 것이 불합리하다는 것은 잘 알고 있다.
③ 다소나마 불안을 수반하여 억제하려고 하면 불안은 더욱 증가한다.
④ 본인의 의지에 반하지만, 자신의 사고로서 인식된다.

여기까지 가지 않아도 언제나 어떤 생각이 마음속에 우위를 차지하여 좀처럼 떨쳐버릴 수 없는 경우, 그것을 과가관념이라 한다. 이 경우에는 지금 언급한 것처럼, 다른 생각에 이겨서 마음속에 있는 생각이 존재하는 것이지만, 강박적인 요소는 적다 할 수 있다.

이상과 같은 강박관념이 더욱 발전하면, 어떤 종류의 행동을 실행하지 않고는 가만히 있을 수 없고(강박행위), 또한 실행함으로써 불안이 제거된다. 때로는 이러한 행동이 일정한 순서를 따라서 의식적인(ceremonial) 형태를 취하는 경우도 있다〔강박의식(强迫儀式)〕. 강박행위 · 강박의식은 몇 번이나 반복되는 상동행위이다. 이들은 불유쾌하고 유해하지만, 실제로는 일어날 것 같지도 않은 사건을 피하기 위한 것이라 생각한다. 일반적으로 환자는 이 행위를 무의미하고 효과가 없다고 인식할 수 있어, 반복해서 저항하려고 한다.

ICD-10에서는 확정 진단을 위해서는 강박증상, 강박행위, 또는 그 양쪽이 적어도 2주일간 연속해서 거의 매일 존재하는 것을 전제로 한다. 강박성 장애는 남녀에서 같은 빈도로 관찰되며 기초로 되어있는 인격에는 자주 현저한 강박적인 특징이 존재한다. 발병은 보통 소아기나 성인의 조기이다. 경과는 다양한데 자칫 만성화되기 쉽다.

D. 스트레스관련 장애

1. 급성 스트레스반응

보통의 생활에서 일어나지 않는 예외적인 강한 신체적 · 정신적 스트레스 직후 내지는 수분 이내에 야기되며, 수 시간에서 수일 이내에 진정되는 현저하고 중증의 일과성 장애를 급성 스트레스반응이라 한다.

증상은 다양하며 전형적인 예에서는 의식영역의 협착, 주의의 협소화, 자극의 이해불능 및 지남력상실이 초기에 출현한다〔현혹(daze)이라 한다〕. 이에 더해서 우울, 불안, 격노, 절망, 과활동, 틀어박힘 등이 관찰되지만 하나의 증상이 오랫동안 계속되는 경우는 없다.

스트레스 환경으로부터 도망치는 것이 가능한 경우에는 수 시간 이내에 소실한다. 스트레스가 지속되거나 지울 수 없는 경우, 증상은 보통 1~2일 후에 가벼워지기 시작하고, 약 3일 후에 가장 작아진다.

스트레스로는 환자 본인 또는 가족 등이 매우 가까운 지인의 안전 · 건강에 대한 중대한 위협(자연재해, 사고, 폭행 등), 육친과의 연달은 사별, 자기 집의 화재와 같은 환자의 사회적 입장이나 인간관계의 갑작스럽고 위협적인 변화이다. 신체적인 소모나 노령 등의 요인이 있으며 이 장애를 일으킬 위험은 높아진다. 개인의 취약성과 대처능력은 급성 스트레스반응의 발생과 중증도와 연관성이 있으며 강한 스트레스에 노출된 모든 사람이 이 장애를 일으키는 것은 아니다.

2. 외상후 스트레스 장애(PTSD)

대지진의 재해나 범죄, 친구의 돌연사 등의 스트레스가 끝난 후도 역시, 심기상태, 불안상태 또는 우울상태가 지속적으로 계속되는 일이 있다. 이러한 상태를 외상후 스트레스 장애(post-traumatic stress disorder; PTSD)라 한다.

여기서 말하는 스트레스란, 누구에게나 큰 고통을 일으키는 일상생활에 비해서 현저하게 위협적 · 파국적인 성격을 가진 사건이나 상황이다. 예컨대 자연재해, 인공재해, 심한 사고, 다른 사람의 변사의 목격, 고문, 테러리즘, 강간, 범죄의 희생 등이다. PTSD는 이들의 스트레스에 대한 지연 내지는 천연된 반응이다.

전형적인 증상으로는 무감각과 정서둔화, 다른 사람으로부터의 이탈, 주위에 대한 무딘 감정, 쾌감결여(anhedonia), 외상을 상기시키는 활동 · 상황 · 실마리로부터 회피, 회상이나 꿈속에서 반복하여 외상을 재체험하는 에피소드(플래시백)이다. 드물게는 스트레스나 반응을 상기시키는 자극에 유발되어, 공포, 패닉 또는 공격성이 급격히 생기는 일이 있다. 일반적으로 자율신경의 과각성상태, 강한 경악반응, 불면이 인지된다. 불안, 우울도 동반하기 쉬우며, 자살염려도 드물지 않다.

외상 후 수주에서 6개월 이내의 잠복기간을 거쳐 발병한다. 경과는 동요되지만, 회복은 기대할 수 있다. 일부는 몇년에 걸쳐 만성의 경과를 나타내고, 지속적 인격변화로 이행하는 경우가 있다.

강박적, 무력적이라는 인격경향이나 신경증의 기왕력 등의 소인은 발병을 용이하게 한다든가 경과를 악화시키는 요인은 될지 모르지만, 그것만으로는 발병을 설명할 수는 없다.

3. 적응장애

무거운 신체의 질병과 같은 생활상의 스트레스에 대해서 순응이 일어난 시기에 발생하는 주관적인 고뇌와 정서장애를 적응장애라 한다.

증상은 다채로우며 특이성 · 중증도를 나타내는 것은 없다. 구체적으로는 우울, 불안, 걱정, 현 상황에 대한 대처 · 계획 · 계속의 곤란감, 일과수행의 장애 등이다. 때로는 돌발적인 행동이나 폭력을 일으키고 말 것 같다고 느끼지만, 실제로는 좀처럼 없다. 그러나 청년기에서 행위장애를 수반하고 있는 경우는 주의가 필요하다. 소아에서는 야뇨증, 유치한 말투, 손가락 빨기와 같은 퇴행현상이 관찰되는 경우가 있다.

스트레스로서는 사별 등의 인간관계에 관한 것, 이주, 망명처럼, 사회관계에 관한 것 등이 있다. 개인적 소질이나 취약성은 예컨대 PTSD의 경우보다도, 적응장애의 발병과 증상의 형성 쪽이고, 보다 큰 역할을 하고 있다. 그러나, 스트레스가 없이 이 상태가 일어나는 일은 없다.

E. 해리 · 전환을 중심으로 하는 신경증성 장애

종전의 이른바 히스테리에 상당하는 것이 해리 · 전환을 중심으로 하는 신경증성 장애이다. 히스테리라는 말은 예부터 있었던 술어이지만, 이 말이 가리키는 의미의 다양성과 복잡성으로 인해 현재는 차츰 사용되지 않게 되었다.

정신분석에서는 퇴행된 상태에서 본 상태가 출현한다고 이해하지만, 히스테리의 모두를 이러한 입장에서 이해하는 것은 곤란하다고 생각한다. 한편, ICD-10에서는 과거의 기억, 동일성과 직접적 감각의 의식, 신체운동의 조절 사이의 통합이 상실되는 것이 공통되고 있다 하여 해리성 및 전환성 장애를 하나의 통합으로서 기술하고 있다. 경증이고 일과성인 것은 청년기, 특히 소녀에 관찰되지만 만성사례는 젊은 성인에 많다. 또한, 스트레스에 대해서 이러한 반응패턴이 완성되어 중년이나 노년에서도 역시 본 장애를 나타내는 경우도 있다.

이 책에서는 히스테리의 종전의 두 유형인 해리형 · 전환형의 두 가지를 염두에 두고 생각하는 방향으로 기술한다.

1. 해리를 주로 하는 상태

인간은 생활상 곤란한 사태에 직면하면, "잊고 싶다", "사라져 없어졌으면 좋겠다", "다른 세계로 날아가고 싶다"라고 바라는데 이것이 넓은 의미에서의 해리라 불리는 상태이다. 이리하여 현실도피가 이루어지지만, 이것에는 단기간의 경우도 있는가 하면, 장기간에 이르는 경우도 있다.

경우에 따라서는 그 동안의 것을 잊어버리는 일도 있다. 이것이 해리성 건망이다. 공간적인 의미에서 이들의 곤란으로부터 떠나서 도망쳐버리면 둔주가 된다. 또한, 언뜻 보기에 의식장애처럼 스스로의 청명한 의식상태로부터 이탈하게 되면, 몽롱한 상태나 섬망이 발생한다.

한편, 전경에 있는 곤란을 속여서 소아적으로 되고, 아무렇게나 나오는 응답을 하는 간저(Ganser)증후군이 있다. 이인증은 이들과는 약간 다르며 본인의 자립성은 유지되지만, 자기 자신의 알아차림이 둔해지거나 주의의 현실감이 없어진다.

일반적으로 해리성 장애에서는 의식적이고 선택적인 자기조절능력이 날마다 · 시간마다 변화할 만큼 장애를 받고 있다. 그러나 그 정도를 평가하는 것은 곤란하다. 또한 본 장애는 기본적으로 심인성이며 외상적인 사건, 해결이 곤란한 견디기 어려운 문제, 대인관계의 파탄 등에 시기적으로 밀접하게 관련되어 있다.

최면 등을 제외하고 일반적으로 해리상태의 발병과 종료가 갑자기 일어나는 일은 없다. 수주일 내지는 수개월 후에는 관해(remission)한다. 특히, 발병이 외상적인 사건과 관련이 있는 경우 그러하다. 그러나, 해결 곤란한 문제나 대인관계상의 곤란과 연관성이 있는 경우는 만성적인 상태로 발전하는 일이 있다.

그리고 다른 사람에게는 명백한 문제나 곤란을 자주 강하게 부인한다. 또한, 자기 자신이 문제를 인정하였다 해도 그것을 해리증상 탓으로 하는 경향이 있다.

(1) 해리성 건망

최근의 중요한 사건에 관한 기억상실이 주된 증상이다. 건망의 범위와 정도는 날마다 다르지만 완전한 건망은 드물며, 보통은 부분적, 선택적이다.

건망에 수반하는 감정상태는 다양하다. 우울, 곤혹, 고뇌 등이고, 다른 사람의 주의를 끄는 행동이 관찰되는 경우도 있으나 침착한 대응도 많다.

건망은 사고나 근친과의 사별과 같은 외상적 사건에 관계한다. 물론 기질적인 원인은 없고, 보통의 잊어버림(건망), 피로로는 설명할 수 없다.

(2) 해리성 둔주(fugue)

해리성 건망의 병상을 갖고, 가정이나 직장으로부터 떨어지는 여행을 한다. 둔주(도망)기간 중의 건망이 있음에도 불구하고, 그 동안 자기 신체의 관리(식사, 세수 등)는 하고 있으며 또한 행동은 제3자로부터 보면 정상적으로 비치는 경우가 많다. 승차권을 사고 방향을 묻거나 식사를 주문하는 등 다른 사람과의 단순한 사회관계는 유지된다.

여행은 완전히 모르는 장소도 없는 것은 아니지만, 이전에 알고 있어 본인으로서도 정서적으로 의미를 갖는 장소이기도 하다. 보통 2~3일 뿐이지만, 때로는 장기간에 걸치고, 정도가 놀랄

만큼 완벽한 경우도 있어, 증상사례에 따라서는 새로운 동일성을 획득하는(그 때까지와 완전히 다른 사람이 되어버린다) 경우도 있다.

(3) 해리성 혼미

혼미가 증상의 중심이다. 수의운동의 감약 내지는 결여, 빛 · 소리 · 접촉 등의 외적 자극에 대한 반응의 현저한 감약 또는 결여가 관찰된다. 오랜 시간, 움직이지 않고 누워있거나 앉아있거나 한다. 언어표현(verbal)나 자발적 · 의도적인 운동은 결여되어 있다. 근 긴장, 자세, 호흡, 공동안구운동은 있으며, 수면상태나 의식장애에 빠져 있는 것은 아니다. 그러나 매우 중증인 경우는 어느 정도의 의식장애가 있다고 생각하지 않을 수 없는 일도 있다. 신체적 원인의 증거는 인지되지 않는다. 다른 해리성 장애와 마찬가지로 스트레스, 대인관계, 사회관계의 심인이 관찰된다.

(4) 트란스(trance) 및 심령이 씐 상태

자기가 자신이라는 동일성의 감각이 상실되고, 신 · 여우 등의 동물 · 영혼 등에 홀린 것처럼 행동하는 상태이다. 옛날에 볼 수 있었던 이른바 여우에 홀림이 이것에 상당하는데, 최근에는 신흥종교나 악질적인 자기계발 세미나에 의해서 이러한 상태가 야기되는 경우가 있다.

2. 전환을 주로 하는 상태

곤란한 문제를 만났을 때, 대처하는 기력이나 체력이 없어 일시적으로 후퇴하여 휴식을 취하고, 몸의 일부가 고장난 형태로 그러한 스트레스로부터 도피하려고 하는 심리는 우리들 안에 있다. 이와 같이 심적인 갈등이 신체증상으로서 나타난 것이 전환을 주로 하는 상태이다. 해부학적으로 설명할 수 없는 신경증상이 중심이며 다음과 같은 것이 있다.

① 운동마비, 감각장애, 실립실보, 하수수(drop hand), 불규칙한 분포의 감각장애, 진전(tremor)

② 경련발작 ; 이른바 히스테리궁이나 후궁반장 등 간질과 유사하지만 혀를 깨물거나 외상, 요실금은 없다.

③ 기타 : 시야협착, 실성, 하복부로부터 인두까지 구(ball)모양의 것이 오르내리는 증상(이른바 히스테리구) 등

정신상태와 사회적 상황을 조사해보면, 위에서 언급한 기능상실에 의한 능력의 저하가, 불쾌한 갈등으로부터의 도피, 또는 주위에 대한 의존이나 분개를 간접적으로 표현하는 데에 도움이 되는 경우가 많다.

이러한 점은 다른 사람으로부터 보면 상당히 명백한 것이지만 본인은 부정한다. 이러한 능력저하는 또한 주위의 상황이나 환자의 감정상태에 의해서 변화하는 경우가 많고, 다른 사람의

주의를 끌려고 하는 의도가 인지된다.

스트레스와 관련하여 발전하는 경우가 많지만, 분명하지 않은 경우도 있다. 능력 저하를 조용히 받아들이는 일("충족된 무관심")도 있으나, 일반적이지 않다. 병전의 대인관계나 본인의 인격에 문제점이 인지되며 친족이나 친구가 유사한 증상을 나타내고 있었던 것을 본인이 보고 있었던 일도 있다.

(1) 해리성 및 전환성 운동장애

사지의 전체적 내지는 부분적인 마비 및 운동능력의 상실이 중심이다. 마비는 부분적이고, 약하고 느린 운동을 수반하는 경우도 있으며 완전한 경우도 있다. 하지를 중심으로 한 실조가 전경에 나타나는 경우도 있다.

신경학적으로는 설명을 할 수 없는 기묘한 보행이 관찰되거나, 보조 없이 설 수 없게 된다(실립실보). 과장된 진전이나 동요가 인지되는 경우도 있다. 이 밖에 운동불능증, 실성, 구음장애가 관찰되는 경우도 있다.

(2) 해리성 및 전환성 경련

간질발작과 유사한 발작이지만, 혀를 깨물거나 넘어짐에 의한 타박상, 요실금은 우선 관찰되지 않고, 의식소실은 없거나 기껏해야 혼미나 트란스상태이다. 신체를 활 모양으로 뒤로 젖히는 후궁반장은 종전에 흔히 관찰된 이 상태의 대표적인 증상이다.

(3) 해리성 및 전환성의 지각 마비 및 소실

피부 지각의 마비 및 소실이지만, 그 영역은 신경학적으로 설명할 수 없다〔예컨대, 장갑 양말형의 지각장애(장갑과 양말이 닿는 부분에만 지각장애가 일어나는 것)〕.

시각의 장애도 볼 수 있지만, 완전한 상실은 드물고, 시각의 예민성이 소실되거나 시야가 흐려지고, 시야가 통 모양으로 되는(원통상 시야협착) 일이 많다. 호소를 함에도 불구하고 운동이나 행동은 유지되어 있다. 청각이나 후각의 소실은 피부지각 · 시각의 상실에 비해서 거의 볼 수 없다.

F. 신체표현성 장애

진찰 · 검사에서 특별한 소견이 없고, 증상에는 어떠한 신체적 기반도 없다는 의사의 보증에도 불구하고 의학적 검색을 요구하고, 반복하여 신체증상을 호소한다. 어떤 신체적 장애가 있다 해도, 이들로부터 증상의 성질이나 정도, 환자의 고뇌, 또는 사로잡힘은 설명할 수 없다. 그리고 증상이 생활상 일어난 일, 곤란, 갈등과 밀접한 관계를 가질 때조차 환자는 심리적 원인의 가능성에 대해서 서로 이야기를 하려고 하면 저항한다. 해리 · 전환에 의한 신체증상과 같은 자기 현시성이나 연기성, 이른바 질병 이득적인 색채는 존재하였다 해도 현저하지는 않다. 대응 방법을 잘못하면 의료에 불신을 갖게 되고, 이른바 닥터 쇼핑(doctor shopping)을 하는 사람도 많다.

1. 신체화 장애

다발성이고 반복하며 자주 변화하는 신체증상이 주된 증상이다(ICD-10에서는 적어도 2년간 지속할 필요성을 기술하고 있다). 신체의 모든 기관에 일어나는데 통증, 오심 · 구토 등의 소화기관계 증상, 소양감, 작열감, 욱신거림, 저림, 통증 등의 피부감각이 가장 흔히 관찰된다. 성 및 월경에 관한 호소도 흔히 있다.

대부분의 환자는 많은 의료기관에서 진료를 받은 오래되고 복잡한 병력이 있으며 수많은 검사를 받아 아무것도 발견할 수 없고, 수술을 받기조차 한다. 보통, 우울과 불안이 존재하고, 치료를 필요로 하는 경우가 있다.

경과는 만성 · 동요성이며 남성보다 여성에 훨씬 많고, 보통은 성인의 조기에 시작된다. 사회, 대인관계, 가족관계가 잘 되지 않는 경우도 많다. 진정제나 진통제 등의 약물에 대한 의존 · 남용이 생기는 경우도 있다.

2. 심기상태

중증이고 진행성의 신체적 장애에 이환되었다는 완고한 사로잡힘이 중심 증상이다. 반복되는 검사로 적절한 신체적 설명을 할 수 없는데도 불구하고 증상의 기저에 중증의 신체적 질병이 존재한다고 하여 완고하게 주장하고, 의사의 충고나 보증을 받아들이지 않는다.

집요하게 신체적 호소나 신체적 외견에 사로잡힌다. 정상적인 감각이나 외견이 환자에게는 비정상이고 고뇌를 주는 것으로 해석된다. 일반적으로 신체의 1개 또는 2개의 기관에 주의가 집중된다.

현저한 우울과 불안이 자주 존재한다. 50세 이후에 처음으로 출현하는 일은 드물며, 또한 증상의 경과는 만성이고 동시에 동요성이다. 이른바 질병공포(어떤 특정 질병에 대한 공포)도 이 장애에 포함된다. 남녀 양쪽에 일어나고 특별한 가족적 특징은 없다.

병에 대한 지식이 일반화되어 있는 것은 기쁜 일이지만, 그러한 지식이 반대로 일부 사람에게는 불안을 일으키는 일도 있으며 또한 의사가 무심코 한 말이 환자의 병에 대한 불안감을 강하게 갖게 하는 경우도 있다.

모리다(森田)는 신경질이라는 개념을 만들어 독자적인 관점에서 이 상태에 대하여 언급하고 있다. 그에 따르면, 우리가 건강할 때에 느끼고 있는 다양한 감각을 만일 위화감을 갖고 해석하면, 더한층 그러한 위화감이나 신체부조를 강하게 느낀다.

이러한 히포콘드리(hypochondria)성 기조와 정신 교호작용에 의해서 신체에 대한 불안감을 더욱더 갖게 되는 것이 그가 말하는 신경질인데 그 일부는 여기서 언급한 심기상태와 공통되는 심성이다. 한편, 모리다의 신경질은 제19장 "정신장애의 치료"에서 언급하는 모리다요법(☞ 371쪽)과의 연관성에서 중요하다.

G. 기타의 신경증성 장애

1. 신경쇠약상태

현대에서는 신경쇠약이라는 용어는 거의 사용하지 않게 되었다. 종전에는 만성적인 스트레스에 의해서 주의집중 곤란을 초래한 상태를 가리키는 용어로 사용되어 왔다.

현재, 이 장애는 다음에 언급하는 두 가지의 한쪽을 중심으로 하는 상태를 말한다. 하나는 정신적인 노력을 한 후 끊임없이 증가하여 피로가 커진다는 호소이다. 일이나 가사 등에 대한 능률의 저하가 관찰되고, 주의집중 곤란을 초래한다. 또 하나는 마찬가지로 정신적인 노력 후 신체적 또는 육체적인 쇠약이나 소모가 강조되고, 근육의 둔통 · 동통과 편히 쉴 수 없는 느낌을 호소한다.

양자 모두 현기증, 근긴장성 두통, 전신의 불안정감과 같은 불쾌한 신체적 감각을 수반한다. 이 밖에 건강상태의 악화에 대한 걱정, 쉽게 자극을 받음, 무쾌감증(anhedonia), 경증의 우울과 불안이 관찰된다. 수면은 자주 장애를 받는데 수면과잉이 두드러지는 경우도 있다.

2. 비현실감을 중심으로 하는 상태

a. 이인상태

"자기가 자기 자신이 아닌 것 같은", "외계와의 사이에 얇은 막이 있는 것 같은", "주위와 원만하지 않은 것 같은" 느낌 등으로 표현되는 이인감, "외계에서 일어나고 있는 일을 생동감 넘치게 느낄 수 없다"라는 비현실감을 중심으로 한다.

자기 자신의 정신활동 · 신체 · 주위가 비현실적이고 소격(소원) 내지는 자동화되어 있는 것처럼, 질적으로 변화하여 있다고 호소한다. 자기 자신이 생각하고, 상상하고, 생각해 내고 있는 것이 아니라 자기의 운동과 행동이 자신의 것과 달리 생기가 없고 분리되어, 무언가 기묘하게 생각된다. 주위는 색채와 생명감이 결여되어 있는 것처럼 보이고, 인공적 내지는 사람들이 부자연스런 연기를 하고 있는 무대처럼 느껴진다. 증상사례에 따라서는 마치 자기 자신을 멀리서 바라보고 있거나 죽은 것처럼 느끼는 경우도 있다. 정서가 상실되었다는 호소가 빈번하게 관찰된다.

이 장애를 순수 · 단독의 형태로 경험하는 사람은 적으며, 우울병, 공황장애, 강박성 장애와 관련하여 일어난다. 또한 정신적으로 건강한 개인이 피로, 감각차단, 환각제 중독, 또는 입면 · 각성현상으로도 발생한다.

청년기에서는 단독으로 발생하는 경우도 있으나, 또한 정신분열증의 초기 증상인 경우도 있다. 언어화하기 어려운 증상이며 이쪽에서 앞에서 언급한 것 같은 예를 들어 비로소 존재한다는 것이 밝혀지는 일도 있다.

H. 물리 · 작업치료와의 관련사항

1. 물리 · 작업치료 장면에서는 신경증성 영역의 환자와 대응하는 기회는 증가하여 간다고 생각한다.
2. 신경증의 이해는 인격특징과 상황요인이 중심이며 직접적인 계기가 되는 심인은 그다지 큰 장소를 차지하는 것은 아니다. 예컨대 골절 하나를 들어도, 치료의 경과 중 골절 그 자체보다는 부수적으로 일어나는 여러 가지 신경증성 장애나 스트레스관련 장애로써, 정신증상이나 신체증상이 부가되는 일이 있다. 즉, 신경증이 원래의 질병이나 장애와 중복되어 일어난다는 사태이다.
3. 마찬가지로 일상생활 속에서는 나타나지 않았던 신경증 경향이 질병을 통해서 드러나고, 새로이 신경증성 장애가 출현하는 경우가 있을 수 있다.
4. 장애수용의 과정에서 신경증성의 여러 가지 장애가 나타날 가능성에도 유의해야 한다.

■ 복습의 요점

1. 신경증의 발생기전에는 두 가지 사고방법이 있으나, 현재는 정신증상의 양태로부터 생각하는 것이 주류이다.
2. 공황장애, 해리성 장애 등이 현대에서는 주목되고 있다.

제12장 생리적 장애 및 신체적 요인에 관련된 장애

학습목표

- 생리·신체적 요인과 관련된 정신장애에는 어떠한 것이 있는지를 이해한다.
- 생리·신체적 측면과 정신장애의 연관성에 대해서 이해한다.

A. 생리적 수준과 신체적 수준의 장애

먹고 잠을 자고 성을 영위하는 것은 이른바 본능에 속하는 인간의 기본적인 행위이다. 신체적 수준의 장애에서는 이러한 영역에서 여러 가지 문제가 나타난다는 것은 잘 알려져 있다. 예컨대 위궤양이 되면 식사에 곤란을 보이고, 수면발작(narcolepsy)에서는 수면각성의 이상이 출현하며, 비만에 의해서 목이 막히면 수면시 무호흡증후군이 발생한다. 또한, 호르몬장애가 일어나면 만족한 성생활을 할 수 없다.

이 단원에서는 이러한 신체수준의 문제가 아니라 인간의 본능적인 면에 발생하는 정신장애에 대해서 정신의학의 관점에서 거론한다.

B. 식이장애

식이장애(eating disorder)는 예부터 존재하였다고는 생각되지만, 제2차 세계대전 후 선진국에서 주목을 받게 되었다. 식(먹는 것)에 대한 장애이다. 정신과 이외에 내과나 소아과에서도 다룬다. 증상적으로는 식이 감소하는 신경성 무식욕증과 반대로 증가하는 신경성 대식증으로 나눠서 생각한다. 이 양자를 반복하는 사람도 많다.

1. 신경성 무식욕증

신경성 무식욕증(anorexia nervosa)은 의도적인 체중감소가 특징이며, 중학생부터 20대 전반의 젊은 여성에 많다. 여성에 비하여 남성에 발생하는 일은 적으며, 대략 1/10 정도이다. 다만, 사춘기에 가까운 어린이나 연장의 여성에서도 관찰된다.

증상의 특징은 식사를 하지 않는 것과 야위는 것이다. 계기는 "다이어트에 뜻을 두었다", "친구로부터 뚱뚱하다는 지적을 받았다"라는 철없는 일이지만, 마침내 야위는 것을 고집하여 식사를 하지 않게 된다. 야위기 위해서 목구멍에 손가락을 집어넣어 토하거나, 설사약을 사용해서 강제적으로 배설하거나 한다. 여성에서는 자주 무월경을 수반한다. 때로는 CT 내지는 MRI검사로 뇌의 전반적 위축이 관찰되는 일이 있으나 가역적이다.

체중이 평균의 15%를 밑돌거나, 또는 body mass index(BMI) 〔체중(kg)/신장(m)2〕에서 17.5 이하가, ICD-10에서의 진단의 전제가 된다(다만, 16세 이상일 때). 진단기준에 관해서는 일본에서는 독자적인 것이 만들어져 있다(표 1).

야윔에 관해서, 본인은 "더 야위고 싶다"라고 말하는 일이 많고, 기본적으로 비만에 대한 공포가 존재하고 있으며, 식사를 혐오하고 있기 때문에 정신의학적인 치료보다도 점적주사나 영양보급 등의 생물학적인 치료가 우선되는 경우도 드물지 않다. 이전에는 여성이 되는 것, 또는 성숙한 어른이 되는 것에 혐오가 있다고 하였으나, 반드시 그러한 것은 아니며 오히려 "먹는다"

표 1 신경성 식욕부진증 〔좁은 의미(핵심군)〕의 진단기준

① 표준체중의 -20% 이상의 야윔
② 야윔이 어떤 시기에 시작하여 3개월 이상 지속된다.
3 발병연령 : 30세 이하
4 여성
5 무월경
6 식행동의 이상(불식 · 다식 · 숨어서 먹기)
7 체중에 대한 비뚤어진 생각(야위기를 바람)
8 활동성의 항진
9 병식(insight to disease)이 부족하다
⑩ 제외규정 (아래의 질환을 제외한다)
  A. 야윔을 초래하는 기질성 질환
  B. 정신분열증, 우울병, 단순한 심인반응

○표를 충족하는 것을 넓은 의미의 본증으로 한다.

[筒井末春 : 후생성 특정질환. 신경성 식사부진증 조사연구반 1986년도 보고서, p.29, 후생성, 1987에서]

라는 인간에게 일상화된 행위를 잘 유지할 수 없게 된 상태라고 생각하게 되었다. 근본적인 원인은 아직 밝혀져 있지 않다.

심리기전이나 인격특징에 관해서도 특이적인 요인은 없다. 또한, 예후조사에 따르면, 회복되어 있지 않은 상당수의 환자에게 신경성 무식욕증과 같은 증상이 만성적으로 나타나고 있다.

2. 신경성 대식증

신경성 대식증(bullimia nervosa)은 발작적으로 반복되는 과식과 체중의 조절에 과도하게 몰두하는 것이 특징이다. 신경성 무식욕증의 경과 중에 과식하게 되는 경우도 있으나, 처음부터 과식에 의해서 신경성 대식증이 발병하는 일도 있다. 믿기 어려울 만큼의 대량의 식사를 하고 음식뿐만 아니라 마실 것도 대량으로 섭취한다. 이러한 무리하게 먹는 것, 폭식발작(binge eating)이 특징적이다. 연령의 분포와 성별은 신경성 무식욕증과 유사하지만, 발병 연령은 약간 높은 경향이 있다.

물론, 이러한 발작은 일정 정도 건강한 사람에게도 관찰된다. 시험 등의 급격한 스트레스가 가해지면 무심코 간식에 손을 내밀거나, 또는 지속적인 스트레스에 노출되어 있는 주부가 과식을 하는 경향을 나타내는 일이 있어 그 범위는 넓다 할 수 있다. 신경성 대식증은 환자 자신이 어려움을 겪고, 또한 치료의욕도 무식욕증에 비하면 약간 높다고 할 수 있으나 양자가 혼합되는 경우에는 치료는 곤란하다. 그리고 이 양자, 특히 신경성 대식증에서는 후에 우울병으로 이행하는 경우도 있고, 마치 알코올 의존증의 대부분이 후에 우울병을 병발하는 것처럼 유사한 심적 기전이 있는 것이 아닌가 생각된다.

C. 비기질성의 수면장애

정서적인 원인이 주된 원인이라 생각되는 수면장애를 말한다. 불면, 과면, 수면 · 각성 스케줄 장애, 수면시 유행증, 수면시 경악증 및 악몽 등이 포함된다.

클라이네-레빈(Kleine-Levin)증후군(참고 1) 등의 기질적 원인에 의한 수면장애, 수면시 무호흡증후군(참고 2)과 같은 삽간성의 운동장애, 수면발작(narcolepsy)(참고 3)을 포함하는 비심인성의 과면 등은 들어가지 않는다.

참 고

1 클라이네-레빈(Kleine-Levin)증후군

주기적 내지 간헐적으로 졸림 상태가 되며 아래에 언급하는 여러 증상을 나타내는 증후군이다. 주된 증상은 과면, 과식, 성욕항진, 우울상태, 흥분상태, 분열증모양 상태 등의 정신증상이며, 수주일 또는 수년의 간격으로 주기적으로 발병한다. 대부분은 10대의 남자에 관찰된다.

2 수면시 무호흡증후군

야간 수면시에 호흡정지가 자주 일어나고, 수면이 현저하게 방해되는 상태. 이 때문에 환자는 낮 동안에 졸음을 호소한다.

3 수면발작(narcolepsy)

보통, 다음과 같이 정의가 내려져 있다. 수면발작(narcolepsy)이란 낮 동안의 과도한 졸음, 야간수면의 장애도 자주 관찰된다는 것 및 역설수면[REM(rapid eye movement)]의 병리적인 출현 등을 포함하는 비정상적인 수면의 경향에 의해서 특징지어지는 원인불명의 증후군이다.

1. 불면증

일반적으로 불면증이란 수면의 질 및/또는 양이 불충분한 상태가 상당히 장기간(적어도 1개월 이상, 주 3회 이상) 지속되고 있는 상태를 말한다. 불면증 중에는 입면장애의 호소가 가장 많고, 다음으로 수면 유지곤란과 조조(이른 아침) 각성의 호소가 많다. 그러나 보통 이들이 합병하고 있다고 호소한다. 불면이 반복되면, 불면에 대한 공포가 증가하고, 불면에 대한 생각에 사로잡혀버리는 경우가 있다. 여기에 악순환이 일어나 병상이 길어지게 한다. 수면은 다양한 신체적 상태에 의해서 장애를 받는다. 통증, 야간의 의료적인 처치, 신체적 부조화 등에 의해서 불면이 출현한다. 그러나 이러한 요인이 없음에도 불구하고, 불면을 나타내는 경우가 있다. 물론 우울병이나 신경증 등 어떤 정신장애가 있는 경우에 불면을 나타내는 일도 있으나, 단독으로 불면만이 출현하는 경우가 있다. 이른바 불면증이다.

이 경우, 물론 그 배경에는 정신증상, 신체증상이 없는지를 확인할 필요가 있으나 현실적으로는 수면장애가 단독으로 출현하여 의료의 대상이 되는 경우가 있다.

치료에 있어서는 수면의 기전이나 수면각성 리듬 등에 대해서 충분히 설명할 필요가 있다. 동시에 수면제의 효용과 한계, 또는 부작용에 대해서도 언급해둘 필요가 있다.

특히, 수면장애의 환자 중에는 잠을 자고 싶지만 수면제는 복용하기 싫어하는 약물에 대한 혐오감을 갖는 사람도 많기 때문에 증상에 따라서 충분히 설명하는 것이 필요하다.

2. 과면증

과면증은 낮 동안에 매우 심한 졸음이 있고, 자기가 부적절하다고 알고 있어도 자버리는 것 같은 상태이다. 수면장애는 매일 일어나고, 적어도 1개월 이상 계속되거나, 또는 짧은 지속기간이 반복되어 환자에게 심한 고뇌를 주고 일상생활의 보통의 활동의 방해가 된다. 물론 이른바 수면부족 때문은 아니다. 수면발작(narcolepsy)과의 감별이 필요하다. 일반적으로 우울병에서는 불면이 되지만, 반대로 일부의 우울병에서는 과면이 되는 경우가 있다.

3. 수면리듬의 장애

개인의 수면 · 각성 스케줄과 환자의 환경에 알맞은 수면 · 각성 스케줄이 동기하지 않기 때문에, 결과로서 불면 또는 과면의 호소가 발생한다. 이 수면리듬의 장애 원인은 심인성의 것도 있고 기질적 원인이 추정되는 것도 있다. 인격장애나 감정장애 등의 정신과적인 병태가 인지되는 경우도 있다.

근무시간대가 자주 바뀌는 사람, 시차가 있는 지역 사이를 여행하는 사람들에서는 사케이디언 · 리듬의 변조가 일어난다. 또한 적절한 수면 · 각성 스케줄보다도 반응시기(phase)가 앞서 버리는 사람들도 있다.

4. 수면시 유행증(몽유병)

수면시 유행증 또는 몽중유행증(이른바 "몽유병")은 수면과 각성이 조합된 의식의 변용상태이다. 야간수면의 첫 무렵에 환자는 일어나고 주위를 걸어 다닌다. 때때로 침실을 빠져나가고, 때로는 실제로 집 밖으로 나가버려, 부상을 당하는 위험도 있다. 그러나 대부분의 경우 유도를 받으면 다시 수면에 들어간다. 다음날 아침에 각성하였을 때 보통 수면시 유행 중에 일어난 일을 생각해낼 수 없다.

수면시 유행증의 특징은 다음과 같다.

- 주된 증상은 야간수면의 첫 1/3까지의 사이에 수면 중에 일어나 주위를 걸어다니는 에피소드이다.
- 에피소드 중 환자는 멍청하게 무엇인가를 응시하는 것 같고, 외부로부터의 작용에 대한 반응이 무디고, 잠을 깨게 하려면 상당한 어려움이 있다.
- 각성시, 수면시의 유행 중에 일어난 일에 대해서 생각해낼 수 없다.

5. 수면시 경악증(야경증)

수면시 경악증은 수면 중에 절규, 격렬한 체동, 자율신경 흥분(체동, 심계항진, 과호흡, 동공 확대, 발한 등)을 수반하는 공포의 에피소드이다. 환자는 수면의 첫 시간에 공포의 소리를 지르며 벌떡 일어나고, 때로는 뛰어나간다. 각성을 촉구하려 해도 환자의 공포를 더욱 조장할 뿐인 경우가 많다. 수면시 경악증과 수면시 유행증은 밀접한 연관성이 있다

6. 악몽

악몽이란 불안이나 공포를 수반하는 꿈의 체험이다. 이 꿈의 체험은 매우 선명하고, 꿈의 내용을 세부까지 생각해낼 수 있다. 자주 유사한 주제의 악몽이 반복하여 발생한다. 전형적인 에피소드에서는 어느 정도 자율신경계의 흥분은 일어나지만, 절규 또는 체동은 인지되지 않는다. 환자는 잠이 깨면, 의식은 청명하고 주위 사람과 대화를 할 수 있으며, 꿈 체험의 내용을 이야기할 수 있다. 타이오리다진(thioridazine), 3환계 항울제, 벤조디아제핀(benzodiazepine)계 약물 등도 악몽의 원인이 된다. 또한, 렘수면(REM)을 억제하는 약물(비벤조디아제핀계 수면제 등)의 급격한 이탈이 렘(REM) 반발을 초래하여 꿈과 악몽이 증가하는 경우가 있다.

D. 성관련 장애

식욕이나 수면도 그러하지만, 성에 과한 양태는 개인차가 크기 때문에 성관련 장애는 복잡하고 논의의 여지가 많다. 성 기능의 장애에 관한 것에는 발기부전(impotence)과 성욕 저하 등이 있다.

성기능부전에는 자기가 희망하는 것처럼 성적 관계를 가질 수 없는 여러 가지 상태, 예컨대 성에 대한 흥미나 즐거움의 결여, 발기부전, 오르가즘의 억제나 결여가 있다.

성에 대한 인간의 여러 반응은 심신 양면의 과정이며 그 기능부전도 심리적 신체적 과정이 모두 관계한다. 그러나 발기부전이나 성교 통증에서는 심리적 기질적 원인의 어느 쪽이 보다 중요한지를 결정하는 것은 어렵다.

여성의 경우는 성 체험의 주관적인 질에 관한 호소가 많이 관찰되는 경향에 있다. 예컨대 여성이 오르가즘을 경험할 수 없으면 성욕은 차츰 상실해 간다. 한편, 남성의 경우는 발기나 사정에 대한 부전을 호소해도 성욕은 계속되는 일이 많다.

E. 물리·작업치료와의 관련사항

1. 신경성 무식욕증 및 신경성 대식증 등의 식이장애는 그 자체가 물리 · 작업치료의 대상은 아니지만 청년기에는 이러한 심성이 배경에 있다는 것은 이해해둘 필요가 있다.
2. 수면장애에서는 야간의 불면의 결과, 낮 동안의 물리치료나 작업치료의 장면에서 졸린 모양을 보여, 반대로 야간의 수면이 충분하지 않다는 것을 알 수 있는 경우가 있다.
3. 이 단원에서 다룬 장애는 생리적인 원인을 생각해야 하는 한편, 심리적 · 인격적인 여러 요인도 가미하여 생각해야 하며 다원적인 관점이 필요하다. 또한 현재, 차츰 많아지고 있어 물리 · 작업치료의 장면에서도 대응할 기회가 증가하고 있는 영역이기도 하다.

■ 복습의 요점

1. 현재 주목되고 있는 것에 식이장애(신경성 무식욕증 및 신경성 대식증)가 있다.
2. 수면장애에는 몇 가지의 형태가 있다.

제 13 장 성인의 인격 · 행동 · 성의 장애

학습목표

- 인격장애의 개념을 이해한다.
- 조작적 진단체계(ICD, DSM) 중에서의 인격장애의 자리매김에 대해서 학습한다.
- 대표적인 인격장애의 특징에 대해서 학습한다.
- 습관적인 행동의 장애, 성에서의 장애의 개요에 대해서 이해한다.

A. 기분(감정)장애란?

1. 인격이란?

인간의 감정과 의지의 면을 나타내는 "성격"과 지적인 면을 나타내는 "지능"을 합친 것을 "인격이라 부르지만, 인격은 오히려 성격에 가깝고, 게다가 그 사람 자신이라는 의미를 나타내는 말로서 사용되는 일이 많은 것처럼 생각된다. 그러나 인격이라는 말은 매우 막연하여, 엄밀하게 받아들이는 것은 곤란하다.

이 인격의 장애를 인격장애(personality disorder)라 하지만 이것은 이제까지 언급해온 정신질환 · 정신장애와 같은 수준에 두는 것은 반드시 적절한 것은 아니다. 이 점에 대해서는 후술한다.

인격에 관한 사고방법은 다양하며, 어느 하나로서 완성된 것은 아니다. 다만, 부분적으로 몇 가지 점은 타당성을 갖고 생각되어 왔다.

a. 인격형성의 배경

우선, 인격경향에는 유전적인 것을 포함한 생물학적인 배경이 있다는 것이다. 이것은 일란성 및 이란성 쌍둥이의 비교연구를 배경으로 한다. 그러나 쌍둥이라도 인격이 모든 것에 걸쳐서 같은 것은 아니다. 인간의 기본적인 활동성, 감정 면에서의 근본적인 기분, 기본적인 행동특성이라는 이른바 내부감정에서의 기본에 있어서 일치도가 상당히 높은 경향이 있다는 것이다.

한편, 인격은 생물학적 기반만으로 형성되는 것은 아니며, 성장발달에서의 대인관계에 유래하는 부분이 크다는 것은 말할 것까지도 없다. 따라서 "가문과 가정환경"의 양쪽에서 인격은 형성된다. 또한, 현재는 별로 받아들여지지 않고 그 타당성을 의심하는 경향도 있으나 크레치머(Kretschmer)의 연구에서는 체격과 인격의 사이에는 일정한 관계가 있다고 생각되고 있다.

b. 인격의 분석

인격 중 지적인 면은 지능검사에 의해서 알 수 있으나, 성격에는 다양한 인격검사가 사용된다. 그러나 질문지법과 같이 본인의 자기진술에만 의존할 수는 없으며, 한편, 투영법과 같이 정신분석에서 말하는 무의식층에서의 "저항"(➡ 심화학습 ①)을 결과의 해석에 가미하면, 이론적으로 곤란한 문제도 생긴다. 인격의 복잡성을 생각하면 인격의 치우침이나 장애는 보다 곤란한 문제가 된다. 따라서 심리 면이 아니라 행위만을 문제 삼아 인격 그 자체를 묻지 않는 행동주의적인 개념도 생긴다.

c. 인격장애의 파악방법

조작진단에서도 인격장애를 질병과 병렬시키지 않는 것도 많다. DSM(미국 정신의학회의 분류)에서는 제1축의 질병과는 별도로, 제2축에 인격의 장애를 두고 있다. 이 경우, 질병과는 별개의 수준에서 인격의 양상을 생각하는 것인데 임상의 실제에서는 질병과 마찬가지로 중요하다.

일반적으로 인격장애의 분류는 일정한 이론에 따라서 분류하기보다는 구체적인 기술에 유념하여, 유형적으로 나누는 편이 좋다고 생각한다. 이제까지 인격장애의 분류는 여러 가지 시도

심화학습

① 저항

정신분석을 제창한 프로이드(S. Freud)가 시행한 자유연상법은 환자의 무의식에 접근하려고 하는 것이었다. 그런데 이윽고 환자는 의식적으로는 연상을 분석의사에게 보고하려고 하는데도, 연상이 두절되거나, 잘못 말하거나, 말을 머뭇거리거나 하여 진척되지 않는 것을 알아차렸다. 프로이드는 이 현상은 환자가 의식적으로 치료자에게 반항하고 있는 것이 아니라 환자의 무의식에 억압되어 있는 것을 자유연상법에 의해서 의식화시키려고 하기 때문에 일어나는 방어 때문이라고 생각하여, 이 현성을 "저항"이라 불렀다. 그는 이 저항은 전이, 무의식과정, 유아기 체험과 함께 정신분석의 인간 이해를 특징짓는 중요한 개념으로 하였다.

표 1 ICD-10 인격장애의 하위분류와, 슈나이더 및 크레치머의 유형과의 대응

301 ICD-10의 인격장애		Schneider	Kretschmer
F60.0	망상증	민감성 자신결핍자 광신자 편집성 우울자	
F60.1	분열형	정서 결여자	분열증질
F60.2	반사회성	기분이 쉽게 바뀌는 자 정서 결여자 의지 결여자	
F60.30	정서불안정성 · 충동형	폭발자	
F60.31	정서불안정성 · 경계형의 일부	기분이 쉽게 바뀌는 자	
F60.4	히스테리성	현시자	
F60.5	강박성	강박성 자신결여자	
F60.6	불안성 (회피성)		
F60.7	의존성	무력자	
(F34.0	기분순환증)	발양자 우울자	순환병질

[永島正紀 : 도설 임상 정신의학 강좌 5. p.197, medical view사, 1988에서 변경]

가 이루어져 왔다. 예컨대 앞에서 언급한 크레치머(Kretschmer)의 분류가 있으며 융(Jung)은 내향 · 외향이라는 심적 에너지의 방향으로 나누고, 슈나이더(Schneider)는 인격장애의 결과 자기가 고뇌하는지 주위가 고뇌하는지를 가미하여 유형화하였다. 이들은 어느 것도 각각에 보아야 할 부분이 있으나, 어느 하나만으로 충분한 것은 없다.

이 책에서는 주로 ICD-10에 기초한 유형에 대해서 언급하기로 한다. 표 1에 ICD-10과 슈나이더 및 크레치머의 분류와의 대응을 나타냈다.

2. 인격장애의 유형

a. 분열형 인격장애

분열형 인격장애는 분열증에서의 무관심, 소통성의 부족, 자폐, 무감동 등과 유사한 인격경향이 전경에 서는 것이다. 다른 사람과의 교류가 적고, 가족과도 밀접한 관계를 갖지 않는다. 사회적으로 초연해 있고, 좁은 영역에서 밖에서 이룰 수 없는 것 같은 성과를 올리는 일도 있으나, 과도하게 공상과 반성에 몰두하여 사람을 접근시키지 않고, 고립된 생활을 한다. 따라서, 친밀한 친구와 신뢰할 수 있는 인간관계를 갖지 않는다. 분열증의 단순형과의 감별이 가끔 곤란하다.

b. 편집성 인격장애

예부터 편집광이라 일컬어진 성격의 대부분이 편집성 인격장애이다. 모든 것을 악의로 받아들이고 의심이 많으며 피해자의식이 강하고 제멋대로 일방적인 의미부여를 한다. 다른 사람으로부터 배척당하거나 거절당하는 것에 과도하게 민감하고, 일단 그러한 상황을 체험하면 계속 원한을 품게 되고 업신여김을 받거나 모욕을 당하거나 경멸되거나 한 일을 잊지 않는다. 때로는 배우자나 교제상대가 자기 이외의 사람과 관계를 맺고 있다고 이유 없이 의심한다. 과도한 자존심을 갖고 있으며 때로는 세상에 일반적으로 일어나는 일에 대해서도 "음모가 있다" 라고 근거 없는 의심을 갖는다. 분열증의 피해망상과 유사하다.

c. 불안성 인격장애

불안성 인격장애는 Schneider의 자신 결핍자에 상당한다. ICD-10에서는 회피성 인격장애 (avoidant personality disorder)라고도 불린다. 언제나 긴장과 걱정이 감정을 지배하고 있고, 또한 자기가 사회에 부적격하고, 인품에 매력이 없으며 다른 사람과 비교해서 어딘가 열등하다고 생각하여 자신감을 가질 수 없다. 따라서, "다른 사람으로부터 비판 · 거부된다면"이라고 과도한 긴장과 걱정에 사로잡혀 언제나 흠칫흠칫한다. 나를 좋아한다고 확신할 수 없으면 다른 사람과 관계하는 것에 마음이 내키지 않고 다른 사람과의 접촉을 수반하는 사회적 · 직업적 활동을 회피한다.

d. 의존성 인격장애

자기의 일을 자기 혼자서 할 수 없다는 두려움이 있고, 자기를 무력하고 불완전하고 정력이 부족하다고 느끼며 혼자서 있으면 불안과 무력감을 느낀다. 그래서 자기 생활상의 결정을 다른 사람에게 의지하려고 하고, 다른 사람으로부터의 조언이나 보증이 없으면 결단할 수 없다. 그 결과, 다른 사람의 요구나 의사에 지나치게 따르고, 의존하고 있는 상대방에게는 가령 정당한 것이라도 요구하지 않는다. 또한, 친밀한 관계를 갖고 있는 사람으로부터 버림을 받고 있는 것은 아닌가라는 두려움에 사로잡힌다.

e. 강박성 인격장애

과도한 의심과 경계감정이 기본에 있으며, 정신적으로 고집이 세다. 규칙, 순서, 예정 등에 연연한다. 지나치게 성실, 고지식하고, 또한 인간관계를 깨뜨릴만큼 몰입하고, 완벽주의 때문에 일을 마지막에 할 수 없다. 때로는 자기가 하는 방법에 정확히 따르도록 다른 사람에게 강요한다. 사회관습에 대해서 획일적이고 융통성이 없는 일도 있다.

f. 반사회적 인격장애

프러스트레이션(frustration)이나 좌절체험에 대한 내성이 낮고, 폭력적인 공격성의 발산에 치닫기 쉽다. 때로는 지속적으로 자극을 받기 쉬워진다. 다른 사람의 감정에 대해서 냉담하고 무관심하며, 다른 사람을 비난하는 경향을 갖고, 사회와의 충돌을 합리화하는 경향이 현저하다. 인간관계를 구축하는 것이 곤란하지 않음에도 불구하고, 지속적인 인간관계를 유지할 수 없다. 죄악감을 느낄 수 없으며 벌을 받아도 나아지지 않는다. 사회적 규범, 규칙, 책무에 대해서 현저하게 무책임하고 무시한다.

g. 정서불안정성 인격장애

감정이 불안정하기 때문에 결과를 생각하지 않고 충동에 기초하여 행동하는 경향이 뚜렷하다. 미리 계획을 세우는 능력이 매우 부족하다. 강한 노여움이 돌발하고, 자주 폭력행위를 하게 된다. 이러한 충동행위는 다른 사람으로부터 비난을 받거나 방해를 받으면 더한층 심해진다.

충동성이 전경에 있는 충동형과, 정서불안정, 자기상 또는 자아동일성(➲ 참고 1)이 명료하지 않고 공허감이 있는 경계형 인격장애가 있으나, 양자 모두 충동성과 자기통제의 결여라는 특징이 공통된다.

① 충동형 : 정서 불안정과 충동을 통제할 수 없는 것이 특징이다. 폭력이나 위협행위가 돌발한다.

참　고

1 자아동일성(ego identity)

에릭슨(E.H. Erikson)에 의한 정신분석적 개념이다. 정신발달을 이룩하는 과정에서 사람은 다양한 자기 측면(예컨대, 가족 중에서는 형, 학교에서는 고교생, 부의 활동에서는 캡틴 등)을 체험한다. 이들을 통합적이고 동시에 상호 모순 없이 떠맡아 다른 사람이나 집단과의 사이에도 연대감을 공유하는 가치관을 갖고 기초를 세우는 자기상을 말한다

② 경계형 : 정서 불안정성의 특징 이외에(성적인 것을 포함) 자기상이 명료하지 않거나 혼란하여 있다. 끊임없이 공허감이 있다. 격심하게 불안정한 인간관계에 들어가 버리는 경향을 가지며 이 때문에 감정적인 위기를 반복하여 자포자기가 되지 않도록 과도한 노력, 자살의 위협이나 자해행위를 수반한다.

이러한 경계형 인격장애(borderline personality disorder; BPD)는 현대의 청년기 임상에서는 중요하고 동시에 치료곤란한 대상이다. DSM-Ⅳ에서는 표 2와 같은 특징을 들고 있는데 (1)에 열거되어 있다. 다른 사람, 특히 치료자로부터 버림을 받는 것은 아닌가라는 두려움과 그것을 회피하려고 하는 노력은 치료에서 여러 가지 문제를 나타내고, 또한 (2)의 다른 사람을 good과 bad의 두 극단으로 나눠버리는 태도는 정신분석에서의 분열(splitting) (➔ 심화학습 ②)의 기전과의 연관성으로 흥미가 있다.

h. 히스테리성 인격장애

과장되고 연기적인 자기표현과 천박하고 불안정한 감정의 표출이 특징이며 피암시성이 풍부

표 2 DSM-Ⅳ-TR에서의 경계성 인격장애(발췌)

301.83 경계성 인격장애(borderline personality disorder)

대인관계, 자기상, 감정의 불안정 및 현저한 충동성의 광범위한 양식이며 성인기 조기에 시작하여 여러 가지 상황에서 명백하게 된다.
아래의 것 중 5개(또는 그 이상)로 나타낸다.
(1) 현실적으로, 또는 상상 속에서 버림받는 것을 피하려고 하는 모양새에 개의치 않는 노력.
(2) 이상화와 깎아내림의 양극단을 요동침으로써 특징지어지는 불안정하고 격심한 대인관계 양식.
(3) 동일성 장애 : 저명하고 지속적인 불안정한 자기상 또는 자기감
(4) 자기를 손상시킬 가능성이 있는 충동성이고, 적어도 2개의 영역에 걸친 것 (예 : 낭비, 성행위, 물질남용, 무모한 운전, 무리하게 먹음).
(5) 자살행동, 거동이나 기색, 위협, 또는 자해행위의 반복.
(6) 현저한 기분반응성에 의한 감정불안정성(예 : 보통은 2, 3시간 지속되며, 2, 3일 지속되는 일은 드문, 에피소드적으로 일어나는 강한 불쾌기분. 안절부절못함, 또는 불안)
(7) 만성적인 공허감
(8) 부적절하고 격심한 노여움, 또는 노여움 제어의 곤란(예 : 자주 짜증을 낸다, 언제나 화내고 있다. 맞붙어 싸우는 것을 반복한다).
(9) 일과성 스트레스 관련성의 망상모양 관념 또는 중증의 해리성 증상.

[APA (편) 高橋三郎 외(역) : DSM-Ⅳ-TR 정신질환의 분류와 진단 안내서. p. 675, 醫學書院, 2002에서]

심화학습

② 분열(splitting)

분열(splitting)은 분열증적인 분열을 의미하는 경우도 있으나, 그것과는 다른 특수한 술어로서 정신분석에서 사용되는 경우가 있다. 가장 유명한 것은 클라인(M. Klein)의 개념이다. "대상의 분열"은 유아에 있어 원시적인 방어기전이지만, 이에 수반해서 "좋은 자기"와 "나쁜 자기"라는 자아의 분열이 일어난다고 한다. 이러한 대상을 양분하는 것은 예컨대, 경계형의 심성의 이해에도 응용된다.

하다. 또한 자기의 신체적인 매력을 추구하여 열중한다. 자기가 주목을 받는 표적이 되는 것 같은 외관이나 행동을 취한다. 자기중심적이고, 제멋대로이며 한편으로 다른 사람에게 이해를 해 주었으면 하는 열망을 갖는다. 감정은 상처받기 쉬우며, 욕구달성을 위해서 다른 사람을 조작한다.

B. 행동(습관 및 충동)의 장애

행동의 장애에서는 자기 자신 또는 다른 사람을 손상시키는 등의 행위, 게다가 그 반복이 특징이다. 멈추려고 하는 의지는 있기는 하지만 이들의 행위를 자기 통제할 수 없는 것이 특징적이다. 어떤 경우에는 범죄로서 명백해지는 일도 있으며 치료의 대상으로서 보아야 할지 어떨지에 대해서는 논의의 대상이 되는 경우도 있다.

물론, 본인이 자기 통제를 할 수 없고, 동시에 어떻게든 하려고 절실하게 바라고 있는 경우는 정신과라도 가능한 한 지원하려고 하는 것이 이들의 상태에 과한 기본적인 자세이다. 여기서는 그 중에서도 주된 것에 대해서 간단히 언급하기로 한다.

1. 병적 도박

병적 도박에서는 반복되는 빈번한 도박행위가 있고, 예컨대 자기 일에 지장이 가는 다액의 부채, 또는 법률위반에 의한 도박용 금전의 인출이 이루어진다.

또한 부채의 지불을 회피하려고 한다. 다른 장애와 마찬가지로 도박을 하고 싶다는 충동을 억제하는 것이 곤란한 것이 특징이다. 물론 단순한 돈벌이나 즐거움을 위한 도박과는 구분 짓는다. 이 경우에는 상당한 손실에 도달하여 자기나 가정의 위기가 닥쳐오면, 병적 도박자와는 달리 도박을 중지한다.

2. 병적 방화

금전의 착취나 복수라는 명확한 동기가 없고, 불이 탄다는 것, 또는 소화활동이 이루어지는 것에 흥미를 나타내어 반복해서 방화를 하는 것을 병적 방화라 한다. 스트레스를 풀기 위해 이루어지는 것이 이 안에 포함되는 경우가 있다.

3. 병적 절도

병적 절도는 절도 그 자체가 목적이다. 훔친 물품의 환금이 목적이거나, 자기가 그 물품을 탐이 나서가 아니다. 가정의 주부 또는 젊은 여성 등의 훔치기 행동의 일부도 이 안에 포함시킬 수 있는 경우도 있다.

4. 발모증

발모증이란 발모(머리카락을 뽑음)함으로써 만족감을 얻는 것이다. 이러한 자기 파괴적 활동은 일종의 피학증(masochism)이라 생각할 수도 있고, 또한 경우에 따라서는 손목자해증후군(➡ 참고 2)과 유사한 심적 기전을 갖는 경우도 있다.

참 고

2 손목자해증후군(wrist cutting syndrome)

주로 사춘기, 청년기의 정서발달장애이며 사소한 실의의 체험에 유발되어 주로 손목을 면도칼로 자르는 것이다. 분명한 동기가 명확하지 않은 경우도 많다. 몇 번이나 자해를 하고, 자살에 이르는 경우는 적다. 흐르는 피를 보고 제정신으로 돌아와, 오히려 개운해하는 경우도 많다. 일종의 자기 파괴 행위로도 이해할 수 있다.

C. 성의 장애

여기서는 성기능 그 자체의 장애가 아니라 성에 관한 동일성, 또는 보통과는 다른 성의 대상이나 기호가 문제가 된다.

1. 성 동일성 장애

성 동일성 장애란 선천성의 자기의 육체적인 성과 정신적인 성의 어긋남으로부터 발생하는 것이다. 어릴 적부터 자기가 타고난 육체적인 성에 불쾌감을 갖고 있고, 대부분은 호르몬 치료를 받는다. 때로는 자기의 육체적인 성과 반대의 성을 자각한 생활을 하며 복장을 바꾸기도 한다.

물론 반음양이나 성염색체 이상 등의 장애나 정신분열증 등의 정신장애는 이 안에서 제외한다. 그 중에는 이러한 불일치 때문에 괴로워하고, 자살까지 이르는 증상사례도 있으며, 최근에는 일본에서도 차츰 이러한 사람들에 대한 외과수술 치료를 인정하는 방향이 취해지고 있다.

2. 성 기호장애

성 기호장애란 보통의 성의 대상과는 다른 대상에 성적인 만족을 느끼는 것이다. 이 중에서 노출증이나 착시증은 범죄행위로서 질병의 대상과는 별개의 형태로 다루어지는 경우가 있다. 또한, 페티시즘(fetishism) 중, 이성의 복장을 착용함으로써 성적 흥분 내지는 만족을 얻는 상태는 성 동일성 장애에서의 복장도착증 등과는 다르다.

또한, 고통을 받음으로써 성적 흥분을 느끼는 것을 피학증(masochism)이라 하고, 반대로 고통을 주는 것을 기호로 하는 것을 사디즘(sadism)이라 한다.

D. 물리 · 작업치료와의 관련사항

1. 물리 · 작업치료를 진행시킴에 있어, 환자를 이해하는 것은 반드시 필요하지만 특히, 환자의 인격을 이해하는 것은 중요하다. 다만 이 단원에서 언급한 인격장애에는 일반적인 인격보다 상당히 동떨어진 것도 있다.

2. 인격이나 행동 장애의 대부분은 질병이라기보다는 인품을 나타내는 것이기 때문에 그 자체를 치료의 대상으로 하는 것은 곤란하지만, 환자의 전체적인 이해 속에서는 중요하다.

■ 복습의 요점

1. 인격장애에는 정신의학의 진단체계 속에서 특별한 자리매김이 되어있다.
2. 현대에 문제로 되어있는 것에 경계형 인격장애가 있다.
3. 최근에는 성 전환수술을 포함하여 성 동일성 장애가 치료의 대상으로 되어가고 있다.

제 14 장 정신지체

학습목표

- 정신지체의 지능발달장애의 정도에 의한 분류 및 사회생활면에서의 장애를 학습한다.
- 정신지체를 초래하는 원인과 그 주된 것의 특징에 대해서 학습한다.
- 정신지체의 예방, 진단과 치료, 복지 등의 사회적 처우에 대해서 학습한다.

A. 정신지체란?

1. 개념

정신지체(mental retardation)란 정신의 발달정지 또는 발육부전의 상태이며 발달기에 명백해지는 인지, 언어, 운동 및 사회적 능력 등 지능수준에 관계되는 능력의 장애를 특징으로 하고, 그 결과 사회생활에 대한 적응이 곤란해지는 상태를 말한다. 따라서 단일 병명이 아니라 원인은 다양하다. 이전에는 정신박약(mental deficiency)이라 일컬어졌으나, 현재는 사회적 행정적으로는 지적 장애라 한다.

2. 빈도

일반 인구에서의 발생빈도는 2~3% 전후이다. 미성년자의 정신지체자 중, 경증인 사람은 성장함에 따라 사회적응성을 획득하므로 취학 시에 조사하면 빈도는 조금 더 높아 3~4%에 이른다.

정신지체에서는 경증 지체가 가장 많아 70~80%를 차지하며 중등도 지체가 10~20%, 중증 · 최중증 지체가 약 5%라 한다. 또한 여자보다 남자 쪽이 약간 많다고 한다.

3. 분류

a. 지능발달장애의 정도에 의한 분류

정신지체의 정도는 지능검사의 결과 얻어진 지능지수(IQ)를 기준으로 하여 분류되어 있는 것이 보통이지만, 호칭이나 분류기준에는 연구자나 나라에 따라서 약간의 차이가 있다. 또한 IQ의 숫치는 절대적인 것이 아니고, IQ와 일상생활능력의 정도와는 반드시 일치하는 것이 아니다.

아래에, ICD-10에 기초하여 언급한다(표 1).

(1) 경증 정신지체(mild mental retardation)

IQ가 50~69의 범위 내의 것이며 경우(debility)라고도 불리고 있었다. 언어습득이 얼마간 지체되기는 하지만, 대부분은 일상 필요한 말을 사용하고, 독립된 생활이 가능하다. 실지의 능력이 요구되는 일을 시행할 잠재적인 힘을 갖고 있기 때문에 그들의 능력을 향상시켜 사회적 불이익을 보완하는 등의 교육이 필요하다.

한편, 추상적 사고와 같은 고등 정신활동은 불충분하고, 정서적 및 사회적으로 현저하게 미숙한 경우에는 결혼이나 육아 등에 대처능력은 부족하여 문화적 전통이나 관습에 따르는 것은 곤란하다. 정신연령은 8~12세 정도이다.

표 1 정신지체의 분류

	ICD-10에 의한 IQ 카테고리	일본의 관용 IQ	정신연령
경계지능	70~80		
경증 정신지체	50~69	50~70 (경증)	8~12세
중등도 정신지체	35~49	20~50 (중등도)	6~9세
중증 정신지체	20~34		3~6세
최중증 정신지체	0~19	0~20 (중증)	

[堺 俊明 : 도설 임상 정신의학 강좌 5. 성인의 정신의학[A], p.177, medical view사, 1988에서]

(2) 중등도 정신지체(moderate mental retardation)

IQ가 35~49의 범위의 것이며 언어의 이해나 표현의 발달이 나쁘고, 신변처리나 운동능력의 발달도 지체되어, 평생 보호가 필요한 경우도 있다. 성인이 된 후부터는 과제가 주의 깊게 구성되고 숙련된 감시 하에서는 단순하고 실제적인 일은 가능하지만, 완전히 독립된 생활은 곤란하다. 이 그룹에서는 여러 능력 사이의 차이가 뚜렷하여, 언어적 과제보다도 시공간 기능에서 보다 높은 수준에 도달하는 사람, 서투름이 뚜렷하기는 하지만 사회적 교류나 단순한 대화를 즐기는 사람 등도 있다. 대부분에 기질적 병인이 존재한다. 정신연령은 6~9세 정도이다.

(3) 중증 정신지체(severe mental retardation)

IQ가 20~34의 것을 말하며 임상증상이나 기질적 병인, 합병증의 존재 등은 중등도 정신지체와 유사하고, 대부분에 현저한 운동장애가 인지된다. 정신연령은 3~6세에 도달하지만, 사물을 정확히 이해하여, 적응해가는 것은 곤란하고, 일상생활에서의 신변처리에도 다른 사람의 보조를 필요로 하는 경우가 많으며, 독립된 생활을 하기는 어렵다.

일본에서는 종전에 중등도와 중증을 합쳐서 치우(imbecility)라 불렀다.

(4) 최중증 정신지체(profound mental retardation)

IQ가 20미만이며 백치(idiocy)라고도 불렸다. 언어의 이해도 표현도 거의 발달되지 않고, 다른 사람과의 의사소통도 곤란하며 움직이는 것도 현저하게 제한을 받아 실금도 관찰되는 등 전면적인 보조를 필요로 한다. 대부분은 뇌의 기질적 장애에 의해서 여러 가지 신체기형, 경련발작 등을 합병하는 경우가 많다.

(5) 경계지능(borderline intellectual functioning)

IQ가 70~80의 범위의 것을 말한다.

b. 원인에 의한 분류

발생원인에 따라 다음의 3군으로 나뉜다.

(1) 지능의 정규분포의 하위군에 속하는 정신지체

정상지능군으로부터 연속적으로 이행하는 것이며, 생리적 정신지체라고도 불린다. 가족 내에 정신지체자가 있는 비율이 높고, 유전 소인의 관여도 크다. 정신지체자의 70% 전후를 차지하지만, 그 정도는 비교적 가볍고, 투박하고 큰 신체적 이상을 수반하는 일은 없다.

(2) 병리적 원인에 의한 정신지체

출생 전 또는 출생 후의 발달기간 중에 중추신경계의 손상에 의해서 일어나는 것이며 다양한 원인이 있다(표 2). 대부분은 뇌 및 신체 각부의 형태적 · 기능적 이상을 수반하고, 정신지체의 정도도 무겁다(그림 1).

(3) 심리적 · 환경적 원인에 의한 정신지체

유아기에 학습이 이루어지는 것 같은 환경이 전혀 주어지지 않았기 때문에 일어나는 것이다. 또한, 타고난 맹(blind)이나 농(deaf) 등의 감각기의 장애가 있고, 방치된 경우에도 지능의 발달이 장애를 받는 일도 있으나 일본에서는 매우 드물다.

표 2 병리성 정신지체를 초래하는 원인

감염 및 중독
- 출생 전 : 선천매독, 톡소플라스마증, 에이즈, 선천성 풍진증후군, 태아성 미나마타병, 태아성 알코올증후군 등
- 주산기 · 출생 후 : 뇌염 · 뇌증 · 수막염 후유증(일본뇌염, 종두 후 뇌염, 백신접종 후 뇌염 등), 핵황달(빌리루빈뇌증)

외상 또는 물리적 작용
- 출생 전 손상 : 태내에서의 무산소증, 방사선 조사
- 주산기의 기계적 손상 : 여러 가지의 원인에 의한 난산 때문인 것이 많다.
- 출산 시의 질식 : 태반 조기박리, 전치태반, 제대 전락 등에 의한 태반 순환장애
- 생후의 손상 : 뇌 좌상, 생후의 질식, 뇌경색 등

대사, 발육 또는 영양장애
- 선천성 대사장애 : 아미노산 대사이상(페닐케톤뇨증), 당질대사이상, 지질대사이상, 핵산대사이상, 금속대상이상 등
- 내분비 장애 : 크레틴병

투박하고 큰 뇌질환
- 결절 경화증, 스터지-웨버(Sturge-Weber)병 등

출생전의 원인불명인 영향
- 소두증, 선천성 수두증(뇌수종), 뇌회 형성이상(무회뇌, 소회뇌, 대회뇌 등), 대두증
- 선천성 천공뇌, 기타의 두개골 기형을 수반하는 것(협두증 등)

염색체 이상
- 상염색체의 이상 : 다운(Down)증, 고양이울음증후군 등
- 성염색체의 이상 : 클라인펠터(Klinefelter)증후군, 터너(Turner)증후군, XXY개체 등

기타의 원인
- 미숙아에 수반하는 것

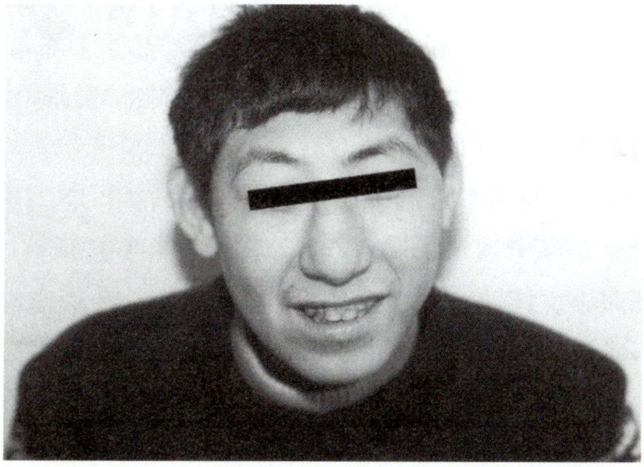

그림 1 **소두증에 의한 정신지체**
머리둘레 증대가 현저한 지체가 관찰된다
(머리둘레 42 cm)

B. 빈도가 높은 정신지체

여기서는 임상에서 다루어지는 일이 많은 정신지체에 대해서 개략적으로 해설한다.

1. 생리적 정신지체

대략 정규분포를 나타내는 지능지수의 평균을 100, 표준편차를 15라 하면, 생리적 정신지체는 표준편차의 2배 이상의 편차를 나타내는 지능지수 70 이하의 지능 하위그룹이 해당된다.

대부분은 경증 내지는 중등도의 정신지체에 속하고, 운동기능의 발달도 더디다. 일상생활은 학령기에 도달하면 자립할 수 있고, 교육에 의해서 상당한 정도의 지식이나 기능을 습득해서 사회생활에 적응할 수 있는 사람이 많지만, 새로운 상황을 판단하여, 정확하게 처리하는 능력이 부족하다. WISC검사에서는 언어성 IQ보다 동작성 IQ 쪽이 높고, 동작적 · 구체적 · 경험적 조작의 단계로부터 논리적 · 추상적 조작의 단계로 진전되기 어렵다.

환경의 영향을 받기 쉬우며 풍족한 환경에서는 단순한 노동의 숙련자가 될 수 있으나, 열악한 환경에서 어렸을 적에 도덕적 관념이 확립되지 않으면, 사회적 문제행위를 일으키는 경우도 있다.

2. 뇌성마비를 수반하는 정신지체

뇌성마비(cerebral palsy)에서는 자주 정신지체를 수반하고, 그 약 50%는 IQ 70 이하이다.

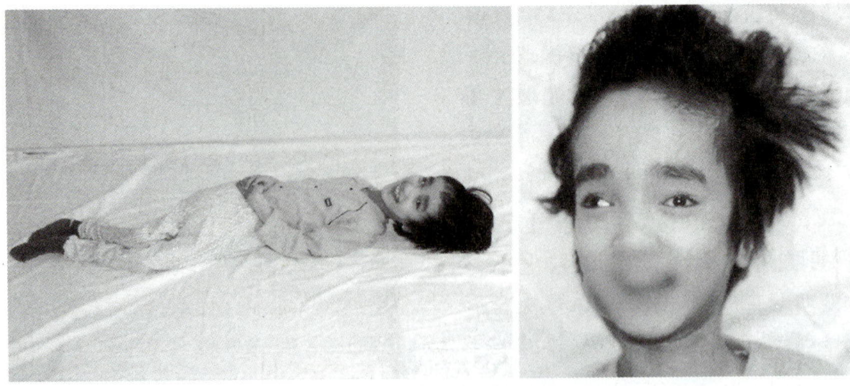

A B

그림 2 **수두증에 의한 대두증**

A: 자리보전상태(중증 심신장애), B: 머리둘레의 비정상 증대(66cm)와 안위 (eye position)의 이상

뇌성마비의 병형은 경직형(spastic type)과 아테토시스형(athetotic type)으로 나누어 지는데, 대뇌피질이나 백질에 장애를 나타내는 경직형에서 중증의 정신지체를 합병하는 경향이 있다. 또한 일찍부터 간질발작을 합병하는 것일수록 지능장애의 정도가 중증이다.

원인으로는 미숙아나 주산기의 장애가 많다. 또한 신생아기에 모자간의 Rh형 혈액형 부적응(모친 Rh-)에 의해서 태아 적아구증이 일어나고, 대뇌기저핵이 고농도의 빌리루빈에 의해서 장애를 받는 핵황달(nuclear icterus)도 있다.

지능과 운동장애가 모두 중증의 중복장애를 나타내는 사람을 중증 심신장애아(자)라 부르는데(그림 2), 뇌성마비에 의한 것이 많으며 간질발작이나 감각기장애, 행동 · 정서면의 이상 등을 수반하는 일이 많다.

최근에 뇌성마비 유아의 초조기 요육이 활발하게 시도되고 있으며 운동장애가 경증으로 그치면 합병하는 정신지체도 가벼워지는 가능성이 있다.

3. 간질을 수반하는 정신지체

간질 중에서도 영유아기의 증후성 전반간질, 뇌 기질장애를 갖는 국소화 관련 간질은 정신지체를 일으키기 쉬우며 간질발작이 자주 발생하고 난치일수록 정신지체도 중증이 되며, 사고나 행동의 느려짐, 점착성 등 성격의 치우침을 나타내는 것이 많다. 생후 1년 이내에 발병하는 웨스트(West)증후군이나 유아기의 레녹스-가스토(Lennox-Gastaut)증후군의 대부분에서는 정신발달이 지체된다.

학동기(아동기) 이후에 발병한 특발성 전반간질은 지능발달에 별로 영향을 주지 않는다〔제8장 C.2.a항 "전반간질"(☞183쪽) 참조〕.

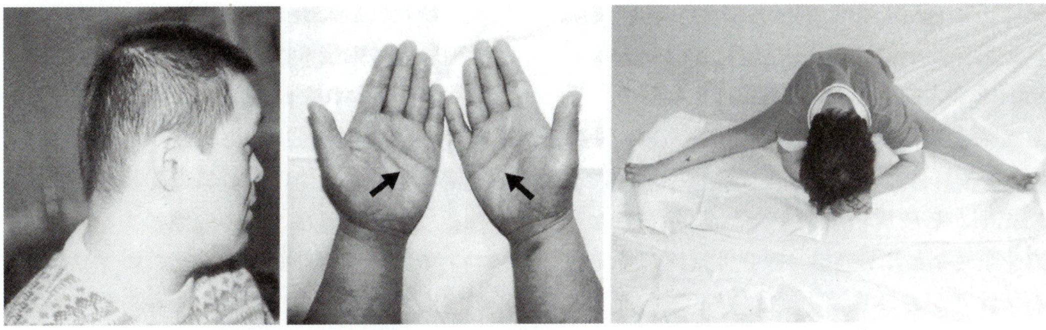

A B C

그림 3 다운(Down)증
A: 두개골의 전후직경이 짧다(단두형). B: 손가락은 짧고, 원숭이선이 관찰된다(화살표).
C: 전신의 근 긴장저하와 관절 과신전

4. 다운(Down)증후군

다운(J.L.H. Down)에 의해서 그 얼굴모양이 유럽인에서도 몽고인종에 닮았다는 이유로 몽고증(mongolism)이라 이름붙인 정신지체의 특수형이다. 전체 출생아 1,000명 중에 1~2명의 비율로 관찰되며, 모친의 고령출산에서 빈도가 증가한다.

오늘날에는 염색체 이상에 의해서 일어난다는 것이 밝혀졌고, 대다수에서는 상염색체 G군의 No. 21이 3개 있으며[21 트리소미(21 trisomy)], 전체 염색체 수가 47개 있다(정상에서는 46개).

가장 특징적인 증상은 특이한 얼굴모양이다. 안열(fissure optica)이 좁고 내하방으로부터 외상방으로 치붙어 비스듬한 위치를 나타내며 두 눈의 간격이 넓다. 약 80%에 내안각 췌피(epicanthus: 내안각의 피부의 주름)가 인지된다. 자주 사시나 안구진탕이 관찰된다. 이개(auricle)는 얇고 작으며, 혀는 크고 주름이 많다. 치열도 고르지 않다. 두개골은 단두형이고, 경부는 굵고 짧으며, 신장(키)도 작다(그림 3A). 손가락은 짧고 제5지는 자주 내방으로 만곡하고, 굴곡선이 1개이며 중지골의 형성이 나쁘다. 손바닥은 편평하고, 무지구(thenar eminence), 소지구(antithenar eminence)의 발달이 나쁘며 원숭이선이 관찰된다(그림 3B).

전신의 근 긴장은 저하되고, 관절은 과신전된다(그림 3C). 심 기형의 합병도 많고(50%), 항체 생성능력의 저하 때문에 용이하게 감염증에 걸리기 쉽다. 또한, 조기 노화하여 알쯔하이머(Alzheimer)병과 유사한 뇌 병리소견을 나타낸다. 간질발작의 합병은 적다.

정신지체는 중등도~중증의 것이 많지만, 붙임성이 있고 고분고분한 성격 때문에 사회에 적응하기 쉽다.

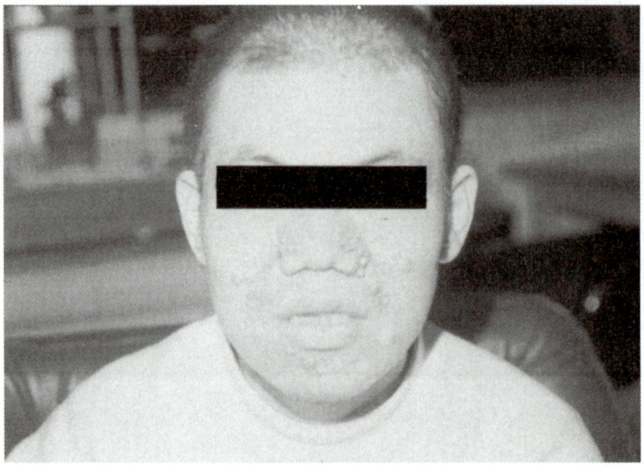

그림 4 결절경화증
양쪽 볼 부분에 피지선종이 관찰된다.

5. 결절경화증

결절경화증(tuberous sclerosis)은 정신지체, 경련발작, 안면부의 피지선종(adenoma sebaceum)을 3대 주징후로 하는 우성 유전성 질환이다.

피지선종은 양쪽 볼 부분에 좌우 대칭성으로 관찰되며(그림 4), 5세 무렵까지에 약 절반이 출현한다. 초발증상으로서 영유아기부터 피부 백반이 관찰되는 일이 있다. 뇌실 내나 안저 등에도 마찬가지의 선종성 결절이 다발하고, 때로는 석회화가 일어난다.

6. 페닐케톤뇨증

페닐케톤뇨증(phehylketonuria; PKU)은, 선천성 대사장애에 의한 정신지체 중에서도, 그 병태생리가 처음으로 해명되어 조기치료가 가능해진 질환이다.

간(liver)에서의 페닐알라닌 수산화효소의 선천성 결손 때문에 음식물로서 섭취된 페닐알라닌(phenylalanine)이 타이로신(tyrosine)으로 정상적으로 대사되지 않고, 조직 내 및 혈중에 축적하여 소변 중에는 페닐알라닌의 이상대사물질인 페닐 초성 포도당이 배설된다. 뇌장애의 발현기전은 중추신경계에서의 페닐 초성 포도당의 이상축적에 의한다고 생각된다.

발생률은 1만명에 1명 전후이고, 상염색체 열성 유전이다.

본증에서는 정신지체, 경련발작, 뇌파이상, 멜라닌색소 결손(적모, 백색피부) 등을 나타낸다. 정신지체는 생후 6개월에서 1년 이내에 시작되고, 조기치료가 이루어지지 않으면, 정신운동 흥분, 다동, 자극성 등을 수반하는 중등도 내지는 중증의 정신지체가 된다.

정신지체의 예방을 위해서는 조기진단이 중요하다. 생후 1주일 무렵의 혈액에 의한 간이 선별검사법에 의해서 혈중의 페닐알라닌의 높은 수치가 검출된다. 또한 소변으로부터도 검출할 수 있다. 본증이라고 진단된 본증 어린이에게 생후 3개월 이내에 낮은 페닐알라닌 · 밀크에 의한 치료를 시작하면, 정상적인 정신발달이 가능해진다. 그러나 치료의 시작이 생후 6개월 이후가 되면 그 효과는 떨어지게 된다.

페닐알라닌 부하시험에 의해서 본증의 헤테로(hetero) 보인자(유전병 인자를 가진 사람)를 발견할 수 있으므로 본증의 혈연자는 보인자끼리의 결혼을 피하도록 하면, 본증의 발생을 예방할 수 있다.

7. 크레틴병

크레틴병(cretinism)은 선천성 갑상선기능저하증(congenital hypothyroidism)에 의한 정신지체를 말한다. 갑상선 형성부전이나 갑상선호르몬 합성경로의 장애 등이 원인이 된다.

생후 6개월 무렵부터 신체발육의 지체, 두껍고 건조한 피부, 거대한 혀, 저체온 등의 증상이 나타나고 정신발달이 지체된다.

이 질환도 생후 조기의 혈액 선별검사에 의해서 조기에 발견할 수 있고, 갑상선호르몬에 의한 치료가 가능하다.

C. 정신지체의 의료

1. 수반증상

정신지체에서는 다양한 이상행동이나 문제행동, 정신증상 등을 수반하는 일이 많으며 정신지체가 중증이 됨에 따라 빈도도 높고 중증이 되는 경향에 있다. 구체적으로는 흥분, 노여움, 공격, 공포 등의 정신증상, 식사나 식사행동, 배설, 수면, 운동 (다동, 불온, 충동행위) 등에서의 이상이다.

이들에는 영유아기부터 발달의 단락(고비)에서 출현하는 비교적 지속적인 경우와 사춘기 · 청년기에 일시적으로 출현하는 경우가 있다. 대부분은 정신지체아를 에워싼 환경 속에서 다양한 갈등이 일어나고, 이들에 대한 반응으로서 표현되는 부적응행동이다. 갈등에 대한 반응역치(threshold)가 낮거나 자극에 대한 취약성이 큰 것에 더하여 표현방법이 미숙하기 때문에 각 개인에 특유한 단락적인 행동이나 상태로 표현된다. 이 경우 감별은 곤란하지만, 우울병이나 정신분열증 등을 합병하고 있는 경우도 적지 않다.

또한, 신체질환에의 이환, 기초질환의 악화 등의 경우도, 고통이나 증상을 언어표현에 의해서 전달하는 것이 불가능 · 불충분하기 때문에, 여러 행동에 의해서 표현되는 일이 있다.

따라서, 이러한 증상에 대해서는 가정이나 학교, 복지나 보건 · 의료의 각 관계자가 신속하게 연계하여 문제의 발견이나 파악에 노력하고, 환경조정을 포함한 대응이 중요하다. 특히 신체에 대해 충분한 관찰이나 검사, 의료적 대응은 반드시 필요하다.

2. 예방

(1) 유전성 질환에의 우생학적 배려

선천성 대사이상의 대부분은 상염색체 열성 유전이므로 가계에 그 소인이 의심되는 사람끼리 또는 근친결혼 등을 피함으로써 어느 정도의 예방이 가능하다. 또한 임신 13~16주 무렵에 양수 천자를 시행하여 얻어진 양수세포를 직접, 또는 배양 후에 분석함으로써 태아의 대사이상이나 염색체 이상의 진단이 가능하다.

(2) 뇌 기질성 장애의 예방

중증 심신장애아의 대부분은 임신 중부터 주산기 전후, 그리고 신생아기, 영유아기의 뇌장애에 기인하고 있기 때문에 알코올 섭취나 흡연의 제한, 풍진 예방을 포함하는 임산부에 대한 보건지도의 철저, 주산기의 충분한 관리, 영유아에 대한 보건지도가 중요하다. 특히, 핵황달은 출생 직후의 신생아에 대한 교환수혈에 의해서 예방이 가능하다.

(3) 조기의 발견과 치료에 의한 예방

선천성 대사이상이 있는 것은 신생아기의 집단선별검사로 조기발견에 의한 예방과 치료가 가능하다. 또한, 이들의 근친자에서도 보인자의 발견이 가능하고, 그 경우에도 어느 정도의 대처가 가능하다.

3. 진단과 감별진단

심리학적 소견과 신체적 소견을 종합적으로 고려하여 가급적 조기에 진단하는 것이 중요하다. 영유아기의 정신신체발달의 정도, 목의 안정감, 기립이나 보행시작의 시기, 배뇨 배변습관의 확립의 유무 등, 발육경력이 가장 참고가 된다. 정신지체가 중증이고, 신체증상이 존재할 때는 영아기의 진단이 가능하며 경증의 경우에는 2~5세 무렵에 주로 언어기능의 지체에 의해서 진단된다. 각종의 표준화된 지능검사나 발달검사도 유용하다. 취학예정 연령의 전후에는 이러한 검사가 하나의 기준으로서 이용된다.

감별진단으로서는 소아기까지는 심리사회적 요인에 의한 겉보기의 정신지체, 청년기 이후에서는 파과형 분열증, 기질성 정신장애 등이다. 한편, 사춘기나 청년기에 일으키는 심인성 정신운동 흥분은 정신분열증으로 오진되기 쉽다.

4. 치료, 관리(care), 재활

구체적으로는 아래와 같은 것을 열거할 수 있다.

① 선천성 대사장애나 크레틴병, 에이즈 등에 대한 조기의 원인적 치료이다. 수두증에 대한 뇌외과적 치료도 포함된다.

② 감각 통합요법〔제15장 ➲ 심화학습 ②(☞308쪽) 참조〕을 포함하는 조기부터의 발달촉진적인 훈련이나 간질발작의 억제는 지능장애의 진행을 방지하는 의미도 있다.

③ 정신증상이나 이상행동, 문제행동에 대한 생활지도나 행동요법, 항정신병약제를 포함하는 약물요법 등이다.

D. 사회적 처우

조금이라도 사회적응을 개선하고, 사회적 자립과 사회참여를 촉진하기 위해서는 의료와 교육, 복지, 직업면에서의 폭 넓은 시책과 지역에서의 지원이 중요하다. 정규화(normalization)를 예로 들면, 덴마크나 스웨덴에서의 지적 장애자시설의 처우개선을 출발점으로 제창되어 있고, 그 사상은 "지적 장애자의 권리선언" 〔국제연합, 1971〕에 반영되어 있다(표 3).

또한, 이제까지 행정의 각 분야에서 사용되어온 "정신박약(아 · 자)"의 용어는 모두 "지적 장애(아 · 자)"로 개정되었다.

1. 교육

정신지체나 합병증의 정도에 따라서 유소아기부터 그 개인의 발달과 자주성을 최대한 보장하는 교육이 필요하다. 학교 교육법에 기초하여 특수교육(special education) 또는 장애아 교육으로서 양호학교나 특수학급에서 양호 · 훈련으로 실시되는 경우가 일반적이다. 경증의 경우는 보통교육 안에서 통합교육으로서 시행되는 경우도 있다.

2. 복지

18세까지는 아동복지법, 그 이상은 지적 장애자 복지법이 대응하고 있으나, 아동과 성인의

표 3 지적 장애인의 권리선언(1971년 12월 20일, 제26회 국제연합 총회 결의)

총회는

국제연합 헌장에 기초하여 한층 높은 생활수준, 완전고용 및 경제적, 사회적 진보 및 발전의 조건을 촉진하기 위해 이 기구와 협력하여 공동 및 개별의 행동을 취한다는 가맹국의 서약에 유의하여,

이 헌장에서 선언된 인권과 기본적 자유 및 평화, 인간의 존엄과 가치 및 사회적 정의의 여러 원칙에 대한 신념을 재확인하고,

세계 인권선언, 국제인권규약, 아동의 권리에 관한 선언의 여러 원칙 및 국제노동기구, 국제연합 교육과학문화기구, 세계보건기구, 국제연합 아동기금 및 기타의 관계기관의 헌장, 조약, 권고 및 결의에서 이미 설정된 사회의 진보를 위한 기준을 상기하고, 사회의 진보와 발전에 관한 선언이 심신장애자의 권리를 보호하고, 동시에 이들의 복지 및 재활을 확보할 필요성을 선언한 것을 강조하며,

지적 장애자가 많은 활동분야에서 그 능력을 발휘할 수 있도록 원조하며 동시에 가능한 한 보통의 생활에 그들을 받아들이는 것을 촉진하는 필요성에 유의하고,

몇몇 나라는 그 현재의 발전단계에서는 이 목적을 위해 한정된 노력 밖에 할 수 없다는 것을 인식하고,

이 지적 장애자의 권리선언을 선언하고, 동시에 이들의 권리보호를 위한 공통의 기초 및 지침으로서 사용되는 것을 확보하기 위한 국내적 및 국제적 행동을 요청한다.

1. 지적 장애자는 실제상 가능한 한도에서 다른 인간과 동등한 권리를 갖는다.
2. 지적 장애자는 적절한 의학적 관리 및 물리치료 그리고 그 능력과 최대한의 가능성을 발휘시킬 수 있는 교육, 훈련, 재활 및 지도를 받을 권리를 갖는다.
3. 지적 장애자는 경제적 보장 및 상당한 생활수준을 향유할 권리를 갖는다. 또한 생산적 일을 수행하고, 또는 자기의 능력이 허용하는 최대한의 범위에서 기타의 의미 있는 직업에 취업할 권리를 갖는다.
4. 가능한 경우는 언제나, 지적 장애자는 그 가족 또는 양육 부모와 동거하고, 각종의 사회생활에 참여해야 한다. 지적 장애자가 동거하는 가족은 부조를 받아야 한다. 시설에서의 처우가 필요하게 되는 경우에는 가급적 보통의 생활에 가까운 환경에서 이를 시행해야 한다.
5. 자기의 개인적 복지 및 이익을 보호하기 위해 필요한 경우에는 지적 장애자는 자격이 있는 후견인을 둘 권리를 갖는다.
6. 지적 장애자는 착취, 남용 및 학대로부터 보호받을 권리를 갖는다. 범죄행위 때문에 추소되는 경우는 지적 장애자는 정당한 사법절차에 대한 권리를 갖는다. 다만, 그 심신상의 책임능력은 충분히 인식되어야 한다.
7. 중증장애 때문에, 지적 장애자가 그 모든 권리를 의미 있게 행사할 수 없는 경우, 또는 이들의 권리의 약간 또는 전부를 제한 또는 배제하는 것이 필요한 경우는 그 권리의 제한 또는 배제를 위해서 원용된 절차 또는 온갖 형태의 남용방지를 위한 적절한 법적 보장조치를 포함시켜야 한다. 이 절차는 자격이 있는 전문가에 의한 지적 장애자의 사회적 능력에 대한 평가에 기초하는 것이며 동시에, 정기적인 재검토 및 상급기관에 대한 불복신청의 권리에 따라야 하는 것이어야 한다.

[후생성 사회복지법규 연구회 (감수) : 사회복지 6법(1999년판). p.1229, 신일본법규출판, 1998에서]

구별은 실제적이 아니기 때문에 행정시책의 일원화, 어린이 일원화가 이루어지고 있다. 최근에는 시설중심으로부터 재가복지 · 지역생활을 중시하는 방향에 있으며 아래에 보여주는 여러 가지 사업 · 시책이 전개되어 있고, 이들은 정신장애자 복지시책의 모델로 되어있다. 그 개략은 표4에 나타내지만, 상세한 것은 사회복지 전문서적을 참고하기 바란다.

① 요육수첩의 교부 : 중증 「A」, 기타 「B」로 구분되고(중증 : 대략 IQ에서 35 이하, 중복장애의 경우에는 IQ에서 50 이하이고, 상시 간병을 필요로 하는 정도의 사람), JR(일본 국철)이나 항공기 운임의 활인대상이 된다.

② 상담 · 지도 : 지적 장애자 갱생 상담소, 지적 장애자 상담원

③ 취업지원 : 지적 장애자를 사회복귀를 위해 받아들이는 고용주 위탁제도, 지적 장애자 자활훈련사업, 복지공장 등

④ 재가생활지원 : 지적 장애자 지역생활 원조사업(group home), 지적 장애자 재가 간병사업(home help service), 지적 장애자 단기입소 사업(short stay), 지적 장애자 생활지원사업(생활지원 센터), 일상생활용구 지급사업 등

⑤ 통소시설 서비스 : 아동복지법에서는 지적 장애아 통원시설, 심신장애아 통원사업 등 지적 장애자복지법에서는 재가 지적 장애자 일상 서비스(day service) 사업, 통소 지적 장애자 수산시설, 통소 지적 장애자 갱생시설 등

⑥ 입소시설 서비스 : 아동복지법에서는 지적 장애아시설, 중증 심신장애아 시설 등 지적 장애자복지법에서는 지적 장애자 원호시설(통근 기숙사, 복지 홈, 수산시설, 경정시설) 등

3. 직업재활

취업촉진을 위해서, 지적 장애자복지법에서는 지적 장애자를 사회복귀를 위해 받아들이는 고용주 제도나 통원 · 입소수산시설, 복지공장 등 장애자의 고용 등의 촉진법에서는 지역장애자 직업센터에서의 직업평가나 직업준비훈련 등의 시책이 이루어지고 있다. 또한, 장애자 능력개발학교에서의 직업훈련도 가능하고, 법정 고용율에 대해서도 신체장애자와 함께 고려의 대상으로 되어있다.

E. 물리 · 작업치료와의 관련사항

정신지체에 관해서는 종전에, 물리 · 작업치료는 뇌성마비 등의 합병에 의한 신체기능의 개선으로서 관여하는 일이 주된 것이었다. 그러나 최근에는 장애아에 대한 조기요육의 면으로부터

표 4 지적 장애아 · 자에 대한 복지시책의 개요

	사업 · 시설의 종류 · 명칭		개략
아동복지법	통소	지적 장애아 통원시설	보호자 곁으로부터 매일 다니게 하여 보호하고 독립자활에 필요한 지식을 주는 시설
		심심장애아 통원사업	시, 구, 동이 장애아에게 통원시켜 지도하고, 육성 조장을 도모하는 사업
	입소	지적 장애아 시설	보호자가 없는 사람이나 적절한 보호지도를 받을 수 없는 사람을 보호하고, 독립자립에 필요한 지식 기능을 주는 시설
		중증 심신장애아 시설	중증의 중복장애아를 보호하고, 치료 및 일상생활의 지도를 하는 시설
지적 장애자 복지법	상담	지적 장애자 갱생상담소	의사나 판정원에 의한 판정 · 상담, 지역순회 등을 시행하는 시설
		지적 장애자 상담원	지적 장애자나 보호자의 상담이나 원조 등을 담당하는 사람
	재가지원	지적 장애자 지역생활 원조사업(group home)	돌봐주는 사람을 두고, 몇 사람이 공동생활을 영위하는 주거에서, 일상생활의 원조를 하는 서비스
		지적 장애자 재가 간병사업(home help service)	일상생활에 지장이 있는 사람의 자택에서, 목욕, 배설, 식사 등의 보조 등 일상생활에 필요한 편의를 주는 서비스
		지적 장애자 단기입소 사업(short stay)	재가에서의 간병이 일시적으로 곤란하게 된 사람을 갱생시설에 단기 입소시켜, 보호를 하는 서비스
		지적 장애자 생활 지원사업	통근 기숙사 등에 생활지원 센터를 설치하여, 전문 생활지원 인력을 배치하고, 독신 생활자의 필요한 지원을 하는 서비스
		지적 장애자 재가 일상서비스 (day service)사업	지역에서 취업이 곤란한 재가자가 통소하여 문화적 활동, 기능훈련 등을 시행함으로써, 그 자립을 도모하고, 삶의 보람을 높이기 위한 사업
	취업지원	지적 장애자를 사회복귀를 위해 받아들이는 고용주 위탁사업	지적 장애자를 사회복귀를 위해 받아들이는 고용주에게 위탁하여 취업에 필요한 소지를 주고, 고용의 촉진, 직장에서의 정착성을 높이는 제도
		지적 장애자 자활훈련 사업	시설 입소자에서 취업 자립할 가망이 있는 사람을 개별적으로 반년동안, 집중적 훈련을 시행하는 서비스
		지적 장애자 복지공장	일반기업에 취업할 수 없는 사람을 고용하여 사회적 자립을 촉진하는 통소 시설

(다음 계속)

표 4 지적 장애아 · 자에 대한 복지시책의 개요

(계속)

	사업 · 시설의 종류 · 명칭		개략
지적 장애자 복지법	지원시설	지적 장애자 통근 기숙사	취업자에게 방 등을 일정기간 이용시키고, 대인관계의 조정, 금전의 관리, 여가 활용, 건강관리 등 독립자활에 필요한 조언 · 지도를 하는 시설
		지적 장애자 복지 홈	취업하고 있는 사람으로서 가정환경, 주택사정 등의 이유로 주거가 필요한 사람에게 저렴한 요금으로 입주시켜 사회참여를 촉진하는 시설
		지적 장애자 수산시설 (통소 · 입소)	통소 · 입소에 의해서 고용이 곤란한 사람에게 재활에 필요한 훈련을 시행하여, 직업을 주어서 자활시키는 시설
		지적 장애자 갱생시설 (통소 · 입소)	통소 · 입소에 의해서 보호하고 갱생에 필요한 지도훈련을 하는 시설

도 관심을 갖게 되어, 여러 가지 시도가 이루어지고 있다.

또한, 정신지체아가 다른 정신장애나 신체질환에의 이환을 통해서 물리 · 작업치료의 대상이 되는 일도 있으나, 이러한 경우에도 가급적 본인의 자기선택 · 자기결정을 존중하는 대응이나 처우가 요망된다.

■ 복습의 요점

1. 정신지체는 지능발달의 장애정도에 따라 경증, 중등도, 중증, 최중증의 4단계로 분류되고, 동시에 사회생활면에서의 장애도 이와 함께 무거워진다.
2. 정신지체의 원인에는 유전소질의 관여가 큰 경증의 것과, 병리적 원인에 의해서 뇌에 장애가 관찰되는 중증의 것으로 대별된다.
3. 정신지체의 원인에는 예방이 가능한 질환도 있기 때문에 조기진단과 치료, 재활이 중요하다.
4. 정신지체아 · 자에 대해서는 사회생활면은 물론, 교육이나 복지, 직업면에서의 원조가 필요하다.

제 15 장 심리적 발달의 장애

학습목표

- 심리적 발달장애의 개념을 정신지체와 비교하여 학습한다.
- 심리적 발달장애의 주된 임상형의 특징을 학습한다.
- 각각의 장애에 대한 치료나 교육의 현 상황을 학습한다.

A. 심리적 발달의 장애란

심리적 발달의 장애(disorders of psychological development)란 정신지체와 같은 지적 기능의 전반적인 지체와는 달리 언어, 시공간기능, 협응운동 등 특정의 기능영역의 지체, 및 사회적 의사소통기능 등에 치우침을 보이는 발달장애를 말한다.

ICD-10에서는 이들의 발달장애에 공통되는 특징으로서, 다음의 것을 열거하고 있다.

① 발병은 영유아기 또는 소아기이고, 게다가 정상발달의 시기는 없다.
② 중추신경계의 생물학적 성숙에 깊이 관계된 기능발달의 장애 또는 지체이다.
③ 관해(remission)나 재발이 관찰되지 않는 안정된 경과이다.
④ 이들의 장애는 성장함에 따라 차츰 경쾌된다.
⑤ 가족적 소인은 있으나, 원인은 불명이다.
⑥ 남자는 여자의 여러 배 많이 관찰된다.

그러나 심리적 발달의 장애 중에는, 상기한 여러 특징과는 다른 정상발달의 시기를 갖는 것〔란도 · 클레프너(Landau-Kleffner)증후군, 레트(Rett) 증후군 등〕이나, 장애를 받은 여러 기능이 "지체"라기보다는 "치우침"인 것(소아 자폐증 등)도 포함되어 있다.

또한, 이 장애에 정신지체나 후술하는 다동성 장애〔제18장 B.2.a항 "다동성 장애"(☞332쪽)

참조]를 더하여 “발달장애”라 간주하는 사고방법도 있다(그림 1).

여기서는 특이적 발달장애와 광범위성 장애로 대별하여 해설하지만, 이들의 장애패턴의 특징은 그림 2와 같이 정리되어 있다.

B. 특이적 발달장애

특이적 발달장애(specific developmental disorders)란 회화 및 언어, 학력(학습능력), 운동기능 등 특정 영역의 지체를 나타내는 장애이다. 이들의 지체는 학령기에 표면화되기 때문에, 우선 교육 분야에서 주목을 받아 “학습장애”(learning disability; LD)라 불렸다. 앞의 2자는 “말하다” “읽다” “쓰다”, “계산하다”, “추리하다” 등에 현저한 곤란을 나타내기 때문에 언어성 학습장애, 후자는 운동기능의 곤란을 나타내기 때문에 비언어성 학습장애라고도 일컫는다.

이러한 장애는 학령기 소아의 수%에서 관찰된다고 하며 일본에서도 최근에, 그 치료와 재활, 예후 등에 다대한 관심을 갖고 있다(➡ 심화학습 ①).

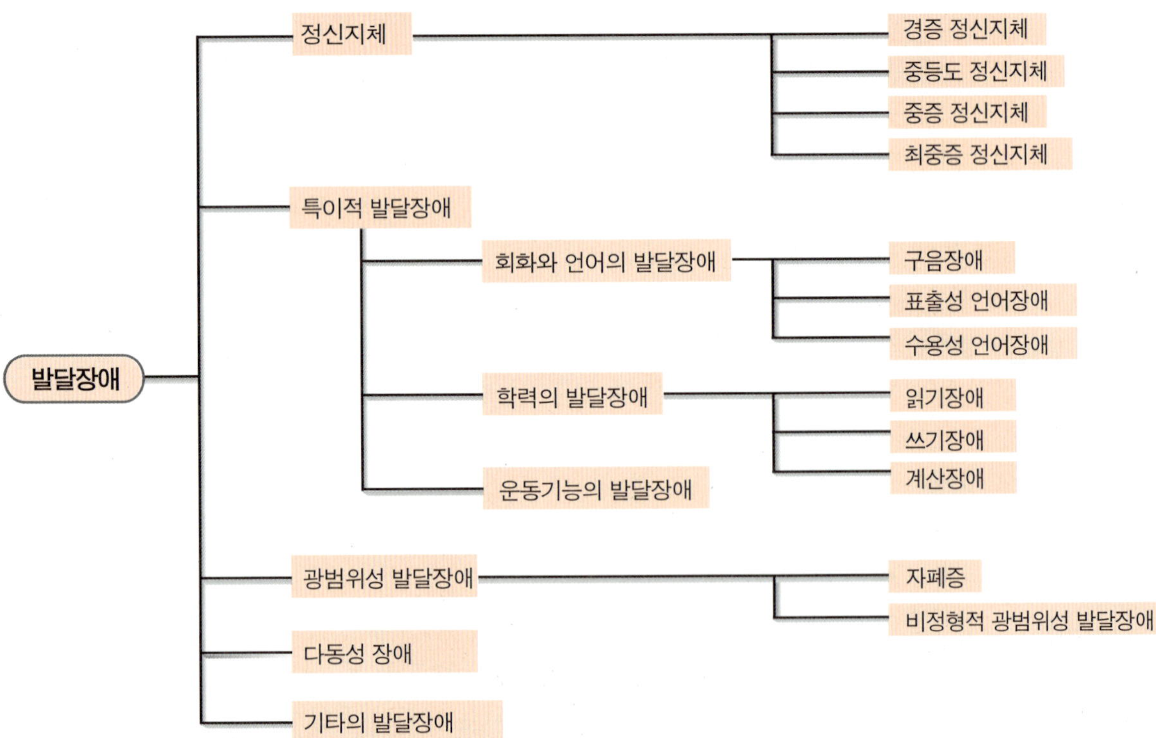

그림 1 발달장애의 분류 시안에서

[山崎晃資 : 발달장애의 개념. 임상 정신의학, 26(5):563, 1997에서 일부 변경]

심화학습

❶ 학습장애의 정의

문부성은 학습장애를 대략 아래와 같이 저의하고 있다. "전반적인 지적 발달의 지체는 없으나, 듣다, 말하다, 읽다, 쓰다, 계산하다, 추론하다 등의 특정 능력의 습득과 사용에 현저한 곤란을 나타내는 여러 가지 장애이다. 배경에는 중추신경계의 무언가의 기능장애가 추정되지만, 그 장애에 기인하는 학습상의 특이한 곤란은 주로 학령기에 면화되지만, 이것을 지나도 명백해지지 않는 일도 있다.

시청각장애, 지적 장애, 정서장애 등이나, 가정, 학교, 지역사회 등의 환경적인 요인이 직접적인 원인이 되는 것은 아니지만, 이러한 상태나 요인과 함께 발생하는 가능성은 있다. 또한, 행동의 자기조정, 대인관계 등에서의 문제가 학습장애에 수반되는 형태로 나타나는 일도 있다".

1. 임상형

a. 회화 및 언어의 특이적 발달장애

회화 및 언어의 특이적 발달장애(specific developmental disorders of speech and language)는 발달 초기부터 "듣는 · 말하는" 능력, 즉 언어습득의 정상 패턴이 장애를 받는 것이다. 진단에는 언어의 지체 이외에 글씨읽기나 철자(spelling)의 곤란, 대인관계의 이상, 정서적 · 행동적 장애도 자주 수반된다는 것, 언어능력의 지체와 지적 기능의 수준에 현저한 "어긋남"이 존재한다는 것, 중증 농(deaf)이나 특정 신경학적 또는 기타의 구조적 이상이 없는 것 등이 중요하다. 아래와 같은 아형(subtype)이 있다.

(1) 특정 언어구음장애(specific speech articulation disorder)

언어능력은 정상적인 수준에 있기는 하지만, 정신연령에 상당한 어음의 사용이 불가능한 상태(구음장애)이고, 발달성 구음장애라고도 일컬어진다. 비언어적 지능은 정상범위에 있기는 하지만, 구음장애의 정도가 그 소아의 정신연령의 정상범위를 넘고 있고, 게다가 명백한 신경학적 이상이나 발성기의 이상이 인지되지 않는 경우가 해당된다.

(2) 표현성 언어장애(expressive language disorder)

언어이해는 정상범위에 있기는 하지만, 정신연령에 상당한 표현언어의 사용 즉, "이야기하

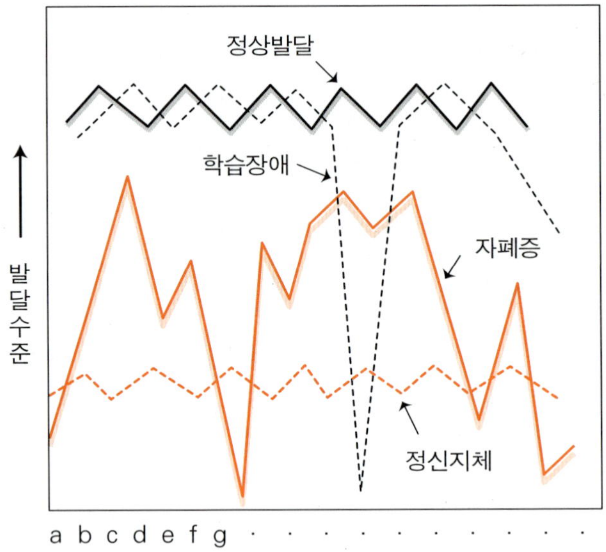

그림 2 발달장애의 분류 시안에서
[山崎晃資 : 발달장애의 개념. 임상 정신의학, 26(5):563, 1997에서 일부 변경]

는" 것이 불가능한 상태이고, 발달성 운동실어라고도 일컬어진다. 자주 어음을 만들어내는 것의 지체나 이상을 수반하며 학령기의 아동에서는 교우관계의 곤란, 정서장애, 행동상의 혼란, 다동과 부주의 등을 수반하는 일도 드물지 않다.

(3) 수용성 언어장애(receptive language disorder)

정신연령에 상당하는 언어이해가 불가능하고(즉, "듣는" 것이 불가능하고), 이 때문에 표출성 언어도 현저하게 장애를 받는 상태이며 발달성 감각실어라고도 일컬어진다. 사회적, 정서적, 행동상의 장애를 수반하지만, 사회적 상호관계, 흉내 내기 놀이, 부모에의 어리광, 몸짓의 사용 등 비언어적 의사소통은 정상이거나 매우 경증의 장애이고, 자폐아와는 다르다.

(4) 간질에 수반하는 후천성 실어(acquired aphasia with epilepsy : Landau-Kleffner증후군)

정상적인 발달을 하고 있던 소아가 전체적인 지능은 유지하면서 수용성 및 표출성 언어능력을 상실하는 장애이고, 3~7세 사이에 발병하며, 대부분은 간질성 경련발작을 수반한다. 원인은 불명이지만, 무언가의 염증성 뇌질환의 가능성이 시사되고 있다. 2/3는 중증의 수용성 언어장애를 남기고, 1/3은 완전히 회복된다.

b. 학력(학습능력)의 특이적 발달장애

학력(학습능력)의 특이적 발달장애(specific developmental disorders of scholastic skills;

SDDSS)는 "읽기", "쓰기", "계산" 등 기능의 정상적인 습득 패턴이 발달 조기부터 손상되어 학력에 특이적이고 중대한 장애가 관찰되는 증후군이다. 대부분은, 어떤 종류의 생물학적인 기능부전에 유래하는 인지과정의 이상으로부터 발생하지만, 기타의 장애(예컨대, 정신지체, 신경학적 결손, 정서장애 등)에 병발하는 일은 있어도, 이것에 의한 결과는 아니다. 아래의 유형이 있다.

(1) 특이적 읽기장애(specific reading disorder)

읽기능력의 발달의 현저한 특이적 장애를 주된 징후로 하는 것으로 발달성 실독증이라고도 일컫는다.

(2) 특이적 글씨쓰기 장애(specific spelling disorder)

글씨쓰기 능력발달의 현저한 특이적 장애를 주된 징후로 하는 것이며 특이적 글씨쓰기지체라고도 일컬어진다.

(3) 특이적 산수능력 장애〔계산능력의 특이적 장애(specific disorder of arithmetical skills)〕

계산능력의 특이적 장애이며 발달성 산수장애라고도 일컫는다.

(4) 학력(학습능력)의 혼합성 장애(mixed disorder of scholastic skills)

산수와 읽기 또는 철자의 양쪽이 명백히 손상되어 있는 상태이다.

c. 운동기능의 특이적 발달장애

운동기능의 특이적 발달장애(specific developmental disorder of motor function)는 협응운동 발달의 중증 장애 즉, 극단적인 서투름을 나타낸다. 구체적으로는 걷는 방법 전체가 어색하고, 달리기, 뛰기, 계단의 오르내리기를 익히는 것이 더디다, 신발 끈을 매는 일, 단추를 채우고 벗기는 일, 공받기의 습득에 곤란을 초래하기 쉽다. 또한 미세 및 투박하고 큰 운동이 서투르고, 물건을 떨어뜨리거나, 넘어지거나, 장애물에 부딪치거나, 글씨 쓰기도 서투르고, 그림을 그리는 능력도 나쁜 경우가 많다.

이러한 장애는 지능의 전체적 지체나 선천적 · 후천적인 신경계 장애에 의해서는 설명할 수 없으며 오히려 시공간-인지과제에서의 수행장애와 관계되어 있다고 생각된다. 또한 WAIS 지능검사에서는 동작성 IQ가 언어성 IQ에 비하여 상당히 낮고, 평균하여 15 전후의 차이가 있다는 것도 지적되어 있다.

신경학적으로는 미세 및 투박하고 큰 협응운동의 졸렬 소견이 인지되고, 솜씨가 서투른 어린이증후군, 발달성 실행 등이라고도 불린다.

이전에는 미세뇌기능장애증후군(minimal brain dysfunction syndrome; MBD)이라 진단되었으나, MBD에는 여러가지의 병태를 포함하기 때문에 현재는 사용되고 있지 않다[제18장 심화학습 ①(☞332쪽) 참조].

d. 혼합성 특이적 발달장애

혼합성 특이적 발달장애(mixed specific developmental disorder)는 회화와 언어, 학력, 운동기능 등의 특이적 발달장애가 혼합된 것이다.

2. 진단과 재활

대략적인 장애증상이 밝혀지는 것은 학령기이다. 영유아기에는 대부분이 언어발달의 지체나 다동을 나타내기 때문에, 5세 무렵까지의 감별진단은 매우 어렵고, 후술하는 다동성 장애[제18장 B.2a.항(☞332쪽) 참조]라 진단되는 일도 적지 않다. 이 경우도 특이적 발달장애의 가능성을 생각하여 서서히 안정되어 집단 내에서 좋은 관계가 발전하는 것 같은 작용이 필요하다.

학령기가 되어 각각의 특이적인 능력장애가 명백해지면, 그것을 개선하기 위한 전문적인 재활이 필요하게 된다. 학교 내나 아동관계 기관, 보건의료기관 등에서 교육관계자나 작업치료사, 언어청각사, 임상심리사 등에 의해서, 여러 가지 학습훈련이나 감각통합요법(심화학습 ②) 등이 시행된다(그림 3).

심화학습

② 감각통합요법(sensory integration therapy)

남 캘리포니아대학의 에어즈(A.J. Eyres)에 의해서 창시된 학습장애아를 대상으로 한 훈련기법이며 전정각이나 고유각, 촉각 등의 감각자극을 줌으로써 뇌기능의 통합을 촉진하는 것이 효과적이라 한다. 특이적 발달장애(학습장애) 이외에, 언어발달의 지체나 다동성 장애, 정신지체, 자폐증 등의 소아 이외에, 노년기 치매증 등에도 시행되고 있다.

[참고문헌 : 에어즈 (지음), 宮前珠子, 鎌倉矩子 (공역) : 감각통합과 학습장애. 共同醫書出版社, 1981. 佐藤 剛 (감수) : 감각통합 Q & A(어린이의 이해와 원조를 위해서). 共同醫書出版社, 1998]

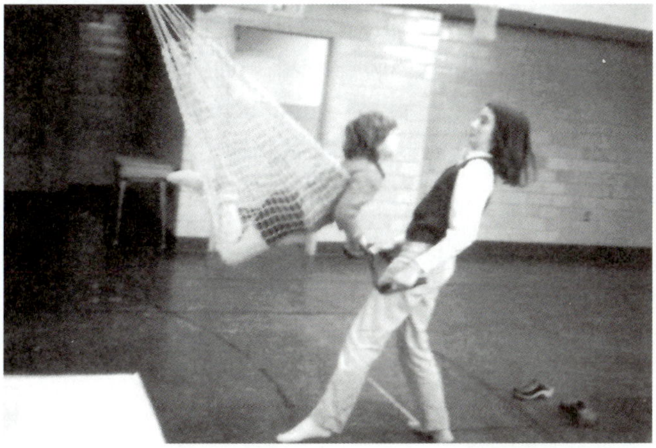

그림 3 학습장애아에 대한 감각통합요법

작업치료사가 시내의 초등학교를 순회하면서 체육관의 한 모퉁이에서 대상아동을 훈련하고 있었다.
〔1985년, 미국 · 미네소타주 로체스타시의 초등학교에서, 저자 촬영〕

3. 경과와 예후

특이적 발달장애는 광범위성 발달장애에 관찰되는 것 같은 대인적 관계나 사회성에 큰 장애가 없으며 각 영역의 장애도 성장이나 치료교육에 의해서 개선된다. 그러나, 이러한 기능의 개선에 비해서 장기적인 사회적응상태는 반드시 양호한 것은 아니라는 것, 행위장애나 정신병상태를 병발하는 사람의 비율도 다른 발달장애보다도 훨씬 높고, 그것도 비언어성 학습장애에서 두드러진다는 것이 지적되어 있다.

그 배경으로서 신체 감각적으로 자기를 파악하는 능력, 자기 행동을 모니터하는 기능이 완전히 잘 발육되지 않아 다른 사람과의 상호관계나 사회적 행동의 조정을 충분히 할 수 없기 때문에 적응이 어렵기 때문이라 생각된다. 따라서, 성인 이후도 무언가의 장기적인 사회적 지원 즉, 본인의 심리적 지지나 가족지원을 목적으로 정신요법이나 카운슬링 등이 필요하다.

C. 전반적 발달장애

전반적 발달장애(pervasive developmental disorders)는 일반 어린이와 같이 이쪽의 작용에 반응을 나타내지 않고, 말도 거의 없으며 무언가를 물어도 대답을 하지 않는다. 물건을 두는 장소나 식사시간 등이 일정하지 않으면 만족해하지 않는 등 상호적인 대인 사회관계나 언어 등의사소통 패턴의 질적 장애(비뚤어짐, 지체 등)와, 기묘한 국한된 상동적 반복적인 활동 등을 특징으로 하는 일군의 장애이다. 이들의 이상은 5세 이내에는 명백해지고, 온갖 상황에서 관찰되는 것이 특징이다.

아래의 아형(subtype)으로 나뉘지만, 레트(Rett)증후군이나 다른 붕괴성 장애에서는 정상적인 발달 후에 중증의 기능장애가 일어나는 등의 점 때문에 이 장애에 포함시키는 것에 대해서는 반드시 견해가 일치하여 있다고는 할 수 없다.

또한, 소아자폐증의 유병률은 1,000명에 1명 정도라 하지만, 다른 장애는 훨씬 적고, 고작 10만명에 수명~10명 약이라 추측되고 있다.

1. 임상형

a. 소아자폐증

소아자폐증(childhood autism)은 최초, 1943년에 카너(L. Kanner)에 의해서 조기 유년기 자폐증(early infantile autism)이라 명명되고, Kanner증후군이라고도 불렸다. Kanner는 본증에 대해서 아래의 것을 특징으로서 열거하고 있다.

표 1 자폐증에서 관찰되는 증상

주로 인지에 관계된다고 생각되는 것	특이한 단순기억, 손거울, 부분모방, 특정의 모양, 손서, 및 순서에 대한 집착, 기묘한 바라보는 방법, 곁눈질로 노려봄, 자의(글자 뜻)대로의 이해
주로 언어에 관계된다고 생각되는 것	말을 지껄이지 않는다, 남의 말을 받아 되뇌임, 귀가 들리지 않는 것처럼 행동을 한다, 기묘한 언어표현(verbal), 상황과 관계가 없는 말의 상동적 반복, 말 사용의 주객전도
주로 사회정서면에 관계된다고 생각되는 것	시선이 맞지 않는다, 손가락으로 가리킬 수 없다, 크레인 현상, 패닉, 특정 인물이나 물건에 대한 기이한 애착행동, 일방적인 강박적인 관여방법, 수치감정, 우열에 관계되는 정서적 반응의 결여
주로 감각에 관계된다고 생각되는 것	매우 심한 편식, 간장이나 소스를 마신다, 통각, 촉각이나 청각의 과민 또는 둔마, 뛰어 오르는 등의 가각운동, 홰치는 것 같은 팔의 움직임, 특정의 소리나 장소에서의 귀를 막는다, 자해, 반복되는 단순한 발성

[橋本大彦, 太田昌孝 : 소아자폐증, 임상 정신의학, 26(5); 57, 1997에서]

표 2 자폐증의 진단기준

1. 아래의 2~4에 나타내는 3영역의 장애 또는 이상행동에 해당하는 것이 모두 3세 이전부터 존재한다.
2. **전체적인 정신발달에 상응하지 않는 사회적 상호작용의 발달의 질적 장애**(예컨대, 다른 사람에 대한 관심이 부족하다, 시선이 맞지 않는다, 다른 사람에 대한 공감성이 결여된다, 관계되는 것을 싫어한다, 모방 또는 사회성이 있는 놀이의 결여 또는 이상)
3. **언어를 포함하는 의사소통능력의 발달의 질적 장애**(예컨대, 옹알거리는 말, 제스처, 손가락으로 가리킴, 또는 이야기하는 말의 발달장애, 반향음이 존재하는 시기가 긴 것)
4. **반복적 또는 상동적인 행동**(예컨대, 곁눈질로 본다, 손을 펄럭인다, 몸을 흔들다, 빙빙 돈다), 또는 **집착하는 행동, 흥미 및 활동의 패턴**(예컨대, 물건 냄새를 맡다, 감촉을 즐긴다, 회전운동을 좋아한다, 특정 물건을 갖는 것에 집착한다, 습관 등의 사소한 변화에 대한 저항, 발전성이 부족한 놀이의 반복)

[中根 晃 : 자폐증과 학습장애. 임상 정신의학, 24(8): 1044, 1995에서]

① 탄생 후 조기부터 모친이나 기타의 가족, 주위에 정상적인 감정적 반응을 나타내지 않고, 극단적인 자폐와 고립의 상태에 있을 것
② 의사소통 수단으로서의 언어기능이 현저하게 장애를 받고 있으며 보통의 회화를 할 수 없을 것
③ 신변의 상황의 변화를 극도로 싫어하고, 같은 상태를 유지할 것을 강박적으로 집요하게 요구하거나, 기계적 물체에 비정상적으로 집착할 것

이상의 특징에 더해서 여러 가지 증상이 인지된다(표 1).

ICD-10에서는 3세 이전에 나타나고, 상호적인 사회적 관계, 의사소통, 국한된 반복행동의 3개의 영역에 이상이 관찰되는 이외에(표 2), 여아에 비하여 남아에 3~4배 많이 발현하는 것, 공포증이나 수면장애, 섭식장애, 뺏성(falling into a passion)발작, 자해행위 등도 일반적인 증상으로서 수반하는 것, 3/4 이상에서는 현저한 정신지체가 인지되는 것으로 하고 있다.

b. 비정형 자폐증

비정형 자폐증(atypical autism)은 발병연령 또는 진단기준에서, 소아자폐증의 3개 특징 모두를 충족하지 않고, 소아자폐증과는 다른 상태를 나타낸다. 자주 중증의 정신지체아나 언어이해가 중증인 특이적 발달장애아에 출현한다. 비정형 소아정신병, 자폐적 경향을 수반하는 정신지체라고도 일컬어진다.

c. 레트(Rett)증후군

레트(Rett)증후군은 여아에 관찰되는 원인불명의 진행성 뇌장애이다. 생후 7~24개월까지는 정상적으로 발달하고 있었기는 하지만, 그 때까지 획득하고 있었던 손의 움직임이나 말이 상실되고, 머리둘레의 증가가 감소하는 등으로 발병한다. 손을 비비는 상동행동, 과호흡, 목적을 가진 손의 움직임의 소실이 특징이고, 차츰 체간실조나 실행, 측만 등의 척주변형, 무도병모양 운동 등이 출현한다.

대략 절반에서는 청년기 이후에는 척수의 위축을 초래하고, 중증의 운동장애를 나타내게 된다. 간질발작도 대부분 일어나고, 중증의 지능장애에 도달한다.

d. 기타의 소아기 붕괴성 장애

레트(Rett)증후군 이외의 붕괴성 장애(other childhood disintegrative disorder)이며 2세까지의 정상적인 발달 후에, 말하는 것을 듣지 않음, 안절부절못함, 불안 · 과동 등의 전구증상 후에 사물에 대한 흥미가 부족해지고, 이어서 언어도 포함하여 그 때까지 획득한 기능이 모두 상실되어, 대소변도 실금하게 되는 것을 특징으로 하고 있다. 유아성 치매, 붕괴성 정신병, 헬러(Heller)증후군, 공생정신병 등이라고도 일컬어진다.

e. 정신지체 및 상동행동에 관련된 과동성 장애

과동성 장애(overactive disorder associated with mental retardation and stereotyped movements)란 중증의 정신지체를 수반하며 다동이나 주의장애, 상동적 행동 등의 특징을 나타내는 것이다.

f. 아스페르거(Asperger)증후군

아스페르거(Asperger)증후군은 소아자폐증과 공통되는 증상을 나타내지만, 언어 또는 인지의 발달에 지체를 나타내지 않는 것이다. 지능은 정상이지만, 현저하게 솜씨가 서투르고 동시에 남아에 많이 출현하는 것이 특징이다. 자폐성 정신병질, 소아기의 분열증질 장애라 일컬어졌던 것이다.

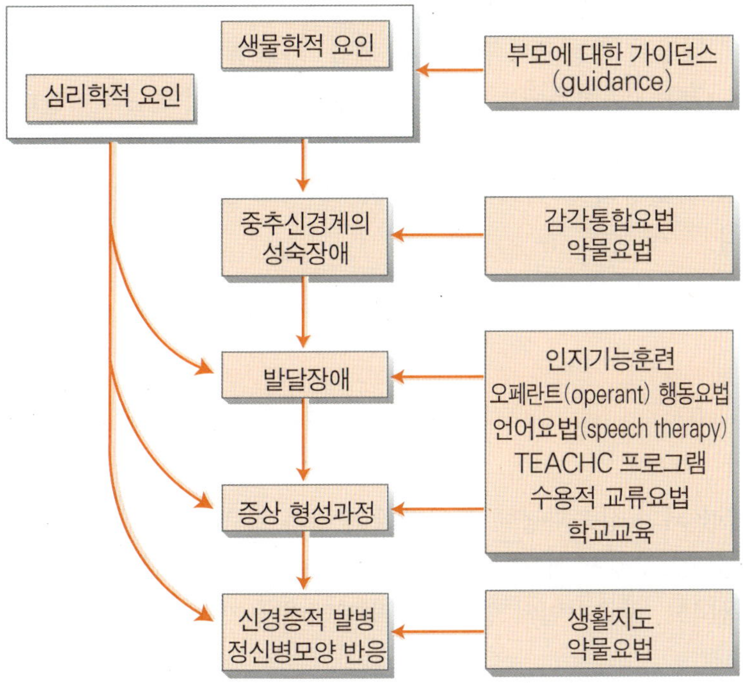

그림 4 자폐증의 증상 형성과정과 치료 프로그램

TEACHC : treatment and education of autistic and communication handicapped children
[山崎晃資 : 자폐증, A. 영유아기. 임상 정신의학강좌 II, 아동청년기 정신장애, p.72, 中山書店, 1998에서]

2. 치료와 재활, 경과와 예후

광범위성 발달장애의 원인이나 병태로서 중추신경계에 무언가의 취약성이나 성숙장애가 있는 것으로 추측되고 있기는 하지만, 현재도 아직 불명이다. 이 때문에, 본체에 다가가는 치료법은 아직 없지만, 인지와 정서장애의 개선, 적응적 기능의 획득, 부적응행동의 감약을 목적으로 치료나 재활이 이루어지고 있다.

구체적으로는 감각통합요법이나 유희요법, 행동요법 등의, 인지나 의사소통기능을 포함하여 각종의 발달촉진적인 접근이 각각의 단계에 상응하는 치료프로그램으로서 조기부터 실시되고 있다(그림 4). 이것에는 작업치료사, 임상심리사 등의 의료관계 직종에 그치지 않고, 보육관계자나 교육관계자 등도 참여하여 아동정신과의 병원이나 진료소, 아동상담기관, 교육기관, 양호학교 등 여러 장소에서 장기적으로 시행된다.

이러한 작용에 의해서 증상에 다소의 개선을 나타내는 경우가 있으나, 사회적응을 포함하여 장기적인 예후는 결코 좋지는 않으며 우울병이나 강박적 행동 등 여러 가지 정신장애를 합병하는 경우도 적지 않다.

한편, 이들 치료 · 재활의 과정에서 흥분이나 폭력, 파괴행동, 자해, 다동, 불면 등의 심한 문제행동이나 증상이 나타나는 경우에는, 입원한 다음, 향정신병약제도 투여된다.

자폐증아의 처우에 관해서는 아동복지법에서 자폐증아 시설이 의료나 심리지도, 생활지도 등을 시행하는 것으로서 설정되어 있으나, 최근에는 연장자 또는 성인의 자폐증 환자의 처우가 큰 문제로 되어있다.

D. 물리 · 작업치료와의 관련사항

심리적 발달장애란 뇌의 성숙과정에 무언가의 장애가 추측되지만, 아직 원인이나 병태가 불명인 장애의 일군이다. 그러나, 최근에는, 치료 · 훈련번인 감각통합요법의 효과를 통해서 작업치료의 역할이 주목되고, 치료기법의 향상이나 병태해명에 기대를 걸고 있는 영역이다.

■ 복습의 요점

1. 심리적 발달장애는 임상증상으로부터 특이적 발달장애와 광범위성 발달장애로 대별된다.
2. 심리적 발달장애는 의사소통이나 협동운동, 학습능력 등에서의 현저한 장애를 나타내고, 대부분은 원인불명이며 남아에 많다는 특징을 갖는다.
3. 심리적 발달장애의 원인이나 병태의 해명, 치료와 재활은 앞으로의 큰 과제이다.

제 16 장 협진 정신의학

학습목표

- 협진 정신의학의 개념을 이해한다.
- 협진 정신의학은 어떠한 대상에서 필요한지를 학습한다.
- 협진 정신의학에서 추구되는 대응의 자세에 대해서 이해한다.

A. 협진 정신의학이란?

협진 정신의학(liaison psychiatry)이란 정신과가 타과의 의사, 간호사, 기타의 스태프와 밀접하게 연계를 취하면서 환자의 주된 질환과 그로부터 일어나는 고통, 심리적 부하, 의료자나 다른 환자와의 인간관계 등의 정신 · 심리적 문제의 상담이나 치료에 임하는 것으로 컨설테이션 · 협진 정신의학(consultation-liaison psychiatry) 또는 상담 정신의학이라고도 한다(➡ 참고 1).

아래와 같은 경우에 타과의 의료자로부터의 요청에 따라서 의료 활동이 이루어지기 때문에 정신과 이외의 진료과가 활동영역이 된다.

① 신체증상이나 신체표현성 장애, 심인반응, 만성 통증 등 신체증상에 정신 · 심리적 문제가 관계되는 경우

② 신체질환에 의한 정신증상
내분비질환, 전신감염증, 산욕기, 대사성 장애 · 질환, 혈액질환, 간장장애, 신장장애 등에서 정신증상을 나타내는 경우

③ 암이나 난치성 질환에서, 병명의 고지나 치료의 수행에 곤란이나 마찰을 나타내거나, 이것에 정신적 요소가 관여하고 있는 경우

참 고

1 컨설테이션 · 협진 정신의학

- 컨설테이션(consultation) : 다른 진료과의 환자의 태도나 행동을 관찰하여, 환자의 불안 등 심리적 · 정신적 문제를 판정하여, 환자와 그 과의 치료 팀과의 사이를 연락하여 의사소통을 유지시키고, 환자-의료자 사이에 깔려있는 불신 · 오해 · 갈등 등을 완화시키는 작업을 시행한다.
- 협진(liaison) : 다른 진료과의 의사 · 간호사의 요청에 따라 정기적으로 치료 팀에 참여하여, 환자의 심리 · 정신상태에 대해서 진단적 견해를 언급하고, 적절한 조언이나 처치를 하여, 환자-의료자의 관계가 치료에 효과적으로 되도록 유도한다.

④ 의료측이나 다른 환자와의 트러블 등으로, 환자심리가 문제가 되는 경우
⑤ 수술, ICU(intensive care unit; 집중치료실), CCU(coronary care unit; 관상동맥질환 집중치료실), 인공투석, 이식 등에서의 정신적 문제
⑥ 임사상태나 터미널 케어에서의 정신적 문제
⑦ 응급의료에서의 정신의학적 문제
⑧ 타과의 의료 스태프의 정신보건, 정신 · 심리적 문제에 대한 상담

협진 정신의학은 일본에서는 1977년 무렵부터 주로 종합병원의 정신과를 중심으로 전개되고 있으며 이 때문에 종합병원 정신의학이라고도 일컬어진다.

B. 협진 정신의학이 필요해지는 경우

1. 신체증상을 나타내는 정신질환

a. 심신증

소화성 궤양, 유문경련, 긴장성 두통, 편두통, 심마진, 천식, 당뇨 등 발병에 정신 · 심리적 요인이 관여하는 경우이다[제17장 B항 "심신증이란" (☞323쪽) 참조].

b. 신체 표현성 장애

다각적 소견이나 신체적 기반, 기질적 장애가 없음에도 불구하고, 신체증상을 강하게 호소하거나, 의학적 검색을 집요하게 요구하는 등 배경에 무언가의 심리적 문제가 짐작되는 경우이다

〔제11장 F항 "신체표현성 장애"(☞265쪽) 참조〕.

c. 만성 통증

통증은 신경의 침해자극에 의한 감각과, 그것에 의한 불안이나 공포 등의 심리적 · 관념적 요소를 포함한다. 이 때문에, 만성이 되면 후자의 요소가 많아지고, 정신상태에 의해서 좌우 된다. 또한 통증을 호소하거나, 복약을 강하게 추구하는 등의 통증을 현시하는 행위가 진통이나 쾌감, 동정, 경제적 보수 등의 양성반응을 초래하면, 통증자극이 실제로 존재하지 않아도 이러한 행위가 강화된다. 이러한 경우에는 정신의학적 대응이 필요하다.

2. 신체질환에 의한 정신증상

신체질환에 의한 정신증상은 증후성 정신장애(또는 증상정신병)라 불린다. 상세한 것은 제6장 "증후성 정신장애"(☞143쪽) 참조.

3. 암이나 난치성 질환의 정신적 문제

암을 비롯하여, 치료가 곤란하거나, 생명예후가 엄격한 경우 난치성 질환의 환자에서는 가족이나 의료자 등의 주위를 포함하여 아래와 같은 문제가 발생하기 쉬우며 각각에 카운슬링(counseling)이나 관리(care)이 요구된다.

(1) 병명 고지후의 계속적 관리

억울이나 절망으로부터 자살을 기도하는 경우, 부정이나 부인, 무시의 태도를 취하는 경우, 피해적이고 고립감을 심화시켜 자기애적으로 되는 경우

(2) 환자 가족에 대한 대응

환자에게 지나치게 신경을 써서, 불안이나 불면, 억울상태가 발생하거나, 긴장으로부터 피로나 공황증상을 나타내는 경우

(3) 의료자에 대한 대응

환자대응에 지나치게 신경을 쓰거나, 여러 번에 걸친 호소나 무리한 요구에 대한 대응으로 심적 피로에 빠져 신경쇠약상태나 억울, 불면 등이 발생한 경우

4. 요양중의 심리적 문제

질병에 걸리는 것 자체가 고통을 수반하는 것이지만, 입원이라도 하게 되면, 더욱 불안이나 공포, 초조, 억울, 절망감, 자책감 등이 발생한다. 예컨대, 조기 또는 완전한 회복에 대한 조바심 때문에 심리적 여유가 없어지고, 자기중심적인 사고나 행동이 관찰되거나, 의료자에 대한 태도도 의존으로부터 불신, 공격으로 어지러울 정도로 빨리 변화하거나, 가족이나 다른 입원환자와의 사이에서도 사소한 일 때문에 트러블이 발생한다.

이러한 요법 또는 치료에 마이너스가 되는 상황이 있는 경우, 이들을 재빨리 살펴서 알고, 줄일 수 있는 대응방법을 제공하는 것이 요구된다.

5. 수술 등의 치료 하에서의 정신장애

a. 수술

수술은 심신에 큰 침습이 되지만, 이 밖에도 원질환이나 생명에 관계되는 불안 · 공포, 가족과의 분리, 경제적 문제 등이 정신적 스트레스가 된다.

(1) 수술 전

수술에 대한 불안이나 공포, 우울상태는, 원질환에 대한 불안도 더해져서 증대한다. 수술의 설명이 충분하지 않거나, 오해가 있는 경우에는 정신증상이 심하게 된다. 이 때문에, 수술 전에 마취과의사가 환자의 문진이나 면담을 하는 등 주치의와 환자 사이를 주선함으로써 증상이 상당히 경감된다.

(2) 수술 후

섬망은 흔히 관찰되는 정신증상이며 이 때에는 사람이 보이는 등의 환시, 병원을 자기 집과 착각하거나, 밤을 낮으로 잘못 아는 지남력상실, 다른 사람에게 공격적으로 되는 등의 정신운동 흥분, 침대에서 일어나거나 점적주사 튜브를 붙인 채로 걸으려고 하거나, 다른 환자의 튜브를 잡아 뽑는 등의 이상행동을 나타낸다. 특히, 심장수술에서는 수술 후 3~4일에 섬망상태가 관찰되는 경우가 흔하다(postcardiotomy delirium).

b. ICU나 CCU

ICU나 CCU에서는 24시간의 생명위기 관리체제에 있기 때문에 감각차단현상이나 수면장애로부터 섬망을 나타내기 쉽고, 또한 죽음의 두려움을 강하게 체험하기 때문에 불안이나 억울상태에 빠지기 쉽다.

c. 인공투석

자기 생명을 인공투석에 맡기는 것은 정신적 부담이 되기 때문에 억울감이나 신체적 부전감, 성적 기능저하가 관찰되거나, 때로는 격심한 정신운동 흥분이나 공황발작도 볼 수 있다. 투석의 지속에 의해서 치매가 관찰되는 경우도 있다. 때로는, 언어장애, 경련, 간대성근경련(myoclonus)이 출현한다.

d. 이식

이식치료 그 자체에 의한 환각, 망상, 섬망 이외에 이식상황이 만들어내는 긴장이나 부담으로부터 죽음이나 거절반응에 대한 공포, 억울 등 여러가지의 심리적 반응이 관찰된다. 이러한 경우에는 조기부터의 적극적인 카운슬링이 필요하다.

6. 임사상태나 터미널 케어에서의 정신적 문제

임사상태나 터미널 케어에 있는 환자는 아래에 나타내는 것 같은 원질환에 의한 신체적 고통이나 죽음의 불안, 가족관계나 경제상 문제 등을 안고 있다.

① 원질환에 의한 증상이나 화학요법, 방사선요법 등에 의한 고통 · 동통 등

② 죽음의 불안이나 공포, 자기를 알아주지 않는 것에 대한 조바심이나 고립감, 가족이나 남겨지는 사람에 대한 죄책감 등

③ 고액의 치료비나 재산 등 경제적 문제에 대한 걱정 등

이러한 상태에 있는 환자와의 관계에서 중요한 것은, 우선 확고한 신뢰관계를 구축하는 일이다. 이어서, 어려움을 겪고 있는 문제를 끈기 있게 캐물어서 그 하나하나에 대해서 환자의 희망을 받아들이면서 해결방법을 모색하여 간다. 이 경우, 본인의 상황이나 안고 있는 문제를 의료자나 가족, 친구 등에게도 설명하여, 협력을 구하거나, 치료의 변경도 검토한다.

특히, 존중해야 할 것은 환자의 이제까지의 인생과 인생관, 가치관, 행복관이며 이들이 짓밟히면, 환자는 인생의 만족을 느끼지 못한 채로 저승으로 가게 된다.

7. 응급의료에서의 정신과적 문제

응급의료에서의 정신과의 역할은 증가하고 있다. 돌발적인 장애나 질병의 발생 자체가 가져오는 정신적 충격이나 과대한 심리적 부담에 의해서, 환자가 나타내는 정신증상은 매우 여러 갈래에 걸치며, 급성이고 동시에 중증이다.

교통사고 등의 사고에서는 패닉, 정신운동 흥분, 환각망상, 의식장애, 섬망 등이, 신체질환의 급성 악화에서는 패닉, 불안 긴장, 환각망상 등이 관찰되는 경우가 많다. 또한, 응급의료에서는 정신장애자의 자살기도나 정신운동 흥분, 울병성 혼미, 간질발작, 히스테리발작 등도 흔히 관찰된다.

따라서, 초기부터 긴밀한 협력체제와 정신과적 대응이 중요하다.

8. 의료종사자의 정신보건

입원 중의 환자에는 질병 이외에도 여러 가지 고뇌가 있어 이들이 치료에 나쁜 영향을 미치거나, 간호사 등의 의료 스태프가 그 대응에 쫓기는 일도 적지 않다. 환자가 처치나 용태가 악화되었을 때에 여러 가지 대응, 즉 불합리하거나 조급한 대응 등을 집요하게 요구하는 경우에는, 스태프의 정신적 부담은 증가하여 극도로 피로 · 긴장한 상태에 이르는 경우도 드물지는 않다.

이러한 상황에 있는 스태프의 긴장을 완화하고, 정신상태의 안정을 도모하는 것은 환자 · 의료자 사이의 관계악화를 방지하고, 치료를 촉진하기 위해서도 중요하다. 이 때문에, 환자나 가족에 대한 대응에 관한 스태프의 상담에 응하여 해결방향을 함께 생각하는 것은 매우 중요한 일이이다.

C. 물리 · 작업치료와의 관련사항

1. 협진 정신의학에서 볼 수 있는 문제는 재활환자에서도 마찬가지로 일어날 수 있는 문제이다.
2. 물리 · 작업치료의 대상이 되는 환자에서도 정신 · 심리적 문제가 관여하고 있는 증상사례는 결코 적지 않다.
3. 정신장애 영역에서도 리에이즌 환자를 대상으로 한 작업치료가 있으며 특히, 만성 통증에 대한 집단요법 등을 그 예로서 들 수 있다.

4. 자기를 포함한 의료종사자에게도 정신보건의 문제는 발생하기 쉬운 문제이며, 그 대응이 필요하다.
5. 다른 과와의 연계는 재활에서도 필수적이고, 협진 정신의학의 이념과 공통되는 것이 있다.

■ 복습의 요점

1. 협진 정신의학은 다른 과와 협력하여 환자의 치료를 심신면에서 시행하는 것이 목적이다.
2. 다른 과의 환자가 정신 · 심리적 문제를 안고 있거나, 정신증상을 나타내고 있기 때문에 스태프가 대응에 곤란을 느끼는 경우 등이 그 대상이 된다.
3. 협진 정신의학에서는 원질환에 대한 의학적 지식, 정신장애에 관한 지식, 환자심리, 환자-치료자관계, 의료 팀 내의 심리적 파악 등이 필요하다.

제 17 장 심신의학

학습목표

- 심신의학의 개념 및 심신증의 발현기전에 대해서 학습한다.
- 심신증으로서 생각되는 다양한 질환에 대해서 학습한다.
- 심신증 치료의 기본에 대해서 학습한다.

A. 심신의학의 개념

심신의학 또는 정신신체의학(psychosomatic medicine)이란 넓은 의미로는 질병을 정신과 신체의 양면에서 종합적으로 바라보고, 심신의 상호관계(심신상관)를 모든 의학영역에까지 확대하려고 하는 종합의학으로서의 입장이다. 좁은 의미로는, 심신증(psychosomatic disease)을 대상으로 하는 의학을 가리킨다. 보통, 후자를 의미하는 것이며 여기서는 그 심신증에 대해서 개략적인 해설을 한다.

B. 심신증이란?

1. 정의와 개요

심신증이란 그 나타난 상태는 신체질환이지만, 발병에 있어 심리적인 요인을 생각할 수 있는 것 같은 일군의 질병을 가리킨다. 일본심신의학회에서는 "기질적인 신체병변이 인지되거나, 또는 병태생리가 명백하고, 독립된 질환이라 하고 있으며, 그 발병이나 경과에 심리사회적 인자의 관여(심리사회적 인자와 자율신경계, 내분비계, 면역계 등의 기능변화와의 상관성)가 인지되는 병태"(1989)라 정의하고 있다.

여기서 주의해야 할 점으로서 심신증이라는 개념은 독립된 질환개념을 가리키는 것이 아니며 예컨대 고혈압증이나 소화성 궤양, 심마진과 같이 이미 신체의학의 입장에서 분류 기재되어 있는 질환이나 병적 상태에 대해서, 이것을 심신 상관성의 입장에서 고쳐 정리한 것이다. 이 때문에, 각 질환마다, 또는 각 증상사례마다 정신적 요인의 관여가 다르므로 이것을 너무 엄밀하게 정의하는 것의 특별히 의미가 없다.

그러나, 정신적 요인이 관여하는 비율이 비교적 높은 질환군의 진단이나 치료에는 유용한 개념이므로 일본에서는 널리 사용된다.

심신증의 조건으로서 아래의 것을 들 수 있다.

① 발병요인 및 그 후의 증상의 경과에서 정신적 요인 특히, 정서요인이 중요한 역할을 수행하고 있을 것
② 신체증상을 갖고, 이것이 자율신경지배하에 있는 단일의 기관을 통해서 표출될 것
③ 신체조직의 병리적 변화를 갖는 것이 중심이고, 생리적 기능적 장애에 대해서는 특정의 고정된 형을 취하는 것을 포함할 것

또한, 신경증(성장애)은 주로 정신적 원인에 의해서 발생하는 정신장애를 가리키는 것에 반해서 심신증은 신체의 질환 및 장애를 나타낸다. 그러나, 심신증의 개념을 넓게 잡으면, 신경증과의 경계가 불명확하게 된다(그림 1).

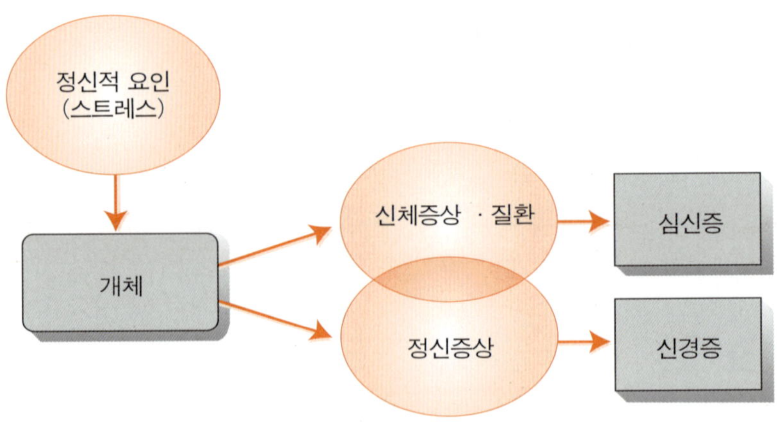

그림 1 심신증과 신경증과의 관계

2. 심신증으로서의 여러 질환

심신증으로서 문제 삼고 있는 질환 및 병태를 표 1에 나타냈다. 대표적인 질환에는 기관지천식, 소화성 궤양, 신경성 피부질환, 과민성 대장염, 만성 관절류마티스, 본태성 고혈압, 갑상선기능항진증 등이 있다. 그러나, 이들의 질환이 모든 경우에 심신증이라 하는 것은 아니며 정신적 원인이 중요한 경우에 한정된다.

예컨대, 소화성 궤양이라면, 파이로리균에 의한 감염이 일의적 원인인 경우나, 기관지천식으로 알레르겐이 특정되어 있는 경우는 심신증이라고는 할 수 없다.

표 1 심신증으로서의 질환 및 병태

순환기계	본태성 고혈압, 본태성 저혈압, 신경성 협심증, 발작성 빈박, 기외성 수축 등의 부정맥, 혈관연축〔레이노(Raynaud)병, 버저(Bueger)병 등〕
호흡기계	기관지천식, 신경성 호흡곤란(과환기증후군을 포함), 몰아서 숨쉬기 등
소화기계	소화성궤양, 만성위염, 위하수, 소화성대장염, 과민성대장염(대장기능 이상), 담도 디스키네시아(dyskinesia), 신경성식욕부전증, 심인성다식증, 심인성이식증, 신경성구토증, 복부긴장증, 식도경련, 분문 및 유문경련 등
내분비계	비만증, 당뇨병, 심인성다음증, 갑상선기능항진증 등
신경계	두통(긴장성두통, 편두통), 현기증, 지각 · 운동이상, 실신, 만성피로, 서경, 경련성 사경, 티크 등
근골격계	만성관절류마티스, 근육통 · 배통, 척추과민증, 경완증후군 등의 질환, 관절통, 편타증 등
피부계	신경성피부염, 피부소양증, 아토피성 피부염, 원형탈모증, 다한증, 만성심마진, 습진 등
비뇨생식기계	배뇨장애(요루, 신경성 빈뇨, 배뇨곤란), 월경장애(월경곤란증, 무월경 등), 부인 부정 수소증후군(갱년기를 포함), 불감증, 성교장애(임포텐스, 질 경련) 등
이비인후과 영역	메니에르(Meniere)병, 인후부 이물감증 등의 질환, 후각장애, 난청, 이명, 쉰 목소리 등
안과 영역	안정피로, 시력장애, 안검하수, 안검경련 등
소아과 영역	소아천식, 기립성 조절장애, 재발성 배꼽산통, 장관운동실조증, 유뇨증, 주기성구토증, 유문경련 등의 질환, 심인성 발열, 구역질, 심계항진, 심장통, 호흡곤란발작, 수면이상, 숨 멈춤 발작, 티크, 요폐, 야경증, 분노경련, 말더듬이 등
수술 전후의 상태	복부수술 후의 애처로운 호소, 여러 번에 걸친 수술 등
구강 영역	악관절증, 어떤 종류의 구내염(재발성, 아프타성 및 갱년기증) 이미증, 타액분비이상, 이를 갊, 교근 티크, 구강 이상감증(치통, 설통증) 등

3. 발생기전

심신증의 발생에 관해서는, 정신분석학에 기초한 심리학적 이론을 배경으로 발전해왔으나, 오늘날에는 생리학적 기초에 바탕을 두고 이해되고 있다. 즉, 무언가의 강한 지속적인 감정 긴장상태(즉, 여러 가지의 스트레스 상황)에 놓이면, 교감신경계나 뇌하수체 · 부신피질계의 적응반응에 반지속적인 장애를 일으키고, 이것이 자율신경계 지배하의 여러 기관의 기능장애, 즉 신체증상이 되어 나타난다고 하는 것이다.

한편, 심신증을 나타내기 쉬운 성격도 지적되어 있다. 예컨대, 프리드만(M. Friedman)과 로젠만(R.H. Rosenman)이 지적한 야심적, 경쟁적, 정열적 완전주의자이고, 적의를 갖기 쉬우며 언제나 시간에 쫓긴다는 "A형 행동패턴"에서는 협심증이나 심근경색이 일어나기 쉽다는 것이다. 또한, 시프네아스(P.E. Sifneos)가 제창한 감정표현불능증(alexithymia)의 개념도 마찬가지이다. 감정표현불능증이란 감정을 감지하는 것과 감정을 언어화하는 것이 제약되어 있는 상태를 가리킨다. 심신증자는 성실하고, 일에 열심이며 사회적으로는 과잉 적응적이지만, 상상력이 빈약하고, 정신적 갈등을 언어화하는 것이 곤란하며 이 때문에 정서는 오로지 행동이나 신체증상이라는 형태로 처리된다는 것이다.

이와 같이 심신증은 생물학적, 심리사회학적 등 많은 차원의 요인이 관여하여 출현한다고 생각된다.

C. 심신증의 진단과 치료

진단에는 신체증상 또는 기능장애가 항상 존재한다는 것, 그 발현에 정신적 원인이 주요 역할을 수행한다는 것 등의 확인이 필요하다. 이를 위해서는 충분한 신체적 검색에 더해서 출생 이래의 생활경력, 성격, 생활환경, 발병 전후의 상황 등을 포함한 병력을 상세하게 조사해야 한다.

치료에는 정신면에 대한 치료와 신체면에 대한 치료의 쌍방이 필요하다. 정신면의 치료에는 여러 가지 형태의 정신요법이 중심이 된다. 보조요법으로서 항불안약제도 사용된다. 이 밖에도 자율훈련법, 행동요법, 작업치료 등의 비언어적 치료법도 효과적이다. 생활지도나 환경조정 등도 빼놓을 수 없다. 아무튼, 자기 병의 발현에는 성격도 포함하여 심리사회적 스트레스가 깊이 관여하고 있다는 것을 이해하고, 이러한 스트레스를 잘 대처하면서 생활하는 스타일을 확립하도록 지도하는 것이 반드시 필요하다.

심신증의 치료는, 정신과에서도 이루어지고 있으나, 최근에는 내과영역에서도 관심을 갖게 되어 "심료내과"로서 독립하는 경향에 있다. 또한, 대상자의 연령이나 성, 증상에 따라서는 소아과나 부인과, 비뇨기과나 치과 등에서 다루는 경우가 적지 않다.

D. 물리 · 작업치료와의 관련사항

심신증이 물리 · 작업치료의 대상이 되는 일은 결코 많지는 않다. 그러나, 심신증의 학습을 통해서 어떠한 질병이라도 발병이나 경과에 정신적 요인이 다소간 영향을 미친다는 것, 그리고 의료자의 책무로서 물리 · 작업치료의 치료과정에서 바람직한 정신적 영향을 주려고 노력한다는 의미를 이해하는 것이 중요하다.

■ 복습의 요점

1. 심신의학은 정신적 원인에 의해서 발병하는 신체질환인 심신증을 대상으로 하지만, 그 주된 것에는 고혈압이나 기관지천식, 소화성궤양 등이 있다.
2. 심신증의 발생에는 생리적 기능이나 성격 등 여러 가지 차원의 요인이 관여하고 있다.
3. 심신증의 치료에는 약물요법이나 정신요법 이외에, 작업치료 등 비언어적 치료법도 효과적이다.

제 18 장 생명주기에서의 정신의학

학습목표

- 생명주기의 관점에서 소아기 · 청년기, 성인기, 노년초기 · 노년기의 정신심리 특성에 대해서 학습한다.
- 소아기 · 청년기에 특유한 행동이나 정서, 사회적인 장애의 특징, 예방이나 치료에 대해서 학습한다.
- 노년초기 · 노년기에 관찰되는 정신장애와 정신증상의 특징에 대해서 학습한다.

A. 생명주기와 연대의 구분

이 단원에서는 생명주기의 관점에서 각 연대에서의 정신 · 심리적 특징과 정신건강(mental health) 문제, 정신장애의 특징 등에 대해서 언급한다.

사람의 발달구분의 명칭이나 이에 대응한 연령은 연구자에 따라 상당한 차이가 있다. 예컨대, 청년기는 보통 11~20세, 성인기는 21~40세, 노년초기는 41~65세까지라 하고 있다. 그러나, 이러한 연령구분은 고등학교 졸업 후의 진학이 일반화되어 취직연령이나 결혼연령도 서서히 늦어지고, 평균수명이 연장되는 오늘날, 반드시 심리사회적 실태에 입각하여 있다고는 말하기 어렵다. 이 책에서는 이러한 현 상황을 고려하여, 청년 후기를 20대 전반까지, 성인기를 26~45세, 노년초기를 46~64세(또는 50~64세)로 하고, 거듭 노년기의 상세구분도 시도하였다.

B. 소아기 · 청년기의 정신의학

1. 정신 · 심리발달의 특성

이 시기는 영아기, 유아기, 아동기, 청년기로 대별되고, 각각이 상세 구분된다(표 1).

a. 영아기~유아기

모자 상호의 관계, 또는 양육태도가, 어린이의 정신발달이나 인격형성에 있어 매우 중요한 시기이다.

영아기는 수유, 포옹, 애무 등 피부 접촉(skinship)에 의한 어머니의 애정의 보증에 의해서, 비로소 정신적으로 안정되어 발달할 수 있다. 또한, 이유(젖을 뗌)나 대소변의 예의범절, 행동

표 1 사람의 발달 · 연대구분

구 분	연령(세)	비 고
영아기(infancy)	0~1	
유아기(early childhood) • 전기 • 후기(아동 전기)	1~6 1~3 4~6	
아동기(elementary school years)	7~11	초등학생에 상당
청년기(adolescence) • 전기 • 중기 • 후기	11~25 11~14 15~17 18~25	 중학생에 상당 고교생에 상당 대학생~사회인 초기 까지에 상당
성인기(adult)	26~45	장년기라고도 한다.
노년초기(presenium)	46~64	향노기, 퇴행기, 갱년기, 또는 성숙기, 숙년기라고도 한다.
노년기(senium) • 전기 • 후기	65~ 65~74 75~	

제한 등, "예의범절"로서 많은 욕구불만을 경험하지만, 이러한 훈련도 어버이의 애정 아래서 적절하게 이루어지면, 어린이는 자기 욕구를 억제하는 것을 배우고, 욕구불만에 대한 내성이 높아진다.

그러나, 과보호나 방임, 지나친 간섭 등, 양육에 결함이 있으면, 이러한 예의범절은 충분히 이루어지지 않고, 용구불만에 대한 내성이 낮은 인격(personality)이 형성될 가능성이 적지 않다.

유아기의 후기에는 자아(ego)가 싹트고, 그때까지의 순종성이 없어지며, 부모에 반항하여 자기를 주장하게 된다(제1 반항기).

b. 아동기

초등학생의 시기이며 학동기라고도 한다. 일반적으로, 아동기 후반의 정신생활은 아직 부모나 가정, 학교 등의 보호 하에 있기 때문에 상당히 안정되어 있다고 한다. 그것은 일정한 테두리 안에서 집단을 만들고 있지만, 그 안에서는 아직 성적 역할을 갖고 있지 않고, 자아도 확립되어 있지 않기 때문에 개인과 집단의 갈등도 적지 않기 때문이기도 하다.

c. 청년기

11～25세의 시기이며, 전기〔11～14세: 중학교의 시기에 상당하고, 사춘기(puberty) 또는 파과기라고도 한다〕, 중기(15～17세: 고등학교의 시기에 상당), 후기(18세～20대 후반)로 구분된다.

이 시기는 성적 성숙을 배경으로 하여 신체면에서는 성기능과 체력을 갖춘 성인으로 성장하는 "어린이"로부터 "어른"으로의 전환기이다. 정신면에서도 지적 능력의 발달, 성 충동을 포함하는 감정 흥분성의 증대를 기초로, 자아의 발견, 자아동일성(identity)의 확립 등이 이루어지는 "질풍노도"의 시기이며 동시에 부모나 시회의 모순을 비판하고 공격하는 능력을 갖고, 언어나 행동으로 표현하게 된다(제2 반항기).

이 때문에 심리적 불안정이 성적 일탈이나 폭력행위, 비행 등, 여러가지의 문제행동으로서 표현되기 쉬운 시기이다.

또한, 신체면에서 조숙해지는 한편, 사회가 복잡해짐에 수반하여 경제적 사회적 자립은 늦어지는 경향이며 20대 전반을 통해서 이를 위한 모색이 계속되는 경우가 많다.

2. 행동 및 정서장애

여기서는 ICD-10에 기초하여 정시지체나 심리적 발달장애 이외의, 주로 소아기 · 청년기에 관찰되는 행동이나 정서의 장애를 중심으로 개략적 설명을 한다.

a. 과잉운동 장애

과잉운동 장애(hyperkinetic disorders)는 주의력 결핍 과잉행동 장애(attention-deficit hyperactive disorder; ADHD)라고도 불리며, 학령아의 수%에 그 존재가 의심되고 있다. 발달의 조기(보통 5세 이전)에 발병하고, 주의의 장애가 고도(high degree)이기 때문에 지속적인 과제수행을 할 수 없어 차례로 활동이 어지러울 정도로 빨리 옮겨지는 경향이 있으며, 게다가 조절이 없는 과잉행동을 수반하는 상태에 있다. 사회적 관계에서도 억제가 결여되고 위험한 상황에도 앞뒤 생각 없이 무모하거나, 사회적인 규칙을 충동적으로 무시하는 일도 관찰된다.

뛰어 돌아다닌다, 앉은 채로 있어야 할 때에 자리에서 일어선다, 과도하게 지껄이고 떠들어댄다, 순번을 기다리지 않는다, 머뭇머뭇 두리번거리는 등의 상태도 포함된다. 또한 자주 학습의 장애나 운동의 서투름도 수반한다.

이러한 주의의 장애와 다동, 충동 등의 행동특징은 학령기를 통해서 지속되고, 30% 정도는 성인기까지는 개선된다. 그러나, 학령기에 들어와서 특이적 발달장애(이른바 학습장애)의 특징이 차츰 명료하게 되는 경우도 있으며, 성인기가 되어서도 생활에 장애를 초래하는 증상이 지속되거나, 인격장애를 비롯하여 정신장애를 합병하는 일도 적지 않다. 남자는 여자의 몇 배나 많다.

과잉운동 장애와 다음 항에서 언급하는 행위장애를 합병하는 경우는, 과잉행동 행위장애라 한다. 이 장애의 뇌병변 내지는 생물학적 요인에 대해서는, 일정한 소견은 발견되어 있지 않다 (➡ 심화학습 ①).

치료나 재활에 관해서는, 기본적으로는 심리적 발달장애에 대한 경우와 같다. 다만, 치료제로서 뇌내 카테콜아민(catecholamine)을 증가시키는 중추자극제인 메틸페니데이트(methylphenidate)가 효과적이라 하는 점이 다르지만, 이에 대응하는 신경화학적 이상은 발견되지 않았다.

심화학습

① 미세 뇌기능장애증후군(minimal brain dysfunction syndrome; MBD)

과잉운동 장애와 "운동기능에 특수한 발달장애"를 아울러 갖는 상태는 이와 같이 불린 시기도 있었다. 이것은 이러한 증상을 나타내는 소아에는 보통의 신경학적 검사로 검출되는 것 같은 투박하고 큰 신경증상은 없으나, 미세한 신경증상(soft sign)이 인지된다는 것으로 뇌에 미세한 손상 또는 기능장애가 상정되었기 때문이다. 그러나, 이 뇌의 미세장애라는 개념 자체가 불명확하고, 여러 가지 장애가 포함되기 때문에 현재는 사용되지 않는다.

b. 행위장애(품행장애)

행위장애(conduct disorders)란 폭력이나 괴롭힘, 사람이나 동물에 대한 잔학행위, 파괴나 방화, 도둑질, 반복되는 거짓말, 학업의 태만 또는 가출, 빈번한 흥분, 중대한 규칙위반, 지속적이고 격렬한 반항 등, 반사회적, 공격적, 반항적인 행동패턴이 반복되고 지속되는 상태를 말한다.

행위장애에는 아래와 같은 네 가지 아형(subtype)이 있다.

① 이상행동이 가족 내의 모친 또는 부친 등에 한정되는 형태
② 단독으로 위반적, 반사회적 행동을 하는 형태
③ 같은 연배의 동료와 집단으로 반사회적 행동 또는 공격행동을 나타내는 형태
④ 바로 감정을 폭발시켜, 자기부터 대립상태를 일으키고, 과도한 무법과 비협력, 권위에 대한 저항을 나타내는 초등학생 저학년의 형태(반항 도전성 장애)

이 밖에, 이러한 행위장애에, 억울이나 불안, 기타의 정서적 혼란이 섞이는 혼합성 장애도 있다.

행위장애는 법행정적으로는 "비행"이나 "소년범죄"를 의미한다. 경찰청의 통계에 따르면, 1960년을 절정으로 감소경향에 있었던 흉악범죄는 1990년 무렵부터 증가경향에 있다고 한다. 더욱이, 최근의 비행은 특히 문제가정에서 자란 것만도 아니며 표면적으로는 적응적인 소년이 중대 비행이나 반복비행을 일으키거나, 참된 동기나 가해 · 죄악감이 분명하지 않는 등의 특징이 지적되고 있다. 이러한 특징을 갖는 소년에 의한 살인사건이 연속되고 있다는 것 등을 이유로 소년법에서의 형사처벌의 대상연령이 "16세 이상"에서 "14세 이상"으로 인하되었다.

c. 소아기의 정서장애

소아기에 발병하는 정서장애는 종전에, 성인에 관찰되는 신경증과는 구별하여, 소아(아동) 신경증(childneurosis)으로 다루어져 왔다. 그것은 이 시기의 정서장애는 정상발달에서 관찰되는 증상이 일과성으로 강조된 것이 많고, 성인에까지 이어지지 않기 때문이다. 그러나, 연령이 높아지고, 인격이 발달함에 따라 성인의 신경증의 증상에 접근한다.

(1) 분리불안장애(separation anxiety disorder)

보육원이나 유치원에 갈 때에 어머니와 헤어지거나, 헤어질 것 같이 될 때에 불안해지고, 울거나 하는 것은 보통 볼 수 있는 일이다. 분리불안장애란 이러한 정도가 심한 경우이고, 이른바 학교에 가지 않는 원인으로도 된다.

(2) 공포증성 불안장애(phobic anxiety disorder)

어린이가 TV나 그림책을 보고 어두운 곳이나 괴물 등에 공포를 갖는 것은 흔히 볼 수 있는

일이다. 공포증성 불안장애는 특히, 광장 공포 등이 자주 지속적으로 강하게 나타나는 경우를 말한다.

(3) 사회(사교) 불안장애(social anxiety disorder)

낯가림이 심하기 때문에 부모 등 친한 사람에게는 보통으로 접촉할 수 있으나, 다른 어른이나 친구에 대해서 공포나 회피를 계속 나타내고, 이 때문에 대인관계 형성이 장애를 받는 상태이며 회피성 장애라고도 한다.

(4) 형제 갈등장애 (sibling rivalry disorder)

유소아에서는 바로 아래 동생이 태어난 경우, 대항의식이나 질투로부터 다소나마 정서장애를 나타내는 일이 많다. 예컨대, 일단 습득한 배뇨배변의 자립을 상실하는 등이다. 동포(형제자매) 갈등성 장애란 그 정도나 지속시간이 비정상적이고, 심리적 · 사회적 장애를 수반하고 있는 경우를 말한다. 증상이 가벼운 경우에는 물건을 나누어 갖는 것을 싫어하거나, 친하게 지내지 않는 정도이지만, 중증이 되면, 손아래 동생에게 적대감을 나타내어, 몸에 상처를 입히거나, 뺏성(falling into a passion)이나 집에 틀어박힘 등의 기분이 언짢음, 부모에 대한 반항을 나타낸다.

d. 소아기 · 청년기의 사회적 기능장애

광범위성 발달장애와는 달리, 심각한 환경의 일그러짐 등에 의한 사회적 기능의 장애이며 명백한 성차는 인지되지 않는다.

(1) 선택적 무언증 (elective mutism)

다른 사람의 말을 이해하고, 동시에 이야기하는 능력을 갖고 있으며 가족이나 친한 친구와는 이야기를 하지만, 학교 안이나 모르는 사람에게는 거의 말을 하지 않는 상태이다. 어떠한 상황에서도 지껄이지 않는 것을 완전무언어증이라 한다.

이 밖에도, 집에 틀어박힘이나 대인 불안, 민감 등, 무언가의 사회적인 정서장애를 갖고 있는 일이 많기 때문에 조기 치료가 필요하다.

(2) 반응성 애착장애(reactive attachment disorder)

최근에, 일본에서는 어린이 학대가 큰 사회문제로 되어있으며 아동학대방지법도 시행하기에 이르렀다. 아동학대란 보호자에 의한 신체적 학대(폭력), 성적 학대(음란행위 등), 심리적 학대(비난이나 협박, 과도한 징벌, 무시), 양육의 거부 · 태만(의식주를 돌봐주지 않는다, 방치한다, 학교에 보내지 않는다) 등을 의미하고, 어린이의 인격형성에 심각한 영향을 주는 것이다.

반응성 애착장애란 이러한 취급을 받은 유아에 관찰되는 다른 사람에 대한 두려움과 과도한 경계, 친구들과의 교류의 부족 등 사회적 관계의 비정상을 말한다. 이 밖에도, 자기나 다른 사람에 대한 공격성, 격려에 대한 무반응, 비참함, 무감정, 공포 등의 정서장애를 수반하고 있다.

(3) 탈억제성 애착장애(disinhibited attachment disorder)

영아기부터 시설에서 키워진 어린이에 일어나기 쉬운 장애이며 호스피탈리즘 또는 시설증후군이라고도 한다. 정상아에서는 애착이 부모 등에 선택적으로 돌려지고 있으나, 본 장애에서는 애착의 대상이 지나치게 확산되어 있는 상태가 된다. 유아기에는 누구에게나 찰싹 휘감겨 붙는 행동이 더 커지면 누구에게나 친하게 하여 주의를 끌려고 하는 행동 등이 관찰되기 때문에 동료와의 친한 신뢰관계는 형성되기 어렵다. 영아기에 돌봐주는 사람이 빈번히 바뀌기 때문에 애정의 대상을 선택해서 배양할 기회가 상실된 것에 따른다.

e. 틱장애

틱(tic)이란 보통 국한된 근육군(muscles)에 돌발적, 무목적으로 일어나며 불수의적, 급속하고 반복적, 비율동적인 운동이나 발성을 말한다. 보통 어느 시간은 억제할 수 있거나, 재현할 수 있으며 스트레스로 악화되고, 수면 중에는 소실된다.

증상으로부터 운동성과 음성성으로, 그리고 각각은 단순형과 복잡형으로 나뉜다.

① 단순형

- 운동성 틱 : 깜박임, 찡그린 얼굴, 목을 흔듦, 어깨를 움츠림 등
- 음성성 틱 : 헛기침, 코를 훌쩍거림, 앙앙거림(짖어댐) 등

② 복잡형

- 운동성 틱 : 자기를 두드리거나, 뛰어오르거나 하는 등
- 음성성 틱 : 상황에 맞지 않는 특정 단어를 반복한다, 외설증(coprolaria; 사회적으로 받아들여지지 않는, 자주 외설적인 단어를 사용하는 등), 반복언어(palilalia) 등

경과로부터는 ① 일과성, ② 만성, ③ 투렛(Tourette)증후군으로 나뉜다.

일과성은 가장 보통의 것이며 만성은 1년 이상 지속한다. 양자 모두 가정이나 학교, 감기 등의 사소한 스트레스로 일어나기 쉽고, 증상도 변화한다. 아동 전기부터 아동기의 남아에 많다.

투렛(Tourette)증후군은 소아기 또는 청년기에 발병하며 음성성 및 복수의 운동성 증상을 합병하고, 1년 이상 계속되는 만성 틱이며 성인기까지 지속되는 것이 보통이다. 이전에는 예후가 나쁘다고 일컬어졌으나, 치료에는 할로페리돌(haloperidol) 등 도파민 길항제가 효과적이고, 대부분이 사회적으로 적응하고 있다. 유전소인이나 무언가의 생물학적 요인이 추정되고 있다.

f. 기타의 행동 및 정서의 장애

(1) 비기질성 유뇨증(nonorganic enuresis)

본인이 의도하지 않는데도 소변을 초래하는 현상을 유뇨(enuresis)라 하고, 야간에 일어나는 것을 야뇨라 한다. 배뇨자립을 달성하지 않은 채로 계속되는 1차성과, 배뇨자립 후에 발생하는 2차성으로 나뉜다.

발생원인으로서 가족성 또는 소인, 배뇨기능이나 뇌의 각성기전의 미숙 등의 신체적 요인, 가정 내 갈등(동생의 탄생, 지나친 간섭으로 지배적인 양육)이나 집단장면에서의 긴장 등의 심리사회적 요인 등이 있다.

치료에는 어린이의 자신감이나 자존심에 배려하면서 지지적인 정신요법이나 행동요법, 가족지도와 동시에, 이미프라민(imipramine) 등 3환계 항우울약제의 취침 전 내복이 효과적이다.

(2) 비기질성 유분증(nonorganic encopresis)

불수의적으로 부적절한 곳에 대변을 싸는 상태를 가리키며 유뇨증과 마찬가지로 신체적 요인이나 심리사회적 요인 등이 복잡하게 관여한다. 또한, 어느 정도의 정서 및 행동의 장애를 수반하는 일이 많다. 냄새나 불결 등 때문에 필요 이상으로 질책을 받아 어린이에게 거부감이나 불안 · 긴장감 등이 생기지 않도록 가족 카운슬링도 필요하다.

(3) 포유(섭식) 장애(feeding disorder)

영아기부터 유아기에서의 식사거부와 극단적인 편식이며 장기간 계속되거나, 체중감소가 관찰되는 경우 등을 말하며 신경성 무식욕증은 제외한다.

어머니가 섭식을 강제하거나 간섭하였을 때, 보육에 자신감이 결여되었을 때, 또는 젖을 뗄 때에 일어나며, 경증의 것은 자주 관찰된다.

(4) 이식증(pica)

영양이 되지 않는 물질(흙, 그림물감 찌꺼기 등)의 섭식을 반복하는 것으로 정신지체아에게 관찰되는 일이 많다.

(5) 상동성 운동장애(stereotyped movement disorder)

수의적으로 반복되는 상동적이고, 버릇처럼 하는 운동이다. 몸에 상처를 입히지 않는 운동으로서는 몸 흔들기, 머리를 흔들기, 머리카락 뽑기, 털을 비틀기, 손가락으로 튀기기, 손을 두드리기 등이 있다. 자해행위로서는 머리 찌르기, 얼굴 두드리기, 눈 찌르기, 손이나 혀 깨물기 등이 있다. 정신지체아에 관찰되는 일이 많다.

(6) 말더듬(stuttering)

말더듬이란 말의 유창성이 현저하게 장애를 받은 상태이며 경증의 것은 유아기에 일과성의 리듬장애로서 청년기부터 성인기에는 지속적인 것이 흔히 관찰된다. 단어나 음절, 단어를 빈번히 반복하거나, 말의 율동적인 흐름을 차단하는 빈번한 말의 머뭇거림이나 멈춤(pause)을 특징으로 하는 이야기 방법이다.

학교에서 다른 사람의 앞에서 이야기하거나 책을 읽을때의 불안 · 긴장 등으로 말을 더듬고, 일단 더듬으면 예기불안이나 긴장에 의해서 더욱 악화된다. 이 때문에 천천히 이야기하도록 지도하면서 불안 · 긴장을 해소하는 등의 지지적인 정신요법이 중요하며 장애가 현저한 경우에는 언어학급 등에서 훈련을 시행한다.

(7) 속화증(cluttering)

회화를 할 때에 돌발적으로 빨리 지껄이거나, 갑자기 말을 멈추는 등, 회화의 속도나 리듬에 이상이 있고 어구의 오류도 많기 때문에 이야기의 내용이 불명료해지는 것이다.

(8) 기타의 버릇

손가락 빨기, 특히 엄지손가락 빨기는 1세 무렵까지에 시작되고, 차츰 감소하여, 초등학교 입학까지에는 없어지는 버릇이다. 어린이의 관심을 다른 활동으로 돌리는 노력이 필요하다.

손톱 물어뜯기도 연장아에 비교적 자주 관찰되는 버릇이며 청년기부터 성인기에도 계속되는 경우도 있다. 무언가의 초조, 긴장의 발현이라고도 생각되며 다른 버릇과도 마찬가지로, 어린이의 연령에 상응하는 놀이 · 활동에 의해서 불안이나 긴장감의 해소에 노력하는 것이 중요하다.

3. 기타의 정신장애

a. 정신분열증, 기분(감정)장애 등

소아기의 정신장애에서는 일반적으로 낮은 연령이 됨에 따라, 자각증상보다도 행동면의 변화, 예컨대 주위 사람과의 감정적 접촉장애, 무관심, 사회적 틀어박힘, 기이한 상동적 행동 등으로서 나타나는 일이 많다.

따라서, 진단에서는 정신지체나 심리적 발달장애, 뇌손상, 중증의 신경증성 장애 등을 포함하여 다른 정신장애와 주의 깊게 감별할 필요가 있다.

(1) 아동분열증(childhood schizophrenia)

학동기(6~12세)에 발병하는 아동정신분열증은 드문 것이다. 자폐증과의 차이가 문제가 된

시기도 있으나, 최근에는 성인의 분열증 진단기준에 적합한 상태가 소아에 출현한 것이라 생각된다.

정신증상은 성인의 그것과 마찬가지이지만, 정신발달이나 연령차를 반영하여, 어린 나이에서는 이상체험이나 막연한 불안이, 연장아에서는 환청이나 망상이 많은 경향이 있으며 연령이 증가함에 따라 증상은 다채로워지고, 성인의 그것에 접근한다. 전구증상으로서, 발병 전부터 학업성적의 저하나 집중력의 저하 등이 자주 인지된다. 또한 발병에는 전학이나 입원, 육친의 사망 등의 심리사회적 스트레스가 선행한다는 것도 알려져 있다.

치료에서는 약물요법에 더하여, 정신요법이나 환경조정 등이 중요시된다. 예후에 관해서는, 발병 전의 적응수준이 낮은 경우에는 불량하다는 것 등, 성인의 예후와 기본적으로 동일하다.

(2) 기분(감정)장애

기분장애는 종전에, 10세 이전에는 거의 관찰되지 않았다고 한다. 조울병은 청년기에 관찰이 된다. 한편, 우울병은 사춘기 무렵부터 증가하지만, 일반적으로 연령이 낮을수록 행동제지나 신체증상이 두드러지고, 양상이 비정형이고 착란이나 혼미를 나타내는 경향이 있다고도 일컬어지고 있다. 연령과 더불어 우울기분이나 절망감 등을 표현하게 된다. 불등교(학교에 가지 않는)의 배경으로도 되므로 주의가 필요하다.

b. 사춘기 망상증

"자기 몸에서 싫은 냄새가 나서, 그것 때문에 주위에 폐를 끼치고, 싫어하다", "자기 시선이 다른 사람에게 불쾌한 느낌을 주고 있다"라는 망상적인 확신을 갖는 비교적 중증의 대인공포증의 일군이다. 자기냄새 공포, 시선공포 등이 있고, 청년기의 남자에 나타나기 쉬우며, ICD-10에서는 지속성 망상성 장애에 포함된다〔제9장 J.2항(☞227쪽) 참조〕. 자기냄새 공포의 경우에는, 방귀, 대변, 암내, 성기의 냄새, 입내 등이, 자기와 어느 정도의 관계를 갖는 일정한 범위로 퍼져, 그 사람들이 "냄새가 난다"라고 말하거나, 코를 손가락으로 잡거나, 자기를 경원하므로, 자기가 냄새를 피우고 있다는 것을 확신한다. 이 때문에 목욕을 자주 하거나, 내과나 항문과 등에서 진료를 받거나 한다. 심해지면, 학교에도 갈 수 없게 된다.

이것 이외에, 자기 용모 등이 다른 사람보다 못생겼고, 주위에 불쾌감을 준다고 확신하여 성형외과의 진료를 받거나 하는 불구공포증(dysmorphophobia)도 있다.

치료는 반드시 용이하지는 않지만, 성장촉진적인 생활지도나 환경조정, 정신요법이 필요하고, 때로는 약물의 투여도 한다. 전체로서 연령과 더불어 서서히 경감·소실된다. 개중에는 다른 망상이나 환각이 출현하여 정신분열증으로 이행하는 경우도 있다.

c. 불등교

(1) 개념과 유형

불등교(non-attendance at school)란 심신의 질병이나 경제적인 사정(가정의 생활궁핍) 등 등교를 막는 명확한 이유가 없고, 비행적인 게으름피우는 등이 없음에도 불구하고, 학교에 가지 않거나, 또는 학교에 가는 것을 거부하는 상태를 말한다. 최근에 불등교는 급증하였으며, 교육적으로도 사회적으로 큰 문제가 되어있다. 학년별로는 초등학교 5~6년 무렵부터 많아지고, 중학교에서 급증한다. 고교생에서는 퇴학률 등으로부터 중학생보다 더 많아진다고 추측된다.

이러한 것이 나타나는 것은 본인의 성격이나 자기평가, 학습의 도달정도, 우인관계, 하교의 상태, 가정양육환경, 나아가서는 사회 일반의 규범 등 여러 요인이 복잡하게 관계되고 있어 결코 한결같지는 않다. 그러나, 불등교자의 모습으로부터는 보통, 아래의 유형이 지적되고 있다.

첫째는 학교공포(school phobis)이다. 이것은 양육자나 가정으로부터 떨어지는 것이 불안하여 학교에 갈 수 없게 되는 등, 분리불안을 배경으로 하는 것이며 보육원 · 유치원 원아나 초등학생에 흔히 관찰된다.

둘째는 등교거부(school refusal)이며 본인 나름의 이유를 대고 등교를 거부하거나, 도피하는 것으로 학교에서의 불안이나 긴장이 강한 경우이다. 이 경우에는 본인은 학교 일이나 성적이나 진학 등을 내심으로는 걱정하고 있기 때문에 다른 사람으로부터 불등교를 지적당하면, 불안이 증대하여 자해행위나 가정 내 폭력 등의 행동화가 일어나는 경우가 많다.

셋째는 무기력(school drop-out)이며 학교에 대한 관심이나 등교에 대한 의욕이 없고, 비행으로 치닫는 것도 아니며 차츰 학교에 가지 않게 되는 것으로 고교생에서 많이 볼 수 있다.

이 밖에, 매우 적극성이 없고, 교우관계 등의 사회성이 발달하지 않아, 지적 수준이 정상범위의 하위에 있는 경우에 학업이나 교우에도 자신을 가질 수 없어 학교에 가지 않게 되는 경우(위축형이라고도 한다), 경계지능에 있기 때문에 학업에 따라갈 수 없는 채로 방치되어, 열등감이나 불안 · 긴장이 강화되어, 성적만이 평가되는 학교생활을 견디기 어려워지는 경우 등이 지적되고 있다.

(2) 실제의 모습

초등학생에 관찰되는 학교공포의 경우 아침에 학교에 갈 무렵이 되면, 등교를 싫어하여 가족이 아무리 설득하거나 야단을 쳐도 갈려고 하지 않고, 동시에 두통이나 복통, 설사, 오심 · 구토 등도 나타나는 일이 많다.

중 · 고교생의 등교거부에서는 최초부터 아침에 일어나려고 하지 않는 일이 많지만, 가정 내에서는 보통으로 행동을 하고, 학교수업시간이 끝나는 저녁부터 야간, 휴일에는 쇼핑 등으로 외출하거나 한다. 본인은 어느 정도 등교를 해야 한다고 생각하고 있기 때문에 부모나 교사가 등교를 촉구하면 내일은 간다고 대답하지만, 다음날 아침이 되면 역시 등교할 수 없다.

가벼운 경우에는 매 월요일, 또는 여름, 겨울방학 후의 첫 수업일에 쉰다. 이와 같이 학교에 가야 한다는 것을 알고 있어도, 가고 싶지 않고, 갈 수 없게 되는 것이 불등교의 실태이다. 이 동안에 여러 가지 신경증상모양 증상이나 문제행동이 관찰되는 일도 적지 않다.

아무것도 하지 않고 틀어박힌 상태가 장기간 지속되는 경우에는 일반적으로는 정신분열증이나 우울병 등이 의심된다. 그러나, 명확한 정신장애가 없고, 장기간에 걸치며 경우에 따라서는 1년여에 걸쳐서 계속되는 상태도 관찰되고, 최근에, "틀어박힘"으로서 사회문제화 되고 있다.

(3) 치료 및 대책

각 사례마다 배경요인의 파악과 대책이 필요하지만, 기본적으로는 불등교를 그 아이의 심리적 · 사회적 발달과정의 일부로서 받아들이는 태도가 요구된다.

부모에 대한 카운슬링이나 지도에 의해서 아이들의 상태나 불등교라는 사태를 충분히 이해하여 성장을 지켜보는 일관된 태도나 대처가 가능하도록 담임교사나 교육상담기관, 정신보건기관과도 충분한 연계 · 협력을 취하면서 계속적으로 원조하는 것이 중요하다. 동시에, 본인의 납득이나 의욕과도 관계가 되지만, 자유학교(free school)나 학원에 다니거나, 단위제 또는 정시제 고교나 대학검정시험에 의한 대학에의 진학, 아르바이트 등의 노동도 장래에 대한 중요한 선택지이다.

본인이 진료를 희망하는 경우에는 충분한 시간을 들여서, 학교나 가정에서의 문제나 상황에 대해서 이야기를 듣고, 등교를 하지 않게 되는 심정이나 이에 수반하는 불안 등을 수용하면서, 주로 지지적 정신요법을 시행한다. 집단정신요법이나 일상관리(day care) 등이 효과적인 경우도 적지 않다. 불안이나 우울이 현저한 경우에는 약물요법도 시행한다.

d. 청년기의 문제행동

일반적으로 청년기에는 여러 가지 내적 갈등이 신경증화 되기보다는, 직접적으로 행동화(acting out)되는 일이 많다. 이것은, 대개 다른 사람을 향하는 경우와 자기를 향하는 경우로 대별된다.

전자는 폭력행위(가정내 폭력, 교내폭력 등)나 파괴, 학교에서의 괴롭힘 등이다. 중증의 것은 행위장애이며 비행이나 범죄가 된다. 한편, 자기를 향하는 행동에는, 손목 절단(wrist cutting) 등의 자해행위나 자살, 약물남용, 여자에서는 성적 비행 · 매춘 등도 포함되지만, 앞에서 언급한 불등교를 비롯하여, 섭식장애, 경계성 인격장애, 약물의존증 등, 여러 가지의 방법으로 나타난다.

다만, 이들의 다른 사람에 대한 파괴적 행동과 자기 파괴적 행동은 자주 공존하고 있으며 어느 의미에서는 표현형의 차이로서 파악하는 것이 치료나 도움을 생각할 때에 중요하다.

아무튼, 이러한 청년기의 문제행동은 급증하고 있으며 큰 사회적 문제, 교육문제로 되어있다.

그 배경은, 불등교와 마찬가지로 복잡하지만, 기본적으로는 일본의 교육이나 문화, 가정, 사회의 참모습에 심각한 문제가 내포되어 있다는 것을 반영하는 것이다.

C. 성인기의 정신의학

1. 정신·심리적 특성

성인기는 장년기라고도 하며 26~45세의 시기를 가리킨다. 신체적으로도 성숙이 완료되고, 인격발달도 어느 정도 달성되어서 생물학적인 의미에서는 가장 변화가 적고, 안정·충실한 시기이다.

이 시기에는 남녀 모두 부모로부터 떨어져서 자립하고, 직업을 선택하는 등을 하여 사회의 일원으로서 활동하게 됨과 동시에, 배우자를 결정하여, 가정생활을 영위하게 된다. 보통의 가정생활에서는 남성은 일가의 경제적 지주로서 사회 안에서 일하지만 여성도 사회에서 일하는 것이 일반화되어 있는 한편, 임신이나 출산 등을 경험한다. 남녀 모두 육아을 통해서 부모로서 거듭 성숙한다. 이와 같이, 성인기에는 직업, 가정, 육아 등을 통해서 현실적으로 직면하므로 이상주의에 기울기 쉬운 청년기와 비교하면, 사고·행동 모두 현실주의적으로 되어간다.

성인기의 후반에는 신체의 생리적 기능은 쇠퇴하기 시작하지만 종합적인 정신기능의 수준은 그다지 저하하지 않고 서서히 노년초기로 옮겨간다.

2. 정신보건상의 문제

이 시기에는 정신분열증이나 감정장애, 신경증성 장애, 알코올·약물의존 등, 많은 정신장애가 발병한다. 그러나 대략 정형적인 증상과 경과를 나타내기 때문에 개개의 장애에 관한 해설은 각 단원을 참조하기 바란다. 여기서는 정신보건의 입장에서 일반적인 특징을 기술한다.

성년기는 충실한 시기인 반면, 후술하는 노년초기와 잇달아서 신체적·정신적으로도, 사회적·경제적으로도, 직장이나 가정에서 상당한 무리가 강요되기 때문에 스트레스도 크고, 여러가지 문제를 야기하는 경우가 적지 않다.

일반적으로 남성에서는 직장과 관련된 문제의 비중이 크다. 예컨대, 컴퓨터의 도입에 의한 고도(high degree)의 전문기술화, 연공서열의 붕괴, 기업의 도산, 장시간의 과밀노동 등, 직장을 에워싼 환경의 격변에 의해서 고혈압이나 순환기증상, 소화기증상, 피로나 불면이라는 반건강상태, 과로사 · 과로자살 등이 산업정신보건상의 큰 문제로 되어있다. 이들이 일부는 심신증, 자율신경실조증, 그리고, 신경증이나 우울병 등으로 진단되어, 내과나 정신과에서 치료가 이루어지고 있다. 이 가운데서 우울병에서는 승진, 전환배치나 전출, 업적부진, 퇴직 등을 계기로 발병하는 일이 많으며, 자살이나 알코올 의존증에도 연결되기 때문에, 특히 주의가 필요하다.

여성에서는 육아나 어린이의 학교생활에 관계되는 문제, 예컨대, 최근에는 입시경쟁이나 괴롭힘, 비행, 불등교 등에 시달리거나, 사친회(PTA)를 포함한 부모 끼리와의 관계도 포함하여 마음고생이 겹치는 일이 많다. 또한 아이들이 학교교육을 한차례 끝낸 후에는 남편과의 관계나 연로한 부모의 돌봄, 근린과의 관계 등, 주로 가족 내외의 신변의 문제가 신경증이나 우울병, 망상상태, 알코올 의존증이나 각성제 중독 등의 계기가 될 수 있기 때문에, 주의가 필요하다. 또한 일하는 여성이 증가하고 있는 현재, 남성과 마찬가지로, 또는 여성에게도 특유의 직장에 관련된 문제도 차츰 많아지고 있다. 이 시기의 후반에는 폐경에 의한 내분비나 자율신경의 실조가 상기의 심리사회적 요인과 서로 어울려서 여러가지의 갱년기 증상을 발생시키거나 한다.

이와 같이 한창 일하는 성인기에도 특유한 정신보건상의 문제가 많이 있기 때문에, 신체적인 면에 대한 배려와 더불어 정신건강에 관한 교육이나 계발이 중요시된다.

D. 노년초기 · 노년기의 정신의학

1. 심리사회적 특성

성인기에 이어서 46~65세 미만을 노년초기, 65세 이상을 노년기라 부르지만, 이것도 대개 편의적인 구분이다. 노년초기와 거의 같은 용어에는, 퇴행기(involution), 향로기 등이 있다. 갱년기(climacterium)도, 주로 여성의 폐경 전후의 시기를 가리키지만, 갱년기 우울병 등으로서 같은 의미로 사용된다. 이들은 어느 것도 신체기능면에서의 용어이다.

한편, 심리사회적 발달의 관점에서 에릭슨(E.H. Erickson)은 이 시기를 "성숙기"로 하고 있는데, 이 용어가 이 시기의 심리사회적 특성을 보다 정확하게 표현하고 있다.

노년기는 전기(65~74세)와 후기(75세 이상)로 구분하였는데 각각에서 신체적 · 심리사회적 상황은 크게 달라진다. 다만, 평균수명의 연장이 거듭 진행되면, 이러한 세부적인 구분도 어차피 변경될 가능성이 있다.

a. 신체 및 뇌기능의 특징

신체기능은 20~30세 무렵을 정점으로 하여 차츰 저하하지만, 이것에는 개인차가 크고, 노년초기에서는 기능저하는 일어나고 있어도 사회생활에 큰 지장을 초래하기까지는 도달하지 않는 경우가 많다. 그러나, 노년기에 들어가면, 호흡기나 순환기, 골 · 관절 등의 근골격계, 시청각기능, 반사기능의 저하에 의해서, 차츰 사회생활이나 가정생활에 지장이 일어나게 된다.

b. 정신심리기능의 특징

정신심리기능의 경우, 지적 능력, 기억기능, 학습 · 인지기능, 판단, 의욕 · 행동력 등의 저하와 인격변화 등이 문제가 된다.

지적 능력을 지능검사의 성적으로부터 보면, 연령에 수반해서 저하하는 능력과, 저하하지 않고 오히려 향상되는 능력이 있다. 예컨대, 산수, 수창, 기호 맞추기, 장난감 블록 쌓기 테스트 등, 생리적 기능에 직접 관계되는 능력은 연령과 더불어 저하하지만, 일반적인 이해, 언어이해, 상식문제 등은 별로 저하하지 않는다. 전자를 유동성 능력, 후자를 결정성 능력이라 하고, 양자를 종합한 것을 총괄적 지능이라 하지만, 총괄적 지능은 노년초기에는 아직 저하하지 않는다고 한다(그림 1).

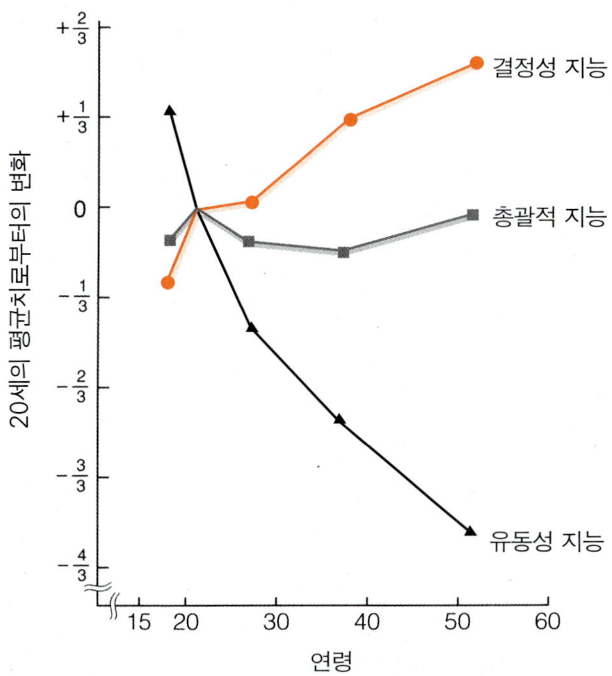

그림 1 연령에 따른 지능의 변화

단위는 표준편차 (시그마)

기억기능에서는 특히, 기계적 기억능력은 20세 이후는 명백히 저하를 보이고, 노년초기부터 노년기를 향해서 더욱 현저해진다. 논리적 등록(registration) 등은 경험에 의해서 증가하므로 노년초기 무렵에도 새로운 경험의 획득이나 학습에 현저한 장애는 없다. 그러나, 회상(recollection)의 장애, 특히 흔한 이름이나 물품명을 순간적으로 회상할 수 없는 것은 40세대부터 많아지고, 노년기에는 한층 현저해진다.

인격 면에서는 자발성의 저하, 유연성의 저하, 감정의 조절장애(쉽게 노여워함 등), 사회적 내향성 등의 인격변화가 일어난다고 하여왔다. 그러나, 최근에는 이것은 노년자가 안는 신체적 · 심리사회적 상황에 따르는 바가 크고, 특정의 인격변화는 일어나지 않는다고 생각되고 있다. 사회에서 생활하는 고령자의 대부분은 그때까지 형성된 인격이 지속되고, 특히 노년초기 · 노년기에는 인격의 안정성이나 유연성이 보다 증가하는 면을 볼 수 있기 때문이다.

c. 정신보건상의 문제

노년초기에는 가정에서도 직장 등 사회의 장에서도, 가장 책임이 무거운 입장에 있고, 기대되는 역할도 크므로, 신체적, 심리적, 사회적 부담이 매우 커진다. 그 한편, 남성에서는 인생의 후반에 들어가 자기 능력이나 도달점의 한계가 보이고, 삶의 보람이 저하한다는 면이 있으며, 더욱이, 일에 있어서의 좌절(실패, 이직, 퇴직), 근친자나 지인의 사망, 아이들의 교육문제나 고령의 부모의 간병문제 등에 의해서, 직접적인 정신적 부담을 지게 되는 일도 많다. 여성에서는 폐경기에는 신체적 부조화뿐만 아니라, 아이들의 성장 · 독립에 의해서 어머니의 역할도 희박해져, 이른바 대상 상실, "짐 벗기" 때문에 삶의 보람이 없어졌다고 느끼거나 한다.

이와 같이 노년초기는 어떤 의미에서는 사춘기와 같거나, 오히려 그 이상으로 복잡한 형태로 심리적인 위기가 초래되기 쉽고, 인생의 후반을 향해서 이제까지와는 다른 가치관이나 삶의 방법의 모색과 형성이 요청된다.

노년초기에는 신체기능(운동능력, 시력, 청력 등)이나 정신신경기능이 보다 한층 저하하여 여러 가지 만성질환에 걸리거나, 퇴직 등에 의한 인간관계의 장의 축소나 경제적 기반의 약체화에 의해서, 대인접촉이 적어지고, 차츰 관심의 범위가 자기 신변에 일어난 일에 한정되는 경향이 있다. 그러나, 최근에는 적극적으로 지역의 사회적 문화적 활동에 참여하거나, 정치적, 경제적으로도 발언하는 등, 스스로의 인생이나 생활의 질(quality of life; QOL)을 높이려는 고령자의 활동이 활발해지고 있다.

2. 노년초기 · 노년기의 정신장애

노년초기에 앞에서 언급한 상황을 배경으로 알코올 의존증이나 우울병, 신경증, 뇌혈관장애

관련 정신장애, 자살 등이 일어나기 쉬우므로 주의를 필요로 한다.

노년기에는 기질성 정신장애를 비롯하여 상기의 여러 가지 정신장애가 높은 비율로 발생하지만, 이들은 청년기나 성년기의 정신장애와는 다른 양상을 나타내는 일이 많다. 여기서는 그 특징에 대해서 언급한다.

a. 일반적 특징

여기에 열거하는 특징의 대부분은 신체질환에서 공통된다.

(1) 원인이 다원적인 일이 많다.

노년기의 정신장애의 발생에는 많은 요인, 즉, 생물학적, 심리적, 사회적인 인자가 각각 복잡하게 관여하고 있다는 것을 염두에 두어야 한다. 예컨대, 원래의 성격이나 생활경력, 본인을 에워싼 환경, 기왕질환을 포함하는 뇌나 신체상채, 정신심리 면에서의 노화, 복용 중인 약의 영향 등이다(표 2).

(2) 의식장애를 초래하기 쉽다.

노년자는 일반적으로 신체적, 심리적, 환경적 스트레스에 대한 저항력이 약하고, 용이하게 뇌기능부전의 상태에 빠져 의식장애를 나타내기 쉽다. 예컨대, 발열이나 탈수, 검사 등에 의한 신체적 침습, 입원 · 입소에 의한 환경변화 등에 의해서, 야간 섬망이 출현하는 일은 흔히 관찰된다.

(3) 발병이 서서히, 잠행성으로 출현하는 경우가 많다.

갑작스런 발병처럼 보여도 잘 조사해보면, 상당히 오래전부터 뇌의 장애, 치매, 인격변화 등이 서서히 진행되어 이들을 배경으로 하고 있는 경우도 결코 적지 않다.

(4) 비정형적인 증상이 적지 않다.

노년자에서 환각망상상태나 우울상태를 나타내는 경우 등도, 인격변화나 뇌의 노화변화, 생활력이나 환경요인도 더해지기 때문에 청년기의 증상사례에 비하여 비정형적이고, 원인의 특정이나 명확한 진단은 곤란한 일이 적지 않다.

(5) 회복이 느리고, 만성화하기 쉽다.

노년자의 우울병이나 신경증에서는 약에 대한 반응도 불량하고, 증상도 천연되기 쉬우며, 재발하기 쉽다. 이것은 만성 신체질환, 뇌의 노화에 기초하는 인격변화나 지적 기능저하에 복잡한 환경요인이나 본인 자신의 문제도 추가되는 일이 많기 때문이다. 따라서, 약물요법 이외에도 가족관계의 조정, 일상관리(day care) 등 집단(그룹)요법을 비롯하여 여러 가지 정신요법적 접근이나 생활지원이 필요하다.

b. 정신증상과 그 특징

노년기 정신장애에서는 의식장애 · 섬망상태, 건망 · 치매상태 등의 뇌 기질성 증상 이외에 우울상태, 심기상태, 망상상태 등이 자주 출현한다. 후자는 우울병이나 신경증 등에 머무르지 않고, 기질성 정신장애에도 빈번하게 볼 수 있는 증상이지만, 노년기 특유의 병상을 나타내는 일이 많다. 아래에 그 특징을 정리한다.

(1) 우울병(depression) 우울상태(depression state)

노년초기 · 노년기에는 울병이나 억울상태에 빠지기 쉽고, 게다가 청년기나 성인기의 상태와는 다른 특징을 갖고 있다.

① 식욕감퇴, 두통, 변비, 전신 권태감 등의 신체증상이나 심기적 호소가 많은 반면, 우울기분이나 사고나 행동의 제지(정신운동 제지) 등이 눈에 띄지 않는 일이 많다. 이 때문에, 신체증상을 주된 호소로 하고 일반 과에서 진료를 받는 경우가 적지 않다(가면 우울병).

② 강한 불안이나 고민, 초조감을 나타내는 경우가 있다는 것도 특징이다. 이것은 행동이나 사고의 제지가 적다는 것과 관련하여, 자살로 연결되기 쉽고, 노년초기나 노년기에 자살이 많은 배경이기도 하다.

③ 장래에 대한 절망감이나 병에 대한 불안 등을 배경으로 하는 망상을 형성하기 쉽다는 것이다. 심기망상, 빈곤망상, 허무망상, 죄업망상 등이며, 망상이 완고한 경우에는 망상상태와의 감별이 곤란해진다.

④ 사고나 행동의 제지가 현저한 경우에는 동작이 완만해지고, 등록(registration) · 기억력을 비롯하여 지적 기능의 저하가 전경에 나타나기 때문에, 치매모양 상태를 나타낸다(우울병성 가성 치매). 이와 같은 경우에는, 기분의 일내변동의 확인이나 항울약제에 대한 반응 등에 의해서, 치매와의 감별은 가능하다.

⑤ 신체질환에의 이환, 배우자 등 가족의 죽음, 퇴직이나 이사 등, 노년자의 심리사회적 요인을 배경으로 출현하는 우울병이 많다.

⑥ 치매성 질환의 전구기 또는 초기에는 자기의 지적 기능의 저하에 대한 심리적 반응으로서도 출현하는 일이 있다.

⑦ 배경에 복잡한 심리사회적인 요소가 있는 경우에는 항울약제도 충분한 효과를 발휘하지 않고, 치료가 잘 되지 않는 경우가 적지 않다. 이 경우에는 집단요법 등의 접근이 필요하다.

신경증성 우울상태도 많이 관찰되지만, 이 경우에는 배우자, 자식이나 며느리 등, 가족 내의 지속적인 갈등을 배경으로 하거나, 기분의 일내변동은 관찰되지 않고, 호소가 많은 것에 비하여 우울기분이나 신체증상은 현저하지 않으며, 원래의 성격도 의존적 · 걱정(근심)증인 경우가 많다.

(2) 심기상태(hypochondriacal state)

노년기부터 노년기에 걸쳐서는, 많든 적든 신체기능에 변조를 초래하거나, 급성 · 만성의 신체질환에 이환하기 쉬워지고, 복수의 병을 갖고 지내는 일이 일반적이다(다병성). 또한 지인이나 친구의 병이나 죽음 등에 접하는 기회가 증가하기 때문에 병이나 죽음에 대한 불안도 높아진다. 또한, 외계에 대한 흥미가 감소하고, 생활도 소극적인 방향으로 변화하며, 개인적인 흥미에 관심이 옮겨지는 일도 있어, 자기의 건강상태나 신체기능의 사소한 변화도 큰 관심사가 된다. 이러한 상태를 배경으로 노년기는 심기증상을 나타내기 쉬운 시기가 된다. 또한, 노년기는 가족이나 다른 사람으로부터의 비호나 관심을 필요로 하는 시기이지만, 심기적인 호소는 이러한 심리상태의 반영이기도 하다.

노년기의 심기상태에는 몇 가지의 특징을 볼 수 있다. 예컨대, 식욕이나 배설, 피로감, 수면 등, 극히 당연한 변화인 사소한 신체적 부조에 사로잡히기 쉬운 반면, 호소에는 그다지 심각성이 관찰되지 않는 경우가 있다는 것, 더욱이 심기상태는 우울병의 전구증상이나 경증 우울병, 망상상태, 정신분열증, 뇌혈관성 치매 등, 여러가지의 정신장애의 수반증상으로서도 출현한다는 것, 자주 심기망상으로 발전한다는 것 등이다.

(3) 망상상태(delusional state)

노년기에는 망상상태도 자주 발병하지만, 기질성 · 비기질성 질환을 불문하고, 대부분에 공통되는 특징을 갖는다.

우선, 청년기 발병의 것에 비하여, 보다 현실적이고, 병전의 성격, 생활력이나 직업력, 부부관계, 본인을 에워싸는 심리사회적 상황 등으로부터, 어느 정도 이해 가능한 것이 특징이다. 또한, 청력의 저하, 이해력이나 판단력의 저하, 흥미나 관심의 협소화 등에 의해서 사고의 유연성이 저하하여 오해나 곡해가 발생하기 쉬워지기도 한다. 또한 배우자나 친한 친척 · 친구를 상실함으로써 고립화나 고독감이 심해지거나, 건강에 대한 불안이나 질병에의 공포 등도 요인이 되어 망상으로 발전하기도 한다. 의식장애나 섬망 등에 의해서 발생한 환각이나 망상의 체험이 그 후의 정신상태의 경과에 상당히 영향을 주는 일도 있다.

망상의 내용으로서는 피해망상이나 심기망상, 빈곤망상, 죄업망상, 나아가서는 배우자의 정조를 의심하는 질투망상 등이 출현하기 쉽다. 피해망상 중에서는, 특히 자기 물건이 "도둑 맞었다", "없어졌다" 등이라는 "도둑질 당한 망상"이 많아진다. 망상의 대상도, 배우자나 자식부부, 며느리, 간병인, 도우미 등, 가까운 사람이 많고, 정신분열증처럼 주위의 불특정의 사람은 적다. 또한, 항정신병약제의 효과도 한계가 있는 경우가 많다.

c. 노년기의 특성에 대한 배려와 대응의 중요성

노년자의 우울병이나 신경증, 망상상태는, 연령에 수반해서 급증하는 기질성 정신장애와는 달리, 그다지 빈도가 많아지는 것은 아니다. 그러나, 앞에서 언급한 것처럼 고령자에 특유의 문제를 배경으로 출현하기 때문에 노년기의 환자 · 장애자의 관리(care)와 재활에는 신체면은 물론, 심리사회면도 포함한 총괄적인 관점이 한층 요구된다.

E. 물리 · 작업치료와의 관련사항

물리 · 작업치료에서는 소아부터 노인까지의 폭넓은 연대의 환자 · 장애자를 대상으로 하지만, 생명주기의 여러 군데서 나타내는 심리특성과 정신보건상의 과제, 또는 정신장애의 특징에 대해서 잘 이해하면서 본인이나 가족에 접촉하는 것은 물리 · 작업치료의 치료 · 원조기술의 향상에 있어 반드시 필요한 것이다.

■ 복습의 요점

1. 소아기 · 청년기는 다시 영아기, 유아기, 아동기, 청년기로 구별되고, 각각에 고유의 정신심리특성을 갖고 있다. 또한, 이 시기에는 다양한 행동 · 정서, 정신의 장애가 있고, 어떤 것은 교육장면에서도 사회적으로도, 큰 문제가 된다.
2. 성인기는 가장 안정 · 충실한 시기이지만, 남녀 모두 사회에서 중책을 담당하기 때문에 여러 가지 정신건강(mental health)상의 문제도 일어나는 경우가 많다.
3. 노년초기 · 노년기에는 기질성 정신장애를 중심으로 정신장애가 높은 비율로 발생하는 시기이지만, 정신증상도 청년기나 성인기와는 다른 특징을 나타낸다.

제 19 장 정신장애의 치료

학습목표

- 여러 가지 정신장애에서의 치료의 목표 내지는 도달점에 대해서 학습한다.
- 현재, 정신장애에 대해서 사용되는 주된 치료법의 종류와 특징, 적응 등에 대해서 학습한다.
- 약물요법에 대해서는 향정신약제의 종류와 주된 약물의 작용, 대상으로 하는 질환이나 부작용, 재활에서의 주의점 등에 대해서 학습한다.
- 정신요법에 대해서 기법에 기초한 종류와 그 특색, 대상질환, 실시에 있어서의 주의점 등을 학습한다.
- 사회적 치료에 대해서는 그 개념 및 역사, 주된 기법의 종류 등에 관해서 지역재활과의 연관성으로 학습한다.

A. 정신장애의 치료란?

1. 치료의 목표

일반적으로 질병의 치료는 병적 상태를 제거하여 건강한 상태를 회복하는 것을 목표로 한다. 그러나, 원인도 다양하고, 복잡한 경과를 나타내는 정신장애에서는 그렇게 단순하지는 않다. 예컨대, 기질성 정신장애에는 원인적 치료에 의한 치유가 가능한 것도 있으나, 정신분열증처럼 용이하게 재발하고, 만성 경과를 거치는 정신장애에서는 증상의 악화나 재발을 방지하고, 사회생활면에서의 적응성을 향상시키는 것도 중요한 치료목표가 된다. 또한, 신경증이 있는 사람이나 인격적 배경을 강하게 갖고 있는 사람에서는 자기통찰을 심화시키고, 새로운 인격의 형성으로 향하는 것도 치료의 목표이다.

따라서, 정신장애에서의 치료목표의 설정은 다양하며 그 달성에 이르는 과정도 의료에 그치지 않고, 보건 · 복지의 영역까지 걸치는 경우도 적지 않다는 것이 큰 특징이다. 그러나, 이 단원에서는 가급적 의료의 영역으로 한정시켜 언급한다.

정신장애에서의 치료의 결과는 증상 면으로부터 아래와 같이 분류되어 있지만, 이것은 치료목표를 생각함에 있어 참고가 된다.

(1) 치유

병적 상태가 근치되고, 재발의 염려도 없는 상태이다. 신체적 기반을 갖는 정신장애의 경우에 해당하고, 후유장애가 있을 때도 없을 때도 있다. 정신분열증에서 결함치유라고 하는 경우는 음성증상이나 인격변화를 어느 정도 남긴 만성기의 상태를 의미한다.

(2) 관해(remission)

증상이 완전히 소실하고, 병전의 수준으로 회복한 상태를 "완전 관해", 현저하게 개선되기는 하였지만, 일부에 증상이 잔존하고, 완전한 회복이라고는 할 수 없는 것을 "불완전 관해"라 한다. 재발의 가능성이 끊임없이 존재하는 정신분열증이나 조울병 등, 이른바 내인성 정신장애의 결과에 사용되고 있다.

(3) 경쾌

증상이 다소의 개선에 그치는 상태를 말한다.

(4) 불변

치료 전과 마찬가지의 상태에 그치는 경우를 말한다.

(5) 악화

병세에 진행이 관찰되는 경우이다.

또한, 아래와 같이 사회생활이나 치료의 장에서의 상태에 기초하는 경우도 있다.

(1) 사회적 관해

관해 또는 경쾌하고, 사회생활을 영위하는 데에 지장이 없는 상태를 말한다. "가정내 관해"란 가정생활이 어떻게든 가능한 정도에 그치는 상태이다.

(2) 원내 관해

증상은 소실되어 있기는 하지만, 역시 퇴원이 곤란한 상태를 말한다. 오늘날에는 "사회적 입원"과 거의 같은 의미이다.

2. 치료법의 종류

정신장애의 치료는, 생물 · 심리 · 사회적(bio-psycho-social) 관점에서 종합적으로 이루어진다. 여기서는 편의적으로, 약물요법, 신체요법, 정신요법, 작업치료, 사회적 치료로 대별하여 개략적으로 해설한다.

치료라고 하는 경우, 좁은 의미로는 의료의 장에서 보험진료로서 이루어지는 것을 가리키지만, 정신장애에 대한 치료의 경우에는 보건 · 복지의 영역에서도 실시되고 있거나, 널리 보건 · 의료 · 복지에 관계되는 모든 직종이 이해하고 익혀야 할 사고방법이나 기술인 경우도 있다.

a. 약물요법

의사에 의해서 시행되는 치료법이다. 정신과 약물요법이라는 경우, 다음 항에서 해설하는 향정신작용을 갖는 약물에 의한 치료를 가리킨다. 그러나, 기질성 정신장애에서는 기초가 되는 질환에 의해서, 항간질약제, 뇌 대사부활 · 순환개선제, 항치매약제, 항바이러스약제, 항생물질, 부신피질호르몬 등, 여러가지의 약물이 사용된다.

b. 신체요법

현재는 전기쇼크요법(전기경련요법)을 가리키며 의사에 의해서 시행된다. 인슐린 · 쇼크요법이나 정신외과 등은 과거의 것이다.

c. 정신요법

주로, 언어적 수단을 통해서 시행하는 치료법이고, 정신과에 특유한 것이다. 주요 대상은 신경증 등 심인성의 장애이지만, 울병이나 정신분열증 등에서도 중요하다. 보험진료에서는 의사나 임상심리사가 개인 또는 집단을 대상으로 시행하는 것으로 하고 있다. 그러나, 정신요법의 사고방법이나 기법은 모든 관계직종이 익혀야 할 소양이고, 기술이다.

d. 작업치료

넓은 의미로는 수공예나 원예, 레크리에이션 등의 여러 가지 수단을 사용해서 환자의 건강한 부분에 작용하는 활동의 총칭이며 일상생활이나 직업복귀 전의 훈련이나 지도도 포함한다. 그러나, 현재는 작업치료사에 의해서 시행되는 보험진료에 한정하여 사용한다. 이 때문에 다른 직종이 시행하는 경우에는 레크리에이션요법이나 음악요법, 예술요법, 또는 활동요법 등과 종목을 주체로 표현된다. 작업치료의 상세한 것은 전문서적에 미룬다.

e. 사회적 치료

환자를 에워싸는 사회생활장면의 치료적 재편성이나 사회적 집단을 이용한 여러 활동의 총칭이며 입원의료에 한정하지 않고 지역 관리(care)나 재활에 관계되는 여러 활동도 포함한다. 환경요법 또는 사회요법도 대략 같은 의미이다. 보험진료는 그 일부를 포함하는 것에 불과하다.

3. 치료의 장

정신장애에 대한 보험진료로서의 치료의 장은 신체질환과 마찬가지로, 외래와 입원으로 대별된다.

a. 외래에서의 치료

오늘날에는, 외래(통원)치료가 환자의 치료에 대한 의사를 존중하는 관점에서 원칙이라 생각되고 있다. 이것은 지속성 항정신병약제나 일상관리(day care), 외래 작업치료나 정신요법, 방문지도 등, 통원의료를 지탱하는 서비스가 풍부해지고, 기술이 향상된 것이 그 배경에 있다. 더욱이, 사회생활에 대한 영향을 최소한으로 할 수 있다는 것, 입원체험이 환자에게 부정적인 요소가 되기 쉽다는 것, 치료효과가 사회생활 내에서 하는 것이 정확히 평가될 수 있다는 것, 치료에 대한 가족의 협력이나 참여를 얻기 쉽다는 것, 사회복귀시설이나 생활지원 센터 등 지역에서 지탱하는 장이 확대되어 있다는 것 등도 중요한 이유이다.

b. 입원에 의한 치료

입원치료에는 폐쇄병동에서의 치료와 개방병동에서의 치료가 있다.

(1) 폐쇄병동

폐쇄병동에서의 치료가 적응이 되는 것은 아래의 경우이며 정신보건복지법에 의한 입원형태로서는 의료보호입원이나 조치입원에 해당한다.

① 이상체험이 현저하고, 불안이나 흥분이 심한 경우
② 자살염려가 크거나, 자살기도가 있는 경우
③ 정신장애에 의해서 사회적 일탈행위나 폭력행위 등이 있는 경우

④ 섬망이나 몽롱상태 등 의식장애가 있고, 돌발적 행동에 의한 위험성이 큰 경우
⑤ 중증의 치매에 의해서 배회하고 자택이나 자기 방으로 되돌아갈 수 없는 것 같은 상태의 경우

이러한 상태가 경감 · 소실된 경우에는 신속하게 개방병동으로 옮기거나 개방적 처우가 요망된다.

(2) 개방병동

개방병동에의 입원은 앞에서 기술한 상태의 경감 · 소실에 의해서 병동을 옮기는 것 이외에, 아래의 경우가 있다. 의료법에서의 자유입원, 정신보건복지법에서의 임의입원에 해당한다.

① 여러 검사나 병상관찰, 약물의 조정 등이 필요한 경우
② 가족관계에 문제가 있기 때문에 가족으로부터 일시 떨어지는 편이 좋은 경우
③ 섭식장애 등으로 영양상태가 악화하고, 신체적 관리가 필요한 경우
④ 사회생활이 파탄하여 재발의 징후가 있는 경우

4. 치료의 흐름

치료법은 정신장애의 종류나 병기, 상태에 따라 다르지만, 여기서는 기본적인 치료의 흐름에 대해서 해설한다. 사회적 치료는, 어느 경우에도 이들의 기초가 되는 것이다.

a. 정신분열증

급성기의 양성징후가 활발한 시기에는 약물요법이 주체이며 때로는 전기쇼크요법도 사용된다. 증상이 경감되고, 만성화됨에 따라 정신요법이나 작업치료의 비중이 커지지만, 약물요법도 재발방지에 반드시 필요하다.

b. 조울병 · 우울병

약물요법이 주체이며 때로는 전기쇼크요법도 사용된다. 우울병에서는 당초부터 정신요법은 중요하고, 증상경감과 더불어 작업치료도 시행된다.

c. 기질성 정신장애

원인질환에 대한 치료가 기본이다. 치유되어도 기능장애를 남기는 경우, 또는 효과적인 치료

법이 없어 진행성 경과를 거치는 경우에는 작업치료나 물리치료 등이 기능의 유지 · 회복이나 일상생활능력의 개선을 위해서 중요시된다. 정신증상에는 약물요법이, 심리적 문제가 추가되는 경우에는 정신요법이 필요하다.

d. 신경증이나 기타의 심인성 장애

정신요법이 주가 되지만, 병기나 증상에 따라서는 약물요법이 중요시되는 경우도 있다. 또한, 경과에 따라서는 작업치료도 시행된다.

e. 알코올 등의 약물의존

정신요법이 주가 되지만, 정신증상의 정도나 회복상황에 따라서는 약물요법이나 작업치료 등도 이루어진다.

B. 약물요법(향정신성약물요법)

1. 개념

정신질환에 대해서 약물을 사용하여 치료하는 것은 상당히 이전부터 시행되어 왔으나, 그것은 수면제 등을 사용하여 뇌의 기능을 저하시켜 의식상태를 둔하게 하고, 정신활동 전체를 억제하는 것이었다.

이에 반해서 이른바 향정신약제(psychotropic drug)는 원칙으로서 의식에 장애를 주지 않고, 정신운동 흥분 · 환각 · 망상 등의 정신증상만을 진정시키거나, 우울기분이나 불안감만을 선택적으로 해소시킨다는 점에서 획기적인 치료법이다.

이 중 정신분열증을 중심으로 사용되는 항정신병약제(antipsychotic drug)의 시초는 1950년대에 프랑스의 드레이(J. Delay) 등에 의해서 보고가 된 페노타이아진(phenothiazine)계 약물이고, 현재도 역시 대표적인 약물인 클로르프로마진(chlorpromazine)이다. 그 이후 부티로페논(butyrophenone)계 약물을 비롯하여, 오늘날까지 많은 종류의 약물이 개발되었고, 이러한 약물의 사용방법도, 그 주작용 · 부작용에 관한 식견의 집적을 바탕으로 크게 발전하고 있다.

많은 향정신약제는 뇌내의 신경접합부(시냅스)에 작용하여, 신경전달기구에 작용한다. 이 사실은 정신분열증이나 조울병 등의 이른바 내인성 정신신경병의 기반에 뇌내 신경전달기구의 이상을 상정시키는 하나의 근거가 되고, 또한 불안이나 우울이라는 심리적으로 일어난 일의 물질적 기반을 밝혀오기도 하였다.

향정신약제는, 크게 나누면 표 1과 같이 5종류가 된다. 이 밖에, 정신과 치료에 사용되는 약물에는, 간질에 사용되는 항간질약제(anti-epileptic drug), 알코올 의존증에 사용되는 항주약제(➡ 참고 1) 등이 있다.

참 고

1 항주약제

디설피람(disulfiram)을 1일 분량 0.5~1.0g을 복용한 후 음주하면, 이른바 숙취상태가 된다. 이것을 이용하여 단주를 지향하려고 하는 치료법이다. 다만, 복약을 중지하면 알코올 내성은 원래로 되돌아가므로 항주약제의 사용은 본질적인 치료법은 아니다. 또한 디설피람의 부작용으로서, 드물게 섬망상태, 몽롱상태, 경련발작 등이 나타나는 일이 있으므로 주의가 필요하다.

2. 항정신병약제

a. 항정신병약제의 임상

강력 정신안정제(major tranquilizer), 또는 그 작용기전으로부터 자율신경 차단제라고도 일컫는다. 페노타이아진계(클로르프로마진이 대표), 부티로페논계〔할로페리돌(haloperidol)이 대표〕 등의 그룹과, 많은 약물이 있다(표 2). 이들의 약물은 어느 것도 뇌내 도파민 작동성 신경의 전달을 주로 수용체 부위에서 저해하지만, 이것이 항환각망상작용과 관계한다고 일컬어지며 동시에 후술하는 파킨슨(Parkinson)증후군을 비롯한 추체외로계의 부작용을 초래하는 원인이라고 생각되고 있다(➡ 심화학습 ①).

표 1 향정신약제의 종류

명칭	대상이 되는 주된 질환 · 병태
1. 항정신병약제	정신분열증, 조병, 망상상태
2. 항울약제	우울병
3. 기분안정제	조울병
4. 항불안약제	신경증
5. 수면제	여러 가지 불면

또한, 경구복약에서는 종전의 1일 3회로 나눠서 복용하는 것이 아니라, 환자의 생활상황에 맞춰서, 1일 1회 취침 전 투약이 이루어지거나, 외래치료에서는 데포제의 주사에 의한 치료가 시행된다. 정신분열증의 환각망상상태, 불안긴장상태, 정신운동 흥분 등에 주로 사용된다. 그러나, 이 밖에, 예컨대 노인의 섬망상태와 같은 경우에도 흥분이 심할 때는 진정을 위해 소량 사용된다.

항정신병약제의 등장에 따라서 정신과 치료에는 큰 진보를 가져왔다. 의식수준을 떨어뜨리지 않고 정신운동 흥분증상이 억제되므로 정신병원 내의 치료적 분위기가 향상되고, 개방적 치료가 이루어지기 쉬워져, 외래치료가 대폭으로 확대되어, 그 결과, 작업치료나 일상관리(day care)를 비롯한 재활활동, 사회복귀활동의 발전이 가능해졌다.

표 2 흔히 사용되는 항정신병약제

페노타이아진 유도체
- 클로르프로마진(chlorpromazine)
- 레보메프로마진(levomepromazine)
- 치오리다진(thioridazine)
- 플루페나진(fluphenazine)
- 페르페나진(perphenazine)

부티로페논 유도체
- 할로페리돌(haloperidol)
- 플로로피파미드(floropipamide)
- 브롬페리돌(bromperidol)
- 티미페론(timiperone)

벤자마이드계 화합물
- 슬피리드(sulpiride)
- 슬토프리드(sultopride)

기타
- 클로카프라파민(clocapramine)
- 옥시페르틴(oxypertine)
- 피모지드(pimozide)
- 조테핀(zotepine)
- 모사프라민(mosapramine)
- 리스페리돈(risperidone) (➔ 심화학습 ②)

표 3 항정신병약제의 부작용

추체외로증상
- 파킨슨증후군
- 아카티시아
- 디스키네시아 · 디스토니아
- 지발성 디스키네시아

추체외로증상 이외의 부작용
- 졸음, 멍청함
- 자율신경증상 : 일어섰을 때 일어나는 현기증(기립성 저혈압증), 빈맥, 구갈, 변비
- 피부증상 : 일광피부염, 약진
- 간장장애
- 경련
- 악성증후군

항정신병약물요법의 도입 후, 급성기의 정신증상의 개선과 더불어, 이른바 비교적 빨리 인격황폐로 빠져드는 정신분열증은 조금씩 감소하고 있다. 그러나, 양호한 경과를 거치는 그룹의 비율은 항정신병약물요법의 도입 이전에 비하여, 현저한 증가를 나타내고 있지는 않다.

항정신병약제에 의한 치료에는 물론 한계도 있다. 환각망상에 대해서 약물의 효과를 볼 수 없는 경우가 있다. 더욱이 항정신병약제는 만성기의 분열증증상, 특히 의욕감퇴나 감정둔마에는 별로 효과적이지 않기 때문에 리스페리돈(risperidone) 등의 새로운 약물의 개발이 기대된다 (➲ 심화학습 ②).

b. 항정신병약제의 부작용

항정신병약제에는 표 3과 같은 부작용이 있다. 이러한 부작용은 약의 특성에만 의하지 않고, 환자에 의한 개인차도 있다. 항정신병약제는 입원치료에서도 외래치료에서도 장기간 계속하여 복용되는 경우가 많지만, 어떤 때부터 비로소 부작용이 표면화하게 되는 일이 있다. 또한 일상생활장면이나 병동에서 관찰되지 않아도, 작업치료나 일상관리(day care)의 장면에서 처음으로 출현하는 경우도 있기 때문에 작업치료사는 항정신병약제의 부작용을 잘 알 필요가 있다. 부작용에 대해서 추체외로증상과 그 이외의 것으로 나눠서 언급한다.

심화학습

❶ 항정신병약제의 작용기전과 정신분열증의 도파민가설

항정신병약이 한편에서는 환각이나 망상에 효과를 나타냄과 동시에 파킨슨(Parkinson)증후군을 부작용으로서 야기한다는 것으로부터 도파민 작동성 신경계와 연관성을 갖는다는 것이 시사된다. 한편, 도파민 자극약제인 각성제(안페타민 류)는 정신분열증과 매우 유사한 증상을 나타낸다. 이상으로부터 정신분열증의 기전에는, 도파민 작동성 신경기구가 관계하는 것이 아닌가라고 생각되고 있다. 이른바 정신분열증의 도파민 가설이다.

〔슈나이더, S. H. (지음), 加藤 信 외 (옮김) : 광기와 뇌. 海鳴社, 1976에서〕

❷ 새로운 항정신병약제

종전의 항정신병약제는 항도파민작용을 갖는 약물이 중심이었으나, 최근에 항세로토닌 작용을 아울러 갖는 약이 임상에서 사용되기 시작하였다. 그 주된 이유는 이러한 약물이 종전의 항정신약제에 효과를 나타내지 않는 증상사례에도 효과적인 것은 아닌가라고 기대되고 있기 때문이다. 이들은 세로토닌 · 도파민 · 길항제(serotonin dopamine antagonist: SDA)라 불린다(예 : 리스페리돈).

(1) 추체외로증상

① 파킨슨증후군

근 강직, 전굴자세, 과동, 군침 등이다. 항정신병약제 복용자의 15~45%에 관찰되며 노인에 많다.

② 아카티시아(akathisia; 정좌불능증)

가만히 종용하게 앉아있을 수 없으며 서거나 걸어서 돌아다니거나 한다. 환자는 "몸을 안절부절못하다" "가만히 있으면 괴롭다" 사람과 이야기하거나, 움직여 돌아다니면 편안해지다" 등이라 말한다. 빈도는 파킨슨증후군의 경우와 같은 정도이다. 정신증상이 경쾌하여 복용하고 있는 항정신병약제가 상대적으로 과량이 된 경우 등에 일어난다.

아카티시아에서는, 평정되고 진정되어 있던 환자에 정신의 불안정 및 흥분이 일어나므로, 분열증증상의 악화라 오인되기 쉽지만, 일반적으로 분열증의 악화와 아카티시아와는 다음의 점으로 구분된다.

- 아카티시아에서는 몸 · 손발을 안절부절못하지만, 분열증의 악화에서는 정신적으로 안절부절못한다.

●아카티시아에서는 "고치고 싶다"라고 치료자에게 호소한다. 분열증의 악화에서는, 괴로움을 자기가 안고 의료의 도움을 요청하고 싶어 하지 않는 경우가 많다.

●분열증의 악화에서는 일반적으로 자기 세계에 틀어박힌다.

③ 운동이상증(dyslcinesia), 근육긴장이상(dystonia)

경부, 하악부, 혀 등에 일어나는 수의운동이다. 서서히 하는 염전(torsion)운동이나 회전운동, 혀의 돌출, 두부의 전위 등 이외에 안구 상전이나 사지의 천천히 하는 불수의운동인 경우도 있다. 급성 · 발작성으로 오는 것은 소아나 젊은 사람에 많다. 2~10%에 관찰된다.

④ 지연운동이상증(tardive dyskinesia)

혀를 좌우로 움직이고, 내밀었다 넣었다 하거나, 먹는 것처럼 움직이는 입 주위, 볼, 혀, 하악 등의 디스키네시아가 많다. 장기간의 복약 후, 특히 약을 끊은 후에 관찰되는 불가역적인 것을 지연운동이상증이라 한다. 치료는 곤란하다.

(2) 추체외로증상 이외의 부작용

① 약의 종류 또는 개인에 따라서 졸음을 일으키는 일이 있다. "머리가 멍청해진다", "머리가 무겁다" 등을 호소한다.

② 항정신병약제는 자율신경 차단작용을 갖고 있기 때문에 일어설 때의 현기증(기립성 저혈압), 빈맥, 구갈(➲ 심화학습 ③), 변비 등이 자주 관찰된다.

③ 피부에 대한 부작용으로서 일광피부염이 있다. 강한 햇볕을 쬐면, 피부염을 일으키기 쉬우므로, 실외에서의 작업치료 때에는 주의가 필요하다. 약진은 비교적 드물다.

④ 간기능장애를 일으키거나 악화시키는 일이 있다.

⑤ 드물게 전신경련을 일으키는 일이 있다.

⑥ 악성증후군(neuroleptic malignant syndrome 또는 sydrome malin〈불어〉)

대량의 항정신병약제를 사용하였을 때에 갑자기 고열이 나고, 빈맥, 발한, 군침 등의 자율신경증상, 의식장애, 근 경직, 근 연축 등을 나타낸다. 혈청의 크레아틴 포스포키나아제(creatine phosphokinase; CPK)의 뚜렷한 상승이 관찰된다.

심화학습

❸ 항정신병약제의 부작용으로서의 구갈과 물 중독

항정신병약제에 의해서 자주 구갈이 일어나지만, 수분량을 지나치게 많이 섭취하여 저나트륨혈증을 일으키고, 나아가서는, 경련이나 의식장애에 도달하는 것 같은 증상사례가 정신과 입원환자 중에서 드물게 관찰된다. 이들은 보통, 항정신병약제에 의한 물 중독(water intoxication)이라 일컬어지고, 종전부터 알려져 있던 구갈보다, 한층 중증의 부작용으로서 주목된다.

(다음 계속)

심화학습 (계속)

④ 항울약제의 작용기전과 새로운 항울약제

3환계 항울약제를 중심으로 하는 항울약제(제1세대의 항울약제라 일컬어진다. 이에 반해서 4환계의 항울약제를 제2세대의 항울약제라 하는 일이 있다)의 작용기전은 울병의 모노아민 가설(우울증상은 노르에피네프린이나 세로토닌 등의 모노아민의 고갈이 원인이라는 가설)에 기초하여 모노아민 재수용 저해작용에 있다고 생각되었다. 그 후, 이들의 약물의 항콜린작용에 기인한 부작용이 문제가 되어 모노아민에 의하여 선택적인 작용을 나타내는 약물을 선호하게 되고, 최근에는 세로토닌 재섭취 저해작용이 매우 높은 선택적 세로토닌 재섭취 저해제(selective serotonin reuptake inhibitor: SSRI)가 개발되어 있다.

그러나, 최근에 모노아민 재섭취 저해작용의 발현시기와 비교해서 항울작용의 효과 발현이 지연된다는 것으로부터 종전의 모노아민 가설에 의문이 제기되어 항울약제의 지속 투여에서의 각종 신경전달물질의 수용기능의 변화를 검토하는 것으로부터 항울작용의 작용기전을 탐색하는 연구가 진행되고 있다.

〔筒井末春 : 항울약제의 진보. 의약 저널사, 1992에서〕

3. 항울약제

a. 개념

항울상태에 대해서 사용되는 약물을 항울약제(anti-depressive drug)라 한다. 종전에 사용되고 있던 아미트리푸티린이나 이미프라민 등의 3환계 항울약제 이외에 미안세린이나 마프로틸린 등의 보다 부작용이 적은 새로운 세대의 항울약제가 개발되고 있다(➡ 심화학습 ④)

항울약제의 출현에 의해서 우울병 치료의 상당부분이 외래에서 시행하게 되었고, 또한 경증의 울병이나 신체증상이 전경에 있는 우울병(이른바 가면우울병)에서는 내과의사도 항울약제를 사용하여 치료할 수 있게 되었다. 이전에 사용되던 MAO(monoamine oxidase) 저해제는 효과는 눈부신 경우가 있으나, 간장장애 등의 부작용이 커서 현재는 별로 사용되지 않는다.

b. 임상에서 사용되는 항울약제

표 4에, 임상에서 사용되는 주된 항울약제를 열거하였다. 대부분 내복약으로 사용되지만, 점적주사로 사용되는 것도 있다(클로프라민). 또한 표 5에 항울약제의 주된 부작용을 열거하였다. 빈도가 높은 것으로서는 구갈, 기립성 저혈압이고, 드물게 배뇨곤란이 있다. 또한 3환계 항울제는 녹내장에 대한 사용은 금기이다.

표 4 흔히 사용되는 항울약제

3환계 항울약제
- 이미프라민(imipramine)
- 아미트리프틸린(amitriptyline)
- 클로미프라민(clomipramine)
- 아목사핀(amoxapine)

벤즈아미드계 화합물
- 설피라이드(sulpiride)

4환계 항울약제
- 마프로틸린(maprotiline)
- 미안세린(mianserin)
- 세티프틸린(setiptiline)

선택적 세로토닌 재수용 저해제
- 플루복사민(fluvoxamine) (➲ 심화학습 ④)

표 5 항울제의 부작용(주로 3환계 항울약제에 대해서)

자주 관찰되는 것	때때로 관찰되는 것	드문 것
• 변비 • 눈이 침침함 • 졸음(진정) • 현기증, 비틀거림 • 일어설 때의 현기증 (기립성 저혈압) • 발한 • 동성 빈맥	• 배뇨곤란(→요폐) • 구역질, 식욕감퇴 • 진전(tremor) • 체중증가	• 발진 • 경련발작 • 착란, 섬망 • 부정맥 • Parkinsonism • 마비성 일레우스(ileus) • 황달 • 혈액장애

[上島國利 : 치료. p.1361, 南山堂, 1984제서 일부 변경]

표 6 탄산리튬의 부작용

부작용	증상
의식장애	현기증, 졸음, 졸리움, 착란, 혼미, 경련, 혼수
위장장애	식욕부진, 오심 · 구토, 설사, 위부 불쾌감
신경장애	손가락의 진전, 구갈감, 근력의 저하, 근육 피자극성 항진, 근섬유속성 연축, 운동실조, 근긴장 항진, 건반사 항진, 무도병 및 아테토시스모양 운동, 구음장애

표 7 흔히 사용되는 벤조디아제핀계 항불안약제

- 디아제팜(diazepam)
- 옥사졸람(oxazolam)
- 브로마제팜(bromazepam)
- 로라제팜(lorazepam)
- 알프라졸람(alprazolam)
- 클로티아제팜(clotiazepam)
- 에티졸람(etizolam)

표 8 벤조디아제핀계 항불안약제의 부작용

비교적 많은 것(1~5%*)
- 중추신경 억제증상 : 졸음, 권태감, 탈력감, 비틀거림, 형기증
- 자율신경증상 : 구갈, 오심

적은 것 (1% 미만*)
- (중추, 말초)신경 또는 근 증상 : 기면, 운동실조, 구음장애, 눈이 침침함, 복시, 진전
- 자율신경증상 : 두통, 변비, 혈압저하, 실금, 식사부진
- 알레르기증상 : 피부발진

드물지만 주의가 필요한 것
- 조혈계 장애 : 백혈구감소증 또는 과립구감소증 (옥사졸람에서는 알려져 있지 않다)
- 내장장애의 악화 : 간장, 심장, 신장 또는 뇌장애의 악화
- 기이반응 : 쉽게 자극을 받음, 흥분, 착란, 섬망, 다행증 (옥사졸람, 메타제팜에서는 알려져 있지 않다)
- 신체의존 : 금단증상으로서 불온, 불면, 섬망, 또는 경련 (니트라제팜, 옥사졸람, 메타제팜에서는 중증의 것은 알려져 있지 않다)
- 급성 협우각 녹내장 또는 중증 근무력증의 악화 (클로르디아제폭사이드, 옥사제팜, 옥사졸람에서는 알려져 있지 않다)

* 보고자 또는(벤조디아제핀계 화합물에서는) 약물에 의해서 빈도에 얼마간의 차이가 있다 [의약품 요람. p. 181, 藥物事報社, 1981에 의함].
[渡 · 昌祐 : 도설 임상 정신의학 강좌 2. 정신과 치료학, p.38, medical view사, 1988에서]

표 9 흔히 사용되는 수면제와 그 작용시간

종류	작용시간	약물명
벤조디아제핀 유도체	초단시간 (6시간 이내)	트리아졸람(triazolam) 조피클론(zopiclon)
	단시간 (6~12시간 이내)	브로티졸람(brotizolam) 에티졸람(etizolam) 릴마자폰(rilmazafon)
	중간 (12~24시간 이내)	니트라제팜(nitrazepam) 플루니트라제팜(flunitrazepam) 에스타졸람(estazolam)
	장시간(수일)	플루라제팜(flurazepam) 할로옥사졸람(haloxazolam)
바비툴계	중간	아모바비탈(amobarbital)
비바비툴계	단시간	브롬발레릴 요소(bromvaleryl urea)

4. 기분안정제

조울병의 치료 (주로 조병)나 예방에 사용되는 약물을 기분안정제(mood stabilizer)라 한다. 탄산리튬(lithium carbonate)은 쌍극성 장애(조울병)의 조 · 울 양상(phase)의 정신증상의 안정을 목적으로 사용되지만, 조 · 울 양상의 병상의 동요의 안정에도 효과가 있다고 생각된다.

한편, 표 6 에 나타낸 것 같은 부작용이 있다. 효과를 나타내는 용량과 중독량이 가깝다는 것으로부터 그 혈중농도를 측정하여, 임상검사(혈청 전해질, 심전도, 뇌파 등)를 시행하면서 사용할 필요가 있다.

이 밖에, 항간질약제인 카르바마제핀, 발프로산 나트륨, 클로나제팜 등도 기분안정제로서 사용된다.

5. 항불안약제

항불안약제(anti-anxiety drug)는 주로 신경증성의 불안에 대해서 사용되지만, 우울병에서의 불안에도 효과적이다. 표 7 에 나타낸 것처럼 벤조디아제핀(benzodiazepine) 유도체의 약물이 주체이다. 이들의 약물은 항불안작용 이외에, 항경련작용, 수면작용도 있어, 항간질약제나 수면제로서도 사용된다.

부작용으로서는 표 8 과 같은 것이 있으나, 근 이완작용에 의한 비틀거림이 많다. 대량 사용에 이르는 의존은 일본에서는 적지만, 장기간 연용에 의한 이른바 상용량 의존이 최근에 주목되고 있다.

6. 수면제

각종의 수면장애(불면)에 대해서 사용되는 것이 수면제(hypnotics)이다. 주로 벤조디아제핀 유도체가 사용된다. 입면과 숙면의 어느 쪽에 보다 효과가 있는가에 따라서 즉, 작용시간의 장단에 따라서 임상적으로 구분하여 사용한다.

표 9에 주된 수면제와 작용시간에서 본 분류를 나타냈다. 벤조디아제핀 유도체 이외의 약물은 내성이나 의존성이 강하여 별로 상용되지 않는다.

수면제는 온갖 정신질환에 사용되지만, 특히 분열증이나 조울병이 현저한 불면에 대해서는 항정신병약제와의 병용도 이루어진다. 한편, 의존성이 강한 장기경과를 가지는 신경증 환자에게는 약의 감량이나 동일 약물에 대한 고집 회피 등도 고려하여 사용해야 한다.

C. 신체요법 (전기쇼크요법)

전기쇼크요법(electroshock therapy)은 전격요법 또는 전기경련요법(electroconvulsive therapy; ECT)이라고도 한다. 향정신약제가 개발되기 이전에는 정신분열증이나 조울병에 대해서 입원 및 외래에서 널리 사용되고 있었다.

현재는 약물효과가 올라가지 않는 경우나, 우울병환자에서 자살의 염려가 심한 사람, 정신운동 흥분이 매우 심한 경우 등에 사용된다. 즉효성이 있고, 장기간의 약물요법에 비하면 부작용이 적기 때문에 이 치료법의 이점을 평가하는 사람도 있다.

100V의 전류를 좌우 전두부에 전극을 놓고 수초동안 흘려서, 전신의 강직간대성 경련을 일으킨다. 1일 1회, 수회~10회 스케줄로 한다. 부작용으로서는, 기억장애, 턱관절 탈구 등이 있다. 인공적으로 간질 대발작을 일으키므로 대발작에 대한 관리(care)가 필요하다.

오늘날, 전기쇼크요법을 시행하려면, 환자로부터 충분한 정보에 근거한 동의(informed consent)를 얻고, 그리고 마취과의사의 협력아래 전신마취 하에서 시행하는 것이 요구되는 경향에 있다.

D. 정신요법

1. 개념과 정의

정신요법(psychotherapy)이라는 말이 나타내는 범위는 넓으며 또한 다른 여러 가지 치료기법, 간호활동, 또는 자원봉사활동의 일부도 그 안에 서로 겹쳐있다. 정신요법이라는 말을 특히, 신체요법에 대한 용어 즉, 비신체적 요법이라는 의미로 생각하는 경우에는, 이러한 넓은 치료분야를 포함하게 된다.

그 경우에는 예컨대 정신장애자 지역공동작업소의 활동도 일종의 정신요법이라고도 할 수 있게 된다. 즉, 격려나 위로, 상담 등, 마음의 교류에 관계되는 행위는 모두 정신요법 안에 포함되는 것이 된다.

다른 한편, 정신요법이라는 말을 좁게 생각하여 예컨대 정신분석이나 모리다(森田)요법처럼 일정한 방법으로 게다가 훈련을 거친 사람에 의해서 시행되는 치료법에만 사용하는 일이 있다. 정신요법이라는 말은 대부분은 이러한 사용방법을 하지만, 이 경우는 정신과 치료 중의 특별히 정신요법이라 부르지 않는 정신요법적 측면을 제외시켜버리게 되고, 반대로 너무 넓게 사용하면, 정신과 치료나 정신과 간호, 정신과 재활에서의 거의 모든 실천을 가리키게 되어버린다.

2. 정신요법의 분류

이러한 사정을 반영하여 정신요법의 분류 · 정리는 입장에 따라서 여러가지이며 오로지 어느 것이 옳다고 하는 것은 없다.

이 책에서는 위에서 언급한 사고방법 중의 후자, 특히 일정한 기법을 취하는 비신체요법적 치료 전체를 정신요법으로 생각한다. 또한 정신요법은 주로 말을 개재시킨 개인과 개인의 상호관계에 기초한 치료를 중심으로 한다는 것은 확실하지만, 여기서는 행동면에 작용하는 것 등도 포함하여 생각하기로 한다.

이러한 입장에서 이 책에서는 정신요법을 크게 두 가지로 나눈다. 하나는, 치료자와 환자가 주로 말을 개재시켜 서로 관계하는 것이며 대부분은 역동정신의학을 기반으로 하고 있다. 또 하나는, 행동에 초점을 맞추는 것으로 학습이론이나 조건반사이론에 의거하는 것이 많다.

3. 주로 언어를 사용하는 정신요법

a. 정신분석요법

프로이드(S. Freud)에 의해서 19~20세기 초두에 걸쳐서 창시되었다. 정신분석요법은 역동적 정신요법의 모태이고 전형이다.

현실 가운데서 무언가의 심리적 어려움에 직면하여 해결할 수 없으면, 우리의 마음(자아) 안에는 갈등이 일어난다. 자아는 그 갈등상황으로부터 스스로를 지키기 위해 여러 가지의 방어기전을 작동시키지만, 해결할 수 없는 경우, 대부분은 갈등을 무의식 속에서 억압하여버린다. 이것에 의해서 일시적으로 마음의 안정은 유지되지만, 무의식속의 갈등은 기회 있을 때마다 자아를 뒤흔든다(동요시킨다). 이 결과, 불안을 중심으로 하는 정신증상이나 신체증상이 표면에 나타난다. 이것이 신경증상태이다.

따라서, 신경증의 치료에서는, 무의식으로 억압되어 있는 갈등의 해결이 기본이 된다.

이를 위한 치료상의 기법이 "자유연상법"이다. 이것은 환자를 침대의자에 옆으로 눕혀 치료자는 그 배후에 서서 환자 마음에 떠오른 것을 그대로 차례로 말하게 하고, 치료자는 그 내용을 분석하여 환자의 억압된 갈등을 밝힌다. 정형적으로는 1일 1회 45분 정도의 면접을 새로 날짜를 잡아 연속해서 시행한다. 치료자는 우선 자기 자신이 정신분석을 받고(교육 분석), 전문적으로 훈련을 받아 비로소 정신분석을 시행하는 자격을 얻는다. 신경증이 주된 대상이며 정신분열증, 조울병에는 적용되기 어렵다.

오늘날, 이러한 고전적 정신분석요법이 그대로 시행되는 경우는 반드시 많은 것은 아니며 무언가의 형태로 수정되어 역동적 정신요법의 명칭으로 시행되고 있다. 기본적으로는 프로이드(Freud)의 정신분석을 계승하고 있으나, 프로이드 이후의 정신분석학의 성과를 받아들여 실천적으로는 보다 간략하게 시행되고 있다.

환자가 나타내는 심리 · 행동상의 문제를 자아방어기전으로부터 이해하는 것, 환자 · 치료자 사이의 관계〔전이(transference)〕에 주목하여 적절하게 처리하는 것, 환자의 자기통찰을 심화시켜 자기평가를 높이는 것 등이 목표가 된다.

b. 간이 정신요법

정신분석이론에 어느 정도 근거하고는 있지만, 치료자에 의한 분석 · 해석을 별로 하지 않고 시행하는 정신요법이 간이 정신요법이다. 신경증을 비롯하여 정신분열증이나 인격장애 등, 모든 정신장애에 적응할 수 있다. 카사하라(笠原)에 따라서 아래에 그 요점을 나타낸다〔笠原 嘉, 村上 仁 외 (감수) : 정신의학. 3판, p.722, 醫學書院, 1976에서〕.

① 환자가 자기 심리를 말로 표현할 수 있도록 촉구하고, 조용히 지켜본다.
② 한자가 자기 심리적 문제를 정리하는 것을 돕고, 심리세계의 재수립을 협력한다.
③ 환자의 고뇌에 공감하도록 노력하고, 지시나 지도 같은 것은 가급적 하지 않는다(물론 필요에 따라, 지시 및 격려는 한다).
④ 환자의 치료자에 대한 전이감정에 주의하고, 적절히 처리한다.
⑤ 환자의 무의식세계에는 개입하지 않는다. 심인의 규명을 서두르지 않는다.
⑥ 환자의 노력을 평가하고, 환자 자신의 자기평가를 높이도록 한다.

c. 집단정신요법

집단정신요법(group psychotherapy)에서는 수 명에서 10 수명의 환자그룹과 1명 또는 2명의 치료자가 그룹을 만들어 모이고, 서로 대화한다. 일정한 테마로 서로 의견을 내거나, 개인의 발표에 대해서 감상을 서로 이야기 한다. 이러한 장면에서는 1 대 1의 인간관계와 더불어, 1인 대 복수 또는 복수 대 복수의 인간관계, 이른바 집단역동이 발생한다. 이러한 집단역동을 통해서, 각자의 심리적 특징이나 인간관계상의 문제점이 나타난다.

집단정신요법은 이와 같이 하여 집단장면에서 비로소 나타나는 환자의 문제점을 밝히고, 동시에 집단이 가지는 치료의 힘을 이용한다. 환자는 집단장면에서 자기와 다른 의견을 배우고, 반대로 다른 사람과의 공통점으로부터 자신감을 회복하여 조력하는 기쁨을 알고, 다른 사람과 접촉하는 것으로부터 자기의 상태에 대해서 자각을 심화시키며 논쟁 속에서 자기의 모습을 발견하여 인간관계를 배워간다.

알코올증이나 경계사례, 섭식장애 등이 대상이 된다. 알코올증 환자의 집합으로서는 미국에서의 Alcoholics Anonymous(AA), 일본의 단주회가 유명하다. 정신과 일상관리(day care)에도 도입되어 있다.

d. 가족요법

환자를 지탱하는 가족은 많은 문제에 직면하는데 환자의 가족 내에 원래 인간관계의 비뚤어짐이 있는 경우도 있다. 병자가 발생한 결과, 가족 전체가 위기에 빠지는 일도 있다.

그래서 환자만이 아니라, 환자를 포함한 가족 전체의 정신요법으로서 가족요법(family therapy)이 중요해진다. 가족구성원 개개의 정신요법, 가족 전원의 소집단요법 등, 현재의 가족요법에는 여러 가지 기법이 있으나, 기초이론으로서 공통되는 것은 "전체와 부분은 서로 영향을 미친다"라는 시스템론이다. 가족 구성원의 심리적 문제를 해결하는 것은 환자를 치료하는 데에 중요하다.

e. 현존재 분석요법

하이데거(M. Heidegger), 빈스왕거(L. Binswanger), 보스(M. Boss) 등에 의한 인간학적 연구와 프로이드의 정신분석이론으로부터 형성된 것이다. 치료자와 환자의 만남에 의해서 환자의 증상으로부터 밝혀지는 현존재의 변용(극히 일상적인 말로 말하면, 주위세계와의 관계에 대한 느끼는 방법이나 의미를 받아들이는 방법의 변화라고도 할 수 있을까)을 치료자가 환자와 함께 밝혀가는 과정이 치료에 연결된다고 한다.

유사한 것으로는 로코테라피(Logotherapie〈독일어〉)가 있다. 오스트리아의 프랑클(V.E. Frankl)에 의해서 창시되었다. 치료자가 환자와 세계관에 대해서 서로 이야기를 나누고, 인간이 가지고 있는 본래적인 저항력에 호소하여 갈등의 극복을 도모하려는 것이다. 프랑클(Frankl) 자신의 수용소 체험 ("밤과 안개"로서 유명하다)이. 이 치료법에 영향을 주고 있다고도 일컬어진다.

4. 주로 행동을 개재로 하는 정신요법(이른바 행동요법)

a. 행동요법이란

행동요법(behavior therapy)이란 1950년대 후반부터 출현하여 급속히 발달해온 방법이다. 기본적으로 인간의 행동을 일정한 법칙에 기초하여 학습된 것이라 생각한다. 이러한 관점에서 보면, 정신증상도 마찬가지로 학습된 것이 되는데 인간으로서는 부적응인 것이다.

치료의 목적에는 이 부적응인 행동을 변화시키는 것에 있다고 생각한다. 아이젠크(H. J. Eysenck)는 본 요법을 역동적 심리요법과 비교하고 있는데(표10) 이것에 의해서 앞에서 언급한 말을 개재시키는 치료방법과의 차이가 명백하다.

b. 탈감작요법

탈감작요법(desensitization therapy)은 환자 자신이 피하려고 하는 대상(강박관념 등)에 도망가지 않고 직면시킴으로써 이러한 공포의 대상으로부터 자유롭게 해주려는 치료법이다. 피하려고 하기 때문에 더한층 불안해지므로 직면시키면 생각했던 것만큼은 아니었다는 체험을 시키는 것이 치료의 기본이다. 주로, 강박신경증이나 공포증에 대해서 사용된다.

체계적 탈감작요법에서는 환자에게 미리 불안완화의 훈련을 시켜두고 불안의 이미지를 약한 것으로부터 강한 것으로 단계적으로 주면서 순차적으로 극복시킨다.

표 10 심리요법과 행동요법의 비교

심리요법	행동요법
1. 공준의 형식에 결코 적절하게 정식화되지 않는다. 일관성이 결여된 이론에 기초한다.	검증 가능한 연역으로 유도한다. 적절하게 정식화된 일관성이 있는 이론에 기초한다.
2. 필요한 통제적 관찰 또는 실험을 빼고 시행된 임상적 관찰로부터 유도되어 있다.	기초이론과 그것으로부터 시행된 연역을 검증하기 위해서 특히 계획된 실험적 연구로부터 유도되어 있다
3. 증상을 무의식의 원인("콤플렉스")이 명백해진 결과라 생각한다.	증상을 부적응적인 조건반사라 생각한다.
4. 증상을 억압의 증거라 생각한다.	증상을 잘못된 학습의 증거라 생각한다.
5. 증상론은 방어기전에 의해서 결정된다고 믿는다.	증상론은 우발적인 환경상황 및 조건부 가능성과 자율신경 불안정의 개인차에 따라서 결정된다고 믿는다.
6. 신경증 장애의 처치는 모두 역사적으로 기초를 부여해야 한다.	신경증 장애의 처치는 모두 현재의 습관에 관한 것이다. 습관의 역사적 발달에는 관계하지 않는다고 해도 된다.
7. 치료는 근저에 있는(무의식의) 역동을 통제함으로써 달성되는 것이며, 증상 그 자체를 통제하는 것에 의해서 달성되는 것은 아니다.	치료는 증상 그 자체를 통제하는 것, 즉, 부적응한 조건반사를 소거하고, 바람직한 조건반응을 확립함으로써 달성된다.
8. 증상, 꿈, 행위 등의 해석은 중요한 처치의 요소이다.	해석은 예컨대 완전히 주관적이지도 잘못도 아닌 경우에도 관계가 없는 것이다.
9. 증상론상의 처치는 새로운 증상을 만들어가게 된다.	증상론상의 처치를 시행하고, 골격적 및 자율적인 조건방응 과잉이 소거되기만 하면, 영구회복으로 유도한다.
10. 전이관계는 신경증장애의 치료에 반드시 필요한 것이다.	개인적 관계는 어떤 상황에서는 유용한 일도 있으나, 신경증장애의 치료에 반드시 필요한 것은 아니다.

c. 바이오 피드백 요법

맥박, 혈압, 체온, 뇌파 등의 생리학적인 지표를 기초로 하여 환자에게 스스로 바람직한 상태를 체득시킨다. 그 좋은 상태를 지속시키도록 연습시켜 자극에 대한 자기조절(self control)을 도모하는 것을 바이오 피드백 요법(bio-feedback therapy)이라 부른다. 심신증이나 신경증이 주된 대상이다.

d. 최면요법 및 자율훈련법

최면은 예부터 의료에 사용되고 있으나, 슐츠(J. H. Schultz)는 이것을 응용하여 자율훈련법(autogenic training)을 창시하였다. 어느 것도 암시에 의해서 증상의 개선을 도모하는 것이다.

최면요법(hypnotherapy)에서는 주의집중과 일련의 암시적인 유도에 의해서 야기되는 심리 · 생리학적 상태 하에서, 치료자가 암시를 주어 증상을 제거하거나, 카타르시스를 일으키거나 한다. 신경증, 심신증, 아동의 정서장애 등에 사용된다.

자율훈련법에는 정해진 순서가 있으며 일정한 방식에 따라서 6단계의 훈련을 하여 전신의 이완상태를 만들어내고, 생리기능의 조정이나 심리적 자기통제를 시행한다. 불안신경증, 강박신경증, 심신증, 불면 등에 사용된다.

e. 심리극

심리극(psychodrama)은 모레노(J. L. Moreno)에 의해서 창시되었다. 인간이 현실사회 안에서 몸을 꼼짝달싹도 할 수 없고, 자발적으로 생활할 수 없는 상태에 빠져있는 경우, 극(drama) 안에서 자기가 희구하는 것을 반복표현시킴으로써 자발성을 회복시키는 것을 지향한다.

실제의 장면에서는 감독과 보조 자아와 관객의 세 가지 역할이 있다. 보조 자아는 감독의 뜻을 받아서 역할적인 행위를 하고, 관객에는 사회의 규범적인 반응이 요구되며 이들이 환자에게 영향을 준다. 감독은 환자를 이해하고, 치료적인 지도를 한다.

f. 놀이요법

놀이요법(play therapy)은 표현력이 발달하지 않고 치료에 대한 동기부여가 부족한 아동을 대상으로 하여 치료자와 어린이가 놀이방(play room) 안에서 일정한 시간을 지내고, 여러 가지 완구를 사용하면서 어린이의 마음에 내재하는 자기치유력을 발휘시키려고 하는 심리요법이다.

5. 언어와 행동의 양쪽이 개재하는 정신요법

a. 모리다요법

모리다요법이란 모리다 마사다케(森田正馬)에 의해서 창시되었다. 선의 사상과 관계가 깊은,

동양적 · 일본적인 치료법이다. 불안이나 공포에 직면하여, 현재의 상황을 "있는 그대로" 받아들여, 도망가지 않고, 그 안에서 불안 · 공포를 극복하는 것을 목적으로 한다.

기법으로서는 입원치료가 주이며, 다음과 같은 단계를 밟는다.

① 제 1기(절대 와욕요법기) : 외부로부터 차단되고, 치료자도 관계를 갖지 않음으로써 환자는 고뇌와 대결한다.

② 제 2기(격리요법기) : 외계의 사물의 관찰, 가벼운 작업, 일기를 쓰는 것 등이 허용된다.

③ 제 3기(작업치료기) : 무거운 작업, 독서가 추가되지만, 다른 사람과의 접촉은 제한된다.

④ 제 4기(생활훈련기) : 실생활에 준한 생활을 한다.

그 기간은 제 1, 2기를 1주일 이내로 하고, 기타는 증상에 따라서 고려된다. 신경증(특히 불안신경증), 심신증이 대상이 되지만, 모리다가 말하는 "신경질"(질병에 대해서 두려움을 갖기 쉽고, 이 때문에 자기의 신체감각이나 문뜩 생각난 것이 걱정이 되어 그것이 더욱 질병에 대한 두려움을 낳는다는 악순환에 빠져 있는 상태)이 그 치료의 중심이 된다.

b. 내관요법

내관요법에서는 계통적으로 자기성찰을 함으로써 개인의 태도나 인격의 개선을 지향하는 것을 목적으로 한다. 주어진 실내에서 혼자서 다음과 같은 작업을 한다. 과거, 현재의 다른 사람과의 관계에서의 태도를 회상, 반성시킨다. 관점을 갖는 방법, 순서 등은, 표준화되어 있다. 이러한 작업을 단기간에 집중적으로 시행한다. 치료자는 환자가 교시대로 시행하고 있는지의 여부를 확인, 지도한다. 치료자와의 면접은 매일 4~5분을 여러 번(8~10회)에 시행하지만, 관여하는 교류는 하지 않는다. 정토진종의 교리를 배경으로 하고, 요시모토 이신(吉本伊信)에 의해서 시작되었다. 알코올 의존증, 심신증, 신경증 등이 대상이 된다.

c. 인지요법

인지요법은 외부로부터의 자극과 자기의 행동 사이에 있는 인지의 일그러짐을 수정함으로써 치료효과를 올리려고 하는 방법이다. 환자와 치료자가 공동으로 이러한 인지의 일그러짐을 찾아내고, 환자 자신이 자각하여 반복해서 정정함으로써 증상의 경감을 도모하려고 한다. 만성분열증에 대해서 시행되는 생활기능훈련도 인지행동요법의 일종으로 간주할 수 있다.

d. 상자정원요법

상자 (72×57×7㎝)에 여러 가지 완구(사람, 동물, 식물, 탈것, 건축물, 울타리, 돌, 괴물 등)를 준비하여 환자에게 자유로이 작품을 만들게 함으로써 치료를 시행하는 방법을 상자정원요

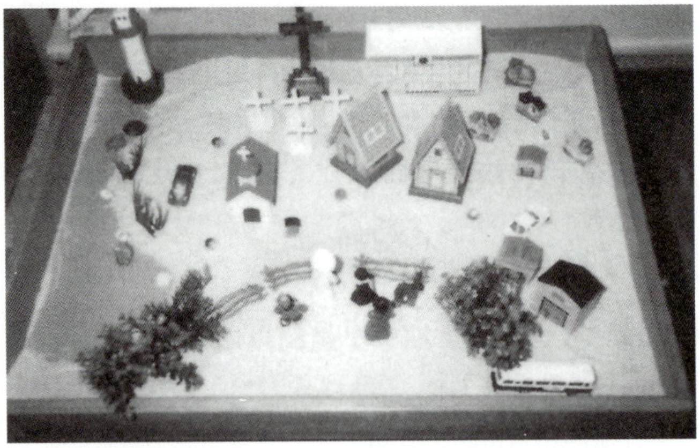

그림 1 회복기에 있는 섭식장애 환자에 의한 상자정원 작품
[홋카이도대학 의학부 정신과 쿠리다(栗田紹子) 의사의 호의에 따름]

법(sand play)이라 한다.

이 요법에서 가장 중요한 것은 치료자와 환자와의 인간관계이며 그것을 기초로 "자유롭게 하여 보호된 공간"이 주어지면, 자기치유력이 활성화되어 내계에 일어나는 것을 상자정원에 표현함으로써 치유되어 간다고 한다. 아동이나 사춘기의 증상사례에 사용된다(그림 1).

E. 사회적 치료

1. 개념

인간은 항상 사회적 환경과 상호작용을 영위하면서 생활하고 있기 때문에 정신장애의 발생이나 그 경과는 다른 신체질환과 비교할 수 없을 만큼 환경으로서의 사회의 영향을 받는다. 따라서, 정신장애의 회복에 있어, 환자 · 장애자가 생활하는 환경이나 집단을 치료적으로 조직 · 운영하거나, 활발하게 만드는 것은 매우 중요하다.

이러한 관점은 역사적으로는 환경요법(milien therapy), 사회요법(social therapy) 등으로서 정신병원에서의 입원환경이 주된 대상으로 되어왔다. 그러나, 오늘날에는 정상화(normalization)와 배리어 · 프리(barrier free)의 이념에 기초하여 환자가 생활하는 지역사회를 널리 포함하는 것으로 되어있어, 재활의 여러 활동과 거의 동의어로서 사용되고 있다.

2. 구미에서의 역사

근대에 들어와서 정신병원을 치료에 걸맞은 장으로 개혁하려고 하는 사회적 치료의 움직임은, 18세기 후반의 인권사상의 고양기를 배경으로 하여 우선 사슬 등으로 구속되어 있는 정신장애자의 처우를 개선하는 것으로부터 시작되었다[제20장 (☞379쪽) 참조]. 동시에, 이러한 움직임은 입원중의 생활을 보다 풍요롭게 하기 위해서도 치료를 보다 효과적으로 진행시킴에 있어서도 여러 가지 손작업이나, 농작업, 음악이나, 스포츠 등의 레크리에이션을 도입하는 것과 깊이 결부시켜 진행된 것이 큰 특징이다.

제 2차 세계대전 후, 일상관리(day care)가 시작되는 한편, 정신병원의 바람직한 모습이 검토되었다. 그 결과, 정신병원 자체를 하나의 치료환경으로 하기 위해서 치료관계나 스태프 사이의 관계의 바람직한 모습 등에 관해서 대략 아래의 방향을 확인하기에 이르렀다.

① 환자가 나타내는 증상에는 병원의 치료환경으로서의 바람직한 상태도 부정적으로 영향을 주고 있다는 것

② 정신병원은 적극적인 치료의 장으로서 인식해야 하며 이를 위해서도 폐쇄병동을 가급적 적게 하여 병원을 개방화할 필요가 있다는 것

③ 환자는 수동적인 치료 · 간호의 대상으로서가 아니라, 주체적으로 판단하여 행동하는 것 같은 역할이 주어지는 것이 병의 회복에도 중요한 의미를 갖는다는 것

④ 병원 내에서 일어나는 여러 가지 일이 스태프에게도 환자에게도 명확하게 전달되는 것이 바람직하다는 것

⑤ 이를 위해서도 병원 전체의 기구나 운영이 민주적일 것이 필요하며 온갖 스태프에 의한 치료 팀의 회의나 환자를 포함한 전체적인 회의가 자주 있는 것이 필요하다는 것

1970년대 이후는 탈시설화와 일상관리(day care) 등을 포함한 지역 관리가 추진되었지만, 위에 언급한 방향은 이러한 활동에서도 활용되어 갔다.

3. 사회적 치료의 실제

사회적 치료는 광범위한 영역에 걸치지만, 여기서는 역사적으로도 실천적으로도 중요한 개념 및 활동에 한정하여 해설한다. 또한 지역재활로서 실시되는 활동의 상세한 것은 다음 단원으로 미룬다.

a. 치료공동체

치료공동체(therapeutic community)는 영국의 존스(M. Jones)에 의한 실천에 의해서 1950

년대에 정착한 개념이다. 이것은 입원치료에서는 환자의 생활 전체가 치료적으로 운영되어야 한다는 것으로 기본적으로는 앞에서 언급한 환경요법과 동일하다. 다만, 치료공동체라는 경우에는 병원 내에서의 환자의 생활상의 결정을 될 수 있는 대로 환자 자신이 시행할 수 있도록 배려하는 것이 강조되고 있다.

이를 위해서는, 병원 내의 여러 가지 일을 결정함에 있어 스태프뿐만 아니라, 환자 자신도 포함한 회합 특히, 환자가 의장, 서기 등을 맡으면서 그 공동체의 구성원 전원이 출석해서 시행하는 회의 즉, 회합(community meeting)을 정기적이고 동시에 자주 자질 수 있는 것이 특징이다. 이 밖에, 환자만으로 구성되는 회합을 갖거나 하여 환자끼리의 대인적 갈등, 흥분환자나 자폐적인 생활을 계속하는 환자에 대한 대응의 방법, 스태프에 대한 비판 등을 토의하고, 환자의 적극적인 치료 참여를 촉구하도록 배려한다.

이러한 이념은 종전의 병원이 권위적이고 계층적인 시스템이며 그 안에서 환자에게 종속적인 역할을 강요한 결과, 주체성이나 자율성을 빼앗기고 의존적인 상태로 빠져버린다는 반성을 기초로 하고 있고, 정신병원의 구조를 가급적 민주적으로 하여 그것을 통하여 환자의 능력을 발휘시키려고 하는 것이다.

b. 환자회, 회복자 클럽

환자회(patient council)나 치료적 환자클럽(therapeutic patient club)은 치료공동체를 시도하는 것의 하나로서 병동관리에 환자가 참여하기 위한 자치조직으로서 조직화된 것을 출발로 하고 있다.

자치조직이라고는 하지만, 치료자에 의한 원조 · 지도에 의해서 치료자 측과 환자 측과의 연계를 심화시키거나, 환자 상호간의 친목이나 체험의 교류를 통해서 사회생활에 다시 적응해가는 과정을 학습하는 등, 중요한 치료적 역할이 기대된다.

최근에 일본에서는 작업소 통소 등을 중심으로 하는 정신장애자 자신에 의하여 회복자 클럽 또는 자조그룹(self-help group) 등으로 하여 지역에서 자주적으로, 또는 스태프의 지지에 의해서 조직 · 운영되고 있는 것이 많다. 동료 만들기나 거처 만들기, 정보교환, 일반사회에 대한 계발활동 등을 시행하면서 시책의 개선을 추구하여 행정기관에 작용하는 등, 사회적 활동도 적극적으로 전개하고 있다(그림 2). 1993년에는 일본 전국 각지에서 활동하고 있는 정신장애 회복자 클럽의 전국조직화가 이루어졌다.

c. 치료 팀과 팀 접근

치료 팀(therapeutic team)이란 의료에서 일하는 다양한 직종으로 구성되는 스태프가 치료를 원활하게 진행하기 위해 만드는 팀을 말하며 이러한 팀에 의해서 시행되는 의료를 팀 의료

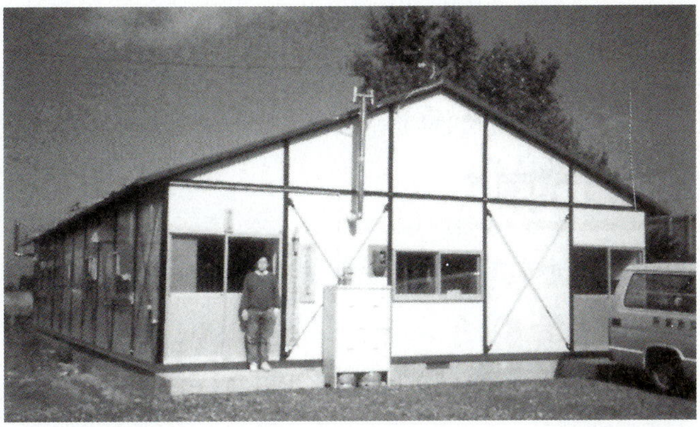

그림 2 일본 최초의 정신장애 당사자의 모임에 의해서 설립 · 운영되고 있는 소규모 작업소
1988년 일본 삿포로 제비꽃회가 모금에 의해서 건설한 것(사진 왼쪽은 소장)
1999년에 개축되었다(저자가 촬영)

(또는 팀 접근)라 한다. 사회적 치료에서는 무엇보다 각 스태프 사이에서의 민주적인 토의와 연계가 중요시된다.

정신과 의료에는 의사, 간호사 이외에, 보건사, 작업치료사, 정신보건복지사, 임상심리사 등, 많은 직종이 참여하고 있으나, 이들의 직종은 각각 단독으로 또는 팀을 만들면서 입원이나 외래, 일상관리(day care) 등에서 퇴원지도나 방문지도, 생활기능훈련, 집단정신요법, 작업치료 등을 시행하고 있다. 이 밖에 약사나 영양사, 사무계 직원도 중요한 구성원이다.

이러한 직종이 대상이 되는 환자나 가족에 대한 정보를 공유하고, 치료 · 재활의 목표와 경과, 그 안에서의 각각의 직종이나 개인의 역할을 확인하기 위해서 정기적인 회합을 갖고, 의견을 교환하고 연계하는 것은 매우 중요하다.

오늘날에는 지역에서의 재활이나 관리의 활동에서도, 보건 · 의료 · 복지나 노동 등의 각 직종 간에 의한 정보교환과 목표의 공유, 협력과 연계에 의한 팀 접근은, 관리경영(care management)으로서 중요시되고 있다.

d. 일상관리(day care)

일상관리(day care)는 나이트케어(night care)를 포함하며, 현재는 가장 중요한 사회적 치료의 형태이다.

일상관리(day care)는 1940년대 후반에 영국의 비에라(J. Bierer)나 캐나다의 카메론(D. E. Cameron) 등에 의해서 시작되었다. 비에라의 일상관리(day care)는 "침대(병상) 없는 병원"을 지향하는 입장에서 시작되고, 지역에 독립된 치료적 환자클럽을 창설 발전시키고 있는데 이 이념은 앞에서 기술한 치료공동체와도 공통되고 있다. 즉, 영국에서는 제2차 세계대전 전후부터 종전의 정신병원의 바람직한 모습에 대한 비판에 기초하여 병원 내외에서 사회적 치료가 추진되었다는 것을 의미한다. 한편, 카메론의 일상관리(day care)는 정신병원의 외래기능의 확충을 목적으로 하는 것이다.

일본의 병원 · 진료소 병설형 일상관리(day care) 및 독립 시설형 일상관리(day care)는 이러한 2개의 역사적 흐름을 반영하고 있다고 간주할 수도 있다.

e. 생활지도 및 자립지원

병의 진행에 의한 인격 황폐나 장기간의 입원에 의하여 세수나 착탈의, 식사, 쇼핑, 복약, 나아가서는 교통기관이나 공공시설의 이용 등, 신변처리(self-care)나 사회생활의 능력이 저하되는 일이 적지 않은데 생활지도 또는 생활원조란 이러한 상태에 대한 관리나 재활을 가리킨다. 이전에는 "생활요법"으로서 시행되고 있었으나, 현재는 정신과의 간호나 작업치료를 통해서 시행되고 있다. 또한, 구속적 환경 하에서 환자의 의사와는 관계없이 시행되는 생활지도는 결코 치료적이라고는 할 수 없다.

최근에 지역에서 생활하는 정신장애자에 대한 자립지원이 중요한 과제로 되어있으나, 의료로서는 일상관리(day care)나 방문지도 등으로 하여, 보건 · 복지의 영역에서는 보건사의 방문이나 생활지원 센터, 그룹 홈이나 생활훈련시설 등을 통해서 전개되고 있다.

f. 레크리에이션요법

레크리에이션요법(recreation therapy) 또는 레크리에이션활동은 여러 가지 종류의 놀이나 취미활동, 스포츠나 댄스 등의 신체운동, 여행, 예술 · 예능활동 등의 총칭이며 개인적으로도 크고 작은 집단으로도, 옥내외에서도 용이하게 시행할 수 있다. 이를 위해서 병동의 활동으로서도 작업치료나 일상관리(day care)에서도 나아가서는 지역의 사회복귀 여러 시설에서도 시행되는 가장 기본적인 활동이다. 이들을 통해서 환자 개인의 의욕이나 감정, 여러 가지 신체기능, 대인관계의 개선, 그리고 집단 전체를 치료적으로 바람직한 상태로 변화시키는 것이 가능해진다.

레크리에이션활동은 일하는 것과 더불어, 지역에서 생활하는 장애자에게도 여가활동으로서 반드시 필요한 것이다.

g. 사회기술훈련

사회기술훈련(social skills training; SST)이란 사회생활을 하는 만성 정신장애자의 자립지원을 목적으로 리버만(R. P. Liberman) 등에 의해서 개발된 인지행동요법에 기초하는 재활기법이고, 최근에 일본에도 보급되어 있다.

큰 특징으로서는 환자가 스스로의 관심에 기초하여 장기 · 단기의 생활목표를 세워, 그 방향을 향해서 스태프가 원조하는 입장을 명확히 하고 있는 일이다. 기법으로서의 역할이나 모델링, 숙제의 설정 등에 의해서 사회적 행동의 학습을 촉진하는 것 같은 집단의 훈련방법을 확립하고 있고, 그 습득에는 일정기간의 연수가 필요하다(그림 3).

또한, 장애자의 사회생활능력의 개선을 출발점으로 하고 있기 때문에 훈련의 주요 대상은 회화 등 대인관계 기능에 더하여 자조(self-care), 복약이나 문제해결, 가족관계의 조정, 취업 등의 광범위한 기능이며 이를 위한 훈련과제(모듈)도 작성되어 있다. 이 때문에 의료에 그치지 않고, 보건이나 복지, 노동, 교육이나 교정의 영역에서도 차츰 시행되고 있다.

보험진료에서는 입원환자만을 대상으로 하고 있으나, 치료에 참여하는 직종에 제한이 없다는 것도 큰 특징이다.

h. 집단(정신) 역동

사회적 치료는 병원이나 지역에서 생활하는 환자 · 장애자는 물론, 스태프를 포함하는 집단을

연습의 순서

1. 연습하는 것을 결정한다.
2. 장면을 만들어서 1회째의 연습을 한다.
3. 좋은 부분을 칭찬한다.
4. 더 잘하는 점을 생각한다.
5. 필요하다면 지침서를 본다.
6. 한번 더 연습한다.
7. 좋은 부분을 칭찬한다.
8. 도전해볼 과제를 결정한다(숙제).
9. 실제의 장면에서 실행해본다.
10. 다음번에 결과를 보고한다.

그림 3 SST의 세션(session)의 흐름

SST 때에 게시하는 포스터의 일부

기초로 한 치료활동이다. 이러한 집단 안에서는 개인의 정신적인 움직임과는 별도로 집단 전체로서의 정신적 움직임이나 특징이 생겨, 개개의 구성원의 감정이나 행동에 강한 영향을 준다. 이와 같이 집단에 작용하는 정신적인 움직임을 집단(정신) 역동(group dynamics)이라 한다.

앞에서 언급한 치료개념은 모두 이 집단역동을 개인의 치료에 응용하는 것을 기초로 실시되고 있기 때문에 사회적 치료를 진행하려면, 집단역동의 역할을 충분히 이해하고 있는 것이 필요하다.

F. 물리 · 작업치료와의 관련사항

오늘날에는 약물요법이 정신장애 치료의 기본으로 되어있기 때문에 그 작용기전이나 부작용의 개요를 안다는 것은 병태의 이해에도 연결되고, 물리 · 작업치료에 중요한 시사를 주는 것이다. 또한 정신요법에 대해서도 그 여러 특성을 학습하고, 필요한 치료기법을 물리 · 작업치료에 활용하는 것도 잊지 말아야 한다. 사회적 치료에 대해서도, 그 지향하는 바를 이해하면서, 의료나 지역에서의 팀 접근으로서 실천하는 것이 필요하다.

■ 복습의 요점

1. 원인도 다양하고 복잡한 경과를 나타내는 정신장애에서는 치유에 그치지 않고, 관해나 경쾌, 사회생활장면에서의 적응의 개선이나 안정도 치료의 목표이다.
2. 약물요법은 가장 주요한 치료법이며 항정신병약제, 항울약제, 기분안정제, 항불안약제 등이 사용된다. 그러나, 부작용도 여러 가지이고, 주의 깊은 관찰이 필요하다.
3. 주로 언어를 사용하는 정신요법은 주로 심인성 정신장애를 대상으로 하는 치료법이지만, 정신분석의 사고방법을 기초로 하여 무의식 안에 있는 갈등의 처리 치료자와의 전이관계가 중요하다.
4. 정신요법에서는 이 밖에도 집단정신요법, 가족요법, 행동요법, 모리다요법, 상자정원요법 등, 여러가지의 기법이 있으나, 그 내용과 대상을 이해하고 사용하는 것이 중요하다.
5. 사회적 치료는 환자 · 장애자가 생활하는 환경이나 소속하는 집단을 치료적으로 활용하는 것의 총칭이지만, 오늘날에는 정상화(normalization)의 관점에서 지역에서의 생활을 지원하는 활동 전반을 포함하는 것으로서 중요시되고 있다.

제 20 장 정신과 의료와 지역보건 복지, 직업재활

학습목표

- 구미 여러 나라에서의 정신장애자의 처우 및 의료의 역사를 학습한다.
- 정신과 의료의 현 상황과 앞으로의 과제에 대해서 학습한다.
- 정신장애자의 직업재활에 대해서 학습한다.

A. 정신장애자의 처우 및 의료의 역사

정신장애자의 처우에는 정신장애에 대한 그 시대나 시회의 사고방법은 물론, 국민 일반의 인권상황이 밀접하게 반영되어 있다. 그 일부는 제1장에 기술하였는데 여기서는 정신장애자의 처우와 의료의 역사에 초점을 맞춰 언급한다.

1. 구미 여러 나라에서의 처우

a. 근대 이전

15~16세기에 걸쳐서 스페인이나 영국을 비롯하여 각지에 정신장애자의 수용시설〔보호 수용소(asylum)〕을 설치하게 되었으나, 입소자는 사슬이나 강제의복 등에 의해서 자유가 박탈되고, 감금되어 평생을 지내는 것뿐이었다. 또한 16~17세기에는 독일이나 네덜란드 등 북서유럽에서는 "마녀사냥"의 태풍이 불어 닥쳤는데 정신장애자도 다수 희생된 것으로 추측된다〔제1장의 그림 5(☞11쪽) 참조〕.

한편, 벨기에의 겔에는 13세기 무렵부터 정신장애가 기적적으로 낳았다는 전설이 있고, 장애자와 그 가족이 모여 정신장애자의 콜로니(colony)가 자연발생적으로 탄생하였다.

b. 근대이후~제2차 세계대전까지

18세기 후반부터 19세기에 걸쳐서 정신장애자를 인도적으로 처우하고, 정신병원을 개혁하려고 하는 움직임이 활발하게 되었다. 프랑스혁명이 한창 진행되고 있는 도중, 정신장애자를 사슬로부터 해방시킨 피넬(P. Pinel)은 "모든 병원에서 처방된 신체운동과 수작업을 사용해야 된다"라고 언급하고 있다[제1장의 그림 6(☞12쪽) 참조]. 같은 무렵, 영국에서도 튜크(W. Tuke)(1732~1812)가 요크에 요양소(retreat)를 설립하였고, 정신장애자의 인간성의 존중이나 자유, 노동을 강조하였으며 코놀리(J. Conolly) (1794~1866)도 불구속과 개방치료의 원칙을 제창하였다. 이러한 움직임은 도덕요법 또는 인도요법(moral treatment)이라고도 불리며 각국에 확산되어 있었다.

그런데, 19세기 후반에는 이러한 움직임은 저조해지고, 정신병원에서는 다시 구속기구도 사용하게 되었다. 그 배경에는 정신장애에 대한 효과적인 치료법이 없는 것에 더하여, 산업혁명의 진행과 더불어 사회모순이 격화되고, 사회방어적인 경향이 강화되었다는 것, 다윈(C. Darwin)의 "적자생존설"의 영향을 받은 "정신장애자는 도태되는 존재"라는 사고방법이 확산된 것 등을 들 수 있다. 또한, 신체의학의 급속한 진보를 배경으로 정신질환의 신체적 원인이나 치료법에 관심이 돌려졌다는 것도 지적하지 않을 수 없다.

정신장애에 대한 치료로서 와욕요법이 시행되던 20세기 초두, 독일의 지몬(H. Simon)(1867~1947)은 규텔슬로병원에서의 작업치료의 경험으로부터, 그 효과성을 적극요법으로서 제창하였다. 미국에서도 마이어(A. Meyer)(1866~1950)가 입원환자에 대한 레크리에이션이나 수공예, 케이스 워크(case work) 등의 중요성을 강조하고, 전문가의 양성을 시작하였으며 이리하여 작업치료는 각국의 정신병원에서 전개되어 갔다.

동시에 말라리아요법(1917년)이나 인슐린 · 쇼크요법(1933년), 전기쇼크요법(1939년), 지속수면요법 등의 신체요법도 개발되어 치유에 의한 퇴원이 차츰 현실로 되고 있었다.

이와 같이 치료법이 진보되는 가운데, 제1차 세계대전에서 패배하여, 막대한 배상이 부과된 독일에서는 나치즘이 발흥하고, 정신장애자나 정신지체자, 지체부자유자 등은 "살 가치가 없는 생명"으로 간주되어 20만명 이상이 병원 내의 가스실 등에서 살해된 것은 20세기 최대의 불상사이다(그림 1).

c. 제2차 세계대전의 종결부터 현대까지

제2차 세계대전 후 얼마 안 되어 영국이나 캐나다에서 시작된 일상관리(day care)는 미국을

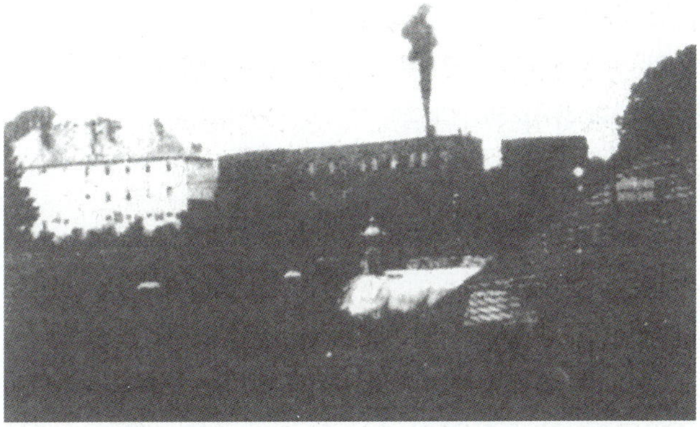

그림 1 **병동의 소각로에서 연기가 솟아오르는 주립정신병원**
〔小・和一朗 : 나치스 또 하나의 대죄 - "안락사"와 독일 정신의학. p.174, 人文書院, 1995에서 전재〕

비롯하여 각국에 확산되었다. 정신병원에서의 입원의료가 환자의 치료 의사나 사회생활을 제한하지 않을 수 없다는 것, 장애자의 생활을 시설로부터 지역에서 생활하는 것을 중요시하는 정상화(normalization)사상의 보급 등에 의하기 때문이지만, 배경에는 인권존중의 사조가 높이진 것이 있다. 그리고, 1950년대부터 발전한 약물요법이 통원치료를 가능하게 한 것도 큰 요인이었다.

이리하여 구미 여러 나라에서는 대규모의 정신병원에서의 입원 중심의 의료에서 일상관리(day care)나 보호적 작업소, 중간숙사 등을 충실화시켜 지역에서의 생활자립을 지원하는 의료에로 큰 전환을 이룩했는데 이러한 흐름은 현대에 계승되어 있다〔자료 4 (☞420쪽) 참조〕.

B. 정신과의료의 현 상황과 과제

1. 의료기관

a. 병원

1998년 현재 일본에서 정신병상을 가진 병원 수는 1,670, 정신병상 수는 약 35만 병상(인구 1만명 대 28.5)이지만, 민간병원이 병원 수에서는 약 80%, 병상 수에서는 약 90%를 차지하고 있다. 병상 수는 병상 이용률(약 93%)도 포함하여 해마다 약간씩 감소하는 경향에 있다.

이와 같이 대부분을 민간병원에 맡기는 정신의료는 공적 병원이 대부분을 차지하는 여러 외국과는 크게 다른 점이며 일본 특유의 것이다.

또한, 병원의 약 60%가 정신병원(주로 정신 병상을 갖는 병원)이며 공적 종합병원에 설치되는 정신과가 적기 때문에 신체합병증이나 증후성 정신장애의 치료, 구명응급의료에 지장이 초래되고 있다.

b. 진료소

정신과 진료소는 1996년에는 약 3,200, 그 중 정신과를 주로 하는 것은 약 950이고, 해마다 증가하고 있다. 비교적 경증인 환자를 복약이나 일상관리(day care) 등을 통해서 가까운 지역에서 지탱함에 있어, 진료소가 수행하는 역할은 매우 크다.

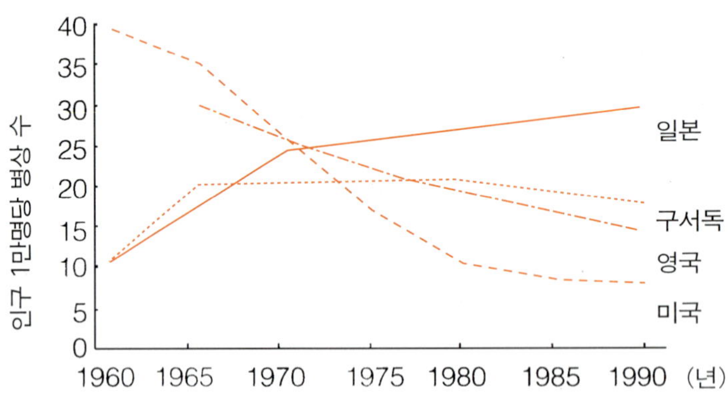

그림 2 4개국에서의 정신과 병상 수의 연차 추이

[정신보건복지연구회 : 일본의 정신보건복지. 1999년판, p. 168, 厚健出版, 1999에서]

2. 환자

일본에서는 지적 장애자를 제외하고, 정신장애자의 총수는 약 217만명으로 추정되고 있다.

a. 입원

입원환자는 약 33만 6천명, 평균 재원일수는 약 430일이고 어느 것도 해마다 감소 · 단축의 경향에 있다(1998년 6월 현재). 이 중 수만명은 사회복귀시설 등의 받아들이는 곳이 충실해진다면 퇴원 가능하다고 생각된다(사회적 입원). 이것은 1980년대 후반까지 입원중심의 의료행정이 계속되었기 때문에 초래된 결과이다.

질환별로는 정신분열증이 약 60%를 차지하고 있으나, 최근에는 노인성 치매질환의 증가가 뚜렷하다. 또한, 연령적으로는 고령자가 증가하고, 다른 연령층은 감소하는 경향에 있다.

입원형태에서는 임의입원이 약 70%로서 서서히 증가하고 있으며 강제입원은 감소하고 있다.

앞에서 언급한 것처럼, 구미 여러 나라에서는 제2차 세계대전 후, 입원중심으로부터 지역의 사회복귀자원을 충실하게 하는 통원치료 중심의 의료로 전환하고, 정신병상 수도 크게 감소한 것이 일본과 크게 다른 점이다(그림 8).

b. 통원

통원환자는 1996년의 추계로 약 183만명이다(1993년의 약 1.5배). 질환별로는 정신분열증이 27%로서 가장 많고, 기타는 신경증, 기분장애, 간질(17%)의 순이다. 최근에는 특히 중고년의 기분장애의 증가가 현저하다.

3. 응급의료

정신장애자의 통원치료나 지역 관리가 진행됨에 따라 주간이나 야간에 긴급한 진료를 받을 수 있는 정신과 응급의료 시스템을 정비할 필요성이 증가하고 있다. 이 경우, 환자의 병상에 따라 통원중의 환자에서 특히 입원을 필요로 하지 않는 1차 응급, 임의입원이나 의료보호입원을 필요로 하는 2차 응급, 응급입원이나 긴급조치입원을 필요로 하는 3차 구급으로 나뉘고 있다.

자살기도나 혼미, 흥분, 조상태(manic state) 등의 증상이나 문제행동으로 긴급한 입원치료가 필요하기는 하지만, 치료의 동의를 얻을 수 없는 환자에 대해서는 지정의사의 판정으로 보호자의 동의가 없어도 정신병원(응급입원 지정병원)으로의 이송이 가능하다. 이 경우도, 환자에게는 이송을 한다는 서면통지가 필요하다.

4. 사회복귀에 관련되는 보험진료

정신과 의료에서는 작업치료나 일상관리(day care) 이외에, 여러 가지 서비스가 진료보수에 "정신과 전문요법"으로서 설정되어 있다. 여기서는, 작업치료사가 관여하는 사회복귀관련 보험진료를 해설한다.

a. 정신과 작업치료

정신장애자의 사회생활기능의 회복을 목적으로, 1974년에 점수화되었다. 시설면적이나 간호기준 등, 시설기준에 적합한 병원에서 시행된다. 현재로서는 진료소는 제외되어 있다.

1명의 작업치료사가 1명 이상의 조수와 함께, 1일당 환자 25명을 한 단위로 2시간, 1일 3단위 75명까지 치료할 수 있다. 이 산정기준은 점수화 때에 작성된 것이지만, 현재까지 개정되어 있지 않다.

b. 정신과 일상관리(day care)

통원의료의 한 형태로서 낮 동안에 6시간, 작업치료사, 간호사, 정신보건복지사, 임상심리 기술자 등의 스태프에 의한 팀이 집단정신요법이나 작업지도, 레크리에이션활동, 창작활동, 생활지도, 요양지도 등을 시행하는 것이며 병원이나 진료소에 부설형의 일상관리(day care)와 독립시설형의 일상관리(day care)가 있다.

또한, 스태프 수나 시설면적 등의 시설기준에 의해서 소규모와 대규모가 있다. 소규모는 의사와 2명의 스태프로 1일 30명까지 대규모는 의사와 3명의 스태프로 1일 50명까지를 다루는 것으로 하고 있다.

c. 정신과 나이트케어

오후 4시 이후에 4시간, 일상관리(day care)와 마찬가지의 활동을 하는 것으로 의사와 2명의 스태프가 1일 20명까지를 다룬다.

일상관리(day care)와 합쳐서 10시간 시행하는 것을 정신과 데이 · 나이트케어(day-night care)라 하고 스태프 수에 의해서 1일에 다루는 환자 수가 결정된다.

d. 입원생활 기능훈련법

입원환자에 대해서 행동요법의 이론이 뒷받침된 일정한 치료계획에 기초하여, 관찰학습, 역할 맡기 등의 기법에 의해서 복약습관, 재발징후에의 대처기능, 착탈의나 금전관리 등의 기본생활능력, 대인관계 유지능력, 작업능력 등을 획득할 수 있게 함으로써, 병상의 개선과 사회생활기능의 회복을 도모하는 것[사회기술훈련 (SST)을 말함].

2명이상의 경험 있는 스태프(간호사, 준간호사 또는 작업치료사의 어느 것이든 1명, 정신보건복지사 등, 임상심리기술자 또는 간호보조의 어느 것인가 1명)에 의해서, 1회에 15명을 한도로, 1일 1시간 이상, 주 1회까지 실시할 수 있다. 외래환자에게는 현재 적용되지 않는다.

e. 정신과 퇴원지도

1개월 이상의 입원환자나 가족 등에, 의사, 간호사, 작업치료사, 정신보건복지사 등이 공동으로, 퇴원 후의 치료계획, 요양상의 유의점, 퇴원 후에 필요한 보건의료 · 복지서비스에 관한 계획을 책정하여 그것을 문서로 하여 의사가 설명을 하는 것.

f. 정신과 퇴원 전 방문지도

입원환자의 퇴원에 앞서, 환자 자택이나 사회복귀시설, 소규모 작업소 등을 방문하여, 환자의 병상, 생활환경, 가족관계 등을 고려하면서 환자나 가족 등에 퇴원 후의 요양상 필요한 지도를 하는 것. 보건사, 간호사, 작업치료사, 정신보건복지사 등이 담당한다.

g. 정신과 방문 · 간호

보건사, 간호사, 작업치료사, 정신보건복지사가 통원중인 환자 또는 가족의 양해를 얻어 환자 자택을 방문하여 환자 또는 가족에 대해서 간호 및 사회복귀 지도를 하는 것.

C. 직업재활(취업 지원)

1. 개념

직업재활이란 신체 또는 정신의 장애 때문에 취업을 하거나, 계속하는 것이 곤란하거나 제한이 있는 사람의 고용 · 취업을 지원하는 활동을 말하며 국제노동기구(ILO)가 이 발전에 크게 역할을 수행하고 있다. 예컨대, 제99호 권고(1955년)에서는 "장애자가 취업하고, 계속할 수 있도록, 직업지도, 직업훈련, 직업선택의 소개 등을 제공하는 부분"이라 정의하였고, "장애자의 직업재활 및 고용에 관한 조약"(제159호, 1983년)에서는 "모든 종류의 장애자의 고용과 지역사회에의 통합 또는 재통합의 촉진"이 강조하고 있다. 일본에서는, 이러한 ILO의 권고 · 조약에 기초하여, 1987년 "장애인의 고용촉진 등에 관한 법률"(장애인 고용촉진법)이 제정되었다.

2. 장애인 고용 · 취업의 주된 형태

a. 일반고용

사업주와의 고용계약을 전제로 민간이나 관청 등에서의 고용율제도나 여러 가지의 조성 조치에 의한 고용이며 최저임금법 등의 노동법규가 적용된다. 고용기간에 따라, "상시고용"(정규직원)과 "임시고용, 일용"(파트타임, 아르바이트)으로 구분된다. 정신장애자에게는 아직 고용율제도는 적용되지 않고 있다.

b. 복지적 취업

일반취업이 곤란한 중증의 장애자를 대상으로 하는 복지시설(수산시설이나 복지공장 등)에서의 취업이다. 정신장애자의 이들 시설은 아직 적으며 대부분을 소규모 작업소에 의존하고 있다.

c. 재가 취업

자영업이나 생업, 가족종업원으로서의 취업이다.

3. 정신장애자의 취업 · 고용시책의 추이

후생성과 노동성에서 시행되며 1980년대 후반부터 법제도면의 정비가 이루어지고 있다.

a. 후생성 관계

정신병원 내에서는 이전부터 농경이나 부업적 작업 등이 시행되고, 낮 동안에는 입원환자가 지역의 사업소에 다니는 취업준비활동이 이루어지고, 이것을 외근이나 나이트 하스피탈(night hospital)이라 불리었다. 그러나, 이것은 제도적인 뒷받침이 결여되어 있기 때문에 1970년대 이후는 시행을 하지 않게 되었다.

그 후, 1982년에 통원환자의 재활사업이 시책화 되었고, 이어서, 정신보법에서는 수산시설, 정신보건복지법에서는 복지공장과 사회적응훈련사업이 법제화 되었다.

b. 노동성 관계

장애자고용촉진법에 의해서 정신장애자도 장애자 직업센터나 공공 직업안정소 등에서의 취업 원조서비스를 받을 수 있게 되었다. 그 후 각종 조성금의 지급대상에 추가되어 장애자 직업센터에서는 직업개발 원조사업도 실시되고 있다. 또한 공공 직업안정소로부터 직원이 일상관리(day care) 시설이나 수산시설에 가서 취업에 대한 설명을 하는 정신장애자 취업 안내(job guidance) 사업도 시작되었다.

4. 정신장애자의 직업준비성

일반적으로 고용 · 취업에는 3단계의 직업준비성(readiness)이 필요하며, 직업재활에서는 그 향상을 목적으로 한다(그림 9). 그러나, 정신장애자에서는 제1～2단계의 사회생활면이나 직업생활면에서의 직업준비성이 보다 중요시된다.

a. 사회생활면에서의 준비성(표 4)

직업생활에서의 가장 기초적 조건을 이루는 것이며 "적응의 기초적 기능"과 "지역사회 적응행동"이 있고, 그 내용은 아래의 항목에 나타냈다. 이들을 획득하는 것은 일상관리(day care)나 사회복귀시설에서의 훈련의 주요 목표이다.

① 질병이나 장애의 관리: 병이나 장애에 대한 자각이나 이해, 복약의 필요성의 이해와 자기관리, 의료에 대한 상담기능, 증상이나 위기에 대한 대처기능 등
② 일상생활의 안정성 : 청소나 세탁, 식사의 확보 등 신변처리, 규칙 바른 생활의 리듬, 금전의 관리, 여가이용 등 스트레스의 관리, 공공기관이나 교통기관 등의 이용, 세탁이나 쇼핑 등 가사의 기능
③ 대인관계면 : 집단 내에서의 협조성이나 매너, 여러 가지 장면에서의 사교성
④ 체력이나 지속력 : 이동을 포함하여 일정시간의 작업을 지속할 수 있는 체력, 집중력 등

b. 직업생활면에서의 준비성(표 5)

어떠한 직업을 유지하는 데에도 공통적으로 요구되는 능력이며 "직업준비행동"이라고도 일컬어진다. 노동성 관계의 훈련에서 주된 목표가 되는데 수산시설이나 소규모 작업소 등에서는 장기간에 걸쳐, 완만하게 시행된다. 아래에 주된 항목을 나타냈다.

① 직업의 이해: 역할의 이해나 자각, 역할수행의 이해
② 기본적 규칙의 이행 : 업무시작 · 업무종료 등 시간의 엄수, 휴가시의 연락, 준비나 뒤처리, 주의를 듣는 방법 등
③ 작업수행능력: 정확한 순서와 수행, 기기의 사용, 안정성, 위험에 대한 배려, 페이스(pace)의 변경 등
④ 작업수행태도: 의욕 · 자발성, 작업에 대한 집중, 지시에 대한 대응, 책임감 등
⑤ 대인적 태도 : 인사나 답변, 말투, 사과하는 방법, 협조성 등

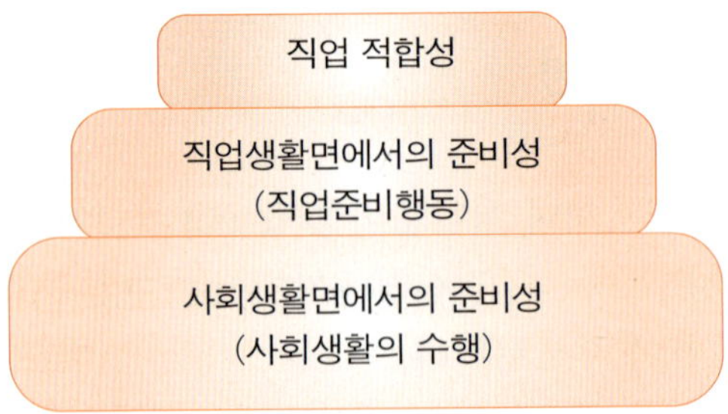

그림 9 취업에서의 개인 특성

[松爲信雄 : 직업준비생. 野中 猛, 松爲信雄 (편) : 정신장애자를 위한 취업지원 가이드북, p.43, 金剛出版, 1998에서 인용]

표 4 사회생활의 수행에 관계되는 조건

영역	항목	내용
적응의 기초적 기능	1. 자기의 이해	• 자기의 지각, 자기 개념
	2. 정서적인 대인관계	• 적절한 감정표출, 자기에 대한 과민 • 대처행동
	3. 사회적인 대인관계	• 기초적 대인기능, 집단에의 참여 • 여가의 활동, 사회적 예의, 성적 행동, 책임감
지역사회 적응행동	1. 일상생활기능	• 의복의 착탈, 식사, 화장실, 위생과 몸 단정히 하기
	2. 가사의 기능	• 요리, 청소, 세탁, 의복의 관리
	3. 건강의 관리	• 간단한 의학지식, 병에 대한 예방 • 복약의 관리, 의료기기의 이용
	4. 소비자 기능	• 여가의 금전 취급방법, 저금방법 • 예산의 수립, 구매행동
	5. 지역사회의 지식	• 여가의 이동 자립, 지역의 규약 • 사회자원의 이용, 전화의 이용

[松爲信雄 : 직업준비성. 野中 猛, 松爲信雄 (편) : 정신장애자를 위한 취업지원 가이드북, p.44, 金剛出版, 1998에서 인용]

표 5 직무수행에 관계되는 조건

영역	항목	내용
직업준비행동	1. 직업의 이해	• 일하는 의미의 이해, 직업영역의 지식 • 사업소의 지식, 역할수행의 이해
	2. 기본적 규칙의 이해	• 계속근무, 연락이나 보고의 방법 • 시간의 구별, 준비와 뒤처리, 질문의 방법 • 주의를 듣는 방법과 지키는 방법, 몸 가꾸기
	3. 작업수행의 기본적 능력	• 정확한 순서와 수행, 기기의 사용방법, 수행의 연구, • 작업내성, 안정된 성과, 위험에 대한 배려
	4. 작업수행의 태도	• 의욕과 자발성, 착수, 작업에의 집중 • 기기의 취급, 지시에 대한 대응, 책임감
	5. 대인관계와 태도	• 인사나 답변, 말투, 사과하는 방법 • 다른 사람과의 협조, 대화에의 참여
	6. 구직과 면접기능	• 구인정보의 이해, 서류작성의 지식 • 면접의 태도
직업 적합성	1. 능력면의 특성	• 지능, 공간지각, 지각의 속도와 정확성 • 정신운동기능, 학력, 기능
	2. 비능력면의 특성	• 성격, 흥미, 가치관
	3. 훈련의 특성	• 직무기능의 학습, 직무기능의 전이

[松爲信雄 : 직업준비성. 野中 猛, 松爲信雄 (편) : 정신장애자를 위한 취업지원 가이드북, p.44, 金剛出版, 1998에서 인용]

c. 직업 적합성(표 5)

직업생활면에서의 준비성과를 합쳐서 "직무수행면에서의 준비성"이라고도 한다. 실제의 일을 함에 있어 필요한 직무기능에 관한 능력이며 사업소 내에서의 일, 또는 직업훈련 · 직업강습 등을 통해서 그 향상을 도모한다.

5. 직업재활 · 서비스의 현 상황

2001년부터 후생성과 노동성은 통합된 후생노동성이 되었는데 여기서는 종전의 각 성이 관계되는 법률 등에 기초하여 후생성 관계와 노동성 관계로 나눠서 언급한다.

a. 후생성 관계

의료, 보건, 복지의 각 영역에서 시행된다.

(1) 일상관리(day care)

일상관리(day care)에서는 사회생활면에서의 준비성의 향상이 주된 목표이지만, 취업지원 프로그램을 설정하고 있는 곳도 있다. 취업을 향해서는 소규모작업소나 지역 장애자 직업 센터, 공공 직업안정소 등과의 연계가 필요하다.

(2) 정신보건복지센터 · 보건소

공공직업안정소와의 연계 하에 사회적응훈련사업이나 직장적응훈련을 통해서 일반사업소에서의 취업훈련이 이루어지고 있다.

(3) 정신장애자 수산시설

지역 실정에 맞춰서 클리닝이나 지기(종이상자)가공 등이 이루어지고 있다. 직원 급료는 공적 보조에 의하지만, 종업원의 급료는 공장의 이익으로 보증해야 한다(그림 10).

(5) 정신장애인 사회적응훈련사업

사업소에의 위탁기간은 6개월이고, 3년까지 갱신이 가능하다. 사업소에는 위탁료가 지불되지만, 본인에 대한 훈련수당은 없다.

(6) 소규모(공동) 작업소

지역에 일하는 곳을 제공할 목적으로 자원봉사자나 가족 등이 설치 · 운영하는 보호적인 작업소이다. 여기서는 작업훈련을 시행하면서 직장 개척이나 단기간 아르바이트, 취직 면접시험에 대한 공부 등을 진행시키는 한편, 동료 만들기나 대인관계의 훈련, 재발방지 등에 중요한 역할을 수행하고 있다. 취업을 계속하는 것이 곤란한 사람에게도 장기간의 이용이 가능하기 때문에 정신장애인에게는 최대의 사회자원으로 되어있다.

그러나, 관계법규 외의 시설이고, 국가나 지방자치단체로부터 부분적으로 운영의 보조를 받고 있지만, 대부분은 어려운 재정상황에 놓여있다.

b. 노동성관계의 서비스

(1) 공공 직업안정소

직업안정법에 기초하여 직업지도나 직업소개 등을 하지만, 장애인 대상의 창구(특별원조부

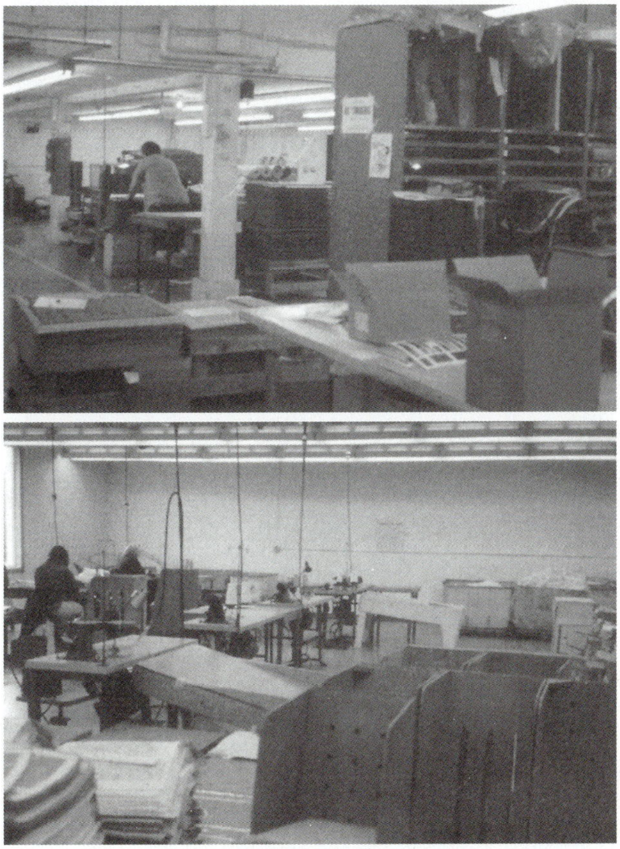

그림 10 미국의 보호공장(sheltered workshop)
일본과 같이 장애별 구분은 없으며, 정신장애인도 신체장애인이나 지적장애인과 함께 일하고 있었다.
[1985년, 미네아폴리스시에서, 우에노 촬영]

분)가 설치되어 있다. 지역 장애인센터에의 소개, 취직 후의 직업생활이나 직장적응 · 향상의 상담, 각종 조성금제도의 소개업무 등도 하고 있다.

(2) 지역 장애인 직업센터

장애인 고용촉진협회가 각 지방자치단체에 설치 및 운영하고 있는 것으로, 보통 장애인 직업센터라 일컫는다. 공공 직업안정소와 연계하면서, 장애인 직업상담원에 의해서 아래의 서비스를 제공한다.

① 장애특성이나 직업적정 등의 직업평가
② 원조계획 등 직업재활계획의 작성
③ 직업준비훈련 : 기본적인 노동습관을 익히기 위해, 실제의 직장환경을 모방한 실내에서 시행하는 8주간의 훈련제도이다.

④ 직업개발 원조사업 : 1~4개월간, 사업소 내에서 지도나 훈련을 시행하고, 노동습관을 포함하는 직업능력의 향상을 도모하는 제도이다. 이 때, 사업소 직원이 기술지원 파트너로서 생활 전반의 지도나 원조를 한다. 본인에 대한 훈련수당은 없다.

⑤ 직장적응훈련 : 사업주에 위탁하여 직장환경에 대한 적응성을 높여 기술을 습득하고, 훈련 종료 후는 그 사업소에 대한 고용을 전제로 하여 6개월간 시행하는 훈련제도이다. 본인에게는 훈련수당이 지급된다.

⑥ 공공 직업안정소의 직장개척 · 직업소개에 대한 협력

⑦ 취직 후의 사업소와의 연락이나 본인 · 가족과의 접촉 등

(3) 장애인 직업능력개발학교

직업능력개발촉진법에 기초한 직업훈련학교이며, 전국에 19개교 설치되어 있다. 정신장애인을 받아들이는 것은 아직 전부 이루어지지 않았지만, 1992년부터 각 지방자치단체의 일반대상 능력개발학교 중 1개교가 받아들이게 되었다. 통학 중, 훈련수당이 지급된다.

D. 물리 · 작업치료와의 관련사항

정신장애인의 처우, 나아가서는 정신과 의료와 복지, 직업재활의 기초가 되는 법제도나 시책의 변천과 내용을 이해하는 것은 물리 · 작업치료가 지향하는 방향을 이해하는 데에 반드시 필요하다. 물리 · 작업치료에서는 그 치료기능의 향상과 함께, 그 영역이 거듭 전진하도록 진력하는 것이 요망된다.

■ 복습의 요점

1. 정신장애인의 처우나 의료의 진보는 인권사상의 향상이나 치료법의 개발과 밀접하게 연관성이 있다.
2. 정신장애인의 직업재활에는 법제도면의 충실성은 물론, 개개인의 직업준비성 향상이 중요하다.

제21장 사회·문화와 정신보건

학습목표

- 정신질환이나 정신보건의 여러 문제가, 사회·문화의 변화와 연관성을 갖고 어떠한 형태로 나타나는가를 이해한다.
- 특히 현대적인 과제와 그 문제점의 소재에 대해서 파악한다.

A. 정신의 병과 사회의 관계

정신의학의 대상이 되는 정신의 병은 기본적으로는 개인의 심적인 면에서의 병이지만, 환자가 생활하는 장, 넓은 의미에서의 사회에 구체적인 문제, 특히, 다른 사람들과 잘 살아갈 수 없는 어려움으로 나타난다. 이러한 점에서 보면, 정신에서의 병은 동시에 사회에서의 병이라고도 할 수 있다. 정신병의 치료가 개인의 심적인 면의 해결만이 아니라, 사회 안에서 살아갈 수 있도록 연구하는 것을 방향으로 하는 것도 이 점 때문이다.

이 단원에서는 사회의 여러 가지 국면에서의 정신병이 나타나는 방식으로부터 반대로 정신건강을 생각하는 관점에 서서 사회나 문화와 정신보건(mental health)의 관계 중, 채택해야 할 현대적인 과제와 그 문제점을 생각한다.

B. 학교에서의 정신보건

학교에서의 정신보건문제가 현대사회에서 매우 중요한 문제로 되어있는 것은 아무것도 새삼스럽게 이야기할 필요는 없을 것이다. 매일 매스컴을 통해서 보면, 반드시 이 주제와 관련된 화제를 발견할 수 있다. 여기서는 학생과 교사와 연관성이 있는 문제로 압축하여 학교에서의 정신보건에 대해서 생각해본다.

초등학교에서 고등학교까지의 학동기 · 청년기를 중심으로, 거의 모든 어린이는 학교생활을 체험한다. 소년의 비행이나 범죄는, 이 단원과는 별개의 형태로 다루어야 할 필요가 있는 중요한 문제이지만, 학교에서의 정신보건의 여러 문제도, 인간의 전반의 인생, 특히, 인간의 성장기에서의 큰 문제이다.

1. 괴롭힘

일본 문부성의 "아동학생의 문제행동 등, 학생지도상의 문제에 과한 조사"에서는 "①자기보다 약한 사람에 대해서 일방적으로 ②신체적 심리적인 공격을 계속적으로 가하여, ③상대방이 심각한 고통을 느끼고 있는 것이며, ④학교로서 그 사실(관계 아동학생, 괴롭힘의 내용 등)을 확인하고 있는 것으로, ⑤발생한 장소는 학교 내외를 불문하는 것"이라 하여 "괴롭힘"에 대해서 정의를 내리고 있다.

이 정의는 괴롭힘에 대한 통계적 검토를 하기 위한 것이지 괴롭힘의 구조를 파악하기 위한 것은 아니다. 이러한 정의에 걸맞은 괴롭힘은 통계적으로는 감소하고 있음에도 불구하고, 1994년 이후, 특히 중학생에서 자살이 빈발하고, 사회문제화 되고 있는 상황은 괴롭힘이 실제로는 감소하고 있지 않는다는 것을 나타내는 것은 아닐까. 물론, 괴롭히는 측 · 괴롭힘을 당하는 측만의 문제가 아니라, 그들을 에워싸는 교사나 학교환경, 나아가서는 어른 사회의 실태 등을 포함하여 학교문제에 그치지 않고 전체적으로 살펴갈 필요가 있다.

아래에 정신보건과 관계하여 괴롭힘의 특징에 대해서 열거하였다.

① 괴롭힘을 당하는 본인이 괴롭힘을 문제 삼아 다른 사람에게 상담하는 경우는 적다.
② 일반적으로 인간관계에서의 정도를 숙지할 수 없기 때문에 행동면, 예컨대, 싸움이나 화해가 잘되지 않고 괴롭힘으로 치닫는 경우가 있다.
③ 괴롭히는 측도 괴롭힘을 하지 않으면, 따돌림을 당하여 인간관계를 유지할 수 없는 경우가 있다.
④ 괴롭힘을 당하는 측의 고통을 괴롭히는 측이 대부분 이해하지 못하고, 따라서 죄의식도 낮다.

2. 불등교(등교거부)

일반적으로 학교에 가야 한다고 자각하고 있음에도 불구하고, 자기 자신도 원인을 모르고 등

고할 수 없는 것을 불등교라 부르며 학업을 게을리 하는 것과 구분하고 있다. 사고방법은 여러 가지이지만, 불등교는 크게 두 가지로 나뉜다고 생각한다. 즉,

① 학교가 무서워서 갈 수 없는 것

② 집에서 외출하는 것이 무섭고, 결과적으로 학교에 갈 수 없는 것이다.

①에 대해서는, 결국 학교의 무엇이 그렇게 만들고 있는지를 생각해보면, 앞에서 언급한 괴롭힘이나 교사에 대한 혐오 등도 있으나, 그 중심은 학교생활 또는 학급사회에 동화할 수 없다는 사회공포적인 측면이 강하다.

②의 "집에서 외출할 수 없다"라는 경우에는 어머니와의 공생적인 관계가 강하기 때문에 어머니 곁에서 떨어질 수 없는 경우를 포함하여 가정으로부터의 이른바 "슬하를 떠날 수" 없다고 생각한다.

불등교에는 우울병이나 우울상태, 사회공포 등, 정신과적 치료를 필요로 하는 경우도 있어 주의 깊게 대응할 필요가 있다〔제18장 B.3.c항 "불등교" (☞339쪽) 참조〕.

3. 학생무기력증(student apathy)

학생무기력증(student apathy)은 고학력 사회에 특징적인 병리현상이라고 일컬어지며 대학생을 중심으로 볼 수 있는 "정서적인 틀어박힘, 경쟁심의 결여, 공허감 등의 상태를 나타내는 하나의 그룹"에 붙여진 명칭이다. 대부분은 남자학생이고, 무기력이 주증상이지만, 개중에는 원래의 대학생으로서의 생활 이외의 활동, 예컨대 아르바이트나 클럽활동 등, 매우 한정된 것에 강한 관심을 나타내는 경우도 있다.

대학생 세대는 이른바 심리사회적 대혼란(moratorium)(➲ 참고 1)의 시기에 있고, 그 때까지의 자기를 되돌아보고, 사회 안에서의 자기를 생각하는 것이 적었기 때문에, "입시경쟁 주사

참 고

1 (심리사회적) 모라토리엄

미국의 정신분석가 에릭슨(E.H. Erikson)이 현대 청년의 특성을 나타내는 것으로서 만든 정신분석 용어이다. 원래, 모라토리엄이라는 것은 지불 유예를 의미하며 천재지변 등의 비상사태 때문에 채무의 결제를 할 수 없을 때, 국가가 일정기간 연기 유예하는 것으로 경제적 혼란을 방지하는 조치를 말한다.

신체적으로는 성장하였음에도 불구하고, 정신적, 사회적으로는 충분히 성인에 도달하지 못한 청년들에게 일정 유예기간을 두는 것을 사회가 용인하고 있다는 것에 주목하여 이 말을 사용하였다.

위 놀이"의 이른바 "말이 날발에 듦"으로서 대학생의 시기에 자기다움을 발견하려고 하는 것이라는 사고방법도 가능하다.

또한, 이 현상은 단순히 학생에 그치지 않고, 젊은 봉급생활자에 볼 수 있는 출근거부에도 이른다는 것도 생각할 수 있다. 표면적으로 나타난 문제만을 보는 것이 아니라, 사회 안에서의 자립이나 안심감을 얻기 위한 하나의 시도로서 생각해갈 필요도 있을 것이다.

4. 교사의 정신보건(mental health)

이제까지 보아온 것처럼, 학교생활을 에워싸고, 당사자의 노력만으로는 해결 곤란한 구조적인 문제가 산적해 있다. 따라서, 학생과 생활하는 교사의 스트레스는 크다. 특히 학생, 학교, 가정의 셋 사이에 끼여 큰 책임을 혼자서 뒤집어써버리고, 교사 스스로가 불등교나 울병이 되어버리는 예도 드물지 않다.

현재, 교사의 부담은 점점 커져가는 경향에 있다. 또한 무슨 일이 생기면, 언제나 학교나 교사가 나쁜 것이 된다는 풍조도 있는 것처럼 생각된다. 한편, 학교생활에 따라올 수 있는 학생만을 상대로 하고, 실질적으로 그 이외의 학생에 대한 지도를 가망이 없다고 포기해버리는 교사, 체벌을 부과해서 학교 안을 공포정치로 지배하고 있는 교사도 있다고 한다.

이들 문제는 괴롭힘이나 교내폭력 등의 문제와도 얽혀서 교사의 개인적인 역량을 넘어서 우리나라에서의 교육행정에 관계되는 구조적인 문제도 당연히 포함되어 있다고 생각해야 한다.

C. 직장의 정신보건

가정과 아울러서 직장은 일하는 사회인으로서 큰 장소이다. 특히, 우리나라에서는 일정한 직장에서 상당히 장기간, 경우에 따라서는 평생을 보내는 사람도 현재도 적지 않다. 직장을 차례로 바꿔가는 미국식 스타일은 최근에는 드물지 않게 볼 수 있게 되었지만, 종신고용제도는 아직은 남아있다. 이 때문에, 우리나라에서는 직장에서는 회사가 하나의 가족처럼 되어있기 때문에 일단 문제가 생기면 도망갈 곳이 없다.

한편, 최근에는 불황 등을 이유로 회사의 합리화, 구조조정에 의해서 직장을 쫓겨나거나, 전근명령 등 부득이 변경을 해야 하거나, 나아가서는 종신고용제도 그 자체의 붕괴에 수반하는 능력급의 출현에 수반하는 새로운 문제도 나타나고 있다.

1. 직장 부적응

일이나 대인관계, 또는 직장환경의 변화 등, 직장을 둘러싼 상황은 스트레스의 원천이 되기 쉽다. 특히, 최근의 OA화 또는 청년층과의 사고방법의 격차(gap) 등, 중간관리직에 있는 중년 이후의 봉급생활자를 괴롭히는 일도 많다.

또한 남녀고용평등법 등에 의해서 여성의 직장진출이 진행되고 있지만, 현대 한국의 직장은 아직 남성중심이고, 일의 진행방식이나 잔업, 어울림 등, 직장의 상태도 여성에게는 융합하기 어려운 면이 많이 남아있다. 성희롱의 문제도 표면화되지 않은 것을 포함해서 존재한다. 사회에 진출하였다고 하는 일하는 여성에게, 결혼 후에는 근로시간이나 아이 키우기 및 보육원의 문제도 포함하여 많은 문제가 해결되어 있지 않다.

2. 젊은 봉급생활자의 출근거부

학생생활로부터 사회인이 되어서 근무하기 시작하기는 하였지만, 직장의 부적응으로 자칫하면, 결근을 하고 마침내 회사에 출근할 수 없게 되는 경우가 대표적이지만, 이전부터의 종신고용제의 회사조직에 친숙해질 수 없는 사람, 불등교의 기술에서도 언급한 학생무기력증의 연장선상에 있는 사람 등, 여러가지이다.

3. 일중독과 과로사 · 과로자살

일을 하지 않고 있으면 마음이 안정되지 않고, 집으로도 일거리를 가지고 가서, 자나 깨나 일이라는 이른바 일에 대한 과잉적응의 상태이다. 이것이 심해지면, 울증상을 중심으로 한 불이 붙은 상태를 나타낸다. 이러한 상태는 초과근무에 의한 과로사나 과로자살, 심신증의 증가 등으로서 반영되어 있고, 다른 편에서는 아내나 아이들과의 관계가 희박해지는 것과 이에 수반하는 가족문제, 나아가서는 남성이 가정이나 지역사회 등의 생활거점에서 있을 곳을 상실하는 상태에 깊이 연관되어 있는 문제가 된다.

D. 가정의 정신보건

사회적 존재라는 인간에게 직장을 표면 내지는 공적인 면이라 하면, 이면 또는 개인적인 면은 가정이라는 것이 된다. 이전부터의 대가족적인 가족구성의 변화와 연관하여, 가족의 기능과 구조가 크게 변화하고 있다는 것은 여러 곳에서 지적되어 있다. 여기서 그 모두를 언급할 수는 없지만, 핵가족화, 여성의 직장에의 진출, 자식을 적게 갖는 경향 등, 가족을 둘러싼 몇 가지 문제점을 중심으로 생각해보고저 한다.

1. 부부의 문제

이혼을 모두 부정적으로 생각할 필요는 반드시 있는 것은 아니지만, 통계적으로 이혼이 조금씩 증가하고 있다는 것은 간과하기 어려운 상황이다. 개중에서도 중고년의 이혼이 차츰 증가하고 있는 것은 남성의 회사에서의 근무양상이나 부부의 참된 모습에 관한 사고방식이 현대여성의 사고방식과 합치하지 않게 되어있는 것이 그 배경에 있다고 생각된다.

한편, 결혼하는 수가 1970~90년의 20년간에 걸쳐 차츰 감소하고, 현재도 적은 것은, 결혼생활에 매력을 느끼지 않는 청년이 남녀 모두 증가하고 있는 것에 더하여 부모 등의 이혼을 보고 결혼을 망설이는 것도 요인이 되어있을 가능성이 있을지도 모른다. 이전부터의 가족관계, 고부관계 등의 이외에도, 서로 미숙하여 이른바 가정생활을 영위하기까지에 성숙되어 있지 않은 부부도 결혼생활의 파탄에 이르는 요인이 된다.

핵가족화와 여성의 직장에의 진출은 가정 내에서의 남편 · 아내의 역할분담을 크게 바꿔가고 있다. 따라서, 이러한 상황 속에서, 부성 · 모성, 부부나 가족의 참된 모습도 새로이 고쳐 생각해야 한다고 생각된다.

2. 고령자 세대의 문제

핵가족화가 진행되고 있는 오늘날, 고령자만의 세대나 자리보존 하는 노인을 안고 있는 가족이 증가하고 있다는 것은 간과할 수 없는 문제로 되어있다. 이러한 간병문제는 별개의 면에서는 여성문제라고도 일컬어진다.

즉, 간병에 사회적 지지가 불충분한 우리나라에서는 아내나 며느리, 딸 등, 여성에 과도한 심신의 부담을 강요하는 결과로 되어있기 때문이다. 동시에, 한창 일할 남성에게도 고령의 부모의 문제는 큰 정신적 부담이 된다. 그리고 문제 여하에 따라서는 부부간의 불화나 이혼으로 발전할지도 모르고, 충분한 사회적 지원체제의 구축은 시급한 과제이다.

E. 사회현상과 정신보건

1. 자살

일본의 자살사망률은 1951년을 절정으로 감소하고, 1960년 중반에는 최저를 기록하였으나, 그 후, 차츰 증가하여 1990년대에서는 상당한 수에 이르고 있다. 최근에 증가하고 있는 것은 40~50세대의 중년층이다. 이것은 불황이나 해고, 도산 등 경제적인 문제가 중년세대의 남성에게 직격탄을 날리고 있기 때문이다. 한편, 청소년의 자살은 오히려 감소하고 있으며 특히 청소년에 있어서는 남자의 자살율 쪽이 여자보다 낮다.

한편, 노인의 자살율은 세계 다른 나라와 비교하여 높으며, 65세 이상의 노인에서의 자살은 그 대부분이 가족문제에 기인하고 있다고 한다. 즉, 서로 돕는 것이 가능한 지역사회의 붕괴, 핵가족화에 따른 고령자 세대 또는 단신세대의 증가, 또는 병을 앓는 배우자의 간병 등, 노인에게 보다 안심하고 살 수 있는 곳이 적어졌다는 것도 큰 요인일 것이다.

2. 범죄와 비행

범죄와 비행에 관해서는 청소년의 문제가 주목을 받고 있다. 일본에서는 전체 형사범의 약 45%가 소년비행, 소년범죄이다. 종전에 흉악범이 감소하고 폭력범이 증가하는 것이 일본의 특징이었다. 그런데 최근에 사회에 큰 영향을 주는 것 같은 소년비행이나 소년범죄가 새로운 경향으로서 관찰되고 있어 소년법의 개정이 논의되고 있다.

또한, 수면제나 신나, 각성제나 마약의 남용이 청소년 사이에 유행하고 있다. 한편, 청소년기의 여성에서는 원조교제라는 매춘을 비롯하여 성산업에의 참여가 큰 문제로 되고 있다. 이것은 일본사회에서 성의 도덕문제의 붕괴가 청소년기의 여성이라기보다는 성을 사는 측의 성인남성에 보다 광범위하게 진행되고 있다는 것의 반영이다. 동시에 이러한 현상은 오늘날의 청소년기의 참된 마음의 문제로서 고쳐 파악하는 것이 필요하다.

3. 재해와 전쟁

1990년대 이후, 지진으로 인한 재해에 의해서 이제까지 경험한 일이 없는 정신보건의 여러가지 문제가 나타났다. 물론, 구명응급에 상당하는 정신과영역에서의 구명원조도 문제가 되지만, 이러한 문제에 이어지는 외상 후 스트레스장애(posttraumatic stress disorder; PTSD)의 존재가 다시 심각해졌다[제11장 D.2항(☞261쪽) 참조].

또한, 일본국내에서는 전쟁을 직접 경험한 일은 없으나, 세계 각지에서는 정쟁이 끊임없이 일어나고 있다. 이러한 지역에서 일하는 일본인도 증가하고 있어 남의 일이 아닌 문제를 우리에게 던지고 있다. 세계의 공간적 · 시간적인 축소와 함께, 지역적인 문제가 세계의 문제 즉 글로벌한 문제로서 우리에게 다가오고 있다.

4. 종교와 정신장애

종교는 사람의 구제나 마음의 치유에 연결되는 것으로서 정신의학이나 정신보건과 공통되는 영역을 갖고 왔다. 사실상, 종교에 기초하는 정신보건상의 원조활동은 현대 일본에서도 볼 수 있다.

그런데, 최근에, 종교 활동이 주민의 생명이나 재산은 물론, 정신보건 면에서도 매우 부정적인 문제를 일으키는 사례가 차례로 나타나고 있다. 종교단체에서의 집단자살, 자폐적 내지는 내폐적인 종교단체에 의한 여러가지의 반사회적 활동은 국민일반의 종교 그 자체에 대한 인식을 새롭게 하지 않을 수 없게 하고 있다. 이 경우, 컬트나 마인드컨트롤이라는 말이 부정적인 문제를 야기하는 종교단체의 중요한 측면으로서 이야기 된다.

역사적으로, 국민일반의 정신보건에 의미 있는 역할을 수행해온 종교가 반대의 면에서도 큰 관계를 갖게 된 것이 현대라는 시대의 특징일 것이다.

F. 물리 · 작업치료와의 관련사항

1. 이 단원은 물리 · 작업치료에 직접 관련되는 것은 아니지만, 재활을 시대상황 안에서 파악한다는 점에서 의미를 갖는다.
2. 이 영역에서 사용되는 술어 안에는 여러가지의 취급방법을 하고 있는 동안에 원래의 의미로부터 괴리되는 것이 있다. 물리 · 작업치료영역에서도 이들의 술어를 영역의 독자성에 맞춰서 사용하는 경우가 있다고 생각된다. 술어가 이와 같이 유동적으로 되는 것은 부득이 하지만, 원래의 의미나 의도를 근거로 삼아 학습해두는 것도 필요하다.

■ 복습의 요점

1. 사회 · 문화는 정신보건에 세대별 · 성별 영향을 준다.
2. 정신보건의 여러 문제 가운데에는 예컨대 "괴롭힘", "직장 부적응"과 같이, 현대사회와 깊이 관련된 현상이다.
3. 외상 후 스트레스장애(PTSD), 모라토리엄 등, 특유의 술어나 개념이 있다.

자료 1

ICD-10 정신 및 행동의 장애

(카테고리 리스트 발췌)

F0	**Organic, including symptomatic mental disorders**	**증상성을 포함하는 기질성 정신장애**
F00	Dementia in Alzheimer's disorders	Alzheimer병의 치매
F01	Vascular dementia	혈관성 치매
F02	Dementia in other diseases classified elsewhere	기타로 분류되는 기타의 질환의 치매
F03	Unspecified dementia	특정불능의 치매
F04	Organic amnesic syndrome, not included by alcohol and other psycho-active substances	기질성 건망증후군, 알코올 및 기타의 정신작용물질에 의하지 않은 것
F05	Delirium, not included by alcohol and other psychoactive substances	섬망, 알코올 및 기타의 정신작용물질에 의하지 않은 것
F06	Other mental disorders due to brain damage and dysfunction and to physical disease	뇌손상, 뇌기능부전 및 신체질환에 의한 기타의 정신장애
F07	Personality and behavioral disorders due to brain disease, damage and dysfunction	뇌질환, 뇌손상 및 뇌기능부전에 의한 인격 및 행동의 장애
F09	Unspecified organic or symptomatic mental disorder	특정불능의 기질성 또는 증상성 정신장애
F1	**Mental and behavioral disorders due to psychoactive substance use**	**정신작용물질 사용에 의한 정신 및 행동의 장애**
F10	Mental and behavioral disorders due to use of alcohol	알코올 사용에 의한 정신 및 행동의 장애
F11	Mental and behavioral disorders due to use of opioids	아편류 사용에 의한 정신 및 행동의 장애
F12	Mental and behavioral disorders due to use of cannabinoids	대마류 사용에 의한 정신 및 행동의 장애
F13	Mental and behavioral disorders due to use of hypnotics	진정제 또는 수면제 사용에 의한 정신 및 행동의 장애
F14	Mental and behavioral disorders due to use of cocaine	코카인 사용에 의한 정신 및 행동의 장애

(다음 계속)

F15	Mental and behavioral disorders due to use of other stimulants, including caffeine	카페인을 포함하는 기타의 정신자극제 사용에 의한 정신 및 행동의 장애
F16	Mental and behavioral disorders due to use of hallucinogens	환각제 사용에 의한 정신 및 행동의 장애
F17	Mental and behavioral disorders due to use of tobacco	담배 사용에 의한 정신 및 행동의 장애
F18	Mental and behavioral disorders due to use of volatile solvents	휘발성 용제 사용에 의한 정신 및 행동의 장애
F19	Mental and behavioral disorders due to use multiple drug use and use of other psychoactive substances	다약제 사용 및 기타의 정신작용물질 사용에 의한 정신 및 행동의 장애
F2	**Schizophrenia, schizotypal and delusional disorders**	**정신분열증, 분열증형 장애 및 망상성 장애**
F20	Schizophrenia	정신분열증
F21	Schizotypal disorder	분열증형 장애
F22	Persistent delusional disorders	지속성 망상성 장애
F23	Acute and transient psychotic disorders	급성 일과성 정신병성 장애
F24	Induced delusional disorder	감응성 망상성 장애
F25	Schizoaffective disorders	분열감정장애
F28	Other nonorganic psychotic disorders	기타의 비기질성 정신병성 장애
F29	Unspecified nonorganic psychosis	특정불능의 비기질성 정신병
F3	**Mood(affective) disorders**	**기분(감정) 장애**
F30	Manic episode	조병 에피소드
F31	Bipolar affective disorder	쌍극성 감정장애 [조울병]
F32	Depressive episode	울병 에피소드
F33	Recurrent depressive disorder	반복성 울병성 장애
F34	Persistent mood(affective) disorders	지속성 기분(감정)장애
F38	Other mood(affective) disorders	기타의 기분(감정)장애
F39	Unspecified mood(affective) disorder	특정불능의 기분(감정)장애
F4	**Neurotic, stress-related and somatoform disorders**	**신경증성 장애, 스트레스관련 장애 및 신체표현성 장애**
F40	Phobic anxiety disorders	공포증성 불안장애
F41	Other anxiety disorders	기타의 불안장애
F42	Obsessive-compulsive disorder	강박성 장애 [강박신경증]
F43	Reaction to severe stress, and adjustment disorder	중증 스트레스반응 및 적응장애
F44	Dissociative(conversion) disorders	해리성(전환성) 장애
F45	Somatoform disorders	신체표현성 장애
F48	Other neurotic disorders	기타의 신경증성 장애
F5	**Behavioral syndromes associated with physiological disturbances and physical factors**	**생리적 장애 및 신체적 요인에 관련된 행동증후군**
F50	Eating disorders	섭식장애

(다음 계속)

F51	Nonorganic sleep disorders	비기질성 수면장애
F52	Sexual dysfunction, not caused by organic disorder or disease	성기능부전, 기질성의 장애 또는 질환에 의하지 않은 것
F53	Mental and behavioral disorders associated with the puerperium, not elsewhere classified	산욕에 관련된 정신 및 행동의 장애, 기타로 분류할 수 없는 것
F54	Psychological and behavioral factors associated with disorders or diseases classified elsewhere	기타로 분류되는 장애 또는 질환에 관련된 심리적 및 행동적 요인
F55	Abuse of non-dependence-producing substances	의존이 발생하지 않는 물질의 남용
F59	Unspecified behavioral syndromes associated with physiological disturbances and physical factors	생리적 장애 및 신체적 요인에 관련된 특정불능의 행동증후군
F6	**Disorders of adult personality and behavior**	**성인의 인격 및 행동의 장애**
F60	Specific personality disorders	특정의 인격장애
F61	Mixed and other personality disorders	혼합성 및 기타의 인격장애
F62	Enduring personality changes, not attributable to brain damage and disease	지속적 인격변화, 뇌손상 및 뇌질환에 의하지 않는 것
F63	Habit and impulse disorders	습관 및 충동의 장애
F64	Gender identity disorders	성 동일성 장애
F65	Disorders of sexual preference	성 기호 장애
F66	Psychological and behavioral disorders associated with sexual development and orientation	성의 발달과 방향부여에 관련된 심리 및 행동의 장애
F68	Other disorders of adult personality and behavior	기타의 성인의 인격 및 행동의 장애
F69	Unspecified disorder and adult personality and behavior	특정불능의 성인의 인격 및 행동의 장애
F7	**Mental retardation**	**정신지체**
F70	Mild mental retardation	경증 정신지체
F71	Moderate mental retardation	중등도 정신지체
F72	Severe mental retardation	중증 정신지체
F73	Profound mental retardation	최중증 정신지체
F78	Other mental retardation	기타의 정신지체
F79	Unspecified mental retardation	특정불능의 정신지체
F8	**Disorders of psychological development**	**심리적 발달의 장애**
F80	Specific development disorders of speech and language	회화 및 언어의 특이적 발달장애
F81	Specific developmental disorders of scholastic skills	학력[학습능력]의 특이적 발달장애
F82	Specific developmental disorders fo motor function	운동기능의 특이적 발달장애
F83	Mixed specific developmental disorders	혼합성 특이적 발달장애
F84	Pervasive developmental disorders	광범위성 발달장애

(다음 계속)

F88	Other disorders of psychological development	기타의 심리적 발달 애
F89	Unspecified disorders of pscychological development	특정불능의 심리적 발달장애
F90 – F98	**Behavioral and emotional disorders with onset usually occurring in childhood and adolescence**	**소아기 및 청년기에 보통 발병하는 행동 및 정서의 장애**
F90	Hyperkinetic disorders	다동성 장애
F91	Conduct disorders	행위장애
F92	Mixed disorders of conduct and emotions	행위 및 정서의 혼합성 장애
F93	Emotional disorders with onset specific to childhood	소아기에 특이적으로 발병하는 정서장애
F94	Disorders of social functioning with onset specific to childhood and adolescence	소아기 및 청년기에 특이적으로 발병하는 사회적 기능의 장애
F95	Tic disorders	틱크장애
F98	Other behavioral and emotional disorders with onset usually occurring in childhood and adolescence	보통 소아기 및 청년기에 발병하는 기타의 행동 및 정서 장애
F99	Unspecified mental disorder	특정불능의 정신장애
F99	Mental disorder, not otherwise specified	정신장애, 기타에 특정할 수 없는 것

[WHO (편), 融 道男, 中根允文, 小見山 實 (감역) : ICD-10 정신 및 행동의 장애-임상 기술과 진단 가이드라인. 醫學書院, 1993에서 전재]

자료 2

DSM-IV 정신질환의 분류와 진단의 안내서

(카테고리 리스트 발췌)

1	**Disorders usually first diagnosed in infancy, childhood, or adolescence**	**일반적으로, 유아기, 소아기 또는 청년기에 처음으로 진단되는 장애**
	Mental retardation	정신지체
	Learning disorders(formerly academic skills disorders)	학습장애(이전에는 학습능력 장애)
	Motor skills disorder	운동능력장애
	Communication disorder	의사소통장애
	Pervasive developmental disorders	광범위성 발달장애
	Attention-deficit and disruptive behavior disorders	주의결함 또는 파괴적 행동장애
	Feeding and eating disorders of infancy or early childhood	유아기 또는 소아기 조기의 포육, 섭식장애
	Tic disorders	티크장애
	Elimination disorders	배설장애
	Other disorders of infancy, childhood, or adolescence	유아기, 소아기 또는 청년기의 다른 장애
2	**Delirium, dementia, and amnestic and other cognitive disorders**	**섬망, 치매, 건망 및 다른 인지장애**
	Delirium	섬망
	Dementia	치매
	Amnestic disorders	건망장애
	Other cognitive disorders	다른 인지장애
3	**Mental disorders due to a general medical condition**	**일반신체질환에 의한 정신장애**
4	**Substance-related disorders**	**물질관련 장애**
	Alcohol-related disorders	알코올관련 장애
	Amphetamine(or amphetamine-like)-related disorders	암페타민(또는 암페타민모양)관련 장애
	Caffeine-related disorders	카페인관련 장애
	Cannabis-related disorders	대마관련 장애

(다음 계속)

Cocaine-related disorders	코카인관련 장애
Hallucinogen-related disorders	환각제관련 장애
Inhalant-related disorders	흡입제관련 장애
Nicotine-related disorders	니코틴관련 장애
Opioid-related disorders	아편관련 장애
Phencyclidine(or phencyclidine-like)-related disorders	펜사이클리딘(또는 펜사이클리딘 모양) 관련 장애
Sedative-, hypnotic-, or anxiolytic-related disorders	진정제, 최면제 또는 항불안약제관련 장애
Polysubstance-related disorder	다물질관련 장애
Other (or unknown) substance-related disorders	다른 (또는 불명의) 물질관련 장애
5 Schizophrenia and other psychotic disorders	**정신분열증 및 다른 정신병성 장애**
Schizophrenia	정신분열증
Schizophreniform disorder	분열증모양 장애
Schizoaffective disorder	분열감정장애
Delusional disorder	망상장애
Brief psychotic disorder	단기정신병성 장애
Shared psychotic disorder(folia a deux)	공유정신병성 장애
Psychotic disorder due to… [indicate the general medical condition]	…[일반신체질환을 나타내는 것]에 의한 정신병성 장애
Psychotic disorder not otherwise specified	특정불능의 정신병성 장애
6 Mood disorders	**기분장애**
Depressive disorders	울병성 장애
Bipolar disorders	쌍극성 장애
Other mood disorders	기타의 기분장애
7 Anxiety disorders	**불안장애**
Panic disorder without agoraphobia	광장공포를 수반하지 않는 패닉장애
Panic disorder with agoraphobia	광장공포를 수반하는 패닉장애
Agoraphobia without history without panic disorder	패닉장애의 기왕력이 없는 광장공포
Specific phobia(formerly simple phobia)	특정의 공포증(이전에는 단일공포)
Social phobia(social anxiety disorder)	사회공포(사회불안장애)
Obsessive-compulsive disorder	강박성장애
Posttraumatic stress disorder	외상 후 스트레스장애
Acute stress disorder	급성 스트레스장애
Generalized anxiety disorder(includes overanxious disorder of childhood)	전반성 불안장애(소아의 과잉불안장애를 포함한다)
Anxiety disorder due to…[indicate the general medical condition]	…[일반 신체질환을 나타내는 것에 의한] 불안장애
Substance-induced anxiety disorder	물질유발성 불안장애
Anxiety disorder not otherwise specified	특정불능의 불안장애

(다음 계속)

8	**Somatoform disorders**	**신체표현성 장애**
	Somatization disorder	신체화장애
	Undifferentiated somatoform disorder	감별불능형 신체표현성 장애
	Conversion disorder	전환장애
	Pain disorder	동통성 장애
	Hypochondriasis	심기증
	Body dysmorphic disorder	신체이형(불구형) 장애
	Somatoform disorder not otherwise specified	특정불능의 신체표현성 장애
9	**Factitious disorders**	**허위성 장애**
10	**Dissociative disorders**	**해리성 장애**
	Dissociative amnesia(formerly psychogenic amnesia)	해리성 건망(이전에는 심인성 건망)
	Dissociative fugue(formerly psychogenic fugue)	해리성 둔주(배회증)(이전에는 심인성 둔주)
	Dissociative identity disorder(formerly multiple personality disorder)	해리성 동일장애(이전에는 다중성 인격장애)
	Depersonalization disorder	이인증성 장애
	Dissociative disorder not otherwise specified	특정불능의 해리성 장애
11	**Sexual and gender identity disorders**	**성장애 및 성 동일성 장애**
	Sexual dysfunction	성기능부전
	Paraphilias	성 기호이상
	Gender identity disorders	성 동일성 장애
12	**Eating disorders**	**섭식장애**
	Anorexia nervosa	신경성 무식욕증
	Bulimia nervosa	신경성 대식증
	Eating disorder not otherwise specified	특정불능의 섭식장애
13	**Sleep disorders**	**수면장애**
	Primary sleep disorders	원발성 수면장애
	Sleep disorders related to another mental disorder	다른 정신질환과 연관된 수면장애
	Other sleep disorders	기타의 수면장애
14	**Impulse-control disorders not elsewhere classified**	**다른 어디에도 분류되지 않은 충동제어의 장애**
	Intermittent explosive disorder	간헐성 폭발성 장애
	Kleptomania	절도벽
	Pyromania	방화벽
	Pathological gambling	병적도박
	Trichotillomania	발모벽
	Impulse-control disorder not otherwise specified	특정불능의 충동제어의 장애

(다음 계속)

15	**Adjustment disorders**	**적응장애**
16	**Personality disorders**	**인격장애**
	Cluster A personality disorders	A군 인격장애
	Paranoid personality disorder	망상형 인격장애
	Schzoid personality disorder	분열증질 인격장애
	Schizotypal personality disorder	분열증형 인격장애
	Cluster B personality disorders	B군 인격장애
	Antisocial personality disorder	반사회성 인격장애
	Borderline personality disorder	경계형 인격장애
	Histrionic personality disorder	연기성 인격장애
	Narcissistic personality disorder	자기애성 인격장애
	Cluster C personality disorders	C형 인격장애
	Avoidant personality disorder	회피성 인격장애
	Dependent personality disorder	의존성 인격장애
	Obsessive-compulsive personality disorder	강박성 인격장애
	Personality disorder not otherwise specified	특정불능의 인격장애
17	**Other conditions that may be a focus of clinical attention**	임상적 관여의 대상이 되는 일이 있는 기타의 상태
	Psychological factors affecting medical condition	일반 신체질환에 영향을 주고 있는 심리적 요인
	Medication-induced movement disorders	투약유발성 운동장애
	Other medication-induced disorder	기타의 투약유발성 장애
	Relational problems	대인관계의 문제
	Problems related to abuse or neglect	학대 또는 무시에 관련된 문제
	Additional conditions that may be a focus of clinical attention	임상적 관여의 대상이 되는 일이 있는 상태, 추가
18	**Additional codes**	**부가적 코드번호**

[APA (편) 高橋三朗, 大野 裕, 染矢俊幸 (역) : DSM-IV 정신질환의 분류와 진단의 안내서. 醫學書院, 1995에서 일부 변경]

자료3 정신질환을 가지는 사람의 보호 및 멘탈 헬스케어의 개선을 위한 원칙 (국제연합)(1991년 12월 17일 유엔총회)

[서문]

1. 정신질환을 가지는 사람의 치료에 대한 국제적인 관심이 근년에 증대하고 있다. 국제연합은 오랜 세월에 걸쳐서 그 인권이 자주 제한되는 장애인의 보호에 관심을 기울여 왔다. 정신질환을 가진 사람은 특히, 상처받기 쉬우며 특별한 보호를 필요로 한다. 국제인권규약에 따라서 이러한 사람의 권리를 명확히 정의하고, 확립하는 것이 긴요하다.

2. 과학과 기술의 발전은 생활환경을 보다 좋은 것으로 만드는 기회를 증대시키고 있다. 그러나, 과학기술은 사회문제를 조장할 가능성을 갖고 있으며 기본적인 자유나 인권에 대한 위협이 될 수 있다. 마찬가지로, 의료나 심리요법의 기술은 개인의 신체적, 지적 고결함에 대한 위협이 될 수 있다.

3. 과학이나 기술이 만들어낸 산물이나 방법이 잘못된 목적을 위해서 사용되고 있다. 특히, 정신질환 때문에 강제입원을 당한 사람들의 치료수단으로서 잘못 사용되고 있다는 우려스러운 보고가 이루어지고 있었다.

4. 독립된 공평한 기관에 접근하는 방법에 관한 규정을 포함하여 정신보건법에 정해진 방법은 환자의 자유에 있어 결정적으로 중요한 것이며 환자의 인권과 법적 권리는 온갖 수단을 강구하여 보호되어야 한다.

5. 이 여러 원칙은 환자의 시설에의 입원, 강제수용, 치료, 지역사회에로의 퇴원과 재활에 연관성이 있다. 온갖 법적, 의학적, 사회적, 도덕적 문제를 망라하려고 하는 것은 아니다. 국제사회에서의 법적, 의학적, 사회적, 경제적, 지세학적 상황이 매우 변화가 풍부한 상황을 감안하면, 이 여러 원칙이, 모든 나라에서 모든 시대에 즉각 적응될 수 있어야 할 것은 아니라는 것은 명백하다.

6. 이 여러 원칙은 정신질환을 가진 사람의 보호 및 정신 건강 관리(mental health care)의 진보에 관한 것이다. 특히, 정신질환 때문에 정신보건시설에 비자발적으로 입원하고 있는 소수의 환자에 초점을 맞추고 있다. 정신질환을 갖고 치료를 받고 있는 사람의 대부분은 병원에 입원하고 있지 않다. 소수가 입원하고, 그 대부분은 자발적인 입원이다. 극히 소수가 비자발적인 입원을 필요로 하고 있다. 정신질환에 걸린 사람의 관리(care), 지원, 치료, 재활을 위한 시설은 가능한 한, 환자가 사는 지역사회에 두어야 한다. 따라서, 정신보건시설에의 입원은, 이러한 지역사회의 시설이 적절하지 않거나, 얻을 수 없는 경우에 한해서 이루어져야 한다. 보다 많은, 보다 구속이 적은, 대체정신보건 서비스를 얻을 수 있는 것 같은 자원을 준비하는 것이 이 여러 원칙의 적용을 보다 용이한 것으로 하는 것을 확실하게 하는 도움이 될 것이다.

7. 정신질환을 가진 사람을 학대로부터 지키고, 정신질환이라는 레테르가 인간의 권리를 부당하게 제한하는 구실이 되지 않도록 보호하는 것은 중요한 일이지만, 정신질환을 가진 사람이 버림을 받는 것을 방지하고, 관리와 치료의 필요성 특히, 지역사회에 통합된 사람들의 관리와 치료의 필요성이 충족되는 것을 보장하는 것도 마찬가지로 중요하다.

8. 이 여러 원칙은 특히, 각국 정부, 전문적 기관, 국내 단체, 지역내 단체, 국제단체, 허가받은 비정부기구(NGOs), 및 개인의 지침이 되며 이 여러 원칙을 채택하고, 이들을 적용해가는 데 있어 경제적 또는 기타의 현실적 곤란을 이겨내기 위한 끊임없는 노력을 권장하는 것을 지향하고 있다. 왜냐하면, 이들의 원칙은, 정신질환을 가진 사람의 기본적인 자유와 인권과 법적 권리를 보호하기 위한, 국제연합의 최저한의 기준이기 때문이다.

9. 따라서, 각국 정부는 필요하다면, 국내법을 이 여러 원칙에 맞추도록 고려해야 하며 새로운 관련법규를 정하는 경우에는 이 여러 원칙에 따른 규정을 채택하여야 한다. 이 여러 원칙은 환자를 보호하기 위한 국제연합의 최저한의 기준이다.

[본문]

적용

이들의 원칙은 장애, 피부색, 성, 언어, 종교, 정치적 또는 기타의 의견, 국가, 민족 또는 사회적 출신, 법적 또는 사회적 신분, 연령, 재산 또는 출생에 의한 어떠한 차별도 없이 적용된다.

정의

이 원칙에서

"변호인(counsel)"이란 법적 또는 기타의 자격을 갖는 대리인을 의미하고,

"독립(independent authority)"이란 국내법에 규정된, 권한을 가진 독립기관을 의미하며,

"정신보건 케어(mental health care)"란 사람의 정신상태의 검사 및 진단, 정신질환 또는 정신질환의 의심이 있는 사람의 치료, 돌봄(care), 재활을 포함하고,

"정신보건시설(mental health facility)이란 정신보건 케어의 제공을 주된 목적으로 하는 시설 또는 시설의 한 단위(unit)를 의미하며,

"정신보건종사자(mental health practitioner)"란 의사, 임상심리사, 간호사, social worker, 기타의 정신보건 케어에 관련되는 특별한 기능에 대해서 적절한 연수를 받고, 자격이 부여된 사람을 의미하고,

"환자(patient)"란 정신보건 관리를 받고 있는 사람을 의미하고, 정신보건시설에 입소하고 있는 모든 사람을 포함하며,

"개인적 대리인(personal representative)"이란 특정 상항에 대해서 환자의 이익을 대리하고, 또는 환자를 대신해서 특정의 권리를 행사하는 의무를 법에 의해 부과된 사람을 의미하고, 국내법에 따라서 별도로 규정되어 있지 않는 한도에서 미성년자에 대한 부모 또는 법적 후견인을 포함한다.

"심사기관(the review body)"이란 정신보건시설에의 비자발적인 입원 및 퇴원제한에 대해서, 원칙 17에 기초하여 심사를 하기 위해 설치된 기관을 의미한다.

일반적 제한조항

아래의 원칙에 정해진 권리의 행사는 법률에 의해서 규정되며 동시에 본인 또는 다른 사람의 건강 또는 안전을 보호하고, 또는 공공의 안전, 질서, 건강, 도덕 또는 다른 사람의 기본적인 권리 및 자유를 보호하기 위해 필요한 제한만을 받는다.

원칙 1 : 기본적 자유와 권리

1. 모든 사람은 가능한 최선의 정신보건 케어를 받을 권리를 갖는다. 이러한 정신보건 케어는 보건 및 사회 케어 시스템의 일부를 이룬다.

2. 정신질환을 가진 사람 또는 정신질환을 가진 사람으로서 처우를 받는 사람은 모두, 인도적으로, 동시에, 태어나면서부터 갖고 있는 인간으로서의 존엄성을 존중받으면서 처우를 받는다.

3. 정신질환을 가진 사람, 또는 정신질환을 가진 사람으로서 처우를 받는 사람은 모두, 경제적, 성적, 및 기타의 형태의 착취, 신체적 또는 기타의 학대와 품위를 손상시키는 처우로부터 보호받을 권리를 갖는다.

4. 정신질환을 이유로 하는 차별을 하지 말아야 한다. "차별"이란, 권리를 평등하게 누리는 것을 무효 또는 훼손하는 효과를 가진 온갖 구별, 배제, 또는 선별을 의미한다. 정신질환을 가진 사람의 권리의 보호, 또는 개선의 확보를 오로지 목적으로 하는 특별한 수단은 차별적으로 간주하지 말아야 한다. 이 여러 원칙의 규정에 따라서 채택되고, 정신질환을 가진 사람이나 기타의 사람의 인권

을 지키기 위해 필요로 하는 구별, 배제, 또는 선별은 차별에 포함되지 않는다.

5. 정신질환을 가진 사람은 모두, 세계 인권선언, 경제적 · 사회적 및 문화적 여러 권리에 관한 국제규약, 시민적 및 정치적 권리에 과한 국제규약, 장애인의 권리선언, 아울러 온갖 형태의 억류 또는 구금 하에 있는 모든 사람을 보호하기 위한 원칙 등, 관련되는 문서에 인정되고 있는 온갖 시민적, 정치적, 경제적, 사회적 및 문화적 권리를 행사하는 권리를 갖는다.

6. 정신질환 때문에 법적 능력이 결여되었다는 결정, 및 법적 능력이 결여되었기 때문에 개인적 대리인을 지명한다는 결정은 모두, 국내법이 규정하는 독립적이고 동시에 공평한 재정기관(tribunal)에 의한 공정한 청문을 거쳐 이루어진다. 능력의 유무가 문제로 되어있는 사람은 변호인에 의해서 대리되는 권리를 갖는다. 능력의 유무가 문제로 되어있는 사람이 스스로 그러한 대리인을 확보할 수 없는 경우는 그 사람에게 그것을 지불할 자금력이 없는 범위에서 무상으로 대리인을 이용할 수 있다. 해당 변호인은 재정기관이 이익의 충돌이 없다고 인정하지 않는 한, 동일한 절차에서 정신보건시설 또는 그 직원을 대리하고, 동일한 절차에서 능력의 유무가 문제로 되어있는 사람의 가족을 대리할 수는 없다. 능력의 유무 및 개인적 대리인의 필요성에 관한 결정은, 국내법이 정하는 합리적인 간격으로 재검토된다. 능력의 유무가 문제로 되어있는 사람, 개인적 대리인이 지명되어 있는 경우에는 그 대리인 및 다른 모든 이해관계자는 이 문제에 관한 어떠한 결정에 대해서도 상급법원에 항소할 권리를 갖는다.

7. 법원 또는 권한을 가지는 다른 재정기관이 정신질환을 가진 사람이 자기에 관한 여러 가지 일을 관리할 능력이 결여되었다고 판단하는 경우에는 그 사람의 상태에 비추어서 필요하고 동시에 적절한 범위에서 그 사람의 이익 보호를 보증하는 수단을 강구한다.

원칙 2 : 미성년자의 보호

이 여러 원칙의 목적 및 미성년자의 보호에 관한 국내법의 주된 취지의 범위 안에서 미성년자의 권리보호를 위해서 필요한 경우에는 가족 이외의 개인적 대리인의 지명을 포함하는 특별한 배려가 이루어진다.

원칙 3 : 지역사회에서의 생활

정신질환을 가진 모든 사람은 가능한 한 지역사회에 살고, 그리고 그 곳에서 일할 권리를 갖는다.

원칙 4 : 정신질환을 가졌다는 판정

1. 정신질환이 있다는 판정은 국제적으로 인정된 의학적 기준에 따른다.

2. 정신질환이 있다는 판정은 정치적, 경제적 또는 사회적 지위, 문화적, 인종적 또는 종교적 집단에 소속되는 것 또는 직접 정신상태에 관계하지 않는 다른 무언가의 사유에 기초하여 이루어져서는 안된다.

3. 가족 또는 직업상의 갈등 또는 소속되는 지역사회에서 지배적인 도덕적, 사회적, 문화적, 정치적 가치관 또는 종교적 신조와의 불합치는 정신질환을 진단할 때의 결정요인이 될 수 없다.

4. 환자로서 과거에 치료를 받았고, 또는 입원한 것은 그 일 자체로 , 그 사람이 현재 또는 장차, 정신질환을 갖는다는 어떠한 판단도 정당화되지 않는다.

5. 누구라도, 또는 어떠한 공적 기관도, 정신질환 또는 정신질환의 결과 발생한 사안에 직접 관련되는 목적 이외로, 사람을 정신질환을 가진 사람으로서 분류하고, 또는 그 사람이 정신질환을 가졌다는 것을 지적할 수 없다.

원칙 5 : 의학적 진찰

누구라도, 국내법에서 정한 절차에 따른 경우를 제외하고, 정신질환을 가졌는지 아닌지를 판단하기 위해서 의학적 진찰을 강제할 수 없다.

원칙 6 : 비밀의 유지

이 여러 원칙이 적용되는 모든 사람에 관해서 정보를 비밀로 하는 권리는 존중된다.

원칙 7 : 지역사회와 문화의 역할

1. 모든 환자는 가능한 한 자기가 거주하는 지역사회에서 치료 및 케어를 받을 권리를 갖는다.

2. 정신보건시설 내에서 치료가 이루어지는 경우, 환자는 가능한 경우는 항상, 자기가 거주하는 장소 또는 가족, 친구가 거주하는 장소의 가까이에서 치료를 받을 권리를 가지며 그리고 가능한 한 신속하게 지역사회에 복

귀할 권리를 갖는다.

3. 모든 환자는 자기의 문화적 배경에 적합한 치료를 받을 권리를 갖는다.

원칙 8 : 케어의 기준

1. 모든 환자는 자기 건강상의 필요성에 비추어 적절한 보건의료적 및 사회적 케어를 받을 권리를 가지며 다른 질환을 가진 사람과 같은 기준에 의거한 케어 및 치료를 받을 권리를 갖는다.

2. 모든 환자는 적절하지 않은 약물치료에 의한 위해, 다른 환자, 직원, 또는 다른 사람에 의한 학대, 또는 정신적 고통 또는 신체적 불쾌감을 일으키는 기타의 행위로부터 보호를 받을 권리를 갖는다.

원칙 9 : 치료

1. 모든 환자는 가장 제한이 적은 환경 하에서, 동시에, 환자의 보건상의 필요성과 다른 사람의 신체적 안전 보호의 필요성에 비추어 적절한, 가장 제한이 적은, 또는 가장 침습적이지 않은 치료를 받을 권리를 갖는다.

2. 모든 환자의 치료 및 케어는 개별적으로 입안된 치료계획에 기초하여 이루어져야 한다. 그 치료계획은 환자와 검토하고, 정기적으로 재점검하여, 필요에 따라서 변경하며, 자격이 있는 전문직원이 작성한다.

3. 정신보건 케어는 항상 유엔총회에서 채택한 의료윤리원칙 등의 국제적으로 승인된 기준을 포함하는, 정신보건 종사자에게 적용되는 윤리규범에 따라서 제공된다. 정신보건의 지식 및 기술은 남용되지 말아야 한다.

4. 모든 환자의 치료는 환자의 자율성을 유지 및 증진시키는 방향으로 이루어진다.

원칙 10 : 약물 투여

1. 약물투여는 환자의 건강상의 최선의 필요성을 충족하기 위해 이루어지며 치료 또는 진단상의 목적만으로 시행하는 것이어서 징벌이나 다른 사람의 편의를 위해서 이루어져서는 안된다. 원칙 11 제15항의 규정에 따라, 정신보건 종사자는, 효능이 이미 알려졌거나, 또는 실증되어 있는 약물만을 처방한다.

2. 모든 약물투여는 법에 의해서 그 권한이 부여된 정신보건 종사자에 의해서 처방되고, 환자의 진료기록에 기록한다.

원칙 11 : 치료에 대한 동의

1. 아래의 제6, 7, 8, 13 및 제15항에 규정되어 있는 경우를 제외하고, 환자의 충분한 정보에 근거한 동의없이는, 어떠한 치료도 할 수 없다.

2. 충분한 정보에 근거한 동의란 환자가 이해할 수 있는 방법과 언어에 의해서 아래의 정보를, 충분히, 동시에, 환자에게 이해할 수 있도록 전달한 후, 환자의 자유의사에 따라, 협박 도는 부당한 유도 없이 얻은 동의를 말한다.

a) 진단상의 평가

b) 제안되어 있는 치료의 목적, 방법, 예측되는 기간 및 기대되는 효과

c) 보다 침습성이 적은 방법을 포함하는 그 밖에 생각할 수 있는 치료방법

d) 제안되어 있는 치료에서 생각할 수 있는 고통, 불쾌, 위험 및 부작용

3. 환자는 동의하는 절차 동안에 환자가 선정한 한 사람 또는 복수의 사람이 동석하는 것을 요구할 수 있다.

4. 제6, 7, 8, 13 및 제 15항에 규정되어 있는 경우를 제외하고, 환자는 치료를 거부하고, 또는 중지시킬 권리를 갖는다. 치료의 거부 또는 중지에 의해서 발생하는 결과에 대해서는, 환자에게 설명한다.

5. 환자에게 충분한 정보에 근거한 동의의 권리를 포기하도록 권유하거나 유도하거나 하여서는 안된다. 환자가 그것을 포기하려고 하는 경우에는, 충분한 정보에 근거한 동의없이는 치료는 시행할 수 없다는 것을 설명한다.

6. 제7, 8, 12, 13, 14 및 제15항에 규정되어 있는 경우를 제외하고, 아래의 조건이 모두 충족되면, 환자의 충분한 정보에 근거한 동의가 없어도, 제안된 치료계획을 실시할 수 있다.

a) 환자가, 그 시점에서 비자발적 환자이고,

b) 독립된 기관이, 상기 제2항에 규정한 정보를 포함하는, 관련되는 모든 정보를 얻은 다음에, 그 시점에서 환자가 제안된 치료계획에 충분한 정보에 근거한 동의를 주고, 또는 거절하는 능력이 결여되었다고 판단하고, 또는 국내법이 규정하는 경우는 환자 자신의 안전 또는 다른 사람의 안전을 고려하면, 환자가 부당하게 충분한 정보에 근거한 동의를 거절하고 있다고 판단하고, 동시에

c) 독립기관이 제안된 치료계획이 환자의 건강상의 필요에 비춰서 최선의 이익이라고 판단하는 경우.

7. 제6항은 법에 의해서 환자를 대신하여 치료에 동의하는 권한이 부여된 개인적 대리인이 있는 경우에 적용되지 않는다. 다만, 아래의 제12, 13, 14 및 제15항에 규정되어 있는 경우를 제외하고, 이러한 환자에 대해서는 상기 제2항에 나타낸 정보가 주어진 개인적 대리인이 대신하여 동의하는 경우에는 환자의 충분한 정보에 근거한 동의없이 시행할 수 있다.

8. 제12, 13, 14 및 제15항에 규정되어 있는 경우를 제외하고, 법에 의해서 권한이 부여된 자격이 있는 정신보건 종사자가 환자 자신 또는 다른 사람에 대한 즉각적인 또는 절박한 위해를 방지하기 위해 필요하다고 판단한 경우, 충분한 정보에 근거한 동의가 없는 어떠한 환자에 대해서도 치료를 할 수 있다. 이 경우의 치료는 그 목적을 위해서 엄밀하게 필요로 하는 기간을 초과해서 시행하는 것은 아니다.

9. 환자의 충분한 정보에 근거한 동의없이 치료를 시행하는 권한이 주어진 어떠한 경우에서도, 환자에 대해서 치료의 성질, 가능한 온갖 대체치료에 대해서 정보를 주고, 그리고 가능한 한 치료계획의 진전에 환자를 관여시키도록 온갖 노력이 필요하다.

10. 모든 치료는 그것이 환자의 자발적인 의사에 따른 것인지, 비자발적인 것인지를 기록한 다음에, 환자의 진료기록에 즉각 기록한다.

11. 환자의 신체적 구속 또는 비자발적인 격리는 정신보건시설에 관해서 공적으로 인정된 절차에 따르고, 동시에 그것이 환자 또는 다른 사람에 대한 즉각적이거나 절박한 위해를 방지하기 위해 유일하게 가능한 수단인 경우를 제외하고는, 시행하여서는 안된다. 이것은 그 목적을 위해서 엄밀하게 필요로 하는 기간을 초과해서 시행하여서도 안된다. 신체적 구속 또는 비자발적 격리가 이루어진 경우에는 모두, 그 이유 및 그 성질과 정도를 한자의 진료기록에 기재한다. 구속되고, 또는 격리된 환자는 인도적인 환경 하에 놓이고, 자격이 있는 직원에 의한 케어 및 정성을 들인 정기적인 감독 하에 놓인다. 환자의 개인적 대리인이 있고, 동시에 적합한 사람이라면, 환자의 신체적 구속 또는 비자발적 격리에 대해서 그 대리인에게 신속한 통지를 한다.

12. 불임수술은 정신질환의 치료로서 이루어져서는 안된다.

13. 정신질환을 가진 사람에 대한 중대한 내과적 치료 또는 외과적 치료는 국내법이 그것을 인정하고, 그것이 환자의 건강상의 필요성에 가장 적합하고 동시에 환자에게 충분한 정보에 근거한 동의를 준 경우에 한에서 시행할 수 있다. 환자에게 충분한 정보에 근거한 동의를 줄 능력이 없는 경우에 독립된 심사의 결과, 그 치료가 인정된 경우에는 그 범위에 들지 않는다.

14. 정신질환에 대한 정신외과수술 및 다른 침습적이고 동시에 불가역적인 치료는 정신보건시설에 입원 중인 비자발적 환자에게는 시행하지 말아야 한다. 국내법이 그 실시를 인정하고 있는 범위 내에서 환자에게 충분한 정보에 근거한 동의를 주고, 외부의 독립된 기관이 그 충분한 정보에 근거한 동의가 참으로 효과적이고, 동시에 그 치료가 환자의 건강상의 필요성에 최선인 것이라고 인정한 경우에 한하여 그 이외의 환자에게 실시할 수 있다.

15. 임상시험 및 실험적인 치료는 충분한 정보에 근거한 동의를 주지 않은 환자에게는 시행해서는 안된다. 충분한 정보에 근거한 동의를 줄 능력이 결여된 환자에 대해서는 이 목적을 위해서 특별히 설치된 권한을 가진 독립된 심사기관이 승인을 한 경우에 한해서 임상시험이나 실험치료를 할 수 있다.

16. 제6, 7, 8, 13, 14 및 제15항에 규정된 경우에서 환자 또는 그 개인적 대리인 또는 다른 이해관계자는 누구라도, 그 치료에 관해서, 법원 또는 다른 독립기관에 소송을 제기할 권리를 갖는다.

원칙 12 : 권리의 고지

1. 정신보건시설 내의 환자는, 입원 후 가능한 한 신속하게 이 여러 원칙 및 국내법에 규정된 모든 권리에 대해서 환자가 이해할 수 있는 방식으로, 이해할 수 있는 언어에 의해서 고지를 받는다. 고지된 정보에는 이들 권리에 관한 설명 및 권리를 행사하는 방법이 포함된다.

2. 환자가 이러한 정보를 이해할 수 없는 경우에는 이해할 수 있게 될 때까지의 동안에, 환자의 권리는 그 개인적 대리인이 존재하고, 동시에, 그것이 적절하다면 그 개

인적 대리인 및 환자의 이익을 가장 잘 대리할 수 있고, 동시에 대리할 의사가 있는 개인 또는 복수의 개인에게 전달된다.

3. 필요한 능력을 가지는 환자는 자기를 대신해서 고지를 받는 사람 및 자기의 이익을 시설관리자에 대해서 대리하는 사람을 지명할 권리를 갖는다.

원칙 13 : 정신보건시설에서의 권리와 조건

1. 정신보건시설 내의 모든 환자는 특히 아래의 사항에 대해서 최대한의 존중을 받을 권리를 갖는다.

a) 어디에서도, 법 아래의 인격으로서 승인되는 것

b) 사생활(privacy)

c) 의사소통의 자유. 이것에는 시설 내의 다른 사람과의 의사소통의 자유, 검열을 받지 않고 개인적 통신을 받고 보내는 자유, 변호인 또는 개인적 대리인으로부터의 방문을 개인적으로 받아들이고, 기타의 방문자의 경우에는 적절한 시간이라면 언제든지 받아들이는 자유, 및 우편, 전화서비스, 아울러 신문, 라디오, TV를 사용하는 자유를 포함한다.

d) 종교 및 신앙의 자유

2. 정신보건시설 내의 환경 및 생활상황은 같은 연령의 사람의 보통의 생활에 가급적 가까운 것이어야 하며 특히, 아래의 조건을 포함시켜야 한다.

a) 레크리에이션, 레저용 시설

b) 교육시설

c) 일상의 생활, 레크리에이션 및 의사소통에 필요한 물품을 구입하고, 또는 수령하기 위한 시설

d) 환자의 사회적 및 문화적 배경에 걸맞은 적극적인 활동에 참여하기 위한, 아울러서 지역사회에의 복귀를 촉진하는 적절한 직업적 재활의 수단으로 하기 위한 시설 및 이들의 시설을 이용하도록 권장되는 것. 이들의 수단에는, 환자가 지역사회에서, 고용을 확보 또는 유지하기 위한 직업보도, 직업훈련 및 취업소개 등이 포함된다.

3. 어떠한 상황에서도, 환자를 강제노동에 종사시켜서는 안된다. 환자의 필요 및 시설운용상의 필요에 적합한 범위에서 환자는 자기가 희망하는 종류의 일을 선택할 수 있다.

4. 정신보건시설 내에서의 환자의 노동은 착취되어서는 안된다. 모든 환자는 국내법이나 관습에 따라서, 종사한 어떠한 노동에 대해서도, 환자가 아닌 사람이 같은 노동을 한 경우에 얻을 수 있는 동등한 보수를 받을 권리를 갖는다. 모든 환자는 어느 경우에도, 환자의 일에 대해서 정신보건시설이 받는 보수 중에서 정당한 자기 몫을 받을 권리를 갖는다.

원칙 14 : 정신보건시설을 위한 자원

1. 정신보건시설에서는 다른 보건시설과 같은 수준의 자원, 특히 아래의 자원을 갖추는 것으로 한다.

a) 충분한 인원과 자격을 가진 의학 기타의 적당한 전문기능을 가진 직원 및 각각의 환자에게 사생활 및 적절하고 적극적인 치료프로그램을 제공하는 데에 충분한 넓이(공간)

b) 환자의 진단 및 치료기기

c) 적절한 전문적인 케어(care)

d) 약물투여를 포함하는 적절하고, 정기적이며 동시에 포괄적인 치료

2. 모든 정신보건시설은 환자의 상황 및 치료, 케어가, 이 여러 원칙에 적합한지 어떤지를 확인하기 위해서 권한을 가진 공적 기관에 의해서 충분한 검사를 자주 받는다.

원칙 15 : 입원의 원칙

1. 정신보건시설에서 치료를 받을 필요가 있는 경우, 비자발적 입원을 피하도록, 온갖 노력을 기울인다.

2. 정신보건시설에의 접근은 다른 질병에 대한 다른 시설에의 접근과 마찬가지로 이루어진다.

3. 비자발적으로 입원한 것이 아닌 모든 환자는 원칙 16에 규정하는 비자발적 입원환자로서 퇴원을 제한하는 기준이 충족되지 않는 한, 언제라도 정신보건시설로부터 퇴거할 권리를 가지며 환자에게는 이 권리를 고지한다.

원칙 16 : 비자발적 입원

1. 환자로서 비자발적으로 정신보건시설에 입원하고, 또는 이미 환자로서 자발적으로 정신보건시설에 입원한 후, 비자발적 입원환자로서 퇴원이 제한되는 것은 그 목적을 위해 법률에 의해서 권한을 부여받은 자격을 가진 정신보건 종사자가, 원칙 4에 따라서, 그 사람이 정신질환을 갖고 있고, 동시에 아래와 같이 판단되는 경우로 한

정한다.

(a) 그 정신질환 때문에 즉각적인 또는 절박한 자기 또는 다른 사람에 대한 위해가 미칠 가능성이 클 것, 또는

(b) 정신질환이 중증이고, 판단력이 저해되어 있는 경우, 그 사람을 입원시키지 않고, 또는 입원을 계속시키지 않으면, 심각한 상태의 악화가 일어날 가능성이 있고, 최소규제의 대체원칙에 따라서 정신보건시설에 입원시키는 것에 의해서만 얻을 수 있는 적절한 치료가 방해를 받을 것.

(b)의 경우, 가능한 경우에는 제1의 정신보건 종사자와는 독립된 제2의 정신보건 종사자의 진찰을 요구해야 한다. 이러한 진찰이 이루어진 경우, 제2의 정신보건 종사자가 동의하지 않으면, 비자발적 입원, 또는 퇴원 제한을 할 수 없다.

2. 비자발적 입원 또는 퇴원제한은 당초는, 심사기관에 의한 비자발적 입원 또는 퇴원제한에 관한 심사를 기다리는 동안의 관찰 및 예비적인 치료를 시행하기 위한, 국내법이 정하는 짧은 기간으로 한정한다. 입원의 이유는 지체 없이 환자에게 전달한다. 입원의 사실 및 그 이유는 심사기관, 환자의 개인적 대리인이 지명되어 있으면 그 개인적 대리인 및 환자가 거부하지 않으면 그 가족에 대해서, 신속하고 동시에 상세하게 전달한다.

3. 정신보건시설은 국내법으로 규정되어 있는 권한을 가진 공적 기관에 의해서, 비자발적 입원을 받아들이도록 지정되어 있는 경우에 한해서, 비자발적 입원을 받아들일 수 있다.

원칙 17 : 심사기관

1. 심사기관은 사법적 또는 기타의 독립된 공정한 기관이며, 국내법에 의해서 설치되고, 국내법에 의해서 정해진 절차에 따라 기능을 한다. 심사기관은, 그 결정을 함에 있어, 1명 이상의, 자격이 있는, 독립된 정신보건 종사자의 의견을 구하고, 그 조언을 감안한다.

2. 원칙 16 제2항이 요구하는 바에 따라, 비자발적 환자로서의 입원 또는 퇴원제한의 결정에 관한 심사기관의 최초의 심사는 입원 또는 퇴원제한의 결정 후 가능한 한 빨리 실시하고, 국내법에 의해서 규정되어 있는 간단하고 동시에 신속한 절차에 따라 이루어진다.

3. 심사기관은 국내법으로 규정되어 있는 합리적인 간격을 두고, 비자발적 환자의 사례를 정기적으로 심사한다.

4. 비자발적 환자는 국내법에 의해서 규정되어 있는 합리적인 간격을 두고, 심사기관에 대해서, 퇴원 또는 자발적 환자가 되기 위한 심사를 청구할 수 있다.

5. 어떤 심사에 있어서도, 심사기관은 원칙 16 제1항에 규정되어 있는 비자발적 입원의 기준이 여전히 충족되어 있는지 아닌지의 검토를 하고, 만일 그것이 충족되어 있지 않으면, 해당 환자는 비자발적 환자로서의 입장으로부터 해방시켜야 한다.

6. 환자의 치료에 책임을 가진 정신보건 종사자가 해당 환자의 상태가 이미 비자발적 환자로서 퇴원을 제한해야 할 상태가 아니라고 판단한 경우에는, 그 사람을 비자발적 환자로서 대우하는 것을 중지하도록 지시한다.

7. 환자 또는 그 개인적 대리인 또는 기타의 이해관계자는, 해당 환자를 정신보건시설에 입원시키고, 또는 퇴원제한을 하는 결정에 대해서, 상급법원에 소송할 권리를 갖는다.

원칙 18 : 절차적 보장

1. 환자는 불복신청 또는 소송에서의 대리를 포함하는 사항에 대해서, 환자를 대리하는 변호인을 선임하고, 지명할 권리를 갖는다. 만일, 환자가 이러한 서비스를 얻을 수 없는 경우에는 환자가 그것을 지불할 재력이 없는 범위에서, 무상으로 변호인을 이용할 수 있다.

2. 환자는 필요한 경우에는 통역서비스의 원조를 받을 권리를 갖는다. 그 서비스가 필요하고, 환자가 그것을 얻을 수 없는 경우, 환자가 그것을 지불할 재력이 없는 범위에서, 무상으로 그 서비스를 이용할 수 있다.

3. 환자 및 환자의 변호인은 어떠한 청문에서도, 독립된 정신보건 보고서 및 기타의 보고서 그리고, 증언, 서면증거, 기타의 연관성을 갖고, 허용될 수 있는 증거를 요구하고, 아울러 제출할 수 있다.

4. 제출되는 환자의 기록 및 모든 보고서 그리고 문서의 복사는, 환자에게 개시(명시)하는 것이 환자의 건강에 중대한 해를 끼치고, 또는 다른 사람의 안전에 위해를 끼친다고 판단되는 특별한 경우를 제외하고, 환자 및 환자

의 변호인에게 주어진다. 국내법에 따라, 환자에게 주어지지 않는 문서는, 그것이 비밀리에 이루어질 수 있는 경우는 환자의 개인적 대리인 및 변호인에게 제공된다. 문서의 일부가 환자에게 개시(명시)되지 않는 경우는 환자 또는 환자의 변호인이 존재하는 경우는 그 변호인에게 금지의 사실 및 그 이유가 통지되며 동시에, 사법적 심사가 이루어진다.

5. 환자 및 환자의 개인적 대리인, 및 변호인은 어떠한 청문에서도 이에 출석하고 참여하여 개인적으로 청문을 받을 권리가 있다.

6. 환자 또는 환자의 개인적 대리인 및 변호인이 특정 인물의 청문에 대한 출석을 요구한 경우, 그 사람의 출석이 환자의 건강에 중대한 해를 끼치고, 또는 다른 사람의 안전에 위해를 끼칠 가능성이 있다고 판단되는 경우를 제외하고, 그 사람의 출석이 인정된다.

7. 청문 또는 그 일부를 공개하는지 또는 비공개로 하는지, 그리고 그 결과를 공시할 수 있는지의 여부의 결정에 있어서는, 환자 자신의 희망, 환자 및 다른 사생활 보호의 필요성 및 환자의 건강에 중대한 해를 끼치는 것을 방지하고, 다른 사람에게 위해를 끼치는 것을 회피할 필요성에 대해서 충분한 고려를 한다.

8. 청문의 결과 얻은 결정과 그 이유는 문서에 의해서 나타낸다. 그 사본은 환자 및 환자의 개인적 대리인 및 변호인에게 주어진다. 결론의 전부 또는 일부를 공표하는지의 여부를 결정함에 있어서는, 환자 자신의 희망, 환자 및 다른 사람의 사생활 보호의 필요성, 사법적 절차의 공개에 의한 공공의 이익 및 환자의 건강에 중대한 해를 끼치는 것을 회피하고, 또는 다른 사람에게 위험을 끼치는 것을 회피할 필요성에 대해서, 충분한 고려를 한다.

원칙 19 : 정보에의 접근

1. 환자(이 원칙에서는 이전에 환자였던 사람도 포함)는 정신보건시설 내에 보존되어 있는 환자의 건강 및 개인기록 중, 해당 환자에 과한 정보에 접할 권리를 갖는다. 이 권리는 환자의 건강에 중대한 해를 끼치는 것을 방지하고, 또는 다른 사람의 안전에 위해를 끼치는 것을 방지하기 위해 제한할 수 있다. 국내법은 환자에게 개시(명시)되지 않는 정보는 그것을 비밀리에 시행할 수 있는 경우는 환자의 개인적 대리인 및 변호인에게 주어져야 한다는 것을 규정할 수 있다.

어떠한 정보도, 환자에게 제공되지 않는 경우에는 환자 또는 환자의 변호인이 있는 경우에는 그 변호인에게, 금지의 사실 및 그 이유를 통지하고, 동시에, 사법적 심사가 이루어진다.

2. 환자 또는 환자의 개인적 대리인, 또는 변호인의 문서에 의한 어떠한 의견도, 요구가 있으면, 환자의 파일(file)에 추가된다.

원칙 20 : 형사범죄인

1. 이 원칙은, 형사범죄 때문에 자유형으로 복역하고 있는 사람 또는 형사소송 또는 수사를 위해 구류되어 있는 사람에서, 정신질환이 있다고 판단되고, 또는 그 가능성이 있다고 신뢰할 수 있는 사람에게 적용된다.

2. 이러한 사람은 모두, 원칙 1에 나타낸 것처럼 가장 효과적인 정신보건 케어를 누려야 한다. 이 여러 원칙은, 이러한 사정 하에서 필요한 최소한의 수정과 예외를 제외하고, 가능한 한 최대한도로 적용시켜야 한다. 이 수정과 예외는 원칙 1 제5항에 열거한 여러 문서에 의한 개인의 권리를 침해하는 것은 아니다.

3. 국내법은 법원 또는 권한을 가진 다른 공적 기관이 정확하고 독립된 의학적인 조언에 따라서 이러한 사람이 정신보건시설에 입원할 수 있도록 명령하는 것을 규정할 수 있다.

4. 정신질환이라고 판단된 사람의 치료는 어떠한 경우도 원칙 11에 따른다.

원칙 21 : 불복

환자 및 이전에 환자였던 사람은 모두, 국내법에 의해서 정해진 절차에 따라서 불복신청을 하는 권리를 갖는다.

원칙 22 : 감독과 구제

각국은 이 여러 원칙의 실현을 위해서, 정신보건시설의 감사, 불복신청의 수리, 조사, 해결 및 직업상의 위법행위 또는 환자의 권리침해에 대한 적절한 징계 또는 사법절차를 위해 적당한 제도를 확보한다.

원칙 23 : 실시

1. 각국은 적절한 입법, 사법, 행정, 교육 및 기타의 적절한 조치를 통해서 이 여러 원칙을 실현해야 하며 이들

의 조치는 정기적인 재검토를 받는다.

2. 각국은 적절하고 적극적인 수단에 의해서 이 여러 원칙을 널리 알리는 것으로 한다.

원칙 24 : 정신보건시설에 관한 여러 원칙의 범위

이 여러 원칙은 정신보건시설에 입원하고 있는 모든 사람에게 적용된다.

원칙 25 : 기득권의 유보

이 여러 원칙이 권리를 인정하지 않고 있는 또는 한정된 범위에서만 인정하고 있는 것에 불과하다는 이유에 의해서 적용 가능한 국제법 또는 국내법에 의해서 인정되어 있는 권리를 포함하는 환자가 이미 얻은 권리가 제한되거나 또는 손상되는 일은 없다.

[역자에 의한 찾아보기]

[齊藤正彦 외 : 일본정신병협회지, 11(7):612-620, 1992에서 일부 변경]

자료 4 참고문헌 일람

여기서는 이 책을 토대로 하여 인식을 심화시키기 위한 기초적인 문헌을 소개한다. 주된 것은 "전체 단원(chapter)에 관계되는 문헌"에 기재하였으나, 더욱 학습을 심화시키기 위해 각 단원마다의 참고문헌도 나타냈다.

전체 단원에 관계되는 문헌

1) 懸田克躬, 大熊輝雄, 島薗安雄, 高橋 良, 保崎秀夫（編）現代精神医学体系. 全25巻, 別巻, 中山書店, 1975–198
2) 島薗安雄, 保崎秀夫（編）：精神科 MOOK. 全 29 巻 金原出版, 1982–1993
3) 諏訪 望：最新精神医学—精神科臨床の基本. 新改訂版 南江堂, 1984
4) 現代精神医学体系. 年刊版 '87–'90, 全 7 巻, 中山書店 1987–1990
5) World Health Organization: The ICD-10 Classification of Mental and Behavioural Disorders: Diagnostic Criteria for Research. Geneva, 1992
中根允文, 岡崎祐士, 藤原妙子（訳）：ICD-10 精神および行動の障害—DCR 研究用診断基準, 医学書院, 199
6) World Health Organization: The ICD-10 Classification of Mental and Behavioural Disorders Clinical Descriptions and Diagnostic Guidelines Geneva, 1992
融 道男, 中根允文, 小見山 実（訳）：ICD-10 精神および行動の障害—臨床記述と診断ガイドライン, 医学書院, 1993
7) 加藤正明, 保崎秀夫, 笠原 嘉, 宮本忠雄, 小此木啓吾（編）：新版精神医学事典. 弘文堂, 1993
8) American Psychiatric Association: Quick Reference to the Diagnostic Criteria from DSM-IV. 1994
高橋三郎, 大野 裕, 染矢俊幸（訳）：DSM-IV 精神疾患の分類と診断の手引, 医学書院, 1995
9) 大熊輝雄：現代臨床精神医学, 改訂 7 版, 金原出版, 1997
10) 松下正明（総編）, 浅井昌弘, 牛島定信, 倉知正佳, 小山司, 中根允文, 三好功峰（編）：臨床精神医学講座, 全 24 巻, special issues 全 12 巻, 中山書店, 1997–
11) 秋元波留夫, 山口成良（編）：神経精神医学. 2 版, 創造出版, 1998
12) 山下 格：精神医学ハンドブック. 医学・保健・福祉の基礎知識, 3 版, 日本評論社, 2000
13) 精神保健福祉研究会（監）：我が国の精神保健福祉（精神保健福祉ハンドブック）. 厚健出版, 年次出版

제 1 장 정신의학이란

1) 内村祐之：精神医学の基本問題—精神病と神経症の構造論の展望. 医学書院, 1972
2) ルネ・スムレーニュ（著）, 影山任佐（訳）：フィリップ・ピネルの生涯と思想. 中央洋書出版部, 1988
3) 中村隆一（編）：入門リハビリテーション概論. 3 版, 医歯薬出版, 1999

제 3 장 정신기능의 장애와 정신증상

1) K. ヤスパース（著）, 西丸四方（訳）：精神病理学原論. みすず書房, 1971
2) 山鳥 重：神経心理学入門. 医学書院, 1985
3) 石合純夫：高次神経機能障害. 新興医学出版, 1997

제 4 장 정신장애의 진단과 평가

1) 土居健郎：方法としての面接—臨床家のために. 医学書院, 1977
2) 高橋睦正：神経疾患の MRI. 南江堂, 1994

3) 岩崎晋也, 宮内 勝, 大島 巌 ほか：精神障害者社会評価尺度の開発—信頼性の検討（第 1 報）. 精神医学 36(11):1139–1151, 1994
4) 上里一郎（監）：心理アセスメントハンドブック. 西村書店, 1993
5) 山下俊幸, 藤 信子, 田原明夫：精神科リハビリテーションにおける行動評定尺度『REHAB』の有用性. 精神医学 37(2):199–205, 1995
6) 土肥信之, 岩谷 力, 栢森良二（編）：精神機能評価. 増補版, 医歯薬出版, 1997

제 5 장 뇌기질성 정신장애

1) 三好功峰, 松岡龍典：神経疾患と精神症状—脳器質性精神疾患. 医学書院, 1981
2) 長谷川和夫（監）：高年期の痴呆シリーズ. 全 5 巻, 中央法規出版, 1992
3) 長谷川和夫（監）：老年期痴呆診療マニュアル. 日本医師会生涯教育シリーズ 38, 2 版, 南江堂, 1999
4) 特集「Prion Diseases (II)」. 神経内科 46(3):227–246, 1997
5) 安藤一也, 杉浦公也：リハビリテーションのための神経内科学. 医歯薬出版, 1999
6) 水野美邦, 栗原照幸（編）：標準神経病学. 医学書院, 2000

제 7 장 정신작용물질에 의한 정신 및 행동의 장애

1) Edwards, G., Gross, M.M., Keller, M., et al.: Alcohol-related Disabilities. WHO Offset Publication, No.32, 1977
2) 大原健士郎, 宮里勝政（編）：アルコール・薬物の依存症. 医学書院, 1997

제 8 장 간질

1) 清野昌一, 大田原俊輔（編）：てんかん症候群. 医学書院, 1998

제 9 장 정신분열증 및 그 관련장애

1) 臺 弘（編）：分裂病の生活臨床. 創造出版, 1983
2) 臺 弘, 湯浅修一（編）：続・分裂病の生活臨床. 創造出版, 1987
3) 島薗安雄, 藤縄 昭（編）：今日の分裂病治療. 金剛出版, 1990
4) 笠原 嘉, 松下正明, 岸本英爾（編）：精神分裂病—基礎と臨床. 朝倉書店, 1990
5) 蜂矢英彦（編）：精神分裂病者のリハビリテーション. 精神医学レビュー No.15, ライフ・サイエンス, 1995
6) 全国精神障害者団体連合会・全国精神障害者家族会連合会（編）：こころの病—私たち 100 人の体験. 中央法規出版, 1993
7) 昼田源四郎（編）：分裂病者の社会生活支援. 金剛出版, 1995

제 10 장 기분(감정) 장애

1) 笠原 嘉, 松下正明, 岸本英爾（編）：感情障害—基礎と臨床. 朝倉書店, 1997

제 11 장 신경증성 장애

1) 大原健士郎（監）：神経症と近接領域. 星和書店, 1996
2) 竹内龍雄：神経症の臨床. 改訂版, 新興医学出版社, 1996

제 12 장 생리적 장애 및 신체적 요인에 관련된 장애

1) 下坂幸三, 秋谷たつ子（編）：摂食障害. 金剛出版, 1988
2) 野上芳美（編）：摂食障害. 日本評論社, 1998
3) 菱川泰夫, 村崎光邦：不眠症と睡眠障害. 上・下, 診療新社, 1999

제 13 장 성인의 인격 · 행동 · 성의 장애

1) 成田善弘：青年期境界例. 金剛出版, 1989
2) 福島 章, 町澤静夫, 大野 裕：人格障害. 金剛出版, 1995
3) 成田善弘（編）：人格障害. 至文堂, 1997

제 14 장 정신지체

1) 特集「発達障害とその周辺」. 臨床精神医学 26(5):557–596, 1997

제 15 장 심리적 발달의 장애

1) 安藤春彦, 山崎晃資, 白橋宏一郎, 猪股丈二：自閉症児への架橋—どう理解し どう導くか. 医学書院, 1983
2) 安藤春彦, 山崎晃資（編）：小児精神科治療ハンドブック. 南山堂, 1989
3) 特集「発達障害とその周辺」. 臨床精神医学 26(5):557–596, 1997

제 17 장 심신의학

1) Sifneos, P.F.: The prevalence of alexithymic characteristics in psychosomatic patients. *Psychother. Psychosom.* 22:255–262, 1973
2) Friedman, M., Rosenman, R.H.: Type A Behavior and Your Heart. Alfred A. Knopf, New York (1974) 河野友信（監）, 新里里春（訳）：タイプ A 性格と心臓病. 創元社, 1993
3) 末松弘行（編）：新版 心身医学. 朝倉書店, 1994

제 18 장 라이프사이클에서의 정신의학

1) 土居健郎, 笠原 嘉, 宮本忠雄, 木村 敏（編）：人間の生涯と心理. 異常心理学講座, 3 巻, みすず書房, 1992
2) 河合隼雄（編）：ライフサイクル. 臨床心理学体系, 3 巻, 金子書房, 1990
3) 折茂 肇（編）：新老年学. 2 版, 東大出版, 1999

제 19 장 정신장애의 치료

1) 山口 隆, 中川賢幸（編）：集団精神療法の進め方. 星和書店, 1992
2) 東大生活技能訓練研究会（編）：わかりやすい生活技能訓練. 金剛出版, 1995
3) 村田信男, 浅井邦彦（編）：精神科デイケア. 医学書院, 1996
4) 三浦貞則（監）, 上島国利, 村崎光邦 ほか（編）：向精神薬の歴史・基礎・臨床. 星和書店, 1996
5) 池淵恵美, 安西信雄：精神科リハビリテーションの治療・支援技法の現状と課題. 精神医学 39(2):118–1129, 1997

제 20 장 정신과의료와 지역보건복지, 직업재활

1) 安井秀作：職業リハビリテーション—障害者の職業的自立をめざして. 中央法規出版, 1989
2) 秋元波留夫, 冨岡詔子（編著）：新作業療法の源流. 三輪書店, 1991
3) 野中 猛, 松為信雄（編）：精神障害者のための就労支援ガイドブック. 金剛出版, 1999
4) 秋元波留夫, 調 一興, 藤井克徳（編）：精神障害者のリハビリテーションと福祉. 中央法規出版, 1999
5) 精神保健福祉研究会（監）：改正精神保健福祉法の概要—改正事項の説明と検討の経緯. 中央法規出版, 1999
6) 精神保健福祉研究会（監）：新しい精神保健福祉法—新旧対照条文・関係資料. 中央法規出版, 1999
7) 蜂谷英彦, 岡上和雄（監）：精神障害リハビリテーション学. 金剛出版, 2000

제 21 장 사회 · 문화와 정신보건

1) 上里一郎, 飯田 眞, 内山喜久雄, 小林重雄, 筒井末春（監）：メンタルヘルスハンドブック. 同朋舎, 1989
2) 内山喜久雄, 筒井末春, 上里一郎（監）：メンタルヘルス・シリーズ, 全 25 巻, 同朋舎, 1988–1991

자료자기평가

정신의학 Q & A

문제 1 **정신분열증에 대해서 잘못된 것은 어느 것인가?**

가. 청년기에 발병하는 일이 많다.
나. 뇌기질성 정신장애는 아니다.
다. 만성진행성 경과를 취하는 것이 많다.
라. 남녀에서 발병률이 다르다.
마. 약물요법이 효과적이다.

1. 가, 나 2. 가, 마 3. 나, 다
4. 다, 라 5. 라, 마

해답 4

해설 정신분열증에서는 대부분이 재발과 관해를 반복하면서 경과한다. 만성진행성으로 경과하는 형태는, 치료법이나 재활의 진보 등에 의해서 감소하는 경향에 있으나, 전체의 1/3 이하이다. 또한 분열증의 발병률에 남녀차이는 없다.

문제 2 **정신분열증의 급성기에 관찰되는 증상으로서 적절하지 않은 것은 어느 것인가?**

1. 망상기분
2. 사고전파
3. 무위 · 자폐
4. 혼미
5. 작위체험

해답 3

해설 분열증의 급성기나 악화기에서는 환각이나 망상 등의 내적 체험의 이상이나, 혼미나 흥분 등의 의지발동의 장애를 나타낸다. 이러한 정상적인 정신활동에는 이질적이고, 동시에 항정신병약제에 반응하는 병적증상은 양성증상이라고도 일컬어진다. 무위 · 자폐는 만성기에 전형적인 증상이다.

문제 3 **정신분열증의 음성증상이 아닌 것은 어느 것인가?**

가. 감정의 평판화
나. 자발성의 저하
다. 대화성의 환청
라. 정신운동 흥분
마. 사고의 빈곤화

1. 가, 나　2. 가, 마　3 나, 다
4. 다, 라　5 라, 마

해답 4

해설 분열증의 만성기에는 감정이나 의지의 무디어짐, 사회적인 틀어박힘 등이 두드러지게 된다. 이러한 정상적인 정신활동의 감약이나 결락의 증상을 음성증상이라 하고, 항정신병약제에는 별로 반응하지 않는다. 재활의 대상으로 하는 증상이다.

문제 4 **긴장형 분열증의 증상에서 잘못된 것은 어느 것인가?**

1. 섬망
2. 정신운동 흥분
3. 강직증(catalepsy)
4. 혼미
5. 급격한 발병

해답 1

해설 긴장형 분열증에서는 혼미나 정신운동 흥분 등 의지 발동성의 장애를 특징으로 하지만, 이때의 여러 증상을 긴장병증후군이라고도 한다. 혼미일 때는 자발적인 움직임은 전혀 볼 수 없게 되고, 주위에 대한 반응도 저하하지만, 의식은 청명하다.(문제 18 참조)

문제 5 **파과형 분열증에서 잘못된 것은 어느 것인가?**

1. 사춘기에 호발한다.
2. 발병은 완만하다.
3. 만성의 경과를 취한다.
4. 의욕저하가 현저하다.
5. 혼미를 나타낸다.

해답 5

해설 파과형 분열증은 발병시기가 다른 병형에 비하여 빠르고, 환각이나 망상도 일시적으로 출현하기는 하지만, 감정이나 의욕, 사고의 장애가 서서히 진행되는 사회적 예후가 나쁜 병형이다.(문제 4 참조)

문제 6 **망상형 분열증에서 올바른 것은 어느 것인가?**

가. 호발연령은 30세 전후이다.
나. 인격의 저하는 현저하지 않다.
다. 환각을 나타내는 일은 적다.
라. 정신운동 흥분을 나타낸다.
마. 의욕저하가 현저하다.

1. 가, 나 2. 가, 마 3. 나, 다
4. 다, 라 5. 라, 마

해답 1

해설 망상형 분열증은 망상이나 환각을 전경으로 하는 것이지만, 감정이나 의욕, 사고의 장애는 적고, 발병연령도 약간 더디기 때문에 인격의 저하는 별로 눈에 띄지 않는 병형이다. 긴장형이나 파과형에 의한 발병은 차츰 감소하고 있기 때문에, 오늘날에는 가장 일반적인 병형이다.(문제 4, 5 참조)

문제 7 **자동차가 멈추는 소리를 듣고 '자기가 살해된다'라고 느끼는 정신분열증의 증상은 어느 것인가?**

1. 망상지각
2. 망상착상
3. 망상기분
4. 주찰망상
5. 과대망상

해답 1

해설 망상지각에서는 시각이나 청각 등을 통해서 지각된 내용에 대해서 이유가 불합리한 망상적 의미부여를 하는 것이 특징이고, 2분절성 구조를 갖고 있다. 분열증의 진단에 있어 중요한 증상이다.

문제 8 **"어쩐지 기분 나쁜 일이 일어날 것 같다"라는 불안을 초래하는 정신분열증의 증상은 어느 것인가?**

1. 사고탈취
2. 멸렬사고
3. 망상기분
4. 망상지각
5. 망상착상

해답 3

해설 망상기분은 "무언가" 일어나고 있다, 일어날 것 같다는 내용이 불명확하고 동시에 동기가 없이 일어나는 막연한 불안감·공포감이며 분열증의 초기에 관찰되고, 진단에 중요한 증상이다. 이 밖에 "세계가 파멸한다"라는 세계 몰락체험을 느끼는 일도 있다.

문제 9 **갑자기, 근거 없이 "자기는 신의 사자이다"라고 확신하는 정신분열증의 증상은 어느 것인가?**

1. 망상기분
2. 망상지각
3. 망상착상
4. 작위사고
5. 강박관념

해답 3

해설 망상지각이 2분절성인 것에 반해서 망상착상은 망상이 갑자기 일어나는 것으로 1분절성의 구조를 갖는다. 분열증 이외에 뇌기질성 장애 등에서도 관찰되기 때문에 망상지각이나 망상기분만큼 분열증의 진단에는 의미를 갖지 않는다.

문제 10 **"자기가 누군가에 의해서 조정되어 행동을 하고 있다"라고 호소하는 정신분열증의 증상은 어느 것인가?**

1. 사고취입
2. 이인체험
3. 작위체험
4. 관계망상
5. 체감환각

해답 3

해설 작위체험이란 "시켜진 체험"이라고도 하며 사고나 감정, 행동이 "다른 사람에 조정된다"라고 느끼기 때문에 "자기가 하고 있다"라는 능동성의 의식이 장애를 받은 상태이다. "자아의식의 장애"에 속하며 분열증의 기본증상의 하나이다.(문제 23 참조)

문제 11 **질환과 망상과의 조합에서 잘못되어 있는 것은 어느 것인가?**

1. 정신분열증 — 피해관계 망상
2. 우울병 — 빈곤망상
3. 조병 — 사람에게 들린 마귀의 망상
4. 심인성 장애 — 사면망상
5. 노년기 치매 — 물건을 빼앗기는 망상

해답 3

해설 조병의 망상은 자기감정의 항진을 배경으로 나타나기 때문에 자기의 과대평가를 내용으로 하고 있고, 어느 정도의 이해가 가능하다. 한편, 사람에게 들린 마귀의 망상은 미신적인 감정을 배경으로 분열증이나 심인성 정신장애 등에 나타난다.

문제 12 환각에 대해서 잘못된 것은 어느 것인가?

1. 정신분열증에서는 사고화성(voice)의 환청이 많다.
2. 작은 동물 환시는 만성 알코올중독에서 관찰된다.
3. L-dopa의 부작용에서는 환청이 나타나기 쉽다.
4. 의식장애에서는 환청보다 환시가 나타나기 쉽다.
5. 환미가 거식(식사거절)의 원인이 되는 경우가 있다.

해답 3

해설 파킨슨(Parkinson)병의 치료제인 L-도파의 부작용으로서는 "몸에 벌레가 기어 다니고 있다" 등이라는 환시가 관찰되고, 불안·불온으로 되는 일이 있다.

문제 13 우울병의 증상으로서 잘못된 것은 어느 것인가?

1. 기분의 일내 변동
2. 사고억제
3. 사고두절
4. 빈곤망상
5. 혼미

해답 3

해설 우울병에 관찰되는 사고장애는 사고의 진행이 느려지기 때문에 "생각이 진척되지 않는다" 라는 사고억제를 특징으로 한다. 한편, 사고두절은 '생각이 갑자기 없어진다"는 것 같은 사고진행의 갑작스런 중단이며 분열증에 특유의 증상이다.

문제 14 조병의 증상에서 잘못된 것은 어느 것인가?

1. 상쾌기분
2. 연합이완
3. 관념분일
4. 과대망상
5. 행위심박

해답 2

해설 조병에서는 사고의 진행이 비정상적으로 빨라지고, 생각이 차례차례 떠오르기는 하지만, 주의의 방향이 바뀌기 쉽기 때문에, 통합이 없어진다(관념분일). 한편, 연합이완은 사고의 흐름에 연관성이 없어지고, 이야기의 맥락이 없는 상태(사고멸렬)가 경증인 경우를 말하며 분열증에 특유하다.

문제 15 우울병의 유발요인으로서 적절하지 않은 것은 어느 것인가?

1. 퇴직
2. 지진 재해
3. 이별
4. 이사
5. 승진

해답 2

해설 우울병은 직장이나 가정 내의 사건을 유발요인으로 하는 일이 많으며 특히 중고년에서는 이러한 유발요인은 증가할 뿐이다. 지진 재해 등에 의해서 일어난 억울감이나 불안감은 외상 후 스트레스장애에 볼 수 있는 증상의 일부라 하고 있다. (문제 23 참조)..

문제 16 각 검사법의 조합에서 잘못된 것은 어느 것인가?

1. 로르샤하 — 인격검사
2. 벤더 · 게슈탈트 — 지능검사
3. 야타베 · 킬포드 — 인격검사
4. 우치다 · 클레베린 — 정신작업능력검사
5. WISC — 인격검사

해답 5

해설 WISC는 비네(Binet)식 검사와 함께 소아를 대상으로 하는 대표적인 지능검사이다.
로르샤하(Rorschach)나 야타베 · 길포드(Guilford), P-F study 등의 인격검사는 성격검사 또는 인격(personality)검사라고도 일컫는다.

문제 17 치매환자의 증상에서 적절하지 않은 것은 어느 것인가?

1. 사고멸렬
2. 야간섬망
3. 지남력상실
4. 기명력 저하
5. 다행

해답 1

해설 치매 등의 지능장애의 사고장애로서는 사고의 목표에 도달하는 과정에 우회로가 두드러지고, 번거롭게 이리저리 둘러 말하는 상태가 특징이다. 한편, 사고멸렬은 분열증에 특징적인 사고장애이다. (문제 14 참조)

문제 18 **섬망에 대해서 잘못된 것은 어느 것인가?**

1. 야간에서의 발현이 많다.
2. 증상은 동요성이다.
3. 경과는 만성 지속성이다.
4. 지남력 상실을 수반한다.
5. 착시나 환시를 수반한다.

해답 3

해설 섬망은 비교적 급격하게 발병하고, 환시 · 착시 이외에, 불온 · 불안, 불면, 이상행동이나 흥분 등을 수반하면서 대략 1~2주일에서 소실되는 특수한 의식장애이다. 야간에 출현하는 야간섬망은 고령자에 많이 관찰된다.

문제 19 **알쯔하이머형 노년치매에서 볼 수 없는 것은 어느 것인가?**

1. 기명력 저하
2. 인물 오인
3. 성격변화
4. 열공(얼룩)치매
5. 실인

해답 4

해설 알쯔하이머형 노년치매에서는 초기에는 두정엽장애의 증상인 실행 · 실인 등의 고차 뇌기능장애가 출현하지만, 대뇌피질이 넓게 장애를 받음에 따라 인격도 저하하고, 전반성의 치매가 진행한다. (문제 20 참조)

문제 20 **뇌혈관성 치매의 증상에서 관찰되지 않는 것은 어느 것인가?**

1. 기명력 저하
2. 정신운동 제지
3. 감정실금
4. 야간섬망
5. 국소 신경징후

해답 2

해설 뇌혈관성 치매에서는 기명기억의 장애가 고도인 반면, 소통성이나 이해력, 감정 등 인격은 유지되어 있다(열공치매). 운동마비나 심부반사항진 등 국소 신경징후도 중요하다. 정신운동 제시는 울병에서 볼 수 있는 증상이다. (문제 13 참조)

문제 21 **해리성 장애의 증상에서 잘못된 것은 어느 것인가?**

1. 보행장애
2. 건망
3. 요실금
4. 몽롱상태
5. 시야 협착

해답 3

해설 해리성 장애(이전에는 히스테리상태라 불렀다)는 건망이나 몽롱상태 등의 해리상태와, 운동마비나 경련발작, 시야 협착 등의 전환상태로 대별된다. 경련발작에서는 간질발작과는 달리 요실금이나 혀를 깨묾, 외상은 관찰되지 않는 것이 특징이다.

문제 22 **신경증(성장애)의 증상에서 잘못된 것은 어느 것인가?**

1. 대인공포 : 사람 앞에서는 목이 잠기고, 손이 떨린다.
2. 심기증 : 경치를 구경해도 어쩐지 현실감이 없다.
3. 광장공포 : 비행기에 타는 것이 매우 고통스럽다.
4. 불안발작 : 갑자기 동계와 죽음의 공포에 엄습된다.
5. 강박행위 : 빈번하게 손을 씻는다.

해답 2

해설 심기증(상태)이란 특별히 이상이 없음에도 불구하고, 신체상태에 과도한 불안을 갖는다. 집요하게 나쁜 상태를 호소하는 상태이다. 한편, 외계에 대해서 현실감을 상실한 것 같은 호소는 이인상태(이인증)라 부르고, 울병이나 분열증에서도 출현한다.

문제 23 **외상 후 스트레스장애(PTSD)의 증상으로서 적절하지 않은 것은 어느 것인가?**

1. 집중곤란
2. 사고탈취
3. 다른 사람을 피하는 경향
4. 플래시 백
5. 수면장애

해답 2

해설 PTSD에서는 지진 재해나 범죄 등의 스트레스를 만난 후, 외상체험을 몇 번이나 재체험하는 플래시백이나 불면, 과민상태 등이 불안 · 우울상태를 수반하면서 지속된다. 한편, 사고탈취는 사고에서의 작위체험(작위사고)이며 분열증에 특유하다.

문제 24 **섭식장애(신경성 무식욕증)에서 잘못된 것은 어느 것인가?**

1. 비만에 대한 공포
2. 과도한 운동
3. 자기유발성의 구토
4. 시상하부의 종양
5. 설사약의 다용

해답 4

해설 섭식장애는 먹는 것의 감소와 체중감소를 주된 징후로 하는 신경성 무식욕증과, 과식을 반복하는 신경성 대식증으로 대별되는데 양자를 합병하는 일도 있다. 뇌종양이나 소화기장애 등에 의해서 식욕저하나 체중감소를 초래하는 경우는 섭식장애라고는 말하지 않는다.

문제 25 **간질에 관해서 잘못된 것은 어느 것인가?**

1. 특발성 간질은 유전부인(負因)의 관여가 크다.
2. 발작 간헐기에는 뇌파에 이상이 관찰되지 않는다.
3. 강직간대발작은 전반발작에 포함된다.
4. 대발작의 전조는 단순부분발작에 포함된다.
5. 증후성 간질에서는 지능 등의 장애를 나타내기 쉽다.

해답 2

해설 간질발작은 보통은 발작이 관찰되지 않는 시기(발작 간헐기)의 뇌파검사에서 출현한 이상소견을 참고로 진단된다. 또한 대발작 직전에 출현하는 전조는 오늘날에는 단순부분발작이라 생각되고 있고, 강직간대발작과는 구별된다.

문제 26 **중독과 증상의 조합에서 잘못된 것은 어느 것인가?**

1. 급성 알코올중독 — 의식장애
2. 각성제중독 — 진전 섬망
3. 모르핀중독 — 자율신경의 태풍
4. 만성알코올중독 — 건망증후군
5. 급성유기용제중독 — 시각의 이상체험

해답 2

해설 만성알코올중독에서는 이탈증상으로서 진전섬망이 출현하지만, 비타민 B1이나 니코틴산의 결핍으로 건망증후군으로 옮겨가는 일이 있다(Korsakoff정신병). 한편, 각성제의 만성중독에서는 환각이나 망상, 의욕저하 등의 분열증모양증상이 관찰된다.

문제 27 약물요법에서 잘못된 조합은 어느 것인가?

1. 신경증 — 할로페리돌
2. 우울병 — 이미플라민
3. 조병 — 탄산리튬
4. 간질 — 페니토인
5. 정신분열증 — 클로르프로마진

해답 1

해설 할로페리돌은 클로르프로마진과 함께 대표적인 항정신병약제이다. 신경증에서 사용되는 항불안약제는 디아제팜 등의 벤조대아제핀 유도체의 약제이다. 수면작용이 강한 것은 수면도입제로서도 사용된다. (문제 28 참조)

문제 28 파킨슨증후군을 일으키기 쉬운 약물은 어느 것인가?

1. 항불안약제
2. 항간질약제
3. 항정신병약제
4. 수면도입약제
5. 항주약제

해답 3

해설 많은 항정신병약제에서는 급성의 부작용으로서 파킨슨증후군이나 아카티시아(akathisia), 디스토니아(dystonia) 등의 추체외로증상이 발현한다. 이 때문에 항파킨슨약제도 아울러서 복용케 하는 것이 일반적이다.

문제 29 항간질약제의 부작용이 아닌 것은 어느 것인가?

1. 졸음
2. 발진
3. 추체외로증상
4. 치육(잇몸) 증식
5. 다모증

해답 3

해설 항간질약제에서는 부작용으로서 졸음이나 발진, 구토 등 소화기증상을 나타내기 쉽고, 특히 페니토인에서는 치육(잇몸)의 증식이나 다모증 이외에 실조나 안진 등 소뇌증상이 관찰된다. 그러나 항정신병약제와는 달리, 추체외로 증상이 관찰되는 일은 없다.
(문제 27 참조).

문제 30 **정신과 일상관리(day care)에 대해서 잘못된 것은 어느 것인가.?**

1. 제2차 세계대전 전후부터 구미 여러 나라에서 시작되었다.
2. 입원 중인 환자는 대상으로 하지 않는다.
3. 신경증이나 인격장애의 환자도 대상으로 하다.
4. 개별적인 작용도 중요시해야 한다.
5. 직업훈련은 중요한 프로그램이다.

해답 **5**

해설 정신과 일상관리(day care)에서는 자발성이나 지속성의 향상, 대인기능의 개선, 생활리듬의 확립 등이 치료목표가 되지만, 이것은 사회생활면에서의 취업훈련이기도 하다. 한편, 직업훈련은 직업능력개발학교나 사업소 등에서 이루어지는 것이 일반적이다.

찾아보기

한글

【ㄱ】

【ㄴ】

【ㄷ】

【 ㄹ 】

【 ㅁ 】

【ㅅ】

【ㅇ】

【ㅊ】

【ㅋ】

【ㅌ】

【ㅍ】

영문

【A】

【D】

【E】

【F】

【G】

【J】

【K】

【L】

【M】

【N】

【O】

【P】

【Q】

【R】

【S】

【T】

【U】

【V】

【W】